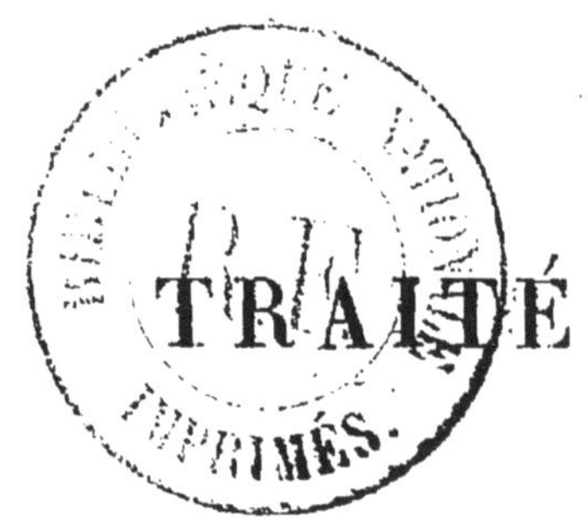

TRAITÉ

SUR LA NATURE ET LA GUÉRISON

DES

MALADIES CHRONIQUES.

IMPRIMERIE DE PH. CORDIER,
rue du Ponceau, 24.

MÉDAILLE

DÉCERNÉE AU DOCTEUR BELLIOL, PAR LA VILLE DE PARI

LOUIS-PHILIPPE
RÉGNANT,
LA VILLE DE PARIS
À
J. A. BELLIOL.
LE Ct. D'ARGOUT MINISTRE
LE Ct. DE BONDY
PRÉFET

GÉNÉROSITÉ
1832

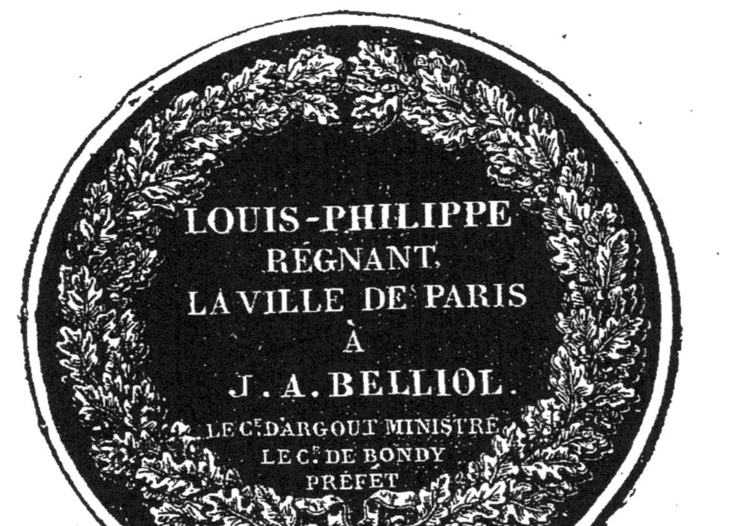

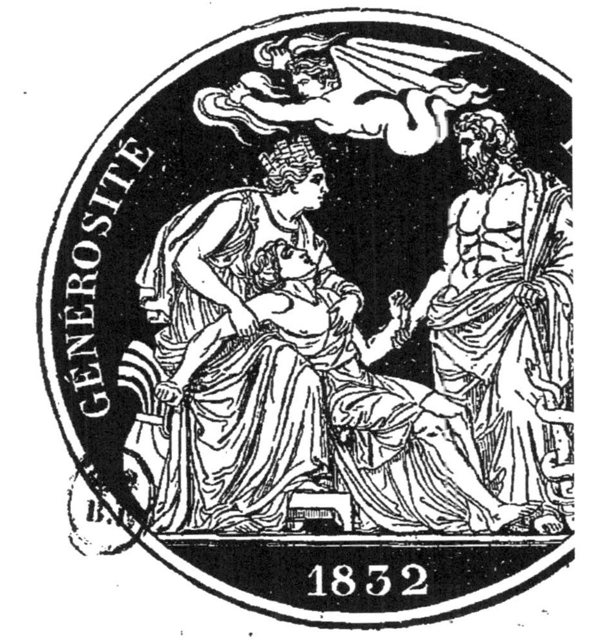

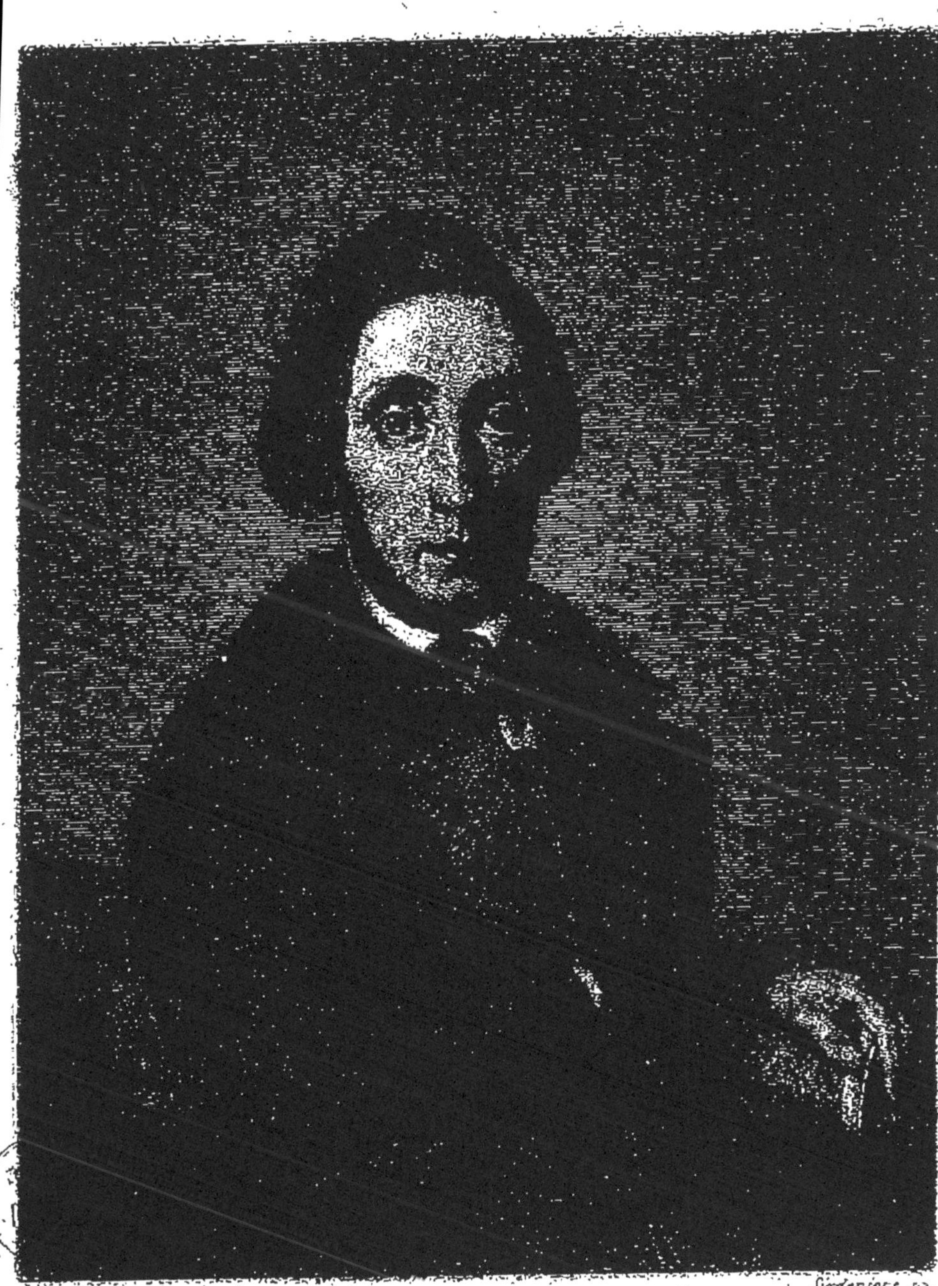

Farelli Semah pinx. *Siedeniers sc.*

Hector Berlioz

TRAITÉ

SUR LA NATURE ET LA GUÉRISON

DES MALADIES CHRONIQUES,

DES DARTRES, DES ÉCROUELLES,

ET DES

MALADIES SYPHILITIQUES,

PAR L'EMPLOI D'UNE NOUVELLE MÉTHODE VÉGÉTALE, DÉPURATIVE ET RAFRAICHISSANTE.

Description et Traitement de toutes les Affections Chroniques de la tête, de la poitrine, du ventre et du système nerveux ; Étude des tempéramens ; Conseils sur l'éducation physique et morale de l'enfance; Conseils à la vieillesse; de l'Age critique, des Affections laiteuses et des Maladies héréditaires.

Par le Docteur BELLIOL.

Précédé du RAPPORT d'une Commission de quatre Docteurs de la Faculté de Médecine de Paris, constatant la supériorité de cette Nouvelle Méthode sur toutes celles employées jusqu'à ce jour.

HUITIÈME ÉDITION.

Paris.

BAILLIÈRE, Libraire, rue de l'École-de-Médecine, n° 13 bis ;
Et chez l'Auteur, rue des Bons-Enfans, n° 32.

—

1839.

A LA MÉMOIRE

DU BARON LEGRAND,

COMMANDEUR DE L'ORDRE DE LA LÉGION D'HONNEUR,

CHEVALIER DE SAINT-LOUIS.

L'ancienne Armée vient de perdre un de ses nobles débris !

Un vieux soldat, qu'avait respecté le boulet des batailles, vient de descendre dans la tombe, et est allé rejoindre ses anciens compagnons de gloire !

Hommage à des vertus privées, à un noble caractère et à des actions d'éclat !

Respect et reconnaissance, à la mémoire d'un Oncle qui m'avait prêté son appui tutélaire.

BELLIOL.

27 Juillet 1839.

AVIS IMPORTANT.

Les médicamens préparés d'après les recettes du docteur Belliol n'étant délivrés que sur son *ordonnance*, c'est à lui seul qu'il faut s'adresser, soit verbalement, soit par écrit.

On doit prévenir que quelques personnes, incertaines de l'endroit où elles pourraient trouver ces préparations, s'étant adressées sans ordonnance à des pharmaciens de Paris ou de la province, qui prétendent en avoir la recette, ont été trompées, et n'ont obtenu que des préparations qui n'avaient aucun rapport avec celles qui sont indiquées dans cet ouvrage, et par conséquent, complétement inefficaces.

On comprendra que les moyens accessoires appelés à seconder l'effet des moyens dépuratifs ne peuvent être administrés que lorsque la maladie qui en nécessite l'emploi est parfaitement bien appréciée : aussi le malade devra-t-il répondre avec beaucoup de soins aux questions posées page 34. Les observations les minutieuses ne sont pas à dédaigner, car elles peuvent apporter à la méthóde que j'emploie des modifications essentielles.

Le Docteur BELLIOL demeure *rue des Bons-Enfans*, 32, *à Paris*.

Ses consultations ont lieu de 8 à 10 heures du matin et de midi à 2 heures; il ne répond qu'aux lettres affranchies.

Si quelques personnes s'étonnaient de ce que la *méthode dépurative* peut s'appliquer avec un égal succès à une foule de maladies si différentes en apparence, nous ne doutons pas que la lecture attentive de cet ouvrage ne fit cesser leur étonnement. Pour comprendre l'heureux emploi d'un médicament, il faut connaître la doctrine par suite de laquelle il est appliqué. La nouvelle théorie sur les maladies chroniques fondée sur l'existence d'une dégénérescence humorale, reconnaissant un principe *toujours unique* qui se modifie selon les organes affectés, justifie l'emploi d'un même mode de traitement pour combattre des affections dont la cause est toujours identique. Toutefois, la lecture de ce traité prouvera que le docteur Belliol s'est montré médecin éclectique, ennemi de tout système, car il a appelé à son

... diverses préparations médicamenteuses ...nt la pratique constate les heureux effets. On ne saurait croire combien l'action d'un médicament s'accroît quand on sait l'allier à d'autres moyens; leur mélange produit des combinaisons essentiellement salutaires, et l'action particulière de chacun d'eux sur l'économie amène les plus heureuses modifications. Quelquefois, les médicamens les plus énergiques acquièrent des changemens notables, lorsqu'ils sont unis à d'autres médicamens aussi énergiques qu'eux, et leur mélange donne souvent un produit qui n'a aucune des qualités dont il émane. C'est ainsi que l'acide nitrique, qu'on appelle aussi *eau forte*, et la potasse, qui sont deux poisons corrosifs combinés ensemble forment le nitrate de potasse (*sel de nitre*), médicament peu énergique, diurétique et rafraîchissant à petite dose. Il serait à désirer que les médecins s'occupassent beaucoup plus sérieusement de chimie; cette science les aiderait à apprécier les modifications maladives de nos fluides, et à se rendre un compte plus exact de l'action des médicamens sur l'économie: la chimie est à la médecine ce que les mathématiques sont à l'astronomie.

aide le
don

PRÉFACE.

Depuis nombre d'années que je me suis uniquement dévoué au traitement des dartres, des écrouelles, des maladies syphilitiques et des diverses affections chroniques qui assiégent nos organes, je me suis convaincu d'une grande vérité, c'est que les médecins qui s'adonnent à une spécialité obtiennent des succès auxquels d'autres ne peuvent atteindre. Habitué à voir toujours les mêmes maladies, à les étudier sous toutes les formes, à entendre toujours raconter les mêmes douleurs, le médecin s'identifie en quelque sorte avec tous ces êtres souffrans, il apprécie mieux la source de leurs maux, et une expérience de tous les instans lui fait découvrir le remède qui doit les rendre à la santé : aussi, est-ce à cette étude opiniâtre et réfléchie des maladies chroniques que je dois les nombreux succès que j'obtiens journellement. Je sentis de bonne heure que les livres qui guidèrent mes premiers pas, et où on ne trouve souvent qu'erreur, contradictions ou esprit de système, ne pouvaient m'initier aux secrets si difficiles de l'art de guérir, aussi m'adressai-je sans intermédiaire au grand livre de la nature, et j'observai : de cette manière j'acquis des idées plus nettes sur le siége véritable et la nature des maladies chroniques, le mobile de tous leurs symptômes, le mode d'action de leurs causes, etc. Alors seulement je m'éclairai : veilles, travaux, sacrifices de toute espèce, rien ne m'a coûté pour remplir la noble mission que je m'étais imposée, celle de guérir. L'hôpital St-Louis, cet asile destiné au traitement des maladies chroniques, et où la douleur se montre souvent sous les formes les plus hideuses, devint pendant de longues années ma demeure de tous les instans. J'habituai mes yeux à contempler toutes ces infirmités, toutes ces dégradations humaines qui attristent le cœur et affligent la pensée. Des investigations continuelles pour connaître leur origine, des essais multipliés pour les combattre, firent jaillir dans mon esprit d'importantes et grandes vérités, et c'est alors que je jetai les premiers fondemens de ma doctrine, qui a grandi avec le temps et a brisé tout ce qu'il y avait d'incertitudes, de contradictions et d'erreurs dans l'étude et le traitement des maladies chroniques. Heureux d'avoir vaincu la douleur, d'avoir rendu à la vie des êtres destinés à une mort prématurée, j'ai dit à mes concitoyens : Je vous apporte le fruit de mes recherches, ma découverte vous appartient tout entière; comme homme et médecin, j'ai rempli ma tâche; et n'en doutons pas, des devoirs sacrés nous sont imposés : jetés sur cette terre, notre vie ne doit être qu'abnégation pour nous-mêmes, dévouement pour nos semblables, car il faut le reconnaître, cette idée de haute morale qui a pour objet l'amélioration de l'espèce humaine, grandit tous les jours au cœur de l'homme, marche avec le siècle qui s[...] et est appelée à réaliser les belles [...] destinées de l'humanité tout entière. J'ai décrit dans cet ouvrage toutes les affections lentes, inflammatoires et humorales de tous nos organes, et j'ai tracé le traitement qui leur convient. C'est sur cette grande vérité que toutes les maladies chroniques peuvent devoir leur origine à un principe *dartreux*, *écrouelleux*, *galeux*, *vénérien*, *scorbutique*, *rhumatismal*, *glaireux* ou *bilieux*, souvent compliqué d'un état d'irritation nerveuse, que j'ai établi les bases de ma doctrine médicale, éclairée du flambeau d'une longue expérience.

Les dartres étant une maladie fort répandue, j'ai longuement tracé leur histoire. J'ai raconté les causes qui les produisent et les phénomènes singuliers auxquels elles donnent souvent lieu. J'ai fait connaître les formes infiniment variées qu'elles affectent. J'ai établi le rapport qu'elles ont avec d'autres maladies. J'ai signalé tous les dangers qu'elles offrent lorsqu'elles rentrent et portent leurs ravages sur des organes intérieurs, récision le traitement

...nt.

... tracé un rapide tableau de la maladie écrouelleuse et des symptômes qui la caractérisent. J'ai signalé les causes qui donnent lieu à son développement, et à l'appui de ma méthode curative, j'ai rapporté quelques observations qui m'ont paru remarquables.

J'ai dévoilé l'origine du mal vénérien. J'ai dépeint les symptômes qui le caractérisent. J'ai tracé la marche à suivre pour en triompher. Et j'ai prouvé que lorsqu'il est négligé et exagéré par des préparations mercurielles, il produit les ravages les plus épouvantables, tandis qu'il s'efface, et sans retour, lorsqu'il est combattu par des moyens doux et par le seul emploi des substances végétales.

Dans un chapitre relatif aux maladies héréditaires, j'ai particulièrement insisté sur la nécessité de soumettre à un traitement préservatif long-temps continué, les individus qui sont nés de parens ayant eu quelque maladie chronique, et qui par cela même doivent porter dans leur sang un principe destructeur, le germe du mal qu'ils ont reçu en héritage.

Convaincu que beaucoup de maladies chroniques *ont une très-grande tendance à se reproduire*, j'ai dû faire sentir la nécessité de ne pas discontinuer subitement le traitement après la guérison, mais de le continuer, au contraire, quelque temps encore pour obtenir une guérison solide et radicale.

J'ai cru devoir consacrer un chapitre à l'éducation physique et morale de l'enfance, et offrir aux vieillards quelques sages avis. Ces deux époques de la vie nous touchent par leur faiblesse; nous portons à l'une l'intérêt qu'inspire l'espérance, et la reconnaissance nous unit à l'autre.

J'ai signalé la conduite que doivent tenir les femmes qui relèvent de couches, si elles veulent échapper aux maux sans nombre qui en sont très-souvent le résultat. Connaissant les pénibles et douloureuses infirmités auxquelles elles peuvent être en proie à l'époque orageuse du *retour*, j'ai dû leur tracer des préceptes de conduite dont elles ne pourraient s'éloigner sans s'exposer à de graves dangers.

Appréciant la haute importance de l'étude des tempéramens, soit pour prévenir les maladies, soit pour les guérir, j'ai dessiné à grands traits les attributs des tempéramens sanguin, lymphatique, bilieux, nerveux et mélancolique. Dans l'ordre physique comme dans l'ordre moral, l'espèce humaine, si variée dans ses individus, est une *véritable mosaïque* qui appelle les méditations du législateur, du philosophe et du médecin.

Si la santé est le plus impérieux de nos désirs, s'il n'est rien de plus naturel que de vouloir reculer le terme fatal et échapper surtout aux maux sans nombre qui affligent notre existence fugitive, on comprendra facilement toute l'importance des préceptes que j'ai tracés sur l'art de conserver la santé. Le jeune homme plein d'espoir et d'avenir, y apprendra comment on peut ouvrir devant soi une longue carrière exempte d'infirmités. Le vieillard qui, au déclin des années, aime encore la vie, parce que tant d'objets d'affection l'y attachent, trouvera dans nos salutaires conseils les moyens d'échapper à une foule de maux que le temps accumule sur sa tête.

Passant en revue les divers moyens généralement employés pour combattre les maladies humorales, j'ai signalé leur inefficacité, j'ai constaté même les dangers de quelques-uns de ces médicamens qui sont tirés de la classe des poisons, et que quelques praticiens ont encore l'imprudence de prescrire, malgré l'avertissement que des faits déplorables sont venus nous donner.

J'ai frappé d'anathème toutes les préparations mercurielles. J'ai non seulement constaté leur inefficacité aujourd'hui reconnue, mais encore j'ai déroulé le douloureux tableau de toutes les infirmités auxquelles donne lieu l'emploi de ce métal, qui est encore la panacée de quelques médecins qui sont restés en arrière de leur siècle et qui ont vieilli dans une profonde ignorance.

Par des observations infiniment multipliées, j'ai constaté tous les avantages qu'on peut retirer de l'emploi des substances végétales et de leur nouveau mode de préparation dans le traitement des maladies qui doivent leur origine à un principe humoral;

et lorsque l'expérience a prouvé que toutes les affections chroniques sont presque toujours liées à un état inflammatoire, j'ai dû faire connaître tous les bienfaits que l'on doit attendre d'une méthode à la fois douce, dépurative et rafraîchissante.

Après avoir exposé les avantages du nouveau mode de traitement et la manière de l'employer, j'ai tracé le régime à suivre : je ne l'ai point ordonné sévère, dans la crainte d'affaiblir l'organisation et d'enlever à la nature les forces dont elle a besoin pour combattre le mal qui l'assiége.

Parmi les nombreuses observations que j'ai recueillies et qui viennent justifier mes nombreux succès, j'ai rapporté celles qui m'ont paru offrir le plus d'intérêt. Je n'ai point nommé les personnes qui en ont été l'objet, car je n'ai point oublié que la discrétion doit être une des premières vertus du médecin.

J'ai combattu quelques idées erronées qu'on trouve répandues non seulement dans le public, mais encore chez quelques médecins routiniers, *véritables commères*. C'est dans un siècle où tout se perfectionne, où la pensée s'agrandit et se fortifie, où la lumière et la vérité jaillissent de toutes parts, que j'ai dû faire justice de cette foule d'erreurs qui nous asservissent encore.

En lisant attentivement mon ouvrage, on sera forcé de reconnaître que je me suis montré ennemi de tout esprit de système; que, loin d'être resté en arrière de mon siècle, j'ai suivi au contraire et sa marche et ses progrès. A l'exemple de quelques médecins, je n'ai pas préconisé tel ou tel médicament, telle ou telle méthode, au détriment des moyens dont une longue et consciencieuse expérience a constaté les heureux effets. Eh! proscrire tour-à-tour la saignée, les sangsues, les vésicatoires, l'opium, le quinquina, et une foule d'utiles médications, n'est-ce pas là montrer ou de la mauvaise foi, ou un esprit prévenu et étranger aux plus saines doctrines? Je regarde au contraire ces divers moyens comme d'utiles auxiliaires, propres dans certaines circonstances à favoriser les effets de mon traitement dépuratif. Aussi, dans le cours de cet écrit, n'ai-je point négligé d'en indiquer l'emploi lorsque je les ai jugés nécessaires.

Persuadé que quelques hommes éclairés, mais étrangers à l'art de guérir, s'étonneront peut-être de ce que ma méthode puisse s'appliquer à une foule de maladies si différentes en apparence, j'ai cru devoir d'avance répondre à une objection si peu fondée, et qui me fournit en même temps l'occasion de rappeler succinctement quelle est ma doctrine touchant l'origine des affections chroniques. J'ai constaté qu'elles sont presque toutes produites ou entretenues par *un vice humoral*, lié à un état inflammatoire plus ou moins intense; et partant de ce point, de cette vérité établie sur des faits péremptoires, ne dois-je pas toujours employer le même mode de traitement toutes les fois qu'il y a principe humoral à détruire ou inflammation à combattre? Qu'on se persuade bien qu'une affection du poumon, du foie, de l'estomac, ou de tout autre organe, peut avoir toujours la même origine, quels que soient d'ailleurs les symptômes qui accompagnent ces différentes maladies. Chaque organe a sa fonction particulière; il est doué d'une sensibilité plus ou moins exaltée; il a une manière de vivre qui n'appartient qu'à lui seul; il doit par conséquent témoigner ses douleurs par des caractères, des symptômes différens, mais cela change-t-il le principe du mal? Non, sans doute; car c'est la même cause qui reste à détruire. Citons quelques exemples. Un homme était affecté d'une gale qui avait long-temps vieilli dans son économie; tous les printemps, elle se manifestait à la peau par des boutons et des démangeaisons insupportables. Cependant une année, contre l'habitude, elle ne reparut pas. Le malade maigrit, son teint devint jaune, ses digestions se troublèrent, le foie s'engorgea, et tous les symptômes qui caractérisent une affection de cet organe se dessinèrent. Dès-lors ne dut-on pas avoir la certitude que le principe galeux était la cause de tout ce désordre? Un autre individu était en proie depuis long-temps à une affection du poumon; tous les moyens employés pour en triompher échouèrent; le malade était réduit à l'état le plus misérable; on dut interroger le passé : on apprit qu'il avait eu la gale dans sa jeunesse; on comprit alors l'urgence de pousser au dehors ce principe humoral; on recouvrit son corps avec la chemise d'un galeux, une violente éruption se manifesta à la peau, et le poumon se débarrassa. Sous l'influence d'un principe rhumatismal, ne voit-on pas des malades être perclus de leurs membres? d'autres éprouver des douleurs intolérables à la tête? quelques-uns ressentir des déchiremens atroces dans les intestins ou l'estomac? éprouver des palpitations de cœur qui dégénèrent souvent en anévrysme? Et cependanttous ces phénomènes si divers ont une même cause, un même principe qui réclame toujours le même mode de traitement. Beaucoup d'affections asthmatiques ne doivent-elles pas leur origine à une humeur dartreuse répercutée? tandis que chez d'autres individus, le même principe humoral produit ou la surdité, ou une affection des yeux, ou une maladie du canal intestinal. De tous ces faits, qui s'offrent souvent à notre observation, ne doit-on pas conclure que le même moyen ne soit nécessaire pour guérir des affections qui sont si différentes en apparence? N'applique-t-on pas la saignée ou les sangsues à toutes les maladies qui ont un caractère inflammatoire, quels que soient d'ailleurs les organes affectés? Les préparations opiacées et une foule de calmans ne se montrent-ils pas efficaces dans les irritations nerveuses, quel que soit leur siége? Le quinquina ne combat-il pas les affections intermittentes, quelques formes qu'elles puissent revêtir? Les bains ne manifestent-ils pas toute leur efficacité, quelles que soient d'ailleurs les parties affectées d'irritation? L'eau de chiendent, l'eau d'orge, l'eau gommée, sont-ce là des moyens spécifiques? ne s'appliquent-ils pas au contraire, sans exception, à toutes les irritations ou inflammations d'organes? Et puisqu'il en est ainsi, qu'une foule de maladies peuvent reconnaître une même cause, tout en ayant des symptômes différens, pourrait-on s'étonner que les moyens que j'emploie pussent combattre tour-à-tour des maladies différentes en apparence, mais identiques dans le fond? Et d'ailleurs, ai-je la prétention d'avoir trouvé la panacée universelle? ai-je répudié l'emploi des différens moyens dont s'est enrichi l'art de guérir? Non; dans certaines circonstances, au contraire, je les ai appelés à mon aide? Je ne suis pas, moi, de ceux qui disent : périsse plutôt l'individu que le principe. Mais c'en est assez sur ce point, les faits parlent plus haut que toutes les objections auxquelles je n'ai cependant pas fait défaut; d'ailleurs, ces quelques explications, je les devais dans l'intérêt de notre art, et je les ai données de bonne foi.

Une idée féconde en résultats domine cet écrit, c'est d'avoir considéré toute maladie chronique comme étant non seulement produite par un principe humoral, mais encore liée à un état inflammatoire et exigeant par conséquent l'emploi des substances dépuratives, douces et rafraîchissantes. Une longue étude de ces maladies a dû me faire proscrire tous les moyens échauffans, qui ne font qu'entraver la marche de la nature et accroître le mal au lieu de le guérir; et j'avoue hautement que je dois beaucoup aux travaux du docteur Broussais, qui, tout en nous faisant connaître mieux qu'on ne l'avait fait avant lui le caractère inflammatoire des maladies de langueur, a si bien signalé les avantages des *méthodes rafraîchissantes*, qui seules peuvent triompher de ces affections qui dévorent une foule de malheureux, et les conduisent au tombeau long-temps avant le terme fixé par la somme de forces que [illegible] avait départie la nature. Honneur, gloire e[illegible] respect à cet homme illustre qui a reculé les bornes de notre art, et qui étend au loin les bienfaits de sa science et de son génie!

Je dois aussi beaucoup aux travaux de MM. Alibert, Hallé, Rostan, Ratier, Capuron, Swediaur, Lagneau, Legrand, Pinel, Roche et Sanson. C'est dans les écrits d'Hippocrate, de Sydenham, de Cullen, d'Hoffman, de Boerhaave, de Bordeu, de Morgagny, que j'ai cherché la lumière et la vérité.

J'ai cru ne pas devoir hérisser mon texte d'une multitude de citations qui eussent fatigué le lecteur, il m'a suffi de rappeler des noms honorables, de grandes célébrités; et en remplissant ainsi un acte de justice, j'ai obéi à un sentiment de respect et de reconnaissance.

Quoique ma méthode puisse s'appliquer avec un égal avantage à toutes les maladies chroniques dont j'ai parlé dans cet ouvrage, toutefois, ce serait se montrer peu observateur que de ne pas reconnaître que les tempéramens, les âges, les conditions, modifient singulièrement ces affections, les

...iquent, et nécessitent quelquefois l'emploi de moyens accessoires. C'est pour pouvoir être à même d'opérer les modifications de traitement nécessitées par les circonstances que j'ai dû vouloir que les malades pussent me donner sur leur position tous les éclaircissemens nécessaires; et comme ils n'auraient pu que très-imparfaitement atteindre ce but, j'ai dû poser, page 34, quelques questions auxquelles ils n'auront qu'à répondre. Qu'on se persuade bien que rien n'est à omettre dans l'historique d'une maladie; souvent la circonstance la plus futile en apparence, est un flambeau qui vient éclairer l'expérience du médecin dans le choix des moyens à employer.

Je me trouve heureux que mon Mémoire ait appelé l'attention de quelques médecins étrangers. Les traductions qui en ont paru en langue italienne, espagnole et allemande, sont une distinction honorable pour moi. Les journaux de Leipsick ont parlé trop avantageusement de la dernière de ces trois traductions pour que je ne doive pas quelques remercîmens à M. le docteur Wiese, qui en est l'auteur. Quoique je n'aie pas l'honneur de connaître ce praticien distingué, je lui témoigne hautement ma reconnaissance pour le zèle philanthropique qu'il a manifesté, en transportant dans son idiome un écrit qui, j'ose l'espérer, rendra la santé à quelques être souffrans.

Je remercie publiquement les illustres auteurs du Rapport placé en tête de cet ouvrage, pour tout le zèle et tout le soin qu'ils ont mis à suivre de longues et pénibles expériences, tendant à confirmer les avantages de ma méthode. Mes remercîmens s'adressent aussi à tous les médecins de l'école française, qui ont été témoins de mes succès, et qui, par l'effet d'une bienveillance toute particulière qui m'honore, ont, en quelque sorte, doublé le désir que j'avais, de donner à cette nouvelle édition toute la perfection dont elle était susceptible.

compli

RAPPORT

D'une Commission de quatre Docteurs de la Faculté de médecine de Paris, sur la nouvelle méthode végétale, dépurative et rafraîchissante, du Docteur Belliol.

Appelés à prendre des renseignemens sur la méthode végétale que le Docteur Belliol emploie dans le traitement des dartres, des écrouelles, des maladies vénériennes et des diverses affections chroniques humorales qui attaquent nos organes, nous avons suivi, pendant deux années consécutives, un très-grand nombre d'expériences qui nous ont permis d'établir notre jugement, sur un procédé médical qui mérite de fixer vivement l'attention des médecins. Des faits dont nous avons été les témoins, il nous est permis de tirer les conclusions suivantes, et qui sont dignes du plus haut intérêt :

1° Qu'on ne peut mettre en doute l'efficacité de ce traitement dépuratif, attendu qu'un très-grand nombre de malades, affectés de vives démangeaisons et de dartres fort graves, puisqu'elles envahissaient toute l'étendue de la peau, ont été radicalement guéris. Nous avons vu des malades dans l'état le plus déplorable, par suite de dartres rongeantes anciennes et héréditaires, guérir dans un temps fort court, lors même qu'elles occupaient des parties délicates, telle que le visage, qu'elles étaient profondes et qu'elles dégageaient avec une odeur insupportable une matière purulente très-corrosive. Des écoulemens dartreux des oreilles, du nez, des paupières, ont cédé très-promptement à l'emploi de la *poudre végétale*. C'est sous cette forme que le dépuratif du docteur Belliol est administré.

2° En quelques mois et par ce moyen, des malades affectés d'écrouelles ont été entièrement guéris; cependant ils portaient les affections les plus graves : les uns avaient toutes les glandes du cou engorgées, bleuâtres et en suppuration; d'autres avaient les paupières, les narines, les lèvres gonflées et gorgées d'humeur. Chez d'autres, le vice écrouelleux avait attaqué les os, les articulations; l'épine dorsale était fortement recourbée, tordue; les jambes, incapables de supporter le poids du corps par la détérioration du système osseux, avaient affecté les directions les plus vicieuses. Des dégradations épouvantables, d'horribles mutilations, dues au vice écrouelleux, se sont complétement effacées sous l'influence de ce puissant dépuratif.

3° Des maladies vénériennes anciennes et rebelles à tous les traitemens, se manifestant soit par un suintement habituel, soit par des bubons, soit par des boutons ou des ulcérations paraissant et disparaissant à certains intervalles, ont été radicalement guéries par ce dépuratif. Des plaies profondes, des dégénérations cancéreuses, des excroissances d'une grande étendue, se sont effacées sous l'influence de ce moyen, lorsqu'elles avaient résisté à tous les médicamens employés en pareil cas, et qu'elles avaient été exagérées par des préparations mercurielles.

4° Nous avons suivi, avec un intérêt tout particulier, l'emploi de cette poudre dépurative dans le traitement de diverses affections chroniques de nature humorale. Des maladies des yeux, des oreilles, se sont promptement améliorées par ce moyen. Nous avons vu des malades crachant le pus, et arrivés au dernier degré de la pulmonie, recouvrer en moins de six mois une santé florissante. Des hydropiques, réputés incurables, ayant subi plusieurs fois la ponction, très-amaigris par de longues douleurs, portant un teint jaune et safrané, ont été soulagés en quelques jours et guéris en peu de mois. Des constipations opiniâtres, des irritations d'entrailles, des maladies laiteuses, des pâles couleurs, des hémorrhoïdes, des affections cancéreuses du sein, de la matrice, se sont dissipées d'une manière miraculeuse sous l'influence de ce dépuratif. La facilité avec laquelle il résout divers principes acrimonieux qui irritent le système nerveux nous explique son efficacité dans le traitement des maladies vaporeuses, mélancoliques, hypocondriaques et hystériques. En un mot, cette méthode s'est montrée d'une énergique efficacité toutes les fois qu'il a fallu combattre un vice humoral, dartreux, écrouelleux, galeux, vénérien, scorbutique, bilieux, rhumatismal ou glaireux.

5° C'est sous forme de poudre, comme nous l'avons déjà dit, que le nouveau dépuratif est administré. Soumise à l'analyse chimique, nous avons constaté que cette poudre était végétale, et qu'elle ne contenait pas un *atôme de mercure.* Elle est composée de l'extrait le plus pur des végétaux dépuratifs. Elle contient des substances gommeuses, rafraîchissantes, qui produisent les plus heureux effets dans toutes ces maladies humorales qui sont toujours accompagnées d'une certaine irritation. Il entre dans sa composition des substances qui poussent à la peau et aux urines, deux voies par lesquelles notre économie tend à se débarrasser des principes acrimonieux qui la tourmentent.

6° Nous avons constaté qu'elle convient aux personnes les plus débiles. Les enfans, fort glaireux de leur nature, et les vieillards, chez lesquels les fonctions de la peau et de la vessie ne s'opèrent qu'imparfaitement, en retirent d'heureux effets. Comme ce médicament est préparé d'après le principes de la doctrine physiologique, il doit se montrer précieux toutes les fois qu'il y a un principe acrimonieux à détruire, et une inflammation à combattre.

7° Le Docteur Belliol, étranger à tout esprit de système, n'a pas prétendu que la poudre végétale qui fait la base de son traitement pût seule suffire pour obtenir la cure des affections multipliées qui assiégent notre économie: il a senti qu'il fallait des moyens accessoires, soit pour abréger la durée d'une maladie, soit pour aider à sa guérison. Aussi use-t-il, lorsque les circonstances l'exigent, d'un purgatif qui est d'un emploi facile, et d'une pommade destinée aux personnes affectées de dartres, d'écrouelles ou de douleurs. Il a senti comme nous que, pour qu'une méthode soit toujours efficace, elle ne doit pas reposer sur un moyen exclusif, et qu'il est nécessaire qu'elle puisse se modifier de manière à s'adapter à l'âge, au tempérament et aux habitudes de chaque individu.

8° Les bornes de ce Rapport ne nous permettant pas de transcrire ici une multitude d'observations qui offrent un très-grand intérêt, nous avons dû, en quelque sorte, ne nous élever qu'à des données générales, et constater aussi succinctement que possible les succès de la méthode végétale dépurative, et ses heureux effets sur l'économie malade. D'ailleurs, le baron Alibert, médecin en chef de l'hôpital Saint-Louis, n'a-t-il pas déjà, depuis plusieurs années, signalé dans son bel ouvrage de *Matière médicale* les brillans succès obtenus par le Docteur Belliol, dans le traitement de toutes ces diverses maladies de la lymphe?

Enfin, nous le disons hautement, le Docteur Belliol a fait faire un pas immense à l'art de guérir, en portant le traitement des dartres, des écrouelles, de la syphilis et des maladies chroniques, au plus haut degré de perfection. Nous avons l'honneur de proposer à l'Académie royale de médecine et à l'Institut de France de donner son approbation aux recherches de ce médecin distingué, dont les travaux se montrent si profitables à l'humanité souffrante, et qui vient d'acquérir de nouveaux titres à l'estime publique, car il est un des médecins auxquels la ville de Paris, reconnaissante, vient de décerner une médaille d'honneur pour le dévoûment qu'il a manifesté pendant l'épidémie qui a désolé notre cité.

Paris, le 2 mars 1833.

Avons signé le présent Rapport,

MORIN, de la Faculté de médecine de Paris, membre de la Société médicale d'émulation et de celle de Louvain, *rapporteur*.

VIGREUX, de la Faculté de médecine de Paris.

PERBOST DE SAINT-GODENS, de la Faculté de médecine de Paris, membre de plusieurs Sociétés nationales et étrangères.

ROBERT, de la Faculté de médecine de Paris, membre de la Société de médecine-pratique, médecin honoraire de S. M. le roi de Suède.

RENSEIGNEMENS

QUE DOIT FOURNIR LE CONSULTANT.

Les personnes éloignées de Paris qui désireront une consultation particulière pourront me donner sur leur état tous les éclaircissemens nécessaires, en répondant aux questions suivantes, paragraphe par paragraphe, afin que rien d'important ne puisse être omis. La position du malade une fois bien appréciée, je corresponds avec lui, je l'aide de mes conseils, et le dirige dans la marche à suivre jusqu'à sa complète guérison. Le grand nombre de personnes que j'ai soignées et que je soigne en France et à l'étranger est une preuve que ma méthode est susceptible d'être appliquée avec un égal succès, à quelque distance que ce soit.

RENSEIGNEMENS RELATIFS AUX MALADIES CHRONIQUES DES ORGANES INTÉRIEURS.

1° *Si on est affecté de quelque maladie chronique de la tête, du poumon, du cœur, de l'estomac, des intestins, de la vessie, de la matrice, ou de tout autre organe,* indiquer le genre de douleur que l'on ressent.

2° *Si c'est le cerveau qui est affecté*, dire si on éprouve des étourdissemens.

3° *Si c'est le poumon*, dire si on crache abondamment une matière jaune, blanchâtre, verdâtre ou savonneuse; si on a vomi du sang, si les crachats en sont imprégnés; si on est essoufflé en montant; si on a des douleurs dans le dos, si les cheveux tombent et si on éprouve des sueurs.

4° *Si c'est le cœur qui est affecté*, indiquer si les palpitations sont fortes et fréquentes; si on éprouve de la gêne dans l'acte de la respiration; si les lèvres et les doigts sont bleuâtres.

5° *Si l'estomac et les intestins sont malades*, dire si l'on éprouve une douleur plus ou moins vive dans une partie du ventre; si on a des envies de vomir; si on est constipé; si on a des vents par haut ou par bas; si on ressent des maux de tête, des douleurs dans les articulations et surtout aux coudes; s'il y a courbature générale; si on a des envies fréquentes de manger, qui, satisfaites, apaisent la douleur de l'estomac.

6° *Si la vessie est affectée*, indiquer si on éprouve une douleur, une pesanteur vers sa région; si on rend du sang, ou des glaires, ou des graviers.

7° *Si la matrice est attaquée*, indiquer si on éprouve des douleurs lancinantes; si on a des fleurs blanches et des pertes de sang. (*Lire* d'ailleurs, dans cet ouvrage, les symp[...] relatifs à la maladie dont on est atteint.)

RENSEIGNEMENS QUE L'ON DOIT ENCORE FOURNIR, DE QUELQUE NATURE QUE SOIT LA MALADIE CHRONIQUE.

1° Signaler l'état de la tête, de la poitrine, de l'estomac, des intestins, de la vessie; le degré de force, de faiblesse ou d'irritabilité de ces divers organes.

2° Indiquer si l'appétit est bon, si la digestion est facile, et si le sommeil est tranquille.

3° Indiquer si, avant le mal dont on est atteint, on était plus ou moins maigre; si on n'avait pas l'habitude, à certaines époques, de perdre du sang ou naturellement, ou par la saignée, et les sangsues.

4° Indiquer si dans sa famille il n'y a pas de maladie semblable à celle que l'on éprouve; car il est bon de s'enquérir si elle ne serait pas de nature héréditaire.

5° Indiquer de quelle époque date la maladie dont on est atteint; rappeler les circonstances qui ont pu présider à son développement; examiner si elle ne pourrait pas être attribuée à des peines morales, des fatigues excessives, des sueurs rentrées, des abus de régime, etc.

6° Indiquer son âge et son tempérament; dire s'il est fort ou faible, sanguin, bileux, nerveux ou

..matique. Indiquer à peu près le poids de ..n corps, sa taille, la coloration de son visage, ..a couleur de ses cheveux.

7° Ne pas oublier de mentionner la profession que l'on exerce, car il est des occupations qui favorisent le développement de telle ou telle maladie, et qui s'opposent quelquefois à ce qu'elle puisse être guérie.

8° Indiquer les moyens qui ont été employés et quel a été leur effet.

Si la personne malade est une dame, elle devra joindre aux renseignemens ci-dessus les suivans : 1° elle indiquera si elle est bien réglée.

2° Elle dira si le mal qu'elle éprouve s'est développé par suite d'une suppression.

3° Elle indiquera si elle a eu des enfans, si ses couches ont été heureuses, si elle a nourri, si elle a fait passer son lait avec précaution. En lisant attentivement, dans cet ouvrage, le chapitre qui traite des maladies laiteuses, elle pourra juger si elle n'est pas en proie aux ravages de ce que l'on appelle *un lait répandu.*

RENSEIGNEMENS RELATIFS AUX DARTRES.

Si on est affecté d'une dartre, 1° indiquer de quelle époque elle date; déterminer autant que possible les causes qui ont pu donner lieu à son développement.

2° Préciser la position de l'affection dartreuse et son étendue.

3° Indiquer si la dartre est rouge, si elle excite des démangeaisons, si elle suinte, si elle forme des croûtes, des boutons, des écailles, des farines, des plaques arrondies, des ulcères, des tubercules (duretés rouges), des vésicules, des petits points noirâtres à leur sommet, excitant une vive démangeaison, des taches jaunes, noires ou brunes. (*Lire* attentivement les neuf espèces de dartres que j'ai décrites.)

4° Indiquer si on a été atteint de la maladie vénérienne; si on a eu la gale, la teigne, et, dans sa jeunesse, des écrouelles ou des croûtes à la tête.

5° Indiquer si, à part les dartres, on n'a pas eu ou on n'a pas quelque autre maladie; si on n'éprouve pas des palpitations de cœur, des rhumatismes. Ces dernières affections se lient souvent aux dartres.

6° Indiquer si on doit le jour à des parens ayant toujours joui d'une bonne santé, car il est essentiel de savoir si la dartre est ou non héréditaire. Un père ou une mère scrofuleux, ayant eu des maladies vénériennes, ou une affection rhumatismale, ou toute autre acrimonie humorale, peuvent donner le jour à des enfans chez lesquels se développent des dartres. Comme les vices humoraux ont entre eux la plus grande analogie, il n'y a rien d'extraordinaire qu'ils puissent se modifier en passant des pères aux enfans.

6° Si c'est une dame qui est affectée de dartres, elle devra indiquer si elle n'aurait pas lieu de soupçonner chez elle l'existence d'un vice laiteux (lait répandu), ou si des fleurs blanches ne coïncideraient pas avec l'affection dartreuse.

7° Indiquer les moyens qui ont été employés pour combattre la maladie, et quel a été leur effet.

RENSEIGNEMENS RELATIFS AUX MALADIES SCROPHULEUSES

(*Écrouelles*, *Humeurs froides*).

1° Indiquer quelles sont les parties affectées, le nombre de glandes engorgées, celles qui sont ulcérées ou qui sont prêtes à percer.

2° Constater le degré d'engorgement et de rougeur des parties malades ; dire si la suppuration est faible ou abondante.

3° Si les articulations sont affectées, indiquer la gêne plus ou moins grande qu'éprouve le malade en marchant.

4° Indiquer l'âge du sujet, son tempérament, la couleur de ses cheveux, sa taille, sa force et l'époque du développement de sa maladie.

5° Dire si des os se sont cariés et tordus, et quel est l'état de sa santé en général.

6° Constater l'état de santé des parens.

7° Indiquer les moyens qui ont été employés, et quel a été leur effet.

RENSEIGNEMENS RELATIFS AUX MALADIES VÉNÉRIENNES.

1° Signaler l'espèce de maladie vénérienne dont on est atteint; en décrire les symptômes; dire depuis quelle époque ils ont commencé à paraître; suivre les progrès et les phénomènes qui les ont accompagnés. C'est en lisant la description de la maladie à laquelle on est en proie qu'il est plus facile de la décrire.

2° Indiquer si la personne avec laquelle on a eu des rapports a une *conduite douteuse.* Il est important de s'informer si elle n'est point affectée de dartres, de la gale, de fleurs blanches; car ces diverses maladies peuvent produire des symptômes qui ressemblent au mal vénérien, et réclament l'emploi des mêmes moyens. L'ardeur du tempérament ou l'âcreté du sang chez la femme, des communications fréquentes avant, pendant ou après les règles, sont autant de circonstances qui, lorsqu'on est soi-même dans des dispositions peu favorables, peuvent développer des phénomènes analogues à ceux de la syphilis: il faut donc s'abstenir, dans les premiers momens, de se livrer à des soupçons injurieux sur la moralité d'une femme qui pourrait être irréprochable.

CONSIDÉRATIONS PRÉLIMINAIRES

SUR LES MALADIES EN GÉNÉRAL.

La vie est la série des actes qui se succèdent dans les corps organisés, depuis le premier instant de leur développement jusqu'au moment où les molécules qui les composent rentrent sous l'empire de l'affinité et de l'attraction.

Les corps vivans sont formés de parties dont chacune agit pour la conservation du tout. Plusieurs de ces corps exécutent des mouvemens spontanés; tous croissent en s'appropriant des substances qu'ils rendent semblables à eux-mêmes. Les plus simples paraissent n'être formés que d'un seul organe, ou plutôt d'une sorte de tissu cellulaire, contractile, homogène; à la tête des plus compliqués se trouve l'homme.

La *santé*, c'est l'accomplissement régulier de toutes nos fonctions; la *maladie*, c'est leur désordre. L'*anatomie* est l'étude de l'organisation; la *physiologie*, la science de la vie ou l'étude de l'enchaînement des actes qui la composent. La science qui s'occupe de la recherche des moyens de conserver la santé a reçu le nom d'*hygiène*, et celle qui apprend à la rétablir lorsqu'elle a été dérangée et à guérir les maladies a été appelée *pathologie*.

Galien avait défini la maladie, cet état dans lequel les fonctions sont troublées. Cette définition simple et précise a été modifiée de mille manières par les médecins, qui ont cherché à la rendre plus exacte; on a senti que le dérangement des fonctions ne suffisait pas pour constituer la maladie, et qu'il était certains phénomènes qui troublent les unes sans produire l'autre. La femme est ordinairement, à l'époque du flux menstruel, dans un état de malaise qui n'est pas une maladie, la cessation de cet écoulement pendant la grossesse et au retour de l'âge, a-t-on dit, est un dérangement de ses fonctions sans être une maladie. Chez le vieillard, les fonctions ne s'exercent plus avec la même régularité, et cependant, on ne peut le considérer comme malade. Chez l'homme qu'une cause quelconque a privé d'un œil, d'un bras, il n'y a point exercice régulier de toutes les fonctions, et cependant, on ne peut considérer cet homme comme malade. Une gêne légère, qui se fait à peine sentir dans quelque partie, une douleur aiguë mais instantanée, qui a lieu dans une autre, un spasme, un mouvement involontaire, sont autant de dérangemens des fonctions, mais ne sont pas des maladies.

Le dérangement des fonctions ne suffit donc pas pour constituer la maladie, puisqu'un trouble même considérable n'est pas incompatible avec la santé. C'est aussi à tort qu'on a défini la santé, cet état dans lequel toutes les fonctions s'exercent avec régularité et harmonie; il est, comme on l'a dit, une santé individuelle qui varie à raison d'une multitude de circonstances. Il est important de comprendre dans la définition de la maladie le déplacement des parties et les altérations de tissu qui peuvent exister sans trouble des fonctions. En conséquence, on peut définir la maladie, un changement notable, soit dans la position ou la structure des parties, soit dans l'exercice d'une ou plusieurs fonctions, relativement à la santé habituelle de l'individu. Entre la santé et la maladie, il y a un degré intermédiaire que l'on appelle *malaise* ou *indisposition;* on le définit, cet état incommode du corps, dans lequel les actions organiques ne s'exécutent pas avec une pleine liberté, et ne sont cependant pas assez dérangées pour constituer la maladie.

Pour bien connaître une maladie, suivant Grimaud, il faut l'étudier dans l'âge, le sexe, le tempérament, le climat, dont l'observation a montré la convenance avec cette maladie (1). Car on ne peut s'empêcher de constater qu'une maladie considérée dans chaque individu, présente une foule de différences déterminées par le *tempérament*, ou plutôt par l'ensemble des circonstances qui spécifient chaque individu ; *car selon le principe des indiscernables de Lebnitz*, il n'est pas dans la nature deux êtres absolument semblables.

Le siége des maladies est sans contredit un des points les plus importans de leur histoire ; cette proposition est d'une telle évidence qu'elle n'a besoin que d'être énoncée. Parmi les maladies, il en est quelques-unes dont le siége est facile à constater par la simple application des sens ; il en est d'autres où cette connaissance ne peut être acquise que par le raisonnement, et d'autres enfin dont le siége reste obscur ou même inconnu, soit pendant la vie, soit même après la mort des malades. Lorsque la maladie est extérieure, comme une dartre, une excroissance, un ulcère, une affection des yeux, les personnes étrangères à l'art peuvent dans la plupart des cas en constater le siége aussi bien que le médecin. Le *toucher* peut distinguer le siége de plusieurs maladies qui échappent à la vue ; le doigt introduit dans certaines cavités en reconnaît l'état squirrheux, le rétrécissement ou les tumeurs qui s'y forment. On

(1) Grimaud, *Cours de Fièvres*, t. I, p. 2.

peut, encore à l'aide du toucher, s'assurer du siége de plusieurs affections des organes contenus dans la capacité de l'abdomen (ventre). On distingue, par l'application de la main, la tumeur formée par l'engorgement de la rate, du foie ; on apprécie de la même manière les affections de l'estomac. Malgré la résistance des parois de la poitrine, le toucher peut discerner le siége de quelques maladies de cette cavité, telles que la dilatation active du cœur, l'anévrysme de l'aorte (grosse artère qui part du cœur). L'ouïe n'est pas non plus inutile pour cet objet; la crépitation des fragmens osseux dans la fracture, le bruissement dans l'anévrysme, le son plus clair ou plus obscur rendu par la poitrine ou l'abdomen, conduisent, avec d'autres circonstances, à faire connaître le siége de quelques affections.

Mais il est beaucoup de cas dans lesquels le médecin ne peut pas distinguer, par la seule application des sens, le siége des maladies, on possède alors un moyen sûr pour s'élever à cette connaissance. Il repose sur l'observation exacte des phénomènes de la maladie, comparés avec l'altération qu'on rencontre dans les organes après la mort. Par exemple, chez tous les malades qui ont succombé après avoir eu dans un des côtés une douleur profonde accompagnée d'oppression, de crachats visqueux, sanguinolens, et de fréquence du pouls, on a trouvé une altération très-remarquable dans le tissu du poumon. Eh bien ! toutes les fois qu'on observera la même réunion de phénomènes, on conclura d'une manière certaine que le poumon est l'organe affecté.

Cependant, il faut le reconnaître, il est des maladies, légères ou graves, qui ne produisent aucune altération connue dans le tissu des organes; si les individus qui en sont atteints viennent à succomber, on ne découvre rien qui puisse rendre raison des phénomènes précédemment observés, soit que les lésions qui les accompagnent ne soient pas appréciables à nos sens, soit qu'on n'ait pas mis jusqu'à ce jour dans des recherches aussi délicates toute l'attention qu'elles exigent. Et ce que je dis ici de la difficulté et souvent même de l'impossibilité de trouver après la mort la cause de la maladie, s'applique en général à toute la série des affections nerveuses ou rhumatismales.

Le siége des maladies est ordinairement le même pendant toute leur durée : dans une plaie, une fracture, les mêmes parties sont toujours affectées dans le cancer, quel que soit le lieu qu'il puisse occuper, il est bien susceptible de s'étendre dans les parties voisines ou éloignées, mais il ne cesse pas dans l'endroit où il s'est montrée d'abord. Il est un certain nombre d'affections dan lesquelles les phénomènes maladifs se portent successivement d'un lieu à un autre ; il n'est pas rare de pouvoir observer cette marche dans certaines maladies des organes, ainsi l'inflammation paraît quelquefois se porter d'un poumon à un autre. Dans les affections de la peau, cette mobilité est très évidente.

Il est enfin des maladies qui, au lieu de s'étendre progressivement d'un lieu vers un autre, se transportent tout-à-coup de l'endroit où elles se sont montrées, dans un autre qui est fort éloigné. L'érysipèle présente quelquefois cette mobilité ; on le nomme alors *érysipèle ambulant*. Cette mobilité est également particulière aux affections rhumatismales ; elle en forme un des caractères les plus essentiels, car on les voit se porter rapidement d'un lieu dans un autre. Quelques affections nerveuses offrent aussi une très-grande mobilité; dans quelques cas, il y a sur d'autres parties véritable transport, non de la maladie, ce qui est impossible, puisque l'altération d'un tissu, d'un organe, ne peut pas se fixer ailleurs, mais transport du produit de l'affection sur une partie éloignée. C'est ainsi qu'on a vu le pus d'un abcès être absorbé subitement et transporté sur les intestins, la vessie, et rendu par les selles et les urines. Les hémorrhagies changent quelquefois de siége. On a vu, pendant la suppression du flux menstruel, le sang couler chaque mois par le nez, les yeux, le conduit auditif ou la bouche, être rejeté par le vomissement ou par le rectum (anus) ou la vessie; on l'a vu même suinter par d'anciennes cicatrices, par l'ombilic, par les extrémités des doigts, et quelquefois chez la femme, l'hémorrhagie menstruelle a eu lieu successivement par ces diverses parties.

On a remarqué depuis fort longtemps que les âges influent d'une manière bien prononcée sur le siége des maladies : dans l'enfance, la plupart des affections occupent la tête, et c'est à cette époque que l'on observe des croûtes de diverses espèces; la teigne, les feux volages, les gerçures et les excoriations des lèvres, du nez et des oreilles. Les aphtes, le saignement du nez, l'hydropisie de la tête, la fièvre cérébrale, les écrouelles, le croup, sont encore des maladies plus particulières à cette période de la vie.

A l'époque de la puberté, jusqu'à trente ans environ, c'est la poitrine qui devient le siége de presque toutes les maladies; c'est à cet âge que se montrent les fluxions de poitrine, le crachement de sang, les palpitations, l'asthme et la pulmonie. Dans l'âge mûr se développent la plupart des affections chroniques de l'estomac, des intestins, du foie, de la vessie et de la matrice.

Les hémorrhagies qui, dans l'enfance, avaient lieu par le nez, et à la puberté par le poumon, deviennent hémorrhoïdales dans l'âge mûr.

Chez le vieillard, en même temps que le ventre continue à être le siége de diverses affections, et que celles des reins, de la vessie et des voies urinaires en particulier deviennent de plus en plus fréquentes, c'est de nouveau vers la tête que se portent la plupart des maladies. La folie, la paralysie, les épanchemens d'humeurs dans le cerveau ou du sang dans cet organe, l'apoplexie la surdité, la cataracte, sont des affections aussi communes dans la vieillesse que rares dans les autres âges. Cette observation sur la fréquence des maladies de la tête, de la poitrine et du ventre, à certaines époques de la vie, est généralement bien fondée, quoiqu'elle offre des exceptions assez nombreuses.

Le *tempérament* dispose à diverses affections, et imprime à celles qui se développent une couleur particulière. Dans le tempérament sanguin, il y a disposition à la pléthore (surabondance de sang dans une ou plusieurs parties du corps); les inflammations sont plus profondes, les hémorrhagies plus fréquentes, plus abondantes. Les maladies, dans ce tempérament, sont plutôt aiguës que chroniques, et lorsqu'elles prennent ce dernier caractère, elles sont moins graves et ne sont pas en général de longue durée. Le tempérament bilieux prédispose aux fièvres bilieuses, aux éruptions dartreuses, aux maladies lentes des organes et aux maladies cancéreuses. Les individus d'un tempérament lymphatique ont des affections catarrhales, glaireuses; ils sont plus sujets à des écoulemens opiniâtres, à l'hydropisie, aux écrouelles et au scorbut. Le tempérament nerveux dispose particulièrement aux affections nerveuses de la matrice et des autres organes, aux convulsions, à l'hypocondrie, à la mélancolie, à la folie.

. . . .

La disposition de chaque partie du corps paraît aussi favoriser le développement de telle ou telle maladie: le volume considérable de la tête doit faire craindre les engorgemens sanguins du cerveau dans l'âge mûr; la largeur remarquable de la poitrine porte à croire que les organes qu'elle contient offrent un volume qui n'est pas en proportion avec celui des autres, et cette circonstance prédispose à l'anévrysme du cœur; l'étroitesse de la poitrine dispose à la pulmonie. Les hommes qui ont toutes les cavités larges, et, pour me servir de l'expression d'Hippocrate, ceux qui ont les organes intérieurs larges, sont, au rapport de ce célèbre medecin, sujets à la goutte; enfin la situation des os, chez les enfans, favorise leur courbure vicieuse. Il est facile de concevoir que ces diverses dispositions organiques, que l'on peut contre-balancer et combattre par un traitement convenable, peuvent se développer entièrement sous l'influence d'une âcreté humorale, et donner lieu à des maladies chroniques fort graves.

La durée des maladies n'a rien de fixe; il en est qui se terminent en quelques heures, quelques minutes, ou qui durent vingt-quatre heures : on les a nommées éphémères; la plupart se prolongent plusieurs jours; enfin, quelques-unes durent plusieurs années. On établit la distinction des maladies en aiguës et chroniques sur leur durée, et l'on a fixé celle des premières de un à quarante jours, regardant comme chroniques toutes celles qui dépassent ce terme. Mais cette base est fautive; car, suivant les organes, une maladie est souvent aiguë après quarante et cinquante jours, et chronique dès le vingtième; d'ailleurs, une maladie peut débuter sous forme chronique sans passer par l'état aigu, ainsi que la pratique en fournit un grand nombre d'exemples.

Il existe un certain nombre de maladies susceptibles de se transmettre d'un individu malade aux personnes saines qui ont avec lui quelque rapport. Cette transmission de la maladie ayant ordinairement lieu par le moyen d'un contact direct ou indirect a été nommée *contagion*, et on a donné aux maladies qui se transmettent par cette voie l'épithète de *contagieuses* (1). La manière dont s'opère la contagion nous est tout-à-fait inconnue, néanmoins, il est de toute probabilité qu'elle a lieu par le moyen d'un agent matériel, dont l'existence ne peut guère être révoquée en doute, bien qu'il échappe à nos recherches; on nomme cet agent *principe contagieux*, ou *virus*.

Le principe invisible qui produit la contagion a ordinairement pour véhicule une humeur muqueuse, du pus, la matière de la transpiration cutanée ou des excrétions alvines (matières fécales); ces diverses substances, n'étant point par elles-mêmes contagieuses, ne le deviennent sans doute, dans quelques cas, que par leur mélange à une matière subtile qui est le principe contagieux. Toutefois, il me paraîtrait possible que les matières fussent elles-mêmes les agens de la contagion, par l'effet d'un changement survenu dans leur propre nature.

(1) On appelle *épidémiques* les maladies qui se font sentir en même temps sur beaucoup d'individus, qui attaquent des populations entières, des bourgs, des villages, des villes, des contrées, qui dépendent d'une cause commune et générale, mais accidentelle, répandue dans l'air, et qui cessent avec cette cause; *endémiques*, les maladies inhérentes à certaines localités et propres aux individus qui les habitent, et *sporadiques* celles qui surviennent indifféremment en tout temps et en tous lieux, par des causes individuelles et indépendantes d'aucune influence épidémique.

La contagion est immédiate lorsque le principe contagieux est transmis indirectement de l'individu malade à une personne saine. Cette transmission immédiate peut avoir lieu de plusieurs manières : 1° par le séjour dans une atmosphère chargée de principes contagieux, lorsqu'ils sont volatils, comme cela paraît avoir lieu dans le typhus, la dyssenterie, et peut-être la variole; 2° *de la main à la main*, c'est-à-dire par un véritable contact : c'est ainsi que se communiquent la gale et les dartres; 3° par un contact plus intime encore, comme dans la transmission du virus de la rage, de la syphilis; 4° la communication immédiate peut aussi avoir lieu par les dépouilles des animaux morts de la maladie qui engendre la contagion : c'est ainsi que la pustule maligne est souvent transmise aux gens qui apprêtent les peaux, et à ceux qui manient les laines, etc.

La contagion médiate a lieu au moyen des substances qui ont été en contact avec le corps du malade, comme ses vêtemens et tous les objets dont il fait usage. On a remarqué que, parmi les matières qui reçoivent et transmettent le plus facilement la contagion, les étoffes de laine, de soie, de coton, de chanvre, tiennent le premier rang; on pense que les principes contagieux ont pour ces étoffes une plus grande affinité : elles peuvent les conserver pendant un temps fort long, surtout quand elles sont à l'abri du contact de l'air. Les personnes qui ont des rapports avec les malades peuvent transmettre la contagion sans en être elles-mêmes atteintes, tant il est vrai qu'il faut porter en soi une disposition particulière pour être affecté des maladies contagieuses.

Les circonstances favorables à la contagion ou à l'action des principes contagieux ont été étudiées avec soin, aussi on a remarqué que le principe contagieux s'affaiblit avec le temps, que la chaleur du corps humain favorise la contagion, et que plus la température atmosphérique s'en rapproche, plus les maladies se propagent avec facilité. La disparition subite des maladies pestilentielles, quand le thermomètre descend à quelques degrés au-dessous de la glace, a conduit à penser que les principes contagieux étaient susceptibles de congélation. On a de même été porté à croire que ces principes pouvaient être détruits et en quelque sorte brûlés, par l'extrême élévation de la température; c'est du moins ce qu'on a pu supposer en voyant la fièvre jaune cesser tout-à-coup sous la zone torride, lorsque la chaleur atmosphérique parvenait à un degré extraordinaire.

Outre les circonstances générales qui favorisent

l'action des principes contagieux, il y a un certain nombre de circonstances individuelles qui exercent la même influence : telles sont la jeunesse et l'âge adulte, une constitution molle et délicate, la privation d'alimens, l'abstinence de liqueurs alcooliques chez les personnes qui en ont fait un usage habituel, la faiblesse qui accompagne la convalescence, la crainte, le découragement, la terreur, les excès de toute espèce; on regarde aussi le sommeil comme favorable à l'absorption des principes contagieux.

Parmi les maladies contagieuses, il en est quelques-unes qui sont originaires de notre continent, le typhus et la dyssenterie, par exemple : il en est d'autres qui y ont été importées des autres parties du globe; la variole, la scarlatine et la rougeole, paraissent être originaires d'Asie, comme le choléra-morbus, qui, des bords du Gange, s'est étendu dans l'intérieur de l'Asie, et puis dans une partie de l'Europe, où peut-être il est destiné à s'établir, sinon pour toujours, au moins pour un certain nombre d'années. Enfin, la peste nous a été apportée d'Asie ou d'Afrique, tandis que la syphilis et la fièvre jaune sont regardées comme des présens funestes du Nouveau-Monde.

Linnée a publié, dans les *Aménités académiques*, une dissertation dans laquelle il cherche à prouver que toutes les maladies contagieuses son dues à des animalcules qui, en se transportan de l'individu malade aux personnes saines, leu transmettent la maladie, qui n'est que l'effet d leur présence. Cette opinion, qui a trouvé beaucoup de contradicteurs, semblerait prendre faveur depuis l'apparition du choléra-morbus en Europe, car il est en France et à l'étranger de médecins observateurs qui pensent que cette affection, qui s'est montrée si bizarre dans son apparition, sa marche et ses effets, est due à de animalcules. Pour moi, je doute encore, et je forme des vœux pour que des faits nouveaux puissent jeter quelque lumière sur des maladies qui, jusqu'à ce jour, ont échappé à no investigations et sont des fléaux pour l'humanité

DES CAUSES DES MALADIES.

La vie de l'homme n'est qu'une chaîne de maux qui se succèdent rapidement et sans interruption. Tout, dans ce vaste univers, conspire contre sa frêle existence : tantôt c'est l'air dont il a à redouter la funeste influence, tantôt c'est la terre dont il a à craindre les exhalaisons nuisibles ; tantôt ce sont ses passions qui l'agitent, le maîtrisent, usent les rouages de sa vie et ne le quittent qu'au terme de l'existence.

Ainsi, au dehors et au dedans, nous sommes dominés par mille causes de destruction. Tous les corps de la nature, sans exception, peuvent devenir causes de maladies ; mais ces derniers, tels que l'air, l'eau, la chaleur, la lumière, l'électricité et les alimens, paraissent être la source des plus nombreux, des plus fréquens désordres. Cela dépend de ce que leur action est continuelle sur nos organes, et soit qu'elle augmente ou qu'elle diminue au-delà de certaines limites, soit que les organes la ressentent plus ou moins vivement qu'ils ne doivent le faire dans l'état normal, l'équilibre est rompu et une maladie se déclare. Examinons une à une les diverses causes de nos maladies, et leur action sur notre économie.

Des saisons. Avant d'indiquer les maladies auxquelles dispose chaque saison, il n'est pas inutile de faire remarquer que l'année médicale n'est pas distribuée de la même manière que l'année vulgaire. Le printemps commence le 12 février, l'été en mai, l'automne vers le milieu d'août et l'hiver le 12 novembre. C'est en raison des changemens qui surviennent à ces quatre époques dans les maladies régnantes, que quelques médecins ont été conduits à adopter cette division. L'hiver, surtout lorsqu'il est sec, prédispose, en général, aux affections inflammatoires et aux hémorrhagies actives. Lorsqu'il est humide, il dispose aux maladies pituiteuses, aux écoulemens chroniques et aux rhumes. Dans l'été, on voit régner les maladies bilieuses, les maladies de la peau, le cholera-morbus et diverses affections nerveuses. L'automne paraît concourir au développement des maladies glaireuses de l'estomac, des affections rhumatismales et vermineuses; les dyssenteries, les fièvres intermittentes, sont plus fréquentes dans cette saison que dans toutes les autres. Le printemps est presque toujours fécond en inflammations de la gorge, en fluxions de poitrine, en fièvres inflammatoires et aussi en hémorrhagies comme en hiver. J'ajoute que des observations nombreuses m'ont prouvé que la lune avait une action marquée sur le développement des maladies; cela tient, sans doute, à l'influence de cet astre sur le flux et le reflux de la mer, et sur la direction des vents.

Des climats. Ils impriment à notre constitution certaines modifications, et nous disposent plus particulièrement à contracter différentes maladies. Dans les climats méridionaux on voit régner la fièvre jaune, le tétanos et plusieurs affections entièrement inconnues aux climats septentrionaux; dans ces derniers, les maladies inflammatoires sont très-fréquentes, tandis que dans les climats tempérés, tels que le nôtre, on observe la plus grande variété dans les maladies. Dans les pays secs et élevés, on est prédisposé aux affections aiguës. Les affections chroniques, au contraire, règnent presque seules dans les pays bas et humides. — L'exposition au nord et à l'est, au sud et à l'ouest, influe également sur le caractère des maladies, ainsi qu'Hippocrate en avait fait la remarque.

Des habitations. Le séjour des villes et des campagnes dispose à des affections très-différentes. Les habitans des campagnes sont plus sujets aux maladies actives, aiguës; le citadin est plus enclin aux affections chroniques, lentes, accompagnées de peu d'énergie vitale. Le séjour des hôpitaux, des prisons, des vaisseaux, des casernes, dispose à la dyssenterie, au scorbut, aux fièvres putrides et malignes. Le changement d'habitation, la destruction des forêts, la formation de canaux et d'aqueducs, deviennent aussi des causes prédisposantes à certaines maladies.

Des âges, des sexes, des tempéramens. Les enfans sont disposés aux écrouelles, aux vers, aux glaires; les adolescens, aux hémorrhagies nasales, aux crachemens de sang; les adultes, aux affections bilieuses; les vieillards, aux catarrhes, à la goutte, aux maladies de la vessie. — Les hommes sont sujets aux affections goutteuses, calculeuses; les femmes aux affections nerveuses, au dérangement des menstrues. — Le tempérament sanguin dispose aux inflammations et à la plethore; le bilieux, aux fièvres gastriques; le pituiteux, aux écrouelles, aux glaires; le nerveux, à la mélancolie, aux spasmes et aux vapeurs.

De l'air. L'air atmosphérique, chargé de vapeurs animales, devient pernicieux pour ceux qui le respirent. On a vu des prisonniers, entassés dans un cachot étroit et fermé, succomber presque tous dans l'espace d'une nuit. Ce fait ne justifie-t-il pas cette expression éloquente de Rousseau : «L'haleine de l'homme est mortelle pour l'homme, au physique comme au moral?» De là, la nécessité d'habiter des appartemens où l'air puisse circuler facilement. Les fermentations de toute espèce, la décomposition des matières animales et végétales, les miasmes qui se dégagent des marais, chargent l'air de matières étrangères plus ou moins dangereuses, qui, respirées, vont, d'une part, irriter nos organes, d'autres fois les affaiblir et altérer notre sang : de là, des fièvres putrides, des fièvres intermittentes, le scorbut, la dyssenterie, etc. Un air chargé du principe odorant de la jacinthe, du lis, du narcisse, produit des maux de tête, des envies de vomir, des syncopes, surtout dans des appartemens étroits et chauffés. Les vapeurs métalliques répandues dans l'air deviennent, dans quelques cas, des causes de maladies. On pense généralement que la colique des ouvriers qui travaillent le cuivre ou le plomb, celle des peintres qui emploient ces préparations, et le tremblement de ceux qui emploient le mercure, sont dus à la présence de ces métaux dans l'air qu'ils respirent. Un air froid, porté au plus haut degré, peut congeler le sang et causer une mort prompte ou du moins la mortification de quelques-unes des extrémités. Un moindre froid, en arrêtant la transpiration, peut exciter la toux, et donner lieu à des douleurs et à des maladies inflammatoires de la poitrine, du ventre et des divers organes de notre économie. Un air chaud et sec, en irritant la peau et sympathiquement l'estomac et le foie, développe des dartres, des gastrites et des fièvres bilieuses. S'il est humide et chaud ; il peut faire éclore ces miasmes inconnus qui sont la source des fièvres putrides. Si l'air est froid et humide, il refoule le sang à l'intérieur, nuit à la transpiration et favorise ainsi les rhumatismes, la toux, le catarrhe, la pituite et les écrouelles. J'ajouterai qu'une lumière très-vive qui frappe subitement la vue et un bruit très-violent peuvent produire la perte de la vue et de l'ouïe. J'ajouterai encore qu'une plus grande quantité de fluide électrique, répandue dans l'atmosphère, fait naître des irritations nerveuses et nous rend tristes, phénomènes qui cessent lorsqu'un état contraire se manifeste dans l'air. C'est ce qu'on appelle vulgairement *des changemens de temps*, qui renouvellent les affections rhumatismales, rendent les cors plus douloureux, les cicatrices plus irritables, et impriment à notre moral une teinte mélancolique.

Des alimens et des boissons. Dans l'état d

santé, l'homme doit prendre une quantité d'alimens et de boisson qui doit varier selon l'âge, la stature, le genre d'occupations auxquelles il se livre et les habitudes qu'il a contractées. Une diminution considérable dans la quantité des alimens, dispose aux affections qui se manifestent par une faiblesse générale. Les sucs deviennent salins et âcres, ainsi que la bile, par l'effet d'une diète trop sévère. Une augmentation sensible de nourriture produit la pléthore, dispose aux inflammations, à l'apoplexie, aux maladies de l'estomac. Le vin et les liqueurs ont des effets plus pernicieux sur l'économie quand ils sont pris dans l'intervalle des repas, que lorsqu'ils sont portés dans l'estomac mêlés aux alimens solides; cela se conçoit, leur mélange détruit leur activité. La mort n'est pas rare chez ceux qui prennent une grande quantité d'eau-de-vie. L'usage immodéré du café dispose aux congestions et à l'inflammation du cerveau; le thé produit le même effet, dispose aux écoulemens chroniques et aux tremblemens nerveux. La mauvaise qualité d'alimens peu nourrissans, ou altérés par la putréfaction, la fermentation ou la moisissure, dispose à des maladies plus ou moins graves, à des diarrhées, à des glaires, à des fièvres putrides. L'estomac est-il trop surchargé d'alimens; il se gonfle, une digestion imparfaite a lieu, ils tournent à l'acide et à la putridité; de là, les vents, les douleurs d'estomac, les coliques, diverses espèces de saburres ou embarras d'humeurs (dont je parlerai plus loin, page 84), et par suite, la corruption, la putridité du sang, suite d'un chyle de mauvaise nature et non réparateur.

Du sommeil et de la veille. Le sommeil trop léger et l'insomnie épuisent les forces, affaiblissent les puissances de l'âme, causent de l'amaigrissement, empêchent la digestion, et infectent la masse des fluides d'une acrimonie qui, quand elle est établie, se manifeste par l'agitation et l'affection d'un ou de plusieurs organes. Un trop grand penchant au sommeil retarde le mouvement progressif du sang; de là, la langueur, l'engourdissement des facultés de l'âme, la corpulence, les empâtemens des organes et les hydropisies. Le *défaut d'exercice* a les inconvéniens du sommeil, comme la fatigue a les dangers des veilles.

Des passions. Elles influent d'une manière bien remarquable sur le développement des maladies. Autant les passions douces et variées sont favorables à l'harmonie des fonctions, autant les passions exclusives et profondes lui sont nuisibles. Elles peuvent déterminer la mort subite, et leur continuation produisant le trouble des digestions, il en résulte des embarras humoraux, une acrimonie du sang, un abattement du corps et un découragement total. Il est d'observation que les passions tristes finissent par produire des engorgemens du foie, des maladies cancéreuses et autres affections chroniques.

Des vêtemens. L'usage des vêtemens trop légers, surtout dans la saison froide, produit le refoulement du sang à l'intérieur, la suppression de la transpiration, et par suite, des toux catarrhales et le rhumatisme. Des vêtemens trop chauds déterminent indirectement un effet semblable, en augmentant la susceptibilité de l'individu. Les vêtemens trop étroits compriment la poitrine, comme les corsets dont les femmes font usage, gênent la respiration et prédisposent aux crachemens de sang et à la pulmonie. L'inconvénient de ce vêtement, par la compression qu'il exerce sur le ventre, peut produire l'avortement. Les corsets qui compriment le ventre ont en outre, comme les ceintures des culottes chez les hommes, l'inconvénient de nuire à la régularité des fonctions digestives, d'où résultent des embarras humoraux des organes du ventre. Si l'usage des jarretières trop serrées peut produire des varices aux jambes et leur gonflement, l'usage des chaussures étroites produit des cors aux pieds et quelques autres difformités aux orteils. Les lits méritent aussi quelque attention. L'habitude de coucher sur la plume dispose à l'inflammation des reins et aux calculs de ces organes et de la vessie. Les siéges mous (les bergères, par exemple), en favorisant la congestion du sang dans le bassin, disposent aux affections de la matrice et aux hémorrhoïdes.

Des évacuations naturelles et sanguines. La suppression des évacuations naturelles, telles que celles de l'urine et de la transpiration par exemple, occasionnent nécessairement des maladies, non seulement en distendant, en affaiblissant ou en rompant peut-être les canaux ou réceptales qui les contiennent, mais encore en corrompant la masse générale des fluides qui abondent alors en particules nuisibles, qui devraient être rejetés au dehors. L'abus des femmes ou la masturbation, en causant une trop grande déperdition de semence, déterminent une diminution progressive dans le volume du corps et une disposition aux maladies de langueur; des phénomènes nerveux viennent souvent compliquer d'une manière assez grave ces divers états maladifs. Un écoulement abondant, soit de sang, de salive ou de lait chez les nourrices, produit une prompte faiblesse, détruit le ton des solides, et dispose le reste de la masse des fluides à de nouvelles combinaisons qui engendrent des maladies: voilà pour les évacuations naturelles. La suppression des évacuations artificielles, telles que l'omission des saignées et des purgatifs, la suppression et sans précautions d'un cautère ou d'un vésicatoire, lorsque le corps en avait contracté l'habitude, deviennent aussi une source de maladies très-nombreuses.

Des poisons, des venins et des principes contagieux ou virus. Les poisons tirés du règne végétal ou minéral produisent, dans l'économie, des changemens si étranges et si subits, que des maladies très-graves ou la mort même ne tardent point à s'en suivre. Ces substances agissent, ou en augmentant le jeu des organes, ou en les suspendant et les arrêtant entièrement. Nausées, vomissemens, douleurs, étourdissement, perte de la vue, délire, convulsions, assoupissement, perte de sentiment, tels sont les phénomènes qui précèdent le plus souvent la mort. Les *venins* sont le résultat d'une sécrétion propre à certaines espèces d'animaux; déposés dans des blessures faites à la peau à l'aide de leurs dents, ces venins occasionnent des accidens plus ou moins graves et qui deviennent quelquefois mortels. Les principes contagieux, tels que ceux de la vérole, de la petite vérole, de la rage, de la peste, de la fièvre jaune, du choléra-morbus, et de beaucoup d'autres maladies, produisent des affections semblables à celles d'où ils émanent. J'ajouterai que l'opium, l'émétique et diverses autres substances, qui sont des médicamens à petites doses, sont des poisons à haute dose; tout cela dépend de la manière dont ils sont prescrits. Enfin, pour terminer l'histoire de toutes les causes capables de produire des maladies, il est nécessaire de mentionner celles qui bornent toute leur action à l'extérieur du corps, et troublent son économie en irritant, distendant, resserrant, écrasant, brûlant, divisant et détruisant les parties solides. Par suite de ces lésions extérieures, qui sympathiquement s'irradient à l'intérieur, arrivent des maladies d'organes qui nécessitent l'emploi des moyens internes.

DU SIÉGE DES MALADIES.

Sans la connaissance de la nature des maladies, il n'y a pas de traitement rationnel possible; aussi les médecins de toutes les époques et de toutes les sectes ont-ils toujours attaché une grande importance à la découvrir; de là, une foule d'opinions plus ou moins ingénieuses, dont l'application a fait naître différens modes de traitement. Les uns établissent que toutes les maladies ont exclusivement leur source dans l'âcreté, l'altération du sang et des humeurs qui en sont la source; dans cette idée, ils n'emploient que des dépuratifs, et se gardent bien de tirer du sang. D'autres, ne trouvant l'origine des maladies que dans la plénitude de l'estomac et des intestins, qui, gorgés d'humeurs acides et alcalines, ne peuvent préparer qu'un mauvais chyle, ne trouvent pas de moyen plus rationnel pour guérir que de purger et de déblayer ainsi les premières voies. Ils ne peuvent comprendre les avantages des évacuations sanguines et en repoussent l'emploi. D'autres enfin, et ce sont les sectateurs de Broussais, nient que le sang soit jamais malade, qu'il puisse subir des altérations; ils ne s'inquiètent nullement des humeurs glaireuses et bilieuses qui peuvent obstruer l'estomac, les intestins, le foie et les diverses organes du ventre; ils les regardent comme l'effet et non la cause des maladies; et persuadés que toutes les maladies doivent leur origine à l'irritation, à l'inflammation de nos organes, et toujours sans altération de nos fluides, ils tirent toujours du sang par la saignée ou les sangsues, et ne trouvent jamais, disent-ils, la guérison que dans l'emploi des évacuations sanguines répétées. Ne s'inquiétant souvent en aucune manière de la faiblesse des malades, ils appliquent des centaines de sangsues avec la plus grande confiance, et saignent quelquefois jusqu'*au blanc*. Telles sont les diverses et principales théories qui comptent plus ou moins de partisans, et d'où découlent par conséquent des méthodes bien opposées pour la cure des maladies.

La nature se joue de tous nos systèmes ; elle met bien souvent en défaut tous nos raisonnemens les plus spécieux ; aussi, pour faire des progrès dans l'art de guérir, il faut s'éloigner de ces spéculations séduisantes, de ces théories exclusives, toujours dangereuses, pour ne se livrer qu'à l'observation des faits ; c'est à cette source seulement qu'on peut s'instruire et trouver la vérité. Aussi, ne suis-je point étonné de la célébrité d'Hippocrate : et si ses ouvrages tiennent le premier rang dans l'art de guérir, malgré le grand nombre de siècles qui nous séparent de lui, n'est-ce pas parce qu'ils sont l'expression de la nature ? Sa médecine est naturelle, seule elle est faite pour durer toujours et triompher de tous les systèmes. Vénération et respect pour ce grand homme ! Gloire et honneur aux Stahl, aux Baillou, aux Duret, aux Houliers, aux Sidenham, qui ont si heureusement suivi ses traces, et ont propagé le goût de la médecine d'observation !

Pénétré de cette pensée que toute théorie *exclusive* est illusoire, et que le doute seul peut conduire à la vérité, j'ai long-temps soumis au creuset de l'expérience les divers systèmes dont j'ai parlé. Pour m'éclairer, je me suis livré à une sévère observation des maladies, et j'ai recueilli avec soin tous les phénomènes qu'elles m'ont offert. N'ayant adopté jusqu'alors aucune opinion particulière, je n'ai pas été forcé, pour en soutenir les intérêts, de nier l'existence des faits, ni de me défigurer à moi-même ceux que j'ai eu occasion d'observer; la plupart ont confirmé la vérité des aphorismes d'Hippocrate, qui étaient devenus le principal objet de mes méditations. Pour mettre le complément à mes longues investigations, et examiner s'il y avait toujours rapport constant entre les lésions d'un organe et les symptômes qui s'offraient à mes yeux, j'ai longtemps fréquenté les divers hôpitaux de Paris, théâtre de douleurs, où notre expérience grandit et s'éclaire; c'est là que je me suis livré à de nombreuses ouvertures cadavériques, une des meilleures voies pour découvrir la cause réelle des maladies. C'est ainsi qu'en étudiant la nature morte, en portant un scalpel observateur dans la profondeur de nos organes et en étudiant leurs diverses lésions, s'est illustré Morgagni (1). Son

(1) Morgagni est né à Forli en Italie, d'une famille noble, le 25 février 1682, il est mort à 89 ans passés; il conserva l'usage de ses sens et une bonne santé jusqu'à une extrême vieillesse. Il disait que ce qui avait le plus contribué à sa conservation était la simplicité dans son genre de vie et dans ses vêtemens,

ouvrage immortel, intitulé, *du Siége et des Caus*
des maladies, est un flambeau qui éclairera l
marche de notre art, et affermira, sur une ba
inébranlable l'édifice médical.

Profitant des leçons d'une longue expérience
élevé à l'école de l'observation, examinons si l
cause intime des maladies, loin d'avoir toujou
la même origine et d'être toujours *exclusiveme*
recherchée, ou dans les dégénérations du sang, o
dans les embarras humoraux des premières voie
ou dans l'irritation inflammatoire de nos organ
sans altération des fluides, ne doit pas être a
contraire cherchée à la fois dans ces trois divers
sources. Je vais discuter ces diverses opinions aus
clairement, aussi succinctement que possible,
m'efforçant d'étayer mes assertions par des fai
péremptoires, il en découlera nécessairement u
mode de traitement nouveau, et applicable à
guérison des maladies chroniques.

DU SANG

CONSIDÉRÉ COMME SOURCE DE MALADIE.

Le corps de l'homme est un composé de solid
et de fluides; le sang en forme la sept-huitièn

l'ordre régulier de ses repas et de son sommeil, et les précautio
qu'il prenait de se mettre à l'abri de l'intempérie des saisons.

partie. Les nerfs, les vaisseaux, les ligamens, les os, les chairs et tous nos organes émanent du sang, qu'on peut appeler avec raison une *chair coulante.* Ce fluide part du cœur, et, poussé par l'impulsion, les battemens de cet organe, dans des vaisseaux appelés *artères*, qui se ramifient à l'infini en filets invisibles, il va porter la force, la chaleur et la vie dans toutes les parties de notre organisation, et revient par les veines au centre d'où il était parti. C'est là ce que l'on appelle circulation.

Le sang se dépouille, dans son trajet à travers nos organes, de tout ce qu'il a de vital; repris par les veines dans lesquelles il monte contre son propre poids, il devient noir, lorsqu'il était rouge et écumeux dans les artères. Chargé des débris résultant de la continuelle destruction de nos parties, il revient au cœur, au poumon, pour y puiser des qualités vivifiantes; car s'il restait noir comme on le remarque dans le choléra et dans d'autres affections, au lieu de donner la vie à nos organes, il les frapperait de mort. Il se régénère en se mélangeant, en se combinant avec le chyle produit de la digestion, avec la lymphe qui est animalisée et absorbée de toutes les parties de notre corps; par la respiration il se régénère encore en se dépouillant de quelques-uns de ces principes auxquels il doit sa couleur noire, pour s'imprégner de la portion vitale de l'atmosphère l'*oxygène*, qui change tout à coup sa couleur e ses autres propriétés. Il circule de nouveau dan le tissu de nos organes ; il entretient leur énergie réveille leur action, et leur fournit les matériau à l'aide desquels ils doivent se réparer et s'accroître. Bientôt encore, en parcourant les artères, i perd les qualités qu'il avait acquises, devient noir puis rouge ; et ainsi tour à tour, par la circulation, s'opèrent ces divers changemens jusqu'au terme de la vie.

Le sang, poussé dans le tissu même de nos organes, laisse échapper par les plus petits vaisseau artériels, qui sont criblés de porosités, certain fluides qui doivent rester dans notre économie ou en être rejetés. Dans le tissu cellulaire, il dépose la graisse ; dans les articulations, la synovie ; au reins, il fournit l'urine ; à la peau, la transpiration ; au foie, la bile ; à la matrice, le flux menstruel ; au système nerveux, ce fluide subtil, invisible, qu'on appelle *fluide nerveux*, *éther* ou *âme sensitive*, et à l'influence duquel sont soumis tous les phénomènes de la vie ; à tous nos organes i distribue le principe nourricier qui doit les régénérer, car le corps est soumis, ainsi que je vais le dire, à un continuel mouvement de composition et de décomposition.

Usé par l'action réunie de l'air et de la chaleur et par les frottemens intérieurs, le corps vivant perd continuellement ses parties intégrantes, tandis que l'aliment altéré dans notre estomac par une série de décompositions, animalisé et rendu semblable à la substance de l'être qu'il va nourrir, s'applique aux organes dont il doit réparer les pertes. C'est dans cette identification de la matière nutritive à nos organes qui s'en emparent et se l'approprient, que consiste ce que l'on appelle nutrition.

La machine animale se détruit donc sans cesse; et, considérée à deux époques différentes de sa durée, elle ne contient pas une seule des mêmes molécules qui la composaient. L'expérience faite avec la racine de garance, qui teint en rouge les os des animaux aux alimens desquels on la mêle, prouve d'une manière décisive cette perpétuelle décomposition de la matière animée et vivante. Il suffit de mettre une assez longue interruption dans l'usage de cette plante pour que la couleur uniformément rouge que présente la substance des os s'efface totalement. Or, si les parties les plus dures, les plus solides, les plus faites pour résister long-temps à la destruction, sont dans un mouvement continuel de décomposition, nul doute que ce mouvement ne doive être bien plus rapide dans celles dont les molécules ont entre elles un moindre degré de cohérence, les parties fluide par exemple.

On a voulu déterminer la période du renouv lement total du corps ; on a dit qu'il fallait un i tervalle de sept années pour que les mêm molécules aient entièrement disparu et soie remplacés par d'autres ; mais ce changeme doit être plus rapide dans l'enfance et dans la je nesse, et se ralentir dans l'âge mûr et dans vieillesse. Et si, comme il n'est pas permis d' douter, le sexe, le tempérament, le climat so lequel on habite, la profession que l'on exerc le régime de vie que l'on observe, accélèrent retardent la rénovation de notre économie, pe on énoncer d'une manière positive sa du absolue ? Toutefois, ce renouvellement contin de notre organisation, prouve que l'on peut ré nérer le corps de l'homme et son sang par moyens convenables.

Le sang est composé de trois parties, qui son la partie rouge, la partie blanche ou sérosité a pelée eau du sang, et une partie muqueuse, gél tineuse, lymphatique, tenue en dissolution da la partie blanche. La prédominence de chacu de ces parties constituantes du sang et leur al ration peuvent être cause de nos maladies. sang est-il *riche*, c'est-à-dire la partie rouge mine-t-elle ; on est sujet aux apoplexies, aux saignemens de nez, aux crachemens de sang, aux fluxions de poitrine, aux hémorrhoïdes, aux inflammations du bas-ventre et à des fièvres inflammatoires plus ou moins graves. Lorsque le sang est noir et épais, qu'il circule mal, il donne lieu aux engorgemens du foie, de la rate, du cerveau, et par suite il développe la folie, la mélancolie et l'hypocondrie. Le sang est-il *pauvre*, c'est-à-dire décoloré, la partie blanche domine-t-elle ; on est plus disposé aux hydropisies, aux épanchemens d'eau dans les diverses cavités de l'économie, telles que la tête, la poitrine, le ventre, on est plus sujet aux pâles couleurs. La lymphe est-elle en plus grande abondance, est-elle altérée ; on est sujet à la goutte, aux rhumatismes, aux écrouelles, au rachitisme, aux dartres, au mal vénérien, aux rhumes, aux glaires, à la pituite, aux toux catarrhales, aux vers, etc.

Le sang est sujet à de très-grandes altérations ; il peut devenir âcre, acide, putride. Il est, en quelque sorte, pourri dans les fièvres malignes et putrides ; il est gravement altéré dans le scorbut, où il se montre noirâtre, décomposé et s'échappant des mailles de nos tissus. Son épaississement est tel, que ne circulant qu'avec peine, il produit l'engorgement de nos organes. Il suffit qu'il soit altéré pour que toutes les humeurs qui en émanent soient viciées. Le fluide nerveux même perd de ses précieuses et importantes facultés s'il doit son origine à un sang impur. C'est un fait incontestable que le sang tend sans cesse chez quelques individus à dégénérer en bile ou en pituite; il en est chez lesquels il tourne en glaires; il est même quelques circonstances, plus rares à la vérité, où le sang produit, par sa décomposition, des petits vers qui s'accumulent dans divers organes, et donnent lieu aux plus graves accidens. Et puisque les ouvertures des cadavres nous montrent dans le plus grand nombre de cas, le sang plus ou moins liquide, noir, verdâtre, décomposé, putréfié, serait-il permis de mettre en doute ses altérations, puisqu'elles peuvent être d'ailleurs expérimentalement constatées; et chercher dans le sang la cause la plus fréquente de nos maladies n'est-ce pas marcher d'après les voies d'une sévère observation?

DE L'ESTOMAC ET DES INTESTINS,

CONSIDÉRÉS COMME SOURCE DES MALADIES.

Les alimens, après avoir été mâchés, broyés et pénétrés par la salive qui leur imprime un premier degré d'altération, sont poussés dans l'estomac et les intestins, organes chargés d'accomplir cet acte qu'on appelle *digestion*, et dont la fin a pour but la transformation des alimens en chyle. C'est dans l'estomac, espèce de poche membraneuse située dans le ventre, entre la poitrine et le nombril, que se prépare et s'effectue le deuxième acte de la digestion. Cet organe, qui a à peu près la dimension d'une vessie de cochon et la forme d'une cornemuse, présente deux ouvertures, une supérieure à gauche qu'on appelle *cardia*, et qui s'adapte à l'œsophage, canal destiné à recevoir les alimens qui viennent de la bouche; une deuxième ouverture qu'on appelle pylore se remarque à droite; à elle s'adapte le commencement des intestins. Ainsi, comme on le voit, l'appareil digestif consiste en un long canal qui s'étend de la bouche à l'anus. Dans ce canal, viennent s'ouvrir les conduits de divers organes, qui, placés à son voisinage, y laissent couler des liqueurs propres à altérer, à fluidifier, à animaliser la matière alimentaire. Les différentes parties de ce tube digestif, qui reçoivent une immense quantité de vaisseaux et de nerfs, n'ont point une ampleur égale: d'abord évasé dans la portion que forme la bouche et le gosier, il devient plus étroit dans l'œsophage; celui-ci, en se dilatant beaucoup, donne naissance à l'estomac, qui se rétrécit de nouveau pour se continuer sous le nom de tube intestinal. La longueur des intestins est de cinq fois environ celle de tout le corps. Cette légère digression anatomique était nécessaire pour mettre ce qui suit à la portée du lecteur.

C'est donc dans l'estomac, comme je le disais, qu'a lieu le deuxième acte de la digestion. Reçue dans sa cavité, la matière alimentaire, imprégnée par le suc gastrique qui la dissout, et par la bile, qui de l'intestin remonte dans l'estomac, se fluidifie et se convertit en une pâte molle grisâtre connue sous le nom de *chyme*. Ce produit de la digestion stomocale, après deux ou trois heures délaboration, passe par l'ouverture pylorique dont j'ai déjà parlé, et se rend dans le premier intestin qu'on appelle *duodénum*. Je dois ajouter que le pylore, doué d'une sensibilité très-délicate, peut être regardé comme une sentinelle vigilante qui empêche que rien ne passe qui n'ait éprouvé les changemens convenables. Si cette pâte, qu'on appelle *chyme*, qui est le produit des alimens, n'est pas assez bien préparée, elle est repoussée dans l'estomac par une espèce de contraction, et n'est admise dans le *duodenum* qu'après qu'elle a acquis les qualités voulues.

Les alimens arrivés dans le *duodenum*, intestin nommé ainsi parce qu'il a à peu près douze travers de doigts de longueur, éprouvent de nouveaux changemens aussi essentiels que ceux que leur a imprimés la digestion stomacale. On pourrait même dire que l'essence de la digestion, son but principal étant la séparation de l'aliment en deux parties, l'une qui forme les excrémens, et l'autre le chyle ou matière nutritive, a pour principal organe le duodenum, intestin qui pourrait être considéré comme un second estomac. Là, dans cet organe, commencement des intestins, la pâte chymeuse est encore pénétrée, fluidifiée, animalisée par la *bile* et le *suc pancréatique* qui arrivent dans le duodenum par un canal particulier. A l'aide de ces fluides dissolvans, la pâte alimentaire décomposée se sépare en deux parties, l'une chyleuse et l'autre excrémentitielle.

Au fur et à mesure que cette masse alimentaire, divisée en deux parties, marche et est poussée dans toute la longueur du canal intestinal, la partie *chyleuse nutritive* est absorbée, pompée par des petits vaisseaux lympathiques qu'on appelle *suçoirs chyleux*, pour être portée dans le sang qu'elle va régénérer. Des muscosités abondantes, préparées, secrétées par la membrane intérieure des intestins, enveloppent la masse chymeuse, facilitent sa progression en la rendant plus glissante, tandis que le suc intestinal la pénètre aussi, la fluidifie et en augmente la quantité. Enfin, à mesure que, par la contraction péristaltique des intestins, la matière alimentaire parcourt toute leur étendue, elle se trouve entièrement dépouillée de tout le chyle qui a été absorbé et porté dans le torrent de la circulation, tandis que son résidu ou excrément s'accumule dans les gros intestins et particulièrement dans le rectum, pour en être chassé lorsque le besoin d'aller à la selle se fait ressentir. Telle est la série des phénomènes qui constituent ce qu'on appelle la digestion; opération physiologique qu'il était important de bien connaître, pour pouvoir apprécier comment des digestions viciées peuvent devenir la source de beaucoup de maladies.

Si l'on considère que la digestion est la fonction la plus importante de l'économie, on ne doit pas s'étonner que le moindre dérangement de l'estomac et des intestins ne devienne une cause de maladie. En effet, si les fibres de ces organes sont ou trop lâches ou trop resserrées, dans l'un et dans l'autre cas, la digestion se vicie. Si les alimens ne séjournent pas assez long-temps dans le tube digestif, et qu'ils soient trop promptement chassés par les selles, le chyle n'a pas le temps d'en être séparé, et le corps, ne recevant aucune alimentation, maigrit et se dessèche. Séjournent-ils trop long-temps dans les voies digestives, par suite de sa faiblesse; alors les alimens fermentent et deviennent acides. Si la bile, le suc pancréatique et le suc gastrique, qui doivent couler dans des proportions convenables dans l'estomac et les intestins, pour aider à la digestion, arrivent en trop petite quantité, la digestion est encore viciée, le chyle n'est plus réparateur. Ces divers sucs sont-ils trop abondans; ils produisent des embarras bileux et glaireux dans les premières voies, et deviennent la cause d'une infinité de maladies.

Cet amas de matières, qui a sa source dans une trop grande abondance de la bile, de mucosités, de glaires et d'alimens mal digérés, et qui peut occasionner des désordres dans toute la machine, est connu sous le nom d'*embarras d'estomac* ou *des intestins*. Ces matières, qu'on désigne du nom de *saburrales*, peuvent être acides, amères, insipides, putrides, empyreumatiques ou rances. Quand l'estomac est ainsi surchargé de mauvaises matières, n'importe de quelle espèce, la perte de l'appétit, les envies de vomir, la douleur, un sentiment de pesanteur et de la réplétion dans l'estomac ne tardent point à paraître. Ces symptômes sont communs à toutes les *saburres*, mais chaque espèce en a de particuliers qui les caractérisent, et dont je vais parler.

La saburre acide occasionne des aigreurs, des gonflemens, de la tension, de la chaleur, de la douleur à l'estomac, une pesanteur et une douleur de tête, la toux, le hoquet, la constipation et quelquefois la diarrhée et le ténesme. La saburre amère cause une soif immodérée, de la chaleur et de la douleur à l'estomac, un vomissement de matières jaunes ou verdâtres, des évacuations abondantes et douloureuses d'une matière mordicante et âcre. Tous ces symptômes sont ordinairement accompagnés d'une teinte jaunâtre dans le blanc des yeux et même sur tout le corps. La saburre insipide, qu'on désigne encore du nom de glaireuse, se reconnaît à la présence d'un phlegme dur, coriace, insipide qui rend la bouche pâteuse, épaisse, détruit l'appétit, favorise la génération des vers; car des fait semblent prouver que les glaires peuvent s'animer et donner naissance à ces animaux, don l'existence produit les symptômes les plus étrange et les plus multipliés. Cette saburre muqueuse ou glaireuse donne naissance à beaucoup de matière flatulentes, qui rapportent avec elles le goût e l'odeur des alimens récemment pris lorsqu'on le rend par en haut. La saburre putride se manifeste par un goût de pourriture à la bouche avec des rapports flatueux de même odeur. L saburre rance ou empyreumatique occasionn des rots, suivis d'une matière huileuse, âcr comme du beurre ou de l'huile frite; elle occasionne aussi de la douleur, des coliques, des envies de vomir et du malaise. Quelques praticien regardent cette saburre rance, comme le sign avant-coureur le plus certain de la goutte.

Par suite de mauvaises digestions, le chyle, destiné à réparer les pertes continuelles que nous faisons, acquiert de mauvaises qualités; introduit dans le sang, il le vicie; nos humeurs deviennent acides, âcres ou glaireuses, suivant la nature des alimens dont on se nourrit. Le sang, devenu trop épais, circule difficilement dans les petits vaisseaux: il s'oppose à la facilité des sécrétions, telles que la transpiration, l'urine, et cause dans le poumon, le foie, les reins et autres organes, des obstructions souvent fort difficiles à guérir. Quand le sang, au lieu d'être épais, est dissous et qu'il est âcre, il ronge ses vaisseaux, s'épanche sous la peau, et y produit des maladies très-graves. Comme les voies intestinales sont une espèce d'égout par lequel les matières saburrales s'évacuent quelquefois naturellement, les humeurs répercutées, telles que celles de la goutte, du rhumatisme, des dartres, quittent les parties où elles siégeaient, pour se porter vers cet émonctoire, où elles viennent former ou grossir ces amas humoraux.

Si l'on considère que l'estomac et les intestins reçoivent une immense quantité de nerfs, et que par eux ces organes correspondent avec toutes les parties du corps, il sera facile d'expliquer par ces rapports ou cette sympathie comment des affections d'organes, même très-éloignés du centre, produisent du trouble dans le canal de digestio et comment celui-ci, à son tour, irrité, enflamm gorgé d'humeurs, peut réagir sur diverses parti de notre économie et y produire une multitu de maladies.

De l'aveu de tous les praticiens, il n'est pas d'o ganes qui soient plus sujets aux affections ne veuses et qui puissent produire un plus gra nombre de maladies que l'estomac et les intestin cela tient à leur texture presque entièrement ne veuse, au rôle important auquel ils sont destin dans l'accomplissement de la vie et de la sant La migraine, des douleurs violentes de tête, d boutons sur le front ou vers d'autres parties, l' pilepsie, la mélancolie, l'hypocondrie, certai mouvemens convulsifs, des affections de po trine, telles que la pulmonie, l'asthme, d pendent fort souvent du trouble des organ digestifs. Il suffit qu'ils soient engorgés pour qu'o voie aussitôt se développer chez certains individ des douleurs dans les articulations, la goutte et rhumatisme, et beaucoup d'autres accidens q je m'explique très-facilement et de cette maniè que l'estomac, irrité par des matières âcres et co rosives, transmette son irritation à d'autres partie à l'aide des cordons nerveux qui établissent le communication, aussitôt il y a douleur et malac dans ces diverses parties, qui deviennent en que

que sorte l'écho des douleurs de l'estomac et des dérangemens qu'il éprouve. C'est ainsi que j'explique facilement une apoplexie due à un embarras de l'estomac ou des intestins. Qu'arrive-t-il? Ces organes de la digestion, irrités, transmettent leur irritation au cerveau, toujours par la communication nerveuse, et comme le sang afflue partout où il y a un point d'irritation (et c'est là une loi de notre organisation), il s'ensuit que le cerveau irrité s'engorge, et que par suite de ce transport sanguin vers cet organe, il se trouve comprimé ainsi que les nerfs qui en naissent, de là la paralysie et souvent même la mort; car c'est par les nerfs que la vie arrive à nos organes, et c'est par leur action libre, régulière, que nous vivons. Dans ce cas d'apoplexie, tirer du sang et déblayer les premières voies, c'est combattre à la fois l'effet et la cause; et si on ne guérit pas toujours, cela tient aux désordres plus ou moins graves du cerveau, organe qui élabore à la fois l'intelligence et la vie. Je me résume et je dis, avec les praticiens les plus recommandables, qu'il est peu de maladies qui ne puissent devoir leur origine aux embarras de l'estomac et des intestins, et que nier cette vérité aussi ancienne que notre art, et constatée par des faits nombreux, c'est montrer peu de goût pour la médecine d'observation, la seule vraiment utile à l'humanité.

DE L'IRRITATION, DE L'INFLAMMATION

CONSIDÉRÉES COMME CAUSES DES MALADIES.

Des médecins pensent que toutes les maladi sont exclusivement produites par l'irritation, l'i flammation des parties solides qui entrent dans composition de nos organes. Selon eux, le sa ne joue qu'un rôle passif dans les phénomènes la vie, tandis que nos solides seuls peuvent r cevoir l'impression des causes capables de pr duire la maladie. Il est facile de prouver la fau seté de cette assertion. Le sang peut être malad puisqu'il est décomposé dans le scorbut, dans l fièvres putrides; il peut être malade, puisqu' près de nombreuses ouvertures cadavériques, a été trouvé rempli de pus et entièrement déco posé. Extrait d'une veine, chez l'homme vivant, est souvent noir, épais ; d'autres fois, il tire sur vert et le jaune; et, soumis à l'analyse, il a mont des changemens très-sensibles dans sa compositio Les humeurs qui ont leur source dans le sang s bissent quelquefois des changemens notabl ainsi, la bile devient âcre et verte, l'urine se ch ge de flocons de matières épaisses, rougeât ou brunâtres; la morve devient corrosive, mucosités qui lubréfient l'estomac et les intesti deviennent âcres, acides, et forment ce qu'on a pelle des glaires. Chez certains individus, les plaies ne peuvent se guérir, le pus qu'elles rendent est de mauvaise nature; chez d'autres, la peau se recouvre de dartres, de croûtes, de boutons, de clous; des dépôts se forment çà et là, des amas de matières purulentes se rencontrent dans diverses cavités, telles que la tête, le ventre, la poitrine; enfin nos organes, soumis au scalpel, nous montrent des suppurations profondes. Nous dira-t-on maintenant que le sang ne joue aucun rôle dans nos maladies? qu'il ne peut être altéré? Les hommes dont tout le savoir n'est que système, vaincus sur ce point, disent alors que le sang et les humeurs qui en dérivent ne sont toujours altérés que consécutivement à l'inflammation de nos parties solides. Voyons jusqu'à quel point cette assertion peut être fondée.

Il est faux que l'irritation, l'inflammation de nos tissus, précèdent toujours les altérations du sang. Le miasme morbifique qui produit la peste, la fièvre jaune, la petite vérole, la rougeole, la gale, le mal vénérien, ne manifeste son existence sur nos tissus qu'après avoir séjourné dans le sang un temps plus ou moins long. L'altération du sang a donc précédé, dans cette circonstance, l'inflammation de nos organes. Certes, je ne veux point nier qu'une maladie ne commence souvent par l'inflammation d'un organe, puisqu'un coup

6

de soleil peut produire un érysipèle, une i flammation du cerveau; puisque l'impressi d'un corps froid peut conduire à une fluxion poitrine, et qu'une boisson irritante peut dé lopper une gastrite; mais je dirai qu'une altér tion du sang peut prédisposer à ces diverses m ladies, et que, lors même que cela ne serait pa il suffit que nos solides soient altérés pour q nos fluides le soient bientôt. Dans la peau frapp d'érysipèle, la transpiration cesse, le sang abonde, il circule moins facilement, par ce même qu'il séjourne plus longtemps dans cet partie; il s'altère par la plus grande chaleur qu éprouve; et, ramené dans le torrent de la circul tion, il infecte la masse du sang, déjà modifiée p l'humeur âcre de la transpiration qui n'a pu faire jour. Dans le cerveau, même phénomène altération du sang, qui, ne revenant que faiblemen au poumon, et ne pouvant se régénérer, res noir. Dans une fluxion de poitrine, le poumon n permet le passage du sang qu'avec peine; il n peut *s'oxygéner*, il reste noir, la transpiration pu monaire est viciée, l'altération du sang est enco infaillible. Dans une gastrite, les digestions, viciée par l'irritation, deviennent imparfaites; le su gastrique et la bile s'altèrent aussi; des matière âcres, corrosives, s'accumulent dans les première voies, et, absorbées avec un chyle imparfait nullement réparateur, elles vont infecter le sang la masse de nos humeurs, et donnent lieu aux plus graves désordres.

C'est donc ainsi qu'une affection *purement locale*, une simple lésion, une inflammation de nos organes, produit l'altération du sang. Alors, d'effet qu'elle était, cette altération acrimonieuse devient cause, et entretient l'irritation de nos parties solides. Aussi de là découle cette absolue nécessité de ne pas se borner, dans le traitement des maladies, à l'emploi des saignées et des adoucissans; il faut encore dépurer le sang, évacuer les premières voies, afin de hâter la guérison de la maladie, d'empêcher son retour, et de s'opposer à ce qu'elle ne devienne chronique. Toute inflammation d'organes qui ne cède pas à un traitement ordinaire, et qui a une durée illimitée, doit être presque toujours considérée comme étant entretenue par l'altération de nos fluides, état qui nécessite plus énergiquement encore l'emploi des dépuratifs et des évacuans.

Ces considérations préliminaires sur les maladies en général m'ont paru nécessaires pour initier, en quelque sorte, les malades à l'étude des affections chroniques : étrangers à notre art, ils n'auraient me pu comprendre. Aussi, pour les guider sûrement, ai-je dû apporter de la lucidité dans l'exposition des faits et de l'ordre dans la distribution des matières que j'ai traitées; j'a procédé en passant des choses les plus simples au plus compliquées : c'était le marche la plus ra tionnelle, « car la méthode, dit le professeur Al bert, est le rameau d'or qui nous guide dans le profondeurs impénétrables de la pensée. » La vi est d'ailleurs si courte pour l'étude de la scienc et de la philosophie, qu'il faut attacher le plu grand prix à tout ce qui abrège les procédés d notre raison.

DES

MALADIES CHRONIQUES

EN GÉNÉRAL.

N'est-il pas affligeant de penser que la terre est peuplée de milliers d'êtres qui, en proie aux ravages des maladies chroniques, se flétrissent de jour en jour et arrivent ainsi lentement au terme d'une misérable existence! Au milieu d'une vie toute de privations, leurs sensations, loin de réveiller en eux des idées agréables, les plongent au contraire dans la tristesse et le découragement: étrangers aux sentimens les plus affectueux et préoccupés de ces seules pensées, la douleur et la mort! ils respirent, mais ils ne vivent pas. Tel est le sort de tant d'hommes qui, jeunes encore, implorent le secours d'un art salutaire, et dont la vie s'échappe dans les soupirs d'une lente agonie.

On donne le nom de maladies à tous les dérangemens auxquels notre corps est sujet; elles se divisent en deux classes : l'une comprend celles qui, semblables aux volcans et aux éruptions souterraines, menacent tout-à-coup, par un embrasement aussi violent que subit, la vie des in dividus qu'elles attaquent; l'autre renferme celle qui, minant sourdement, à la manière d'un fe mal éteint ou caché sous des cendres, ne laissen apercevoir leurs dégâts que lorsqu'il n'est sou vent plus possible d'y remédier. Les première s'appellent aiguës ou ardentes, la succession e l'intensité des symptômes qui les caractérisen annoncent qu'elles doivent se terminer dans u court espace de temps, soit par la guérison, so par la mort. Dans cette catégorie se placent le fièvres, les affections cérébrales, les fluxions d poitrine, les inflammations du bas-ventre, le éruptions inflammatoires, et toute la série des de rangemens qui doivent leur origine, soit à un quantité de sang plus abondante, soit à son trans port plus considérable vers un organe.

On appelle maladies chroniques celles que j' rangées dans la deuxième classe des maladies en ge néral. Celles-ci parcourent lentement leur période elles ont une longue durée, elles usent nos organ insensiblement, elles font incessamment des progr lorsqu'on ne leur oppose pas des moyens efficace elles durent des mois, des années entières, quelquefois toute la vie! Ces affections, presqu toujours accompagnées d'une fièvre lente, décha nent le corps, affaiblissent le moral de l'homme et l'accablent de souffrances toujours croissante jusqu'au terme de l'existence. Elles sont le plus grand tourment de l'espèce humaine, car ni la vigueur du tempérament, ni l'énergie de la force vitale, ne peuvent quelquefois nous soustraire à leur funeste influence. Ces maladies proviennent toujours, ou d'un vice humoral, dont le foyer est dans nos fluides ou dans notre organisation en général, ou bien dans une contexture vicieuse de nos organes. Elles se montrent sous les formes les plus variées : tantôt ce sont des dartres, des érysipèles périodiques, des clous ou furoncles, des gales opiniâtres, des ulcères fétides et invétérés, des éruptions au nez et sur le visage, des chancres rongeurs, des cancers, la carie des dents et des autres os, la chute prématurée des cheveux, des fluxions sur les organes de la vue et de l'ouïe. D'autres fois, les maladies chroniques nous affectent d'une manière plus profonde : on ressent à l'intérieur différentes espèces de douleurs vagues, nerveuses, goutteuses ou rhumatismales ; on est en proie à des affections scrofuleuses et scorbutiques ; on éprouve des maux de nerfs, des douleurs de tête, des vapeurs, on ressent tous les symptômes de la manie et de la folie, on est assiégé par les idées les plus mélancoliques ; il se forme quelquefois des dépôts intérieurs occasionnés par une congestion de matière purulente ; des hémorrhoïdes font souvent éprouver des douleurs sourdes et poignantes ; enfin tous nos organes, tels que le poumon, l'estomac, le foie les reins, la vessie, la rate, les intestins, peuven être affectés des maladies chroniques, et soumi ainsi à un travail désorganisateur : les malades dé périssent de jour en jour, leur peau jaunit, il deviennent cadavereux et se momifient en quelqu sorte, avant d'arriver au terme de leur déplorabl existence.

Les maladies aiguës, c'est-à-dire celles où il a beaucoup de fièvre, où la violence des symptôme annonce une activité extraordinaire, une march rapide, prennent quelquefois le caractère chro nique, lorsque surtout elles sont mal traitées, o qu'elles attaquent des sujets débiles. Pour mieu faire comprendre comment arrive cette funest transition, offrons un exemple : un sujet est e proie à tous les symptômes d'une fluxion de po trine (engorgement sanguin du poumon); si o le saigne largement, si on emploie tous les moyer convenables pour dégager complétement l'orga malade, la fièvre et la douleur cessent, la resp ration devient facile, la toux cède et l'expectora tion aussi, le poumon se dégorge entièrement revient à son état primitif, et la guérison s'opèr Si au contraire le sujet n'est saigné que faible ment, si par des évacuations de toute nature c n'opère pas une prompte et salutaire déplétion le poumon s'engorge davantage, et le malac meurt ; et si, par la force de sa constitution il résiste à la maladie, qu'arrive-t-il ? Il reste dans l'organe affecté un point d'irritation qui ne fait que s'accroître, le tissu pulmonaire engorgé se durcit, il finit par se détruire ; le sang et les fluides s'altèrent, la suppuration s'établit, le malade dépérit de jour en jour, et finit par succomber. J'ajouterai que chez les individus débiles, lymphatiques, l'inflammation du poumon n'est souvent pas assez forte pour amener la mort, et que c'est cette même faiblesse du tissu pulmonaire et de l'organisation en général qui fait que les maladies passent chez eux plus facilement à l'état chronique. Ce raisonnement s'applique également à toutes les autres maladies, quel que soit d'ailleurs leur siége. Ne voit-on pas en effet des gastrites aiguës occasionner des cancers de l'estomac, des rhumes négligés se changer en pulmonie, des inflammations du col de la matrice déterminer une affection cancéreuse de cet organe, des inflammations du foie produire des obstructions graves ? aussi est-il de la plus haute importance de bien traiter les maladies aigües, pour éviter qu'elles ne deviennent chroniques.

[illegible]s maladies chroniques ne sont pas toujours les [illegible]t des maladies aiguës ; elles peuvent s'établir [illegible]nsiblement et même sans fièvre. Il s'opère fréquemment dans nos organes, tels que le poumon, le foie, l'estomac, etc., des changemens très-notables, sans que nous puissions nous en apercevoir. Souvent on n'éprouve que quelques légères incommodités auxquelles on ne fait aucune attention, et lorsqu'en très-peu de jours une affect on grave se dessine, le malade s'en étonne; mais le médecin instruit recherche le passé, et les plus légers symptômes l'éclairent, parce qu'il a appris que nos organes peuvent devenir malades lentement et sans occasionner le moindre trouble dans l'économie. Que de fois n'ai-je pas ouvert des corps de suppliciés qui paraissaient jouir d'une santé parfaite, et qui cependant offraient des organes si profondément altérés, qu'ils n'auraient pu vivre longtemps avec de telles désorganisations !

Que de fois, au milieu de nos salons, n'ai-je pas vu de jeunes personnes brillantes de beauté, et jouissant en apparence d'une santé parfaite, porter cependant le germe d'une affection chronique du poumon, dont les symptômes échappent au vulgaire, et se révèlent seulement à un œil observateur : à chaque émotion qu'elles éprouvent, un léger incarnat se marie à la pâleur de leur visage; leurs yeux, pleins de langueur, ne jettent que de passagères étincelles ; sur leurs lèvres décolorées erre un triste sourire, tandis que sous leur peau, d'une blancheur éclatante, la vie ne semble circuler qu'à regret! Cependant, au milieu de ces fêtes, de ces hommages et d'une musique qui les enivre, elles rêvent le bonheur, elles qui doivent mourir! pauvres fleurs! bientôt elles seront fanées et emportées comme une feuille d'automne!

Il est une remarque de la plus haute importance, c'est que tous les individus affectés d'un principe dartreux, scrofuleux, rhumatismal, vénérien, ou de toute autre nature, sont plus sujets aux maladies chroniques que les autres, par suite de cette disposition qui, en modifiant les organes, affaiblit leur tissu et les empêche de triompher des engorgemens dont ils peuvent être atteints. Ce sont ces dispositions maladives et humorales de l'organisation qui expliquent en quelque sorte cette facilité qu'ont certaines personnes à contracter des maladies contagieuses, que semblent repousser des constitutions plus saines et plus vivaces. Il est des individus chez lesquels la plus légère égratignure, la plus faible contusion, déterminent des suppurations, des ulcères souvent fort difficiles à guérir; chez eux, les inflammations les plus légères revêtent le caractère chronique; leurs plaies, qui se rouvrent facilement, ne se guérissent qu'avec la plus grande difficulté, et leurs cicatrices, irrégulières et peu solides, ont une teinte violacée qui décèle toujours un sang impur, et des chairs douées de peu de vitalité. Il est des familles entières qui portent une organisation bien malheureuse, et dont la vie n'est en quelque sorte qu'un long gémissement depuis la naissance jusqu'à la mort: parmi elles, on rencontre des êtres chétifs, décolorés, rachitiques et estropiés; d'autres ont la peau souillée par de dégoûtantes éruptions; il en est qui portent au visage des ulcères profonds et fétides qu'ils recouvrent d'un noir taffetas, pour en dissimuler à tous les yeux le pénible aspect; chez quelques-uns, le nez et les oreilles, privés de chaleur vitale, ont une teinte d'un rouge bleuâtre qui décèle en eux un principe scorbutique; on en voit qui ont les yeux chassieux, les doigts remplis d'engelures qui suppurent et laissent après elles d'imparfaites et gênantes cicatrices; enfin, il en est chez lesquels la dégénération humorale a fait de tels progrès que leurs os se carient, et qu'ils sont obligés de subir des mutilations plus ou moins graves, plus ou moins étendues: il semble que tous ces êtres, rameaux impurs d'une souche impure, n'ont dans leurs veines qu'un sang corrompu, qui, empoisonnant les sources de la vie, amène la continuelle dégradation de tout leur être physique. Malheureuses familles, ce n'est qu'en vous croisant, si je puis m'exprimer ainsi, en mélangeant votre existence à des existences fortes et robustes, que vous pourrez aliéner un funeste héritage, et effacer de votre postérité le stigmate de vos longues douleurs !

Les sujets dont le sang est impur sont plus disposés aux affections chroniques, parce que chez eux un organe affecté d'inflammation attire à lui, par l'irritation qu'il éprouve, toutes les humeurs âcres que recèle leur sang; et alors même que l'inflammation produite cesse en grande partie, soit par des évacuations sanguines, soit par un traitement rafraîchissant, il n'en reste pas moins, dans la partie affectée, un principe humoral qui, peu à peu, fait subir à l'organe malade des changemens notables, et qui, en préparant sa destruction totale, fait naître sur tous nos traits les indices du mal qui nous dévore. Ne voit-on pas tous les jours, chez certains individus, des rhumes produire la pulmonie, des piqûres développer des panaris qui détruisent les phalanges des doigts, des chutes, des coups qui produisent des ulcères, des cancers, tandis que chez d'autres ces maux ne sont presque rien et passent en peu de jours? eh bien! cela tient à ce que les uns ont des humeurs âcres qui viennent compliquer leur mal, tandis que les autres ont un sang pur, qui n'entrave nullement les efforts salutaires de la nature.

Il est bien certain que toute maladie chro- nique ne doit pas toujours son origine à un principe humoral existant d'avance dans l'éco- nomie; ce n'est souvent que secondairemen qu'une inflammation lente d'un organe finit pa déterminer une secrétion humorale qui em- pêche sa guérison. Citons un exemple, ca c'est toujours par des faits que la convictio pénètre mieux dans les esprits: qu'un individ bien portant d'ailleurs, par suite d'un coup d sabre, soit atteint d'une large blessure, ou qu' soit en proie à une inflammation du poumon si dans les deux cas l'inflammation suit réguliè ment ses périodes, la guérison arrive, la plaie s cicatrise ou le poumon se dégorge et revient son état normal; mais si par suite de la débilit du malade, d'un vice dans son organisation, o d'un concours de circonstances souvent difficile à apprécier, l'inflammation ne se résout pas fa cilement, il s'établit alors dans la plaie ou dan le poumon des modifications qui donnent lieu une sécrétion purulente d'un caractère âcre e corrosif. Ce pus irrite lui-même la partie ma lade et accroît l'intensité des symptômes; pomp par les vaisseaux absorbans qui se ramifien dans toute l'économie, il passe dans le torren de la circulation, et porte à la fois sur tou les organes un principe d'irritation et de débilité Ainsi modifiés dans leur vitalité, ils secrètent leur tour des fluides qui, privés de qualités bienfaisantes, sont même viciées, et vont altérer la masse du sang et entretenir la maladie première. Ces circonstances expliquent comment, de locale qu'était une affection, elle finit par devenir générale et nécessite alors l'emploi des moyens dépuratifs, moyens indispensables, puisqu'on ne pourrait guérir si on se bornait à l'emploi des médicamens qui, n'agissant que localement, ne sauraient atteindre le mal dans ses effets. Comme on le voit, un grand nombre de maladies qui n'attaquent d'abord que les parties solides atteignent bientôt les fluides, et comme tout s'enchaîne, tout se lie dans l'économie, on conçoit qu'un grand désordre puisse être très-souvent la suite du plus faible dérangement. Cet axiome tout philosophique, qui dit que les plus grands effets doivent souvent leur origine aux plus petites causes, ne trouverait-il pas ici une parfaite application?

Si les études anatomiques ne nous apprenaient que toutes les parties du corps sympathisent plus ou moins entre elles, soit par les nerfs, les artères, soit par les veines et la continuité des tissus, la médecine pratique confirmerait cette importante vérité. Ne voit-on pas en effet des affections chroniques d'un organe s'irradier souvent vers d'autres organes plus ou moins éloignés, et y produire quelquefois des désordres fort graves? l'art d guérir a même tiré parti de ce rapport qu'ont le organes entre eux pour combattre les maladies C'est ainsi que, pour guérir une affection d la tête, on prescrit les bains de pieds excitans, e des vomitifs ou purgatifs pour détruire une ma ladie du poumon. En effet, les rapports sym pathiques des pieds avec la tête, des poumon avec l'estomac et les intestins, expliquent commen une forte irritation portée sur des organes op posés en débarrassent d'autres en proie à des irri tations plus ou moins intenses. Hippocrate avai reconnu cette grande vérité, car il a dit dans se *Aphorismes*, « que, de deux douleurs, la plu forte absorbe la plus faible. » Ceci explique encore comment des maladies qui s'établissent dans ur organe en guérissent d'autres, et comment auss les affections premières reparaissent quand le maladies arrivées secondairement s'effacent. En effet, on voit des irritations de poumon cesser par l'apparition d'un flux hémorroïdal, et renaître souvent lorsque cet écoulement salutaire se tarit. C'est encore par suite de ces intimes rapports qui lient les organes pulmonaires à l'enveloppe cutanée des bras ou de la cuisse, qu'on peut constater les effets dérivatifs d'un vésicatoire ou d'un cautère, dans les affections asthmatiques et pulmonaires, et pressentir tous les dangers de leur suppression spontanée.

C'est donc une vérité bien importante à constater que, par suite de la sympathie qui lie plus ou moins tous les organes, les affections chroniques qui se prolongent finissent par donner naissance à d'autres affections. En effet, ne voit-on pas des gastrites qui ont duré longtemps, produire des maladies du poumon ou des affections du cœur, et des dérangemens intestinaux amener fréquemment des désordres ou dans le foie ou vers le cerveau? Ce sont les relations sympathiques qui, seules, peuvent expliquer comment une affection qui n'occupe d'abord qu'une partie de l'économie finit par se propager vers tous les autres organes, et devenir tellement générale que le point de départ est en quelque sorte effacé, et qu'on dit communément alors *que le malade est mort de cinq ou six maladies*. En effet, cette assertion bien vulgaire explique un fait pratique qui s'offre tous les jours à nos regards; car lorsqu'on procède à l'autopsie des individus qui ont succombé à de telles complications, le médecin en est souvent à se demander quel est de tous les organes malades celui qui a été le premier affecté, ou bien celui qui a été cause de la mort.

Les organes appelés aux mêmes fonctions, ayant une contexture semblable et placés à droite et à gauche de l'économie, n'en ont pas moins des rapports sympathiques très-intimes, quoique le scalpel ne puisse souvent pas constater matériellement leur liaison, qui semble en quelque sorte ne se d céler que lorsque les organes deviennent malade Signalons quelques exemples. Une des deux oreill est-elle atteinte d'un écoulement humoral, d'u irritation nerveuse ou de surdité ; maintes fois voit l'oreille opposée éprouver le même phén mène. Qu'un des deux yeux soit affecté d'une i flammation aiguë ou chronique, il n'est pas ra que le même symptôme se montre à l'œil o posé. Cette sympathie s'observe même chez l organes que beaucoup de médecins ont à to considérés comme inorganiques, je veux parl des dents : il suffit qu'une carie dentaire se manifes d'un côté de la bouche, pour que la dent oppos ne tarde pas à se carier. Je n'omettrai pas de fai remarquer ici qu'une excellente denture est quelque sorte l'indice d'une bonne santé, et q les individus dont le sang est impur et qui o des affections chroniques ont souvent la boucl dans un état vraiment déplorable. Comme l'e périence a prouvé que les nourrices transmette des mauvaises dents à l'enfant qu'elles allaitent lorsqu'elles les ont elles-mêmes gâtées, on d vra concevoir la nécessité d'apporter beaucou de sévérité dans le choix d'une nourrice. No seulement les dents sont des instrumens néce saires à la digestion, mais encore elles donne du charme et de la jeunesse au visage. U bouche fraîche, richement et régulièreme meublée, n'est-elle pas un des plus beaux apanages de la beauté? qu'on me pardonne cette légère digression, elle ne laisse pas que d'avoir son côté utile ; en médecine les plus petites choses ont souvent de si grands résultats, qu'on serait coupable de les passer sous silence. Je continue donc mes observations relatives à l'étroite sympathie qui lie nos organes, et je signalerai un phénomène assez singulier, le voici. Lorsque des dartres se manifestent à la jambe ou au bras, la jambe ou le bras du côté opposé ne tarde pas à éprouver le même symptôme, et ce qui m'a paru très-bizarre, c'est que l'éruption dartreuse qui attaque les pieds, les orteils, ou la main et les doigts, se transmet plus facilement du côté opposé, que si la dartre occupait la cuisse ou le haut de la jambe, parties beaucoup plus charnues. Il semble que dans cette circonstance toute exceptionnelle, la sympathie des parties affectées soit d'autant plus active qu'elles sont plus sèches, plus éloignées du cœur, foyer de la chaleur et de la vitalité. Si l'on procédait par le raisonnement, on devrait penser que tout le contraire doit arriver, et cependant il n'en est rien. Il n'est pas toujours permis de comprendre de semblables phénomènes. Combien est faible notre raison pour expliquer tous ces problèmes de la vie et de la douleur ! et lors même que nous connaissons les liens secrets qui lient l'organisation et les ressorts nombreux qui la font mouvoi avouons la faiblesse de nos lumières et l'impén trabilité de la nature !

Les maladies chroniques atteignent l'homme tout âge ; Mais c'est surtout dans la vieillesse qu leur influence est mortelle. A cette époque de l vie, le foie, l'estomac et tous les organes du vent sont frappés d'un état de langueur ; la transpiratio et toutes les sécrétions ne s'opèrent que faiblemen et par suite de l'affaiblissement de l'organisation, le fluides se détériorent, des inflammations désorga nisent les tissus de nos organes, et des affectior longues et douloureuses s'établissent. C'est un spec tacle digne des méditations du médecin et d philosophe, que cette série de changemens suc cessifs qui marquent le décroissement d'un êtr qui s'éteint ; que cette chaîne de dégradation qui, pour me servir du langage d'un ancien, son en quelque sorte des portions de la mort qu'elle devancent. Chez les vieillards, l'organisation ten sans cesse à se débiliter ; le mouvement progressi des humeurs se ralentit, aussi les maladies qui les af fectent, sont-elles le résultat d'une *résolution* total du système des forces : de là proviennent toutes le maladies chroniques dont ils sont communémen les tristes victimes, s'ils ne s'empressent de mettr un terme aux plus légères indispositions. Toutes le affections peuvent les atteindre, mais les plus communes sont les catarrhes de la poitrine, de la vessie, l'asthme, la goutte, les rhumatismes, les hydropisies, les affections du foie, la paralysie, le marasme, etc. Combien est donc importante pour la *thérapeutique* la théorie des âges, dont l'oubli avait long-temps laissé la médecine pratique dans l'imperfection !

Les femmes, en raison de leur constitution nerveuse, lymphatique et délicate, sont plus que les hommes sujettes aux affections chroniques. Doués de moins d'énergie, leurs organes se débarrassent plus difficilement des inflammations qui les assiégent, et des humeurs qui les engorgent. C'est cette faiblesse, inhérente à leur organisation et que semble encore accroître la vie sédentaire à laquelle elles sont destinées, qui les éloigne en quelque sorte des affections aiguës pour les rapprocher davantage des maladies de langueur. Que de causes viennent mettre en danger la vie des femmes! Jeunes, elles ont à redouter les irrégularités de la menstruation, et mille affections aux formes les plus variées, attaquant ou le système nerveux ou quelque organe important de l'organisation, par suite d'un enfantement plus ou moins laborieux, comme si ce n'était pas assez pour elles que de poignantes et cruelles douleurs ! Plus tard, quand arrive l'époque orageuse du retour, que d'affection: chroniques se développent, et combien il en es qui y succombent! C'est dans leur jeunesse qu les femmes prévoyantes doivent s'occuper de pré venir et combattre une foule de maux qui viennen les assaillir à des époques plus éloignées de la vie C'est pour elles que j'ai consigné dans cet ouvrag quelques préceptes salutaires, puissent-elles n pas les dédaigner! Jeunes, belles et entourée d'hommages, pourquoi ne voient-elles souven l'âge mûr que dans un lointain, dont chaqu jour cependant les rapproche!

C'est une vérité que la pratique confirme tou les jours, que chaque genre de constitution dispos à des affections différentes, et que les maladies chr niques sont en quelque sorte le partage des tempér mens lympathiques. En effet, chez les individus dor la fibre est molle et lâche, dont le système sangui est doué de peu d'énergie, et chez lesquels l'organ sation est caractérisée par la faiblesse et l'atonie toutes les inflammations, tous les engorgemens r se résolvent que difficilement, et des affections o ganiques souvent incurables, s'établissent, parc que la nature, en quelque sorte étouffée sous le m qui l'assiége, manque des forces nécessaires pou opérer une réaction salutaire. Et c'est en raison d cette faiblesse, qui est l'apanage du températne lympathique, que les sujets doués de cette constit tion ont des fièvres moins graves, moins intenses, des inflammations moins vives, et qu'ils ne sont pas, comme des individus plus forts, foudroyés en quelque sorte par la violence d'une maladie aiguë. Chaque âge, chaque tempérament, chaque profession, chaque climat, ont tour à tour des avantages et des inconvéniens. Acceptons donc la vie telle qu'elle nous a été donnée, avec ses joies et ses douleurs, et cherchons dans un art salutaire et consolateur les moyens de la prolonger.

Les saisons ont une influence notable sur la production, l'accroissement et la terminaison des affections chroniques. C'est de préférence en hiver qu'elles se développent, parce que la transpiration étant moins active et le sang se refoulant vers les parties intérieures, les organes sont plus susceptibles de s'engorger. C'est au printemps qu'elles prennent souvent de l'accroissement, parce qu'à cette époque, un grand mouvement se fait dans la nature, et que l'homme, soumis à toutes les influences physiques, ne peut y rester étranger. L'été et ses beaux jours diminuent les maladies de langueur; elles semblent en quelque sorte s'éclipser aux rayons vivifians du soleil et s'éteindre sous l'influence d'une température douce; les idées deviennent alors plus riantes, le cœur s'ouvre à l'espérance et tout semble rentrer dans le calme : en effet, c'est pendant l'été que se guérissent beaucoup de maladies qui s'étaient développées en hiver, et si cett terminaison n'a pas toujours lieu, du moins éprou ve-t-on souvent d'heureux changemens. Mais lors que reviennent les froids, les pluies, et toutes les ri gueurs de l'hiver, ces affections renaissent, e c'est ainsi, que tour à tour, au milieu du calm et de la douleur, on passe des jours, des mois e des années. Il est une saison qui devient pou beaucoup de malades le signal d'une fin prochain c'est l'automne, l'automne avec sa froidure e toutes ses tristesses. Alors le pauvre malade, sou l'influence d'un soleil pâle et sans chaleur, rent en lui-même; privé d'énergie, il ressent ses dou leurs et plus poignantes et plus cruelles. Il partage deuil de toute la nature, ses pensées s'assombrissen le découragement s'empare de tout son être, comme une feuille jaunie d'automne, il tomb et nous offre l'image d'un arbre dont la sève e tarie, et qui ne doit plus renaître au printemps venir !

Il est une observation qui n'a échappé à aucu médecin philosophe, c'est que chaque clim paraît spécialement favoriser le développeme d'une maladie particulière; il semble que la na ture se plaise à multiplier sous mille formes maladie ou la mort ! Dans les pays froids, les affec tions sont plutôt aiguës, que dans les pays tem pérés où elles deviennent plus facilement chro niques. Le scorbut et toutes les dégénérations d'humeurs qui s'y rapportent sont plus communs dans les régions humides et froides, sur les côtes des mers polaires, au sein des bois entourés d'étangs et de marais, que dans des pays chauds ou tempérés, secs, découverts, et arrosés d'eaux vives. Il est également reconnu que les bas-fonds, les terrains où l'argile retient les eaux à la surface du sol, les lieux voisins des marais, aux environs desquels pourrissent des matières végétales amoncelées et mêlées avec quelques substances animales, développent des fièvres intermittentes plus ou moins graves, suivant le caractère de l'année, de la saison, et les diverses circonstances relatives à l'individu.

Les affections écrouelleuses et toutes les maladies qui sont caractérisées par un état de débilité, de faiblesse, de décoloration, appartiennent plus spécialement aux pays où le ciel est triste, brumeux, et où l'air est en même temps froid et humide. La goutte, le rhumatisme et les affections pulmonaires, naissent en quelque sorte dans les climats septentrionaux, parce que la transpiration ne s'y opère qu'imparfaitement, tandis que les maladies de l'estomac, du foie et de tout l'appareil digestif, s'observent plus fréquemment dans les pays chauds. C'est dans les climats brûlans que se rencontrent les hommes doués d'une sensibilité excessive, et chez lesquels le système ner veux est susceptible d'acquérir une très-grand irritabilité, tandis que tout le contraire se remar que chez les hommes du Nord; aussi est-ce ave raison qu'un illustre publiciste a dit qu'il faudrai écorcher un Moscowite pour le faire sentir. En fin, c'est au voisinage des tropiques, de l'équateur que se rencontre la lèpre, la plus redoutable de maladies cutanées. C'est dans ces latitudes que l nature plus féconde, plus active, est aussi plu propre à développer les plus redoutables fléau de l'espèce humaine. Dans tous les temps, le lieux que le soleil éclaire davantage de ses rayon ont été le théâtre des affections terribles et extra ordinaires!

Les professions ont une influence bien marqué sur le développement des maladies, cela tient a concours des circonstances dans lesquelles se trou vent placés les individus qui s'y livrent. Le hommes de lettres sont sujets à la migraine, l'insomnie, aux hémorrhoïdes, et l'apoplexie e fait périr un grand nombre. Les portefaix sont ex posés aux hernies; les mariniers, aux ulcère des jambes; les cavaliers, au crachement et pis sement de sang, au varicocèle; les doreurs qui respirent les émanations mercurielles, son sujets aux affections du poumon et aux maladie nerveuses; les cordonniers, par suite de leur po sition courbée, ont des affections d'estomac ; ceux qui manient des couleurs sont sujets à la *colique des peintres.* Il serait trop long d'énumérer toutes les maladies qui sont la conséquence naturelle des professions qu'on exerce et des habitudes qu'on se crée : il est facile de constater, surtout dans les grandes villes, où les extrêmes dans tous les genres se touchent, quelles maladies sont plus communes parmi les *pauvres* et les *riches*, et par conséquent, quelle est l'influence de la fortune sur leur développement. Dans la classe indigente, on voit régner le scorbut, les scrofules ; dans la classe riche, au contraire, les maladies inflammatoires, nerveuses et goutteuses, sont les plus fréquentes.

On ne peut s'empêcher de reconnaître que quelques maladies chroniques ont souvent un caractère contagieux, et que leur transmission est d'autant plus à craindre, que l'organe malade, foyer de l'infection, est en proie à une sécrétion humorale plus abondante, et que le sujet exposé à la contagion porte déjà en lui-même une prédisposition à une semblable maladie. Les affections chroniques susceptibles de pouvoir se communiquer d'un individu à un autre, sont les dartres, la gale, la syphilis, et divers écoulemens ou sécrétions purulentes. Quelques faits sembleraient faire croire que l'ophthalmie et certaines affections cancéreuses seraient susceptibles de se communiquer. Des médecins ont pensé aussi que la pulmonie pouvait se transmettre, et des observations nombreuses semblent venir confirmer cette assertion ; car on a vu des individus jouissant d'une santé parfaite, et n'ayant aucune disposition à la phthisie, mourir cependant de cette maladie, par suite d'une cohabitation constante avec des personnes déjà en proie aux ravages d'une affection pulmonaire. Je ne suis pas éloigné de croire que les miasmes qui se dégagent d'un poumon profondément ulcéré peuvent développer tous les symptômes de la pulmonie. Ajoutons que des maladies non contagieuses le deviennent quelquefois par une foule de circonstances souvent inappréciables, et que la transmission en est d'autant plus imminente que l'organe malade est plus irrité, et que la matière qui en découle est douée de plus d'âcreté. Toutefois l'étude des maladies contagieuses est si peu avancée, que la science n'a pas encore entièrement soulevé le voile qui cache tant d'obscurité.

Un des principaux caractères des maladies chroniques est d'imprimer à la couleur de la peau des modifications toutes particulières. Cette enveloppe extérieure devient en quelque sorte un miroir où se peignent toutes les souffrances internes. Recouvrant toute l'habitude externe du corps, et se prolongeant par toutes les ouvertures naturelles vers les organes internes qu'elle tapisse, elle participe en quelque sorte à toutes les fonctions du corps humain. Tissée de nerfs, d'artères, et de veines, parsemée de glandes, sa structure se diversifie à chaque instant comme ses usages. Aussi essentielle à l'individu que l'écorce l'est à l'arbre, elle sert à l'ornement et à la conservation de l'homme. Elle est le siége de l'exhalation et de l'absorption, elle est encore l'instrument suprême du toucher; et par ce double emploi dans l'économie animale, elle exerce à la fois la vie d'assimilation et la vie de relation. Enfin aucun phénomène de l'organisation ne lui est étranger.

Témoignage des souffrances intérieures, la peau prend, comme je le disais, un aspect particulier, selon le genre de maladies dont on est affecté. Dans les obstructions du foie, elle est jaune, et le blanc des yeux participe de cette couleur. Dans les affections organiques du poumon, elle est pâle, terreuse. Dans les désorganisations de l'estomac, la peau est sèche, aride, elle a une teinte d'un jaune de cire au visage. Dans le cancer à la matrice, elle est d'un jaune paille, elle est sale, molle et blafarde. Dans les affections scorbutiques, la peau du visage est d'un pâle livide, tandis que sur d'autres parties du corps on remarque des taches bleuâtres et des ulcères horribles et fétides. Dan la syphilis, elle est souvent recouverte d'ulcères de végétations et de pustules, dont la teinte cui vreuse décèle une funeste origine. Variant non-seu lement, dans sa coloration, et dans sa chaleur la peau est quelquefois frappée d'insensibilité, tan dis que dans d'autres circonstances, ses propriété vitales acquièrent un très-haut degré d'exaltation Douloureuse au toucher, sensible au froissemen du plus léger tissu, elle devient très-souvent u écho fidèle des douleurs qui se font ressentir dan la profondeur de nos organes. Ce serait une nobl tâche pour un médecin observateur, que d'étu dier avec soin toutes les modifications dont es susceptible l'enveloppe cutanée.

J'ajouterai que la physionomie est d'un gran poids pour le jugement qu'on doit porter sur le maladies en général et sur les maladies chronique en particulier, mais elle ne parle, s'il est perm de s'exprimer ainsi, qu'à des yeux accoutumé à l'observer. C'est un signe très-favorable quan elle conserve une expression naturelle; tand que son altération dans les premiers jou d'une maladie aiguë fait connaître que pl tard, du cinquième au neuvième jour, il sur viendra des symptômes graves. A une époqu avancée des affections aiguës et chroniques une altération profonde et subite de la physio nomie annonce la mort prochaine des malades: il est rare que ceux chez lesquels on l'observe vivent plus de trois jours; le plus souvent ils succombent dans un temps plus court encore. Hippocrate a parfaitement bien décrit l'espèce de physionomie qui précède et annonce la mort dans les maladies chroniques et dans les affections aiguës prolongées, c'est par ce motif qu'elle a été improprement nommée *face hippocratique;* voici ce qu'il dit à ce sujet: «Quand un malade a le nez aigu, les yeux enfoncés, les tempes creuses, les oreilles froides et retirées, la peau du front dure, tendue et sèche, et la couleur du visage plombée, on peut assurer que la mort est peu éloignée, à moins que le malade n'ait été épuisé tout à coup par de longues veilles, ou par un flux de ventre, ou qu'il n'ait été long-temps sans manger.» Les lèvres pendantes, relâchées et froides, sont indiquées ailleurs par Hippocrate comme une confirmation du même pronostic. En voilà assez sur les phénomènes externes qui peuvent dévoiler le mystère des maladies internes, m'étendre davantage sur ce sujet serait dépasser les bornes que je me suis prescrites.

C'est un caractère inhérent aux affections chroniques que d'user lentement les rouages de la vie, et presque en quelque sorte à l'insu des malades. On voit des individus chez lesquels la sensibilité est si obtuse, que leurs organes peuven être en proie à une inflammation chronique san qu'ils en aient la moindre perception, et la dété rioration de l'organe malade s'opère souvent ave tant de lenteur, que les fonctions de l'écono mie en sont à peine troublées, et cela parce qu l'action vitale se pervertissant d'une manière in sensible, le malade s'est fait en quelque sort une existence factice, ce qui prouve que l'empir de l'habitude est pour le moins aussi puissant su le physique que sur le moral. On voit des malade au milieu d'accablantes infirmités où chaqu douleur est un anneau arraché à la chaîne d leur vie, conserver encore toute la puissance d leurs facultés morales, intellectuelles, et assis ter en quelque sorte à la continuelle dégradatio de tout leur être physique.

C'est une des lois de l'économie vivante d'êtr sujette à la reproduction des mouvemens morbi fiques, souvent aux mêmes époques où ils se son d'abord développés. Ce sont plus particulièremen les maladies lentes et chroniques, et parmi elles celles de nature dartreuse, qui sont plus sujette à récidive. Des organes long-temps malades s sont en quelque sorte créé une manière de sentir de fonctionner, qui est chez eux une seconde na ture, et lorsque par un traitement raisonné on détruit ces dispositions anormales, il semble qu la nature, courbée sous le joug d'une longue habitude, fasse des efforts pour reproduire les mêmes phénomènes; il est donc de la plus haute importance de persister long-temps dans le traitement, si on veut obtenir une guérison radicale et à l'abri de tout retour. Notre moral ne se complaît-il pas dans la reproduction des mêmes actes, et les habitudes comme les maladies ne modifient-elles pas tour-à-tour et le physique et le moral de l'homme? ne faut-il pas une grande persistance quand on veut en déraciner les penchans ou en détruire les maladies?

La périodicité est un des phénomènes les plus étonnants qu'on puisse observer, car c'est vainement qu'on a cherché à expliquer comment des maladies se reproduisent à des heures fixes, après avoir laissé croire qu'elles avaient disparu pour ne plus revenir. Ce sont les affections chroniques qui semblent plus particulièrement présenter cette singularité. Lorsque les maladies aiguës affectent cette marche, les phénomènes qui les caractérisent se reproduisent à peu de jours d'intervalle; il en est ainsi des fièvres intermittentes, quotidiennes, tierces ou quartes; Mais si ce sont au contraire les maladies chroniques, les intervalles de santé sont plus considérables, et ce n'est souvent qu'après des semaines, des mois et même des années, qu'elles se reproduisent, et toujours à époque fixe. J'ai été même d'observer les faits les plus curieux; j'ai vu d douleurs d'oreilles de nature nerveuse revenir tou les vingt-un jours, des maladies des yeux se r produire tous les quinze jours. Le professeur Alibe a observé, chez une femme d'une constitution trè irritable, une douleur nerveuse de la tête qui renouvelait tous les cinq jours avec une surpr nante régularité, et durait environ l'espace trois heures. Casimir, médicus, dans son Trai des maladies périodiques, a signalé les faits les pl extraordinaires. J'ajouterai qu'il est des affectio qui semblent en quelque sorte s'assoupir deu trois, quatre, six mois, ne se reproduire souve que tous les ans ou tous les deux ans, et que quefois à des époques bien plus éloignées. Il est u mal horrible dont les accès ne se manifestent sou vent qu'à de longues intervalles, je veux parl de l'épilepsie: j'ai vu cette affreuse maladie nature convulsive, revenir régulièrement tous l huit mois, quelquefois ne se reproduire qu'apr un calme de deux années, mais reparaître av des symptômes affreux, terribles, capables d'épou vanter les hommes les plus aguerris; il semb que la nature, lasse de comprimer de cruell angoisses, ait besoin comme le volcan d'un soudaine et violente éruption pour retrouve bientôt après le calme et le repos. Les maladi périodiques ont heureusement trouvé un précieu antidote dans le quinquina; combiné avec les substances dépuratives dans le traitement des affections humorales, il obtient toujours les plus heureux résultats, car en même temps qu'on détruit la cause du mal, on brise cette continuelle reproduction d'un même phénomène. On ne sait encore rien de positif sur la manière d'agir de l'écorce du Pérou, aussi ne dirai-je rien de ces hypothèses obscures qu'on a publiées dans beaucoup de livres sur le mode d'action de ce médicament héroïque. Il me suffit de constater toute son efficacité, car je repousse des raisonnemens frivoles et superflus. Grâce aux progrès des sciences physiques, on doit vouer à un long oubli tous ces produits de l'imagination, qui attestent autant l'insuffisance que la vanité de l'esprit humain.

Enfin, un dernier fait qui semble caractériser les maladies chroniques et qui les fait différer des affections aiguës, c'est que celles-ci se transmettent plus rarement par l'hérédité, tandis que les premières passent toujours des pères aux enfans. « On hérite, dit Baillou, des maux de ses » parens comme on hérite de leurs biens ; et ce » funeste héritage se transmet d'une manière plus » sûre encore que l'autre. » Cependant elles peuvent, comme on dit, sauter une génération et passer aux petits-fils. Elles ont cela de particulier que, bien qu'elles puissent se renconter chez tous les enfans d'une même famille, elles ne se mo trent le plus souvent que chez quelques-uns. me bornerai à constater deux faits que ne crois pas sans importance, et qui n'ont é consignés nulle part. Le premier, c'est que l'a titude ou la prédisposition héréditaire à contract telle ou telle maladie s'accroît de génération génération, et que c'est ainsi que les races s'ét gnent; le second, c'est que cette même préd position se transmet, en général, du père au filles et de la mère aux garçons. Depuis que j' eu occasion de vérifier ces faits, je n'ai rencont que de rares exceptions.

Notre économie lutte sans cesse contre dive principes destructeurs, qui ont reçu le nom principe vénérien, dartreux, écrouelleux, galeu glaireux, bilieux, scorbutique et rhumatisma Peut-on nier qu'ils ne soient la source de pre que toutes les affections chroniques qui assiége l'espèce humaine? et ne serait-ce pas montre ou une insigne mauvaise foi, ou une grande i expérience, que de méconnaître cette vérité féconde en résultats dans la médecine pratiqu dégagée de tout esprit de système et fondée s la seule expérience?

Oui, il est impossible de ne pas reconnaît que les principes dont je viens de parler peuven en particulier ou par leur combinaison réciproque, donner lieu au développement des diverses affections chroniques dont je parlerai dans le cours de cet ouvrage. Une observation attentive m'a prouvé que ces divers principes, résultat d'une *dégénérescence unique*, sont presque toujours la source des maladies chroniques du cerveau, des yeux, des oreilles, du poumon, du cœur, de l'estomac, des intestins, des reins, de la vessie, de la matrice et du système nerveux. A eux seuls il faut donc attribuer les croûtes, les écailles, les taches, les boutons, les ulcères, qui envahissent la peau, les démangeaisons qui l'assiégent. Ils produisent les engorgemens des glandes, leur ulcération, des chancres, des écoulemens, des excroissances, des bubons, le gonflement, le ramollissement des os, les déviations de la colonne vertébrale et les autres distorsions des os dans l'enfance ou dans un âge plus avancé. Ils occasionnent des saignemens de nez fréquens, des pissemens de sang, la pierre, la gravelle, les hémorrhoïdes, les crachemens de sang, l'asthme, la pulmonie, la gastrite, les pâles couleurs, la suppression des règles, les sueurs nocturnes habituelles et l'aridité de la peau, qui devient sèche comme un parchemin. Les diarrhées habituelles, les constipations, les douleurs des articulations, celles qui errent çà et là, les convulsions, la folie, la mélancolie, l'épilepsie, et en un mot des milliers d'affections chroniques auxquelles la science assigne des non différens, ne sont le plus souvent que des ma nifestations des principes vénérien, dartreu écrouelleux, galeux, glaireux, bilieux, sco butique et rhumatismal, agissant chacun e particulier, ou se combinant ensemble, ce q donne aux maladies une plus grande tenacité.

Il m'a suffi, dans ces considérations générale de signaler les divers principes qui deviennent source de presque toutes les maladies chronique lorsque je traiterai les affections qui en déco lent j'indiquerai comment ils se produise dans l'économie et comment il faut les comba tre. Entre ces divers principes humoraux, il quelques identités très-remarquables qu'il est b de signaler, et qui ne peuvent échapper au m decin qui a fait une longue étude de ces affectic humorales, qui accablent l'espèce humaine.

Peu de maladies ont autant d'analogie ent elles que la syphilis et les dartres; l'identité ces deux affections a été reconnue par les pra ciens les plus recommandables, puisqu'ils us des mêmes moyens curatifs pour les combatt C'est avec raison que l'on regarde le mal vé rien comme une dégénérescence de la lèpre des autres maladies de la peau qui ont régné

Europe si généralement et d'une manière vraiment effrayante depuis le quatrième jusqu'au quinzième siècle. La France à elle seule offrait alors un si grand nombre de lépreux, qu'en 1225, sous le règne de Louis VIII, il y avait dix-neuf mille hôpitaux destinés à les recevoir. A cette époque, on n'établissait aucune différence entre les symptômes qui caractérisent le mal vénérien et ceux de la lèpre. Lorsque cette dernière maladie disparut, la syphilis se dessina davantage, ce qui prouve qu'elle n'est qu'une modification de la lèpre ancienne et des affections dartreuses qui peuvent souiller la peau de l'homme. Gardane, Sanchez, Perenotti et Clossin, parmi les médecins modernes, sont ceux qui paraissent avoir le mieux soutenu cette opinion. D'autre part, M. le baron Larrey a observé en Égypte que la lèpre, dont les dartres ne sont qu'un faible degré, y était souvent la suite d'affections vénériennes dégénérées. (Voyez *Relation chirurgicale de l'armée d'Orient.*) Cette observation est parfaitement d'accord avec ce que les voyageurs nous disent de la lèpre connue dans l'Inde sous le nom de *khorah*, qui est souvent la suite de la vérole, principalement de celle qui a été mal traitée. D'ailleurs, des milliers d'observations ne prouvent-elles pas que la plupart des personnes qui ont eu la syphilis finissent par avoir des dartres, surtout lorsqu'elles ont été soumises à l'emploi du mercure ?

La syphilis et les écrouelles (*humeurs froides*
paraissent encore avoir entre elles une ressem
blance frappante. L'une et l'autre de ces maladie
produisent des écoulemens, des ulcérations, de
plaies de mauvaise nature, des engorgemen
glandulaires, des excroissances, le gonflement e
la carie des os. Ces deux affections se trans
mettent également par voie de génération. Le
écrouelles sont très-fréquentes dans les grand
villes ; elles se sont multipliées dans cette capita
d'une manière effrayante à mesure que le mal v
nérien s'est répandu davantage et s'est modif
dans sa transmission héréditaire. De nombreus
observations m'autorisent à affirmer que la plupa
des écrouelleux ont eu des parens vénériens, d
manière que ce sont les enfans qui expient, e
quelque sorte, les débauches de leur père par l
accidens les plus terribles de la maladie scrofu
leuse.

Après avoir établi l'intime analogie qui exis
entre le principe dartreux et le principe vénérie
entre ce dernier et le vice écrouelleux, il ne r
reste plus qu'à montrer l'identité des dartres
des écrouelles, afin de prouver que le même mo
de traitement convient à ces trois maladies, q
ont la même origine, les mêmes symptômes,
qui se modifient de la même manière. Qui pou
rait nier cette affinité, quand on voit que tout

les personnes affectées d'écrouelles ont des dartres; que le même tempérament dispose également à ces deux maladies, auxquelles on oppose le même mode de traitement? Et d'ailleurs, ne voit-on pas très-fréquemment des enfans nés de pères dartreux donner dès leur naissance des signes du vice écrouelleux, et, à leur tour, des pères écrouelleux transmettre à leurs descendans tous les symptômes qui caractérisent les affections dartreuses? Des faits semblables, qui s'offrent tous les jours à l'observation, viennent confirmer d'une manière péremptoire l'identité parfaite qui existe entre les écrouelles et les dartres.

N'y a-t-il pas aussi entre le principe goutteux et rhumatismal la plus grande analogie? Les principes glaireux et écrouelleux ne produisent-ils pas souvent des effets tout-à-fait semblables? Le scorbut n'accompagne-t-il pas fréquemment les affections syphilitiques? et s'il est vrai que tous ces vices divers peuvent souvent produire des effets identiques, ne serait-il pas permis d'en conclure que *toutes les altérations du sang et de nos humeurs ont, à quelque chose près, le même caractère*, et que si les phénomènes particuliers et extérieurs qui les caractérisent semblent établir entre eux une si grande différence, elle tient sans doute à la diversité des organes affectés, qui impriment aux liquides sécrétés des caractères différens. Ainsi lorsque le principe humoral se porte à la peau et qu'il forme des taches, des écailles, des boutons, des croûtes, des ulcères même, on le désigne sous le nom de dartres; s'il se porte sur la vessie, et qu'il y détermine un écoulement glaireux, on le nomme catarrhe vésical; qu'une éruption dartreuse, quittant la peau, se dirige sur le poumon, une pulmonie ou un asthme peuvent être la suite de ce transport; que le même principe humoral attaque un nerf, aussitôt on éprouve toutes les douleurs qui caractérisent une névralgie. Voilà bien des maladies diverses en apparence, et cependant le principe reste toujours le même. Ne serait-il donc pas possible d'admettre que la contexture et la vitalité de chaque organe impriment à une disposition humorale, *qui peut être la même dans toutes les circonstances*, des modifications qui les font différer en apparence et même en réalité? Rappelons ici un fait physiologique qui rendra notre assertion et plus claire et plus précise.

Chacun de nos organes a une fonction particulière à remplir; il en est qui sont chargés d'effectuer les sécrétions, c'est-à-dire de séparer du sang diverses humeurs qui toutes ont dans l'économie une destination spéciale, et dont l'étude est du domaine de la physiologie. Parmi ces humeurs, les principales sont : 1° la synovie, destinée à lubréfier les cavités articulaires, et à en faciliter les mouvemens; 2° la graisse, qui en même temps qu'elle les enveloppe, protége les organes et conserve la température du corps; 3° les larmes, qui ont pour but de lubréfier les paupières et le globe de l'œil, de faciliter leurs mouvemens et d'empêcher dans ces organes l'irritation qui produirait le contact de l'air et des corps étrangers répandus dans l'atmosphère; 5° la salive, le suc pancréatique et la bile, qui, en se mêlant aux alimens, doivent leur faire subir une première élaboration qui les prépare à la digestion stomacale; 7° le sperme, appelé à jouer un si grand rôle dans la reproduction, par la fécondation du germe; 8° enfin, l'urine et la matière de la transpiration, qui ont pour objet d'entraîner au dehors l'excédant des liquides employés à la nutrition, à diminuer les molécules trop animalisées, qui ne doivent plus faire partie du corps, et à débarrasser l'économie de toutes les matières qui peuvent la gêner et devenir une source de maladies.

Le sang est le réservoir ou la source commune de ces diverses humeurs, mais elles n'existent point dans ce liquide avec les propriétés qui les caractérisent; on ne les y trouve point toutes formées, à moins que, préparées par les organes, elles n'aient été absorbées et rapportées dans le système circulatoire : c'est ainsi que la bile passe quelquefois dans le sang, et produit la jaunisse. Le sang arrivé dans les organes est le même pour tous, et cependant chacun prépare une matière, une humeur bien différente. C'est donc dans le parenchyme de chaque organe que se fait la conversion du sang dans l'humeur sécrétée, ou que celle ci est séparée de lui. Cette action inconnue dans son essence, aussi bien que toute autre action de la nature, doit être appelée *organique* et *vitale* Je le répète donc, tous les organes sécrétoires quoique recevant un sang égal par sa nature, n'en préparent pas moins des humeurs bien différentes telles que la bile, la salive ou l'urine, etc., e cette différence des produits tient à la texture à la sensibilité, à la vitalité des organes, espèce d'instrumens destinés à ne former jamais qu'u produit de même nature. Les faits se pressen pour justifier cette assertion : si un organe est sai et intègre, et prenons pour exemple le foie, l bile sera ce qu'elle doit être; si au contraire il e malade, cette humeur sera donée de qualit âcres, et par conséquent peu propres à favoris la digestion. On le voit donc, une modificatio dans la sensibilité d'un organe en change n cessairement le produit : la morve, par exempl matière douce et muqueuse, appelée à lubréfi le nez et à empêcher le dessèchement des ner destinés à ressentir les odeurs, n'acquiert-elle p souvent des qualités âcres lorsqu'on est attei d'un *coryza*, vulgairement appelé *rhume du cerveau?* Eh bien! cela tient à ce que la membrane muqueuse qui tapisse le nez et secrète cette humeur, irritée et soumise à un autre mode d'action, doit nécessairement donner un produit ayant des qualités bien différentes. Aussi lorsque l'inflammation cesse, la morve se modifie, et d'âcre qu'elle était, puisqu'elle ne pouvait passer sur la lèvre supérieure sans l'irriter, elle devient douce, et cela à mesure que l'organe sécrétoire revient à son état normal.

Ces phénomènes physiologiques que je viens de faire connaître, et par lesquels le sang, principe unique, devient la source des sécrétions différentes en raison de la contexture et de la vitalité de chaque organe, me sert à expliquer comment un vice humoral inhérent à l'organisation peut être toujours le même, et se modifier selon les organes qui en sont le siége. Ainsi je suppose un vice dans les humeurs, une âcreté humorale, une modification maladive du sang : eh bien ! cette humeur se porte-t-elle à la peau, cet organe change sa nature et lui donne un caractère dartreux, en développant des écailles, des boutons ou des croûtes. Le même principe se porte-t-il sur les chairs ou sur les articulations; aussitôt tous les symptômes du rhumatisme se développent. Est-ce vers les organes génitaux que cette matière humorale fait éruption, bientôt elle acquier des modifications, et on voit s'établir un écoulement, se former un chancre ou un bubon, et l produit purulent a des qualités d'autant plus âcre que les organes sont plus irrités. Il y a une tell analogie entre la syphilis et la lèpre, qu'on a vu de lépreux dont la peau rosée et épaissie était surmontée d'une croûte d'un vert d'émeraude, ressemblant parfaitement à la matière blennorrhagique solidifiée. Des écoulemens muqueux des partie génitales coïncident souvent avec des tumeurs scrofuleuses au cou : le principe est ici le même, e cependant quelle différence pour la forme ! De clous, des abcès, des écoulemens, des ulcères, la teigne, ne sont-ce pas là des phénomènes bien différen en apparence, et cependant n'est-ce pas toujour le même principe humoral? et si dans ces différens cas la matière sécrétée est plus ou moin âcre, cela ne tient-il pas à la contexture de la partie affectée, ou à son degré d'irritation plus o moins grand? J'établirai donc qu'un princip humoral est *toujours le même*, et qu'il se modifie selon les organes vers lesquels il se porte semblable à une matière fusible, qui, jetée dan des moules différens, s'offre cependant à nos regards sous les formes les plus variées, quoiqu'ell n'ait pas changé de nature.

Les différens vices humoraux dont j'ai parl

ne sont donc que des rameaux d'une même souche, et si je leur ai conservé les noms de principe syphilitique, dartreux, écrouelleux, scorbutique, glaireux, rhumatismal, etc., c'est qu'il faut un nom aux choses pour les faire connaître au regard et les mieux graver dans la pensée. Mais je le répète, le *principe est toujours le même*, et si les maladies nous offrent souvent des caractères bien différens en apparence, cela tient, à n'en pas douter, à l'influence des tempéramens et des âges, aux occupations, aux passions qui nous assiégent, aux alimens dont nous faisons usage; cela tient encore à l'influence des saisons, aux lieux que nous habitons, et à une foule de circonstances souvent inappréciables.

C'est sans contredit une doctrine toute nouvelle que celle que je viens d'émettre sur *l'identité de toutes les maladies humorales*, elle est le résultat de longues études et d'un goût très-prononcé pour l'observation pratique. C'est en comparant entre eux des phénomènes physiologiques et maladifs, ainsi que je l'ai fait plus haut, que j'ai pu expliquer *l'unité du principe humoral*, et c'est dans cette heureuse application d'un *même mode de traitement* dans des affections en apparence si opposées, que j'ai trouvé la base de toutes mes convictions. Je crois ma doctrine établie sur des fondemens solides; chaque observation que je recueille est un anneau qui vient s'ajouter à la chaîne de mes idées sur l'origine et le développement des maladies chroniques, et si je n'ai pas entièrement soulevé le voile qui couvre encore la grande énigme de tous les phénomènes de la vie, soit dans l'état de maladie, soit dans l'état de santé, c'est parce que trop d'obstacles s'élèvent devant celui qui s'engage dans ce dédale inextricable. L'homme n'est qu'un instant sur la terre, et il y a tant de mystères à découvrir! et le temps de la raison est si court!

De tout temps, les médecins ont reconnu que l'estomac, les intestins et les viscères circonvoisins, sont les organes les plus exposés aux maladies chroniques, et Bordeu avait constaté cette importante vérité; il y en a peu en effet où l'estomac ne joue au moins le second rôle, et dans lesquelles il ne devienne bientôt principal acteur à cause de la correspondance qu'il a avec toutes les parties, correspondance prouvée par une foule de faits; aussi doit-on, dans le traitement des maladies, s'appliquer surtout à bien reconnaître l'état de l'estomac, et ne compter sur la convalescence que lorsque cet organe est bien rétabli. C'est d'après ces vérités connues qu'Horace a dit que Prométhée avait pourvu l'estomac d'une faculté merveilleuse, que Galien l'a regardé comme l'entrepôt de l'action des autres parties, et que Van-Helmont l'a considéré comme un sidéré comme un organe vivant qui, de même qu'un animal, goûte, flaire, et a ses appétits ainsi que ses dégoûts, qui sont quelquefois tels, qu'un homme aimerait pour ainsi dire mieux mourir, que de prendre une seule bouchée d'un aliment que son estomac abhorre. Voyons maintenant comment les affections de l'estomac ou des intestins, peuvent causer dans les autres organes des maladies secondaires souvent plus graves que les premières.

L'économie animale, si nous l'interrogeons, nous apprendra que les nerfs de l'estomac et des intestins sont la cause des phénomènes sympathiques que nous sommes fréquemment à même d'observer. Ces nerfs, appelés nerfs gastriques, se distribuent à toutes les parties du corps, et peuvent, par conséquent, porter les plus grands désordres dans celles qui sont les plus éloignées du ventre; telle est l'origine vraie de beaucoup de maladies nerveuses et chroniques, origine que j'ai été à même de reconnaître, non seulement en méditant sur les observations des médecins, mais encore par l'étude des maladies elles-mêmes. Quelle que soit donc la cause qui puisse agacer et irriter les membranes de l'estomac, des intestins, ou de tout autre organe abdominal, soit un corps étranger, soit des vers; soit une matière muqueuse, bilieuse et épaisse qui tapisse leurs cavités et les obstrue, soit une profonde inflamma tion, elle change dans ces organes l'ordre de leur mouvemens et celui des humeurs qui y circulent au point qu'elles finissent souvent par acquéri des qualités délétères. Les nerfs de ces parties dont l'anatomie n'a encore démêlé qu'imparfai tement l'enchaînement merveilleux, étant irrité par les causes mentionnées, il est impossible qu le désordre que ces parties éprouvent, n'entraîn pas celui de tous les autres organes avec lesquel elles sympathisent. C'est ainsi que lorsqu'on dé truit quelques racines d'un arbrisseau, les feuille correspondantes se flétrissent.

Il est une autre cause de maladies très-fré quente qui tient à l'irritation du bas-ventre et de organes nerveux : Hippocrate a connu et désign cette cause, en parlant de l'espèce de suffocatio qu'éprouvent certains malades quand les organe du ventre font une sorte d'irruption contre l diaphragme (cloison qui sépare la poitrin et le ventre). Quelquefois, c'est l'estomac qu se gonfle et se dresse le premier ; souvent c'es l'intestin colon (gros intestin), que sa struc ture, sa situation et sa sensibilité rendent très mobile, et qui devient souvent la source d beaucoup de maladies. Quand le colon est affecté dit Arétée, tantôt la douleur se fait sentir ver les côtes supérieures, imitant quelquefois l point de côté ; tantôt elle se fixe dans les fausses côtes, à droite ou à gauche, et donne à croire que le foie ou la rate sont affectés. En effet, ces organes sont parfois engorgés, et la matrice, en proie à une irritation nerveuse, exerce sa fureur et sa tyrannie : ces viscères se dressent alors tous ensemble, et de là, le plus grand trouble dans tout le système nerveux, des spasmes, des ventosités, des douleurs à la tête, et mille phénomènes souvent plus singuliers les uns que les autres. Fréquemment aussi, les intestins grêles (petits intestins) se soulèvent, ils s'agitent comme pourrait le faire un animal, une couleuvre qui aurait été blessée : j'ai vu ce phénomène chez une jeune fille de dix-huit ans affectée d'une maladie nerveuse ; plusieurs fois dans la journée elle avait des attaques terribles ; dans ces instans d'horribles souffrances, où elle conservait toujours le sentiment de ses douleurs, on voyait son ventre s'agiter, se soulever avec violence, et l'illusion était telle qu'on aurait dit qu'un animal vivant cherchait à s'échapper de la cavité abdominale. Le docteur Ayme, mon confrère et mon ami, a été témoin de ce phénomène si bizarre. Au milieu de ces angoisses cruelles, on voyait cette jeune malade de ses mains convulsives et crochues, chercher à s'arracher le cœur, tant étaient violentes et acérées les douleurs qu'elle y éprouvait ; on eût dit Prométhée déchiré par le vautour. Puis la malade jetée dans une espèce de somnambulisme, offra une lucidité d'esprit vraiment étonnante; dans s douloureuse rêverie, elle rappelait quelques ép sodes de son existence, et le cœur de la jeune fil s'y montrait avec toutes ses faiblesses, ses joies e ses douleurs. Combien je regrette qu'étranger cet art qui recueille fidèlement la pensée aussitô qu'elle s'échappe de l'esprit, il ne m'ait pas ét possible de retracer les scènes dont j'ai été le té moin: puissance de l'imagination, enchaînemen des idées, expressions touchantes, situations dra matiques, dialogue spirituel et naïf tour-à-tour rire plein de charme et de candeur, ou désespo profond, tout intéressait vivement le cœur e l'esprit, et l'on doit s'étonner qu'au milieu de ce effrayant désordre physique, la pensée pût sur nager pure, pleine de charme, de chaleur et d poésie! Avouons que le système sensible est l'appa reil le plus surprenant que nous présente l'orga nisation humaine, qu'il n'est rien de plus curieu que les divers actes de cette sensibilité merveilleus qui offre tant de problèmes à résoudre, et que dans l'étude de la philosophie, le plus étonnan mystère pour l'homme, c'est sans contred l'homme lui-même.

Dans le plus grand nombre des maladies chro niques, les fonctions de l'estomac sont dérangées et ce dérangement est une des causes immédiates qui concourent à les produire. Il est aussi quelquefois l'effet où le symptôme d'une maladie qui dépend de causes étrangères à l'estomac ; sous ce dernier rapport, il doit nécessairement se joindre à toutes les affections qui, étant de longue durée, ne peuvent se terminer sans que les organes digestifs n'en ressentent l'impression.

Les personnes atteintes de maladies chroniques ont presque toutes les digestions lentes, pénibles, imparfaites ; elles éprouvent une pesanteur incommode, une sensation douloureuse, un malaise insupportable à la région de l'estomac. L'appétit, qui annonce le besoin de nourriture, est excessif chez les uns, il se fait à peine sentir chez les autres, et il est remplacé chez plusieurs malades, ou par une répugnance pour les alimens les plus convenables, ou par un goût dépravé pour les choses les plus nuisibles et les plus bizarres. Tout le système digestif est en général affecté dans ces maladies. Les intestins, le foie, la rate, les reins, le mésentère, deviennent le siége d'une foule de symptômes qui se joignent à l'affection principale ou qui en dérivent directement : telles sont les douleurs intestinales, les coliques fréquentes, les constipations opiniâtres, les diarrhées habituelles, les flux séreux ou dysentériques,

le ténesme, les vents, la tuméfaction du ventr
la tension des hypocondres, etc.

Le dérangement de la digestion et de la resp
ration prive le sang du principe qui le colore,
qui, répandu sur toutes les parties du corp
donne au tissu de la peau son incarnat et sa fra
cheur : de là cette pâleur sombre, dont l'orga
cutané se couvre, et qui présente un des phén
mènes les plus constans des maladies chronique
Mais le défaut du principe colorant n'en est p
la seule cause ; l'affaiblissement des forces org
niques dans le tissu de la peau, doit aussi conco
rir à sa décoloration, parce que le sang que l
petits vaisseaux y font passer, ne les pénètre pl
avec la même vigueur ni la même facilité.

La chaleur vitale subit dans les maladies chr
niques des variations considérables. Les malad
sont incommodés, tantôt par la sensation d'u
chaleur très-vive, tantôt par celle d'un froid tr
intense; d'autres fois toutes les parties de le
corps, et plus particulièrement les extrémités i
férieures sont recouvertes d'une sueur froide. C
changemens de température paraissent tenir a
modifications des forces vitales qui sont radic
lement affaiblies.

Il est bien remarquable qu'en général les m

ladies qui portent spécialement sur les organes de la respiration, empêchent la nutrition du corps, et dissipent sa substance beaucoup plus que ne paraissent le faire celles qui affectent particulièrement les organes de la digestion, dans lesquelles il semble plutôt que l'exercice des forces et le développement de l'énergie vitale soient troublés. Nous voyons tous les jours que les phthisiques parviennent rapidement à une maigreur extrême, en conservant néanmoins long-temps un degré de force et d'activité extraordinaire, qui se manifeste assez par la vivacité de leurs sensations, par l'énergie de leurs facultés intellectuelles, et par l'ardeur avec laquelle ils se livrent aux plaisirs de l'amour. Nous observons, au contraire, que les mélancoliques, dont les fonctions digestives s'exécutent difficilement, ne perdent rien de leur embonpoint naturel, et continuent d'engraisser, quoique l'altération profonde des forces soit indiquée déjà chez eux par l'état de faiblesse, de timidité et de langueur où leur corps et leur esprit sont également plongés.

La production des maladies chroniques est communément précédée de divers symptômes, qui ne sont que l'indice d'une altération vague dans l'état naturel du corps, ou d'une gêne particulière dans l'exercice de ses fonctions et de ses forces. Tantôt ils se réduisent à une sorte d'incommodité pénible et de malaise indéfinissable tantôt ils s'annoncent par un dérangement notable de la digestion, de la transpiration cutanée, etc. tantôt ils se rapportent à un sentiment inexprimable de faiblesse, qui affecte également tous le actes de la vie. La sensibilité est presque toujou altérée dans les maladies chroniques : elle do l'être d'autant plus que ces maladies intéresse plus directement le cerveau, les nerfs et les pa ties qui ont une grande connexion avec eux.

Il y a peu de maladies que la faiblesse ne soit même de produire. La douleur, le spasme, l'ir tation inflammatoire, l'état vaporeux, l'état f brile, en sont quelquefois le résultat ; elle fav rise singulièrement la dégénération humorale, qu en raison des parties qu'elle attaque, a reçu le no de principe rhumatismal goutteux, dartreux scrofuleux, syphilitique, cancéreux, etc. Aussi es il de la plus haute importance de tonifier l'orgar sation, en même temps qu'on la soumet à l'i fluence des médicamens dépuratifs.

Il existe chez la plupart des individus un (gane relativement plus faible que les autres, do l'état particulier tend sans cesse à modifier tempéramens, comme les observations de Thier et de Zimmerman l'ont démontré. Cette circo stance prépare la formation des maladies chroi ques, en dirigeant d'une manière spéciale l'action de leurs principes, sur l'organe qui est atteint d'une faiblesse relative. Lorsqu'à la suite des maladies aiguës ou des fièvres inflammatoires violentes, des abcès, des dépôts, des engorgemens se forment, ils atteignent de préférence les organes faibles, et y développent différentes espèces d'affections chroniques, ou prennent eux-mêmes le caractère de ces affections.

Il est bien certain que la petite-vérole, la rougeole, la scarlatine, la fièvre miliaire, impriment souvent à l'organisation des modifications telles, que nous devenons plus aptes à contracter des maladies chroniques vers un âge plus avancé. Cela tient sans doute à ce que ces diverses maladies ont affaibli la constitution, ou que la dépuration des humeurs n'ayant été qu'imparfaite, il est resté dans le sang un germe qui n'attend souvent qu'une circonstance pour se développer. Beaucoup de maladies des yeux, des oreilles, des affections de la peau, des écoulemens de diverse nature, ne sont souvent que le résultat des vices, des germes, que laissent après elles les diverses maladies éruptives de l'enfance.

L'influence de la bile sur les organes est telle, que son excès produit une irritation vive, et même un genre particulier d'inflammation. Elle dérange les fonctions digestives, cause la douleur de l'es tomac et des intestins, excite le vomissement, e amène souvent la diarrhée et la fièvre. La bile de venue acre et abondante irrite quelquefois sympa thiquement le cerveau et produit la mélancolie. L flux hémorrhoïdal survient assez fréquemment la suite des maladies bilieuses; il peut même e former la crise, ainsi que Sydenham, Baglivi, Sto et Selle l'ont observé.

L'irritation déterminée par le stimulus de la bil sur différentes portions du système nerveux, éta blit souvent le principe des affections douloureu ses, spasmodiques, fluxionnaires, dont les auteu rapportent des exemples. Hippocrate, Galier Baillou, Sydenham, Forestus, Morgagny, Tisso et une foule d'autres, ont vu les douleurs an ciennes, les flux humoraux se produire et s renouveler, dès que les matières bilieuses s'étaien amassées dans les organes abdominaux.

Nos solides et nos fluides, selon la remarque d Dumas, s'altèrent par l'effet des grandes passions qui occasionnent des dégénérations humorales des vices qui altèrent la texture de nos organes Il y a des passions qui décident promptement l formation d'une grande quantité de bile, et qu semblent transformer en cette humeur la matièr de nos fluides. Les exemples de jaunisse survenu après la colère, la frayeur, le chagrin, etc., sont trop communs pour que je m'attache à les rappeler. La dégénérescence des humeurs suit également la tristesse profonde et l'ambition contrariée.

Tous les organes de la poitrine et du bas-ventre subissent les altérations les plus étranges dans leur tissu ou leur substance, par la force des passions. Morgagny a examiné les cadavres de plusieurs personnes qui avaient été en proie à de longues affections morales pendant leur vie, et chez lesquelles ces sensations de l'âme avaient causé des maladies chroniques incurables. Il a trouvé constamment l'estomac resserré ou distendu ; le foie volumineux, durci, pâle, rempli de concrétions et de tubercules, la rate épaisse et d'une couleur brunâtre; les poumons rouges, durs, engorgés, et ulcérés; le cœur ample, dilaté, renfermant des concrétions polypeuses; les parties génitales des femmes endurcies, et squirrheuses. Corvisart a observé des maladies organiques du cœur, qui avaient été brusquement déterminées par l'impression d'une grande frayeur. Morgany nous a transmis l'histoire d'une épilepsie terminée par la mort, après une suite d'affections morales qui livrèrent successivement le malade à la terreur, à la crainte, à la colère et à la tristesse.

Une des principales causes des maladies chroniques est le vice des organes du ventre, qui s communique à toutes les parties du corps et sa circonférence, par le moyen de leurs corre pondances réciproques. Cette correspondan qu'ont les viscères abdominaux, avec les autr parties, fait concevoir, ainsi que je l'ai dé fait remarquer, pourquoi le dévoiement produ des bons effets dans les maladies des yeux. C'e en raison de cette sympathie, que l'art ainsi q la nature, remédient heureusement au crach mens de sang, accompagné de point de côté, e excitant le vomissement ou la diarrhée; que l douleurs aux épaules, qui s'étendent jusqu'au mains et y produisant de la stupeur, sont empo tées par un vomissement de bile noire. Cette mên sympathie explique des accidens quelquefois tré graves, et qui sont surtout remarquables dans colique des peintres et autres spasmes, que les r mèdes violens, les poisons, les vers logés dans l intestins, produisent dans les parties les plus él gnées de ces organes. Enfin, c'est en raison de cet correspondance des entrailles avec toutes les a tres parties, que même les personnes qui jou sent de la meilleure santé, éprouvent ordinaireme quand le ventre manque de s'acquitter de ses fon tions, des douleurs dans les membres, une pesa teur de tête, un gêne dans la respiration, et malaise dans tout le corps. Ces exemples ne pro vent-ils pas qu'on doit chercher la source beaucoup de maladies, dans l'étendue du domaine de l'estomac?

Les habitudes qui naissent de la fréquente répétition des mêmes actes dans un temps donné, sont généralement nuisibles à ceux qui s'y astreignent, et c'est avec raison qu'elles sont placées parmi les causes prédisposantes des maladies. La force de l'habitude, et par conséquent le danger de la suspendre, sont proportionnés à son ancienneté et au nombre d'actes qui ont lieu dans un temps limité. Cette force est telle, comme l'a dit Cabanis, qu'on ne passerait pas sans danger du plus mauvais régime au régime le plus sage et le meilleur: or comme il n'est point d'habitude qu'on puisse être certain de satisfaire toute sa vie, il est prudent de n'en contracter aucune sans une nécessité absolue. Beaucoup d'habitudes sont nuisibles à la santé, toutes peuvent le devenir si on les interrompt.

Les malades imputent bien souvent à leur poitrine des maux qui dépendent de l'estomac, ou des autres organes du ventre. Je voudrais, dit Bordeu, que les médecins méditassent souvent sur ce que disait Skenkius, que le foie, la rate, et l'estomac, quittent quelquefois leur place, s'élèvent souvent jusque dans la cavité de la poitrine, en surmontant l'effort du diaphragme, et qu'ils causent l'étranglement du cœur, du poumon du gosier. Que de phénomènes nerveux des pa ties supérieures, sont le résultat des embarras a dominaux !

Les maladies chroniques du ventre se term nent quelquefois par les hémorrhoïdes, par l flux menstruel, ou par des sueurs, ou bien par sortie d'une matière muqueuse qui se trouve log dans les intestins. Ces évacuations sont des effor que fait la nature et qu'il est besoin quelquefois solliciter vivement, si on veut ramener les organ à leur état normal, et les débarrasser de l'espèc d'engorgement auxquels ils sont en proie.

Quel est le médecin qui n'a pas été témoin d ravages causés par la matrice ? Son domaine q est fort étendu, la rend la source d'une foule maux chroniques qui lui doivent leur origine, c'est son action importante sur toute l'économi qui explique cette foule de maladies nerveuses bizarres dont les femmes sont les victimes. Auss Van-Helmont n'avait-il pas tort de prétendre q cet organe fait sans-cesse entendre sa voix, qu'il son empire particulier, qu'il donne des lois, mutine, entre en fureur, resserre et étrangle l autres parties.

Une des causes les plus fréquentes des maladi

chroniques en général, c'est la diminution ou la suppression de la transpiration cutanée. Le docteur Fourcault, dans un mémoire lu à l'Académie royale de médecine, le 14 août 1838, a confirmé cette vérité sur laquelle j'avais depuis nombre d'années appelé l'attention des médecins. C'est d'ailleurs une observation très-commune, que lorsque la sueur se trouve supprimée, il en résulte différentes affections, soit aiguës, soit chroniques. Ne voit-on pas journellement le reflux de la transpiration à l'intérieur, susciter des diarrhées, des dysenteries, des hydropisies, l'inflammation d'un ou plusieurs organes, des toux laborieuses, des catarrhes suffocans, des accès de goutte ; enfin, allumer quelquefois les fièvres les plus violentes ?..... Qu'on ne s'étonne donc pas des soins que prennent, comme par instinct, certains individus faibles, d'écarter loin d'eux toutes les causes qui peuvent intercepter le cours nécessaire de la transpiration. Des observations multipliées m'ont prouvé que la goutte, les affections calculeuses, les scrofules et les tubercules du poumon (pulmonie), doivent le plus fréquemment leur origine à la suppression ou à la diminution lente et graduelle des fonctions dépuratoires de la peau. L'air saturé d'humidité ou d'émanations de diverses natures, le froid subit et très intense, le défaut d'insolation tendant à refouler les fluides de la circonférence au centre, et à diminuer l'émanation cutanée, amènent néce sairement des modifications dans les divers organ de l'économie. Le repos trop prolongé, les pr fessions sédentaires exerçant peu les forces mu culaires, agissent également dans le même sen Tandis que des circonstances toutes contrair à celles que je viens d'indiquer, déterminent d effets inverses, et sont favorables au maintien (l'équilibre organique.

De ces faits divers, il m'est permis de conclu avec M. Fourcault, que les affections goutteuse rhumatismales, calculeuses, scrophuleuses et tu berculeuses du poumon, dépendent primitiv ment de la diminution lente de la transpiratio cutanée, de son refoulement dans le torrent ci culatoire, par suite des funestes effets d'un air sa turé d'humidité. Tout annonce que, dans c affections, les lésions locales comme les produi morbides qu'elles présentent, dépendent de l'a tération de nos fluides. Ce fait initial, sur lequ repose ce point de doctrine, a été entrevu pa Asclépiade et par Galien. Sanctorius a fait de pendre la santé de l'équilibre de la transpiratio cutanée, et les maladies, de sa diminution o de sa suppression. Ceux qui savent commer se font les découvertes, verront bien que nou n'avons cherché ces vérités dans l'histoir de la science, qu'après les avoir trouvées dans l'étude de la nature.

Quand la matrice se développe d'une manière régulière, elle opère quelquefois la guérison des maladies chroniques de l'enfance. C'est une remarque que tout le monde a faite, que des jeunes filles d'une santé débile, et en proie à de pénibles et douloureuses infirmités, renaissent en quelque sorte à la vie et à la santé à l'époque de la puberté. Bordeu a eu raison de dire que les maladies dépendantes de la menstruation sont plus ou moins du ressort de l'estomac ; ce qu'on ne doit jamais perdre de vue, à cause de l'étroite liaison qui règne entre ces deux organes : aussi Baillou a-t-il eu raison de dire que les femmes chez qui les règles sont supprimées, se plaignent généralement d'une douleur d'estomac, et disent sentir un poids dans cet organe.

Il n'est pas rare, dans les maladies chroniques, de voir des malades rendre par les urines une grande quantité de suc muqueux, glaireux ; si on le sépare de l'urine, il ressemble à du blanc d'œuf, et par sa consistance et par la propriété qu'il a de s'épaissir au feu. J'ai eu occasion d'en donner à un chien, dit Bordeu, il le mangea avidement, comme si son instinct y eût reconnu la matière d'une véritable nourriture. Cette matière est donc le suc nourricier qui a subi peu d changement par suite du trouble apporté dan l'économie. Je l'ai vue abondante chez certain valétudinaires, et reparaître dans toutes leu excrétions, ce qui explique très-bien l'état d maigreur où ils arrivent bientôt, par suite de déperdition continuelle de ce suc nourricier.

Parmi les circonstances qui agissent sur marche des maladies aiguës et chroniques on ne doit pas oublier la plus ou moins gran salubrité de l'air que respire le malade. Tout choses égales d'ailleurs, les maladies sont dang reuses et ont une durée plus courte chez les ind vidus isolés; elles sont plus ou moins graves et pl longues chez ceux qui sont réunis en gra nombre dans les hospices. Les climats et l'exp sition du lieu qu'on habite, ont aussi une influen très-prononcée sur la marche des maladies.

L'impression du froid sur le corps du malade, refroidissement des pieds, l'usage intempestif d limens ou de boissons, le mouvement et le rep des sensations très-fortes, la contention d'espr les passions, sont autant de causes qui peuve modifier la marche des maladies chroniques, m qui produisent des effets trop variés pour qu' puisse les décrire.

Il est une condition qui a sur le cours des maladies chroniques une influence si remarquable, que je ne puis me dispenser d'en dire quelque chose, c'est la grossesse : non-seulement elle fait cesser des affections rhumatismales et nerveuses, des éruptions, etc., mais encore elle suspend la marche des maladies organiques les plus graves; quelquefois même, lorsqu'elles sont déjà parvenues à leur dernier degré. Il est d'observation même que la pulmonie la plus avancée cesse de faire des progrès chez les femmes qui deviennent enceintes : presque toutes se soutiennent jusqu'à l'époque de l'accouchement, et succombent immédiatement après.

. . . .

Les variations passagères qui surviennent dans la température et l'humidité de l'air, dans la direction des vents, ont une influence marquée sur la marche des maladies chroniques. En effet, un changement atmosphérique trop brusque, et particulièrement un froid subit et rigoureux, hâte la fin des maladies chroniques parvenues à la dernière période; c'est ce qu'on observe souvent dans les hôpitaux lorsque la température devient tout-à-coup très-basse après avoir été douce pendant long-temps : on voit alors succomber, dans l'espace de vingt-quatre à trente-six heures, la plupart des malades qui luttaient depuis plusieurs jours avec la mort. C'est parmi les vieillards surtout, que l'impression fâcheı du froid fait les plus grands ravages ; êtres faibl déjà épuisés par de longues maladies, leur n'est plus qu'une étincelle qui s'éteint au souı des hivers ! . . . .

L'influence des astres sur le cours des ma dies, quoiqu'obscure, n'en est pas moins réell et quoique les médecins modernes n'accord(aucune influence au lever des pléiades, et a époques des équinoxes et des solstices, cette o nion comptait encore quelques partisans dans (temps rapprochés du nôtre. Baillou racoı dans le premier livre de ses *Épidémies*, qu'un m lade éprouva, pendant une éclipse de soleil, u syncope qui ne cessa qu'après que cet astre e reparu ! Ramazzini rapporte, que pendant la n du 21 janvier 1693, où la lune s'éclipsa (il régn alors une épidémie de fièvre pétéchiale), la pl grande partie des malades mourut, et presqu(l'heure même où l'éclipse eut lieu. Balfone a ı connu au Bengale que la lune agissait physiqu ment sur la marche de différentes maladies. Bru assure avoir observé plus d'une fois, dans Se naar (1), l'action de cet astre sur les épilep ques, et les observations de Fontana paraissc confirmer ce fait. J'ai fait moi-même des rema

(1) *Voyage aux sources du Nil*, t. VIII, p. 4.

ques semblables dans diverses affections organiques, et je me suis convaincu de l'influence positive de la lune sur la marche des maladies. C'est particulièrement celles qui sont de nature dartreuse qui subissent des modifications notables, car beaucoup de malades m'ont assuré et prouvé, que leurs éruptions cutanées suivaient les périodes d'accroissement et de décroissement de cet astre.

Le dirai-je? cette action de la lune, et l'influence des astres sur les corps sublunaires, pourraient peut-être être expliquées assez physiquement, ainsi que Richard Méad a entrepris de le faire parmi les modernes, ou au moins être admis comme phénomènes existans dans la nature, quoique non compris. Ce n'est pas qu'il faille ajouter foi aux ridicules et puérils calculs des anciens, mais on ne peut, lorsqu'on regarde les choses de bien près, s'empêcher de se rendre à certains faits généraux qui méritent au moins qu'on les examine et qu'on doute. On trouve tous les jours tant de gens de bon sens qui assurent avoir des preuves de l'action de la lune sur les plantes et sur des maladies même, telles que la goutte et les rhumatismes, qu'on ne saurait se déterminer, ce me semble, sans témérité, à regarder ces sortes d'assertions comme destituées de tout fondement, quelques folles applications que le peuple en fasse : car de quelle vérité n'abuse-t-on pas en physique?

Il en est ainsi des effets ou de l'influence de l magination des femmes grosses sur leurs enfans le peuple les admet; les philosophes les nien ceux, surtout qui ont une antipathie marqu pour toutes les idées populaires, qui ne sont q les restes des préjugés de l'antiquité; mais il p raît malheureusement que c'est parce qu'ils n'e savent point la cause. N'est-ce pas pour la mên raison à peu près, qu'on rejette l'action ou l'i fluence de la lune et des autres astres sur n corps? Après tout, pourquoi prendre sans h siter un ton si décisif, l'orsqu'il s'agit d choses que les anciens les plus respectables o admises? jusqu'à ce qu'on ait démontré, par d faits constatés, qu'ils se sont trompés autant da leurs observations que dans les applications qu'i ont faites, je les tiendrai pour vraies. On a lais présider la lune au flux et au reflux de la me comment peut-on assurer après cela que puisqu'el occasionne des révolutions si singulières sur mer, et plus que probablement sur l'air, elle r produise pas quelques effets sur nos humeurs Pourquoi notre frêle machine serait-elle à l'ab de l'action de cette planète? n'est-elle ni compre sible, ni attirable en tout ou en partie? La sens bilité animale n'est-elle pas même une propri qui expose, plus qu'aucune autre, cette machin dont nous parlons, à un agent qui cause tant d révolutions dans l'atmosphère?

Si, comme le fait remarquer Cabanis, l'état de maladie influe d'une manière directe sur la formation des idées et des affections morales (1), de même la pensée peut non-seulement accroître un dérangement physique, mais quelquefois même le développer, ainsi que j'ai pu l'observer. Qui n'a rencontré des malades qui, par le seul effet de leur imagination, ont rendu graves des affections dont l'existence n'eût été qu'éphémère? qui n'a éprouvé que les passions vont péniblement retentir vers le cœur, l'estomac et les intestins, et que des dérangemens spontanés, aussitôt se manifestent? Que ces douleurs morales qui rongent la pensée se prolongent; on voit sous leur funeste influence les fonctions organiques se troubler, et des maladies de langueur souvent mortelles s'établir. Comme je le disais, non-seulement l'imagination a la puissance d'aggraver une maladie, mais encore de la développer, lors même qu'elle n'existe pas. C'est ainsi que penser toujours à un organe, croire qu'il est malade, y rapporter même les sensations les plus éloignées, et fixer toujours sur lui, une pénible attention, suffisent quelque-

(1) L'observation et l'expérience nous ayant fait découvrir les moyens de combattre assez souvent, avec succès, l'état de maladie, l'art qui met en usage ces moyens peut donc modifier et perfectionner les opérations de l'intelligence et les habitudes de la volonté. Cabanis, *Physique et Moral de l'homme*, t. Ier, p. 471.

fois pour faire naître des maux qui, du mora passent de cette manière au physique.

On ne peut donc s'empêcher de reconnaît qu'indépendamment de la pensée, qui forteme frappée peut attribuer à un organe une malac qu'il n'a pas, et même la lui donner, les troubl moraux sont encore une des causes les plus fi quentes de nos maladies; et si, jetant nos regar vers le passé, nous évoquons des époques fécond en événemens politiques, nous reconnaîtro qu'elles ont donné lieu à beaucoup de maladi nerveuses, et que les descendans de ces homm dont la vie n'a été au milieu de ces désordres s ciaux que crainte, espérance et émotion, ont donner le jour à des enfans non-seulement pl aptes par leur organisation physique à contract des affections nerveuses, mais encore posséda une puissance morale plus active, et peut-êt plus propre à réaliser ces grandes réformes ces nobles pensées qui ont éclaté vers la fin dix-huitième siècle!

Ici se terminent mes considérations généra sur les maladies chroniques: je ne sache p qu'aucun ouvrage fasse mention des faits que viens de signaler. Ils ne sont pas le résultat d'u médecine toute spéculative, mais bien la dédu tion, le fruit d'une longue pratique, d'une toute d'observation sur des affections lentes, tenaces, et trop souvent mortelles !..... J'ai montré clairement la chaîne des rapports qui lient toutes ces maladies entre elles, quelques différences d'ailleurs que puissent nous offrir les phénomènes qui les caractérisent, et c'est sur les deux assertions suivantes qu'est fondée toute ma doctrine : 1° qu'il n'existe qu'un principe humoral se modifiant selon l'organe affecté et le degré d'irritabilité auquel il est en proie; 2° que le seul moyen d'obtenir la guérison de ces affections, c'est d'opérer une dérivation sur d'autres parties, soit par les exutoires ou les purgatifs, soit en rafraîchissant et humectant les organes irrités, en même temps qu'on favorise, par le seul emploi des substances végétales, la transpiration cutanée et la sécrétion urinaire, deux voies par lesquelles l'économie tend sans cesse à se débarrasser des matières qui la surchargent, et qui nuisent au libre exercice de ses fonctions. Puissent mes longues recherches, qui ont déjà porté leur fruit, abréger les travaux de ceux qui sont appelés à parcourir notre carrière si longue et si difficile ! Et je comprends, que s'il est doux de trouver les vérités d'une science, il n'est pas moins doux de les révéler.

CONSIDÉRATIONS GÉNÉRALES

SUR LE TRAITEMENT

DES MALADIES CHRONIQUES.

Autant le traitement des maladies aiguës est u objet de continuelles investigations, autant cel des maladies chroniques offre l'exemple d'une n gligence dont on ne saurait expliquer le véritab motif. Serait-ce qu'une vie qui s'éteint rapid ment inspire plus d'intérêt que celle qui de cend au tombeau d'une manière lente et i sensible? ou plutôt ne devrait-on pas chercher cause de cet abandon, dans la tenacité de ces m ladies, qui ne laissent souvent au médecin d'aut gloire que celle d'une lutte honorable sans dout mais trop souvent stérile! J'ai compris toute l' tilité de diriger mes recherches vers des affectio qui font le désespoir de la médecine et qui so une cruelle affliction pour l'humanité. Au mili des hôpitaux où j'ai passé ma vie, j'ai pu, dirigea mon attention vers une étude dont j'ai senti to le prix, apprécier la nature et le traitement d maladies chroniques. C'est dans ces asiles, où s' teignent dans le silence et l'obscurité tant de vi déjà flétries par la misère et la douleur, que flambeau de notre expérience s'éclaire et nous trace la route la plus sûre pour atteindre au but des plus nobles efforts.

De l'Emploi des poisons.

Rien ne prouve davantage l'inefficacité des moyens qui ont été mis en usage pour combattre les maladies chroniques, que la prodigieuse quantité de médicamens qui ont été vainement employés. Ne s'étant formés aucune théorie, les médecins n'ont point adopté une méthode, un ensemble de moyens propres à combattre ces af-tions et livrés aux plus aveugle empérisme, ils ont tour-à-tour mis en usage ou les substances les plus nulles ou celles qui, tirées de la classe des poisons ont sur l'économie une funeste influence. Qu'attendre en effet du seul emploi des boissons aqueuses, des tisanes de gomme, d'orge, de chiendent et de réglisse, dans des affections graves chroniques qui minent sourdement l'organisation et amènent la chute graduelle des forces. D'autres médecins tombant dans un excès tout contraire, ne savent employer que des médicamens qui offrent un danger réel, ce sont les préparations arsenicales, la teinture de cantharides, l'acide prussique, ils administrent même à l'intérieur la pierre infernale, la ciguë, laconit, et une foule d'autres substances tirées de la classe des poisons. Le baron de Storck, qui n'est devenu célèbre, que

par le zèle qu'il a porté dans l'administrati
médicale des poisons, a trouvé en France des n
decins qui ont voulu marcher sur ses traces, m
le succès n'a pas répondu à leur attente: on a rép
à l'hôpital Saint-Louis les expériences du médec
de Vienne, et on n'a point obtenu des résult
semblables à ceux qu'il annonce. Plus de ce
femmes affectées de squirrhes, de cancers à
matrice, et un très-grand nombre de sujets attei
de maladies chroniques, ont fait successiveme
usage de ces préparations vénéneuses sans en re
rer le moindre avantage; on a été même contrai
d'en cesser l'emploi chez la plupart des malade
parce que leur estomac se refusait à les supporte
et que de graves dangers eussent menacé leur vie,
on eût persisté dans une médication aussi dang
reuse. Croirait-on qu'après de semblables averti
semens, des médecins ont osé et osent encore a
ministrer ces drogues infernales? Ils semble
mesurer ainsi l'efficacité d'un médicament sur s
dangers. Mais des essais malheureux n'ont qu
trop prouvé les dangers d'une si funeste pr
tique; des crachemens de sang, la pulmonie, u
amaigrissement considérable, le cancer de l'est
mac, des douleurs d'entrailles, le pissement d
sang, des paralysies, des tremblemens et des affe
tions nerveuses, graves, tels ont été les tristes effe
de ces préparations qui devraient être à jama
bannies d'une médecine éclairée par une sai
expérience.

De l'Emploi du mercure.

Le mercure est encore un moyen employé sous toutes les formes pour combattre les maladies humorales, c'est la panacée, le remède universel, la ressource de beaucoup de charlatans. Des praticiens ont encore la bonne foi de penser que c'est un remède infaillible dans le traitement des affections vénériennes, dartreuses, écrouelleuses, et beaucoup d'autres affections chroniques, et il n'y a rien de moins certain que ses effets dans ces maladies. Mais, ce qu'on ne saurait nier, ce sont les graves inconvéniens qui sont le résultat de son emploi; aussi M. Broussais, que j'aime tant à citer, parce que ses observations sont toujours pleines de justesse, dit avec beaucoup de raison que le mercure développe de l'inflammation dans l'estomac et les intestins, organes qui finissent quelquefois par se désorganiser, il ajoute « que » les gastrites (inflammations d'estomac), provo» quées par l'abus des anti-vénériens mercuriels, » se transmettent facilement aux poumons, et » que la pulmonie en est la suite, si le traitement » rafraîchissant n'est administré promptement et » avec beaucoup d'énergie. » (1) J'ai remarqué que tous les individus qui ont fait usage des pré-

(1) *Examen des Doctrines médicales*, t. 1er., p. 5.

parations mercurielles finissent par être affect de quelque maladie chronique: souvent c'est poumon, l'estomac, les intestins ou le foie q sont attaqués; souvent aussi ce funeste médic ment va porter sa terrible influence sur le cerve et donne lieu à une foule de maladies nerveus fort graves. Ceux qui ont abusé de ce da gereux métal, sont sujets aux affections da treuses et rhumatismales; bien plus, il le vient encore aux parties génitales, à des époqu plus ou moins éloignées, des ulcères, des bouton des végétations, et tous les phénomènes particulie à la maladie vénérienne; les enfans auxquels i donnent le jour n'ont qu'une chétive existence il peuvent à peine se développer, et, accablés d'i firmités, ils meurent en quelque sorte avant d' voir commencé la vie!

Rien ne constate davantage les dangers qui a compagnent l'administration du mercure, qu les efforts que l'on fait depuis longtemps po lui substituer des médicamens qui n'aient p ses graves inconvéniens. Pour bien connaître l effets du mercure sur notre économie et ses f cheuses influences sur l'homme malade, il fa d'abord les étudier sur l'homme sain. Descendo dans les mines où on l'exploite; visitons les atelie où on l'emploie dans les arts, c'est dans ces lieu que nous pourrons nous faire une juste idée d ses horribles effets. C'est dans ces mines, ces ateliers, que l'on rencontre des hommes jeunes encore, déjà accablés d'infirmités, décrépits avant d'avoir vieilli, et tous, jeunes et vieux, en proie à des maladies aiguës et chroniques. S'ils ne sont pas suffoqués dans les premiers temps qu'ils se livrent à l'exploitation de ce métal dangereux, le mercure qui pénètre leur corps les fait périr de langueur; presque tous deviennent paralytiques, et meurent de consomption.

Le mercure porte une action irritante sur l'estomac et les intestins. M. Colson a vu des accidens d'empoisonnement se manifester après l'ingestion dans l'estomac d'un quart de grain de mercure (sublimé corrosif), dissous dans de l'eau. Des cancers de l'estomac, vulgairement appelés maladies du pilore, des diarrhées opiniâtres, des dysenteries fort douloureuses, et des ulcérations dans le canal intestinal, sont très-souvent la suite de l'emploi des préparations mercurielles. M. le docteur Charnay a publié des observations (*Journal universel de médecine*) qui constatent qu'une irritation de l'estomac, résultat d'un seul traitement mercuriel, n'exige pas moins de six mois ou un an pour être détruite. Des observations, faites et publiées par ordre du gouvernement, sur différentes méthodes d'administrer le mercure, et puisées dans l'ouvrage de Horn,

constatent que les préparations mercurielles p
vent décomposer nos humeurs, même assez
pidement, et produire des fièvres putrides m
telles. Le mercure porte très-souvent à la bouc
et détermine des *salivations mercurielles* dont
conséquences sont quelquefois terribles. J'ai do
mes soins à un lampiste qui, par suite de q
ques pilules de Béloste, qui, comme on le s
contiennent très-peu de mercure doux, épro
une salivation que rien ne put arrêter. Les g
cives étaient gonflées, saignantes; la bouche é
remplie d'ulcères qui exhalaient une fétidité
supportable. Il mourut, après un mois de so
frances, d'une hydropisie de poitrine et d
commencement d'anévrisme au cœur.

L'emploi du mercure est très-dangereux c
les femmes qui ont une menstruation orageu
les accidens qui se montrent dans ces cas, s
exaspérés par cette préparation. Ce dangereux i
dicament, administré aux femmes grosses, p
déterminer des hémorragies de matrice capal
d'amener l'avortement. Des observations no
breuses viennent à l'appui de notre assertion.

Le mercure porte presque toujours son act
délétère sur l'organe respiratoire. Nous avons
quis la preuve qu'il occasionne assez fréquemm
des crachemens de sang, des douleurs de p

trine et des pulmonies. Il est d'une observation constante que les enfans nés de parens fatigués par des traitemens mercuriels, apportent une constitution débile et une disposition aux maladies de poitrine. C'est aussi à la suite de l'emploi dangereux de ce métal, qu'on voit souvent des ulcères acquérir une dégénérescence cancéreuse, des plaies ordinaires prendre un mauvais caractère, devenir baveuses, et verser une humeur fétide et sanguinolente.

Le mercure porte aussi son action malfaisante sur le système osseux et fibreux. Ainsi, il occasionne dans la continuité des membres, et particulièrement aux articulations, des douleurs qu'on peut nommer mercurielles, causées très-probablement par le mélange du mercure à nos humeurs, et l'expérience démontre journellement ce que Hunter avait observé, qu'il détermine le gonflement des os et leur carie. Le docteur Penada rapporte, dans les Mémoires de l'Institut impérial et royal lombardo-vénitien, l'observation d'une *chute de la majeure partie de la mâchoire inférieure* par l'effet des fumigations mercurielles. Il est des individus qui, par l'effet d'un traitement mercuriel, éprouvent des douleurs épouvantables qui finissent par amener la carie partielle ou totale des os.

C'est peut-être sur le système nerveux que mercure exerce le plus souvent son action dé tère. Ainsi la surdité, la perte de la vue et tremblemens nerveux sont très-souvent la su de son emploi. Ce médicament agit encore sur cerveau ; il affaiblit les facultés intellectuelles, p duit la stupeur, l'imbécillité, et la perte de la m moire. Le père Edme, chirurgien de l'hospice Charenton, avait remarqué que sur vingt in vidus placés dans cette maison pour y être trai de la folie, il y en avait dix-neuf qui avaient soumis à des traitemens mercuriels. Les prépa tions mercurielles, en décomposant et viciant n humeurs, nous disposent aux affections dartreus et écrouelleuses. Et ce n'est souvent qu'à des ép ques éloignées que se montrent les maladies q proviennent des traitemens mercuriels prolong

Des médecins ont voulu nier que le mercu fût absorbé et transporté dans le système circ latoire : des faits nombreux constatent sa pr sence dans nos humeurs et dans la substan intime de nos solides. A l'appui de cette asse tion, Walter Pope, dans les *Transactions phil sophiques*, année 1665, déclare avoir vu dans l mines de mercure du Frioul un homme q *était si rempli de mercure*, que lorsqu'il metta une pièce de cuivre dans sa bouche, elle dev nait aussi blanche que de l'argent; il en éta de même lorsqu'il la frottait avec ses doigts.

Swediaur rapporte qu'on a trouvé des globules de ce métal dans les poumons d'un homme qui avait long-temps fait usage des préparations mercurielles. Ce médecin, qui a peut-être le mieux étudié les effets du mercure, a observé des cas de salivation invétérée qui ont duré plusieurs années, et ne se sont terminées que par l'épuisement et la mort. Après avoir signalé les graves inconvéniens du mercure, prouvons, par quelques faits seulement, que c'est doublement à tort qu'on a recours à ce médicament infidèle et dangereux.

Feu Cullerier, grand partisan du mercure, avoue, dans les *Archives générales de médecine* (tome XII, page 427), qu'il ne guérit pas toujours les maux vénériens. Astruc lui-même, ce défenseur enthousiaste des préparations mercurielles, a dressé une liste des affections vénériennes contre lesquelles le mercure est inefficace, et ce tableau comprend presque tous les symptômes de la syphilis. Louis avoue qu'il échoue très-souvent. Bromfeil a constaté qu'un grand nombre de cures sont palliatives. Van-Swieten accuse de mensonge les auteurs qui prétendent que le mercure guérit toutes les affections syphilitiques, car il dit en avoir rencontrées, contre lesquelles il avait en vain administré toutes les préparations merc rielles imaginables. Boerhaave a signalé l'impui sance du mercure contre la carie vénérienne. E fin presque tous les auteurs s'accordent à avou que le mercure ne guérit pas toujours la syphili et d'ailleurs, ce qui démontre d'une manière p remptoire que les cures obtenues par ce moyei ne sont que palliatives, c'est l'action que le vir syphilitique continue d'exercer sur les organes la génération, quoiqu'il ait été combattu p plusieurs traitemens mercuriels. En voilà ass sur les dangers et l'inefficacité des préparatio mercurielles.

Des Eaux minérales.

Au nombre des moyens dont on use le pl fréquemment pour guérir les maladies chron ques de la peau et celles qui attaquent nos o ganes, on doit placer les *eaux minérales*, adm nistrées sous forme de boissons, de douches et bains. Il n'est presque pas de praticien qui croirait manquer aux devoirs de sa profession, s ne soumettait à ce genre de médication les mal des qui viennent le consulter: cependant, loin retirer de ce moyen tous les avantages qu'on le attribue, combien de fois, au contraire, n'a-t- pas eu lieu de se repentir de leur administratio les eaux minérales, et surtout les eaux sulfure ses, irritent le système nerveux, les organes intérieurs et plus particulièrement les poumons; aussi est-ce avec raison que le professeur Broussais les a signalées comme irritant vivement le cœur et tous les vaisseaux sanguins. Ce célèbre praticien ajoute que les eaux augmentent la disposition à l'hémorrhagie, la produisent même chez ceux qui ne l'ont pas, et déterminent souvent l'anévrysme du cœur, la paralysie et l'apoplexie.

Les diverses sources d'eaux minérales répandues avec profusion sur toute la surface du globe, deviennent un centre où se réunissent, aux beaux jours de l'année, la douleur, la mode et le plaisir. Sans doute que des êtres souffrans, qui traînent une vie malheureuse, peuvent y trouver quelque amélioration à leur sort, mais est-ce à l'usage de ces eaux médicinales qu'ils doivent l'attribuer? Non sans doute, car dans les villes qu'ils habitent et où ils peuvent se les procurer dans l'état le plus parfait de pureté, ils n'en obtiennent pas le moindre avantage. Si d'heureux changemens se font ressentir, n'est-ce point aux distractions qu'ils éprouvent qu'ils en sont redevables? Un voyage lointain, l'oubli des affaires, l'air vif et pur des montagnes, un soleil qui donne la vie, des sites pittoresques qui récréent nos yeux, et l'espérance qui naît si facilement au cœur de l'homme, ne sont-ce pas là les causes

réelles d'un heureux changement dans la santé
Mais ces effets du moral sur le physique ne soi
que passagers, le malade rentre dans ses foyers
bientôt disparaît cette amélioration qui lui ava
fait rêver un entier rétablissement. Ce n'est plu
cet air pur, ce soleil vivifiant, ces sites enchar
teurs, c'est une vie monotone, ce sont de trist
pensées, des espérances trompées ! Homme,
vie n'est que douleurs, que déceptions ! Fragi
comme le verre, tu luttes en vain contre les él
mens destructeurs qui t'environnent, ta vie s'u
sous la lime du temps, et l'immensité de
grande voix t'appellerait bientôt dans son sein,
un art salutaire et consolateur, quelque temps er
core, ne t'arrêtait au bord de l'abîme !

On a prodigieusement écrit sur les eaux min
rales ; mais, à l'exception des ouvrages des ch
mistes qui en ont donné les analyses, ce qui e
relatif à l'application pratique porte trop souver
l'empreinte de la prévention la plus aveugle. L
livres des médecins attachés aux établissemer
d'eaux minérales surtout, semblent bien plut
dictés par un intérêt particulier, qu'écrits dar
celui de la science. Telle est l'espèce d'engouemer
dont les eaux minérales ont été l'objet, dit le doc
teur Ratier, que tout récemment à Paris, on a v
annoncer comme minérale une eau où l'analys
chimique n'avait fait découvrir aucune substanc

médicamenteuse. Eh bien! le propriétaire arguait en sa faveur de cette circonstance, en disant que sa grande pureté devait justement la faire rechercher. Nous n'avons pas su jusqu'à quel point il a réussi à persuader les buveurs et les baigneurs.

Des monumens nombreux, anciens et modernes attestent l'importance qu'on attache à ces eaux, et de nos jours, malgré le progrès des connaissances positives, une source d'eaux minérales, et une place de médecin inspecteur sont deux choses fort lucratives. Car il est bon de savoir que les eaux minérales font partie de la médecine des riches, et qu'on ne peut espérer d'en profiter sans une bourse bien garnie, surtout lorsqu'on se rend à une de ces sources que la capricieuse déesse a regardées d'un œil favorable.

En lisant les auteurs qui ont écrit sur les eaux minérales, et surtout les ouvrages des médecins attachés aux grands établissemens de ce genre; car, presque tous ont fait des livres pour signaler le pittoresque de la situation, la pureté de l'air, et les cures merveilleuses, on est frappé de cette circonstance, que presque toutes les eaux minérales, quelles que soient leur composition et leur température, sont conseillées et vantées également contre toutes les maladies chroniques, quelle que soit leur origine, et quels que soient les symptômes qui les caractérisent. Il suffit pour s'en con vaincre, de liré la liste des maladies contre le quelles on recommande les eaux minérales, e l'on trouvera qu'elles sont efficaces contre le maladies vénériennes, les dartres, les affection catarrhales chroniques, l'asthme humide, le congestions lymphatiques, les scrofules, les mala dies laiteuses, les suppressions menstruelles, le engorgemens du vagin et de l'utérus, les diar rhées séreuses, la jaunisse, les engorgemens de viscères abdominaux, les rétractions des muscles des tendons, des ligamens; que de plus elles ci catrisent les anciens ulcères et les plaies d'arme à feu. Quoi! il existe des eaux ferrugineuses salines et sulfureuses, chaudes et froides, et toute ont des propriétés égales et sont appelées à com battre les mêmes affections! Et c'est au dix-neu vième siècle qu'il faut ajouter foi à des assertions c cette nature! L'espèce humaine compte donc de esprits si crédules, qu'on espère y faire pénétre de telles absurdités!

Si quelquefois les eaux minérales produiser des heureux effets, c'est plutôt par la maniè dont elles sont administrées, et ce serait cas de dire que la forme l'emporte sur le fond nous pouvons citer en preuve de l'influenc qu'exerce sur l'économie *l'eau pure* convenabl ment administrée, les bons résultats qu'on obtie des eaux de Loèche, dont on fait usage de la manière suivante (ces eaux sont sulfureuses et ont une température de trente-six à quarante degrés): « A l'arrivée du malade, dit M. Alibert (*Diction-»naire des Sciences Médicales*), on lui présente »une grande robe de flanelle, dont il doit se cou-»vrir le corps, et une pélerine de même étoffe, »pour garantir les épaules du froid. *La cure est »ordinairement de trois semaines.* On débute par «une heure de bain le premier jour, le second »par deux heures, et ainsi de suite, jusqu'à ce »qu'on soit parvenu à huit heures de bain par »jour, dont quatre le matin et quatre le soir. La »seconde semaine de la cure se nomme *haute bai-»gnée*, et chaque jour, six ou huit heures de »bain sont de rigueur. Vient ensuite la semaine »de *débaignée*, pendant laquelle on diminue gra-»duellement le bain. Le phénomène qu'on nomme »*la poussée* s'annonce ordinairement vers la fin »de la première baignée, on *renouvelle* les cures »quand la première n'a pas été décisive.» Je le demande à tout homme non prévenu, si l'eau pure ne serait pas aussi salutaire que l'eau de Loèche, si on la donnait de la même façon?

Mais un point essentiel pour le service des eaux minérales, c'est qu'il faille les aller chercher au loin. Voilà pourquoi les eaux de Passy et d'Enghein ne seront jamais bonne aux habitants de Paris, et feront des merveilles chez un Russe ou un Anglais; et c'est aussi là ce qui manque aux eaux minérales artificielles, bien plus que quelques atomes de sels ou quelques pouces cubes de gaz acide carbonique, ou autre. Ces eaux artificielles, vantées outre mesure par quelques médecins, et trop dépréciées par d'autres, nous montrent à peu près ce qu'on doit penser des eaux minérales en général. « A Dieu ne plaise, dit le docteur Ratier, que nous veuillons nier les vertus des eaux minérales, et diminuer les consolations et le soulagement qu'elles peuvent quelquefois apporter au malade. Nous ne voulons qu'expliquer rationnellement leur effet, et les dépouiller de ce prestige de spécifité dont on s'est plu à les environner. » Disons-le donc hautement et sans considération pour les intérêts que cela peut froisser, la part des eaux minérales dans les succès qu'on leur attribue serait peut-être bien faible si l'on ne faisait entrer en ligne de compte le voyage, c'est-à-dire l'exercice et la distraction qui en sont la suite; le changement d'air, le régime et l'usage des boissons abondantes. Ajoutez à cela les réunions, les fêtes, et les autres moyens d'amusement que les propriétaires de ces établissemens y accumulent pour y attirer la bonne compagnie, et vous aurez le secret de la vogue qu'ont eu les eaux minérales, vogue qui s'éteint de jour en jour, car on ne pourrait espérer qu'un médicament dont l'efficacité n'est fondée que sur la mode, pût ne pas passer avec elle. »

Ce qu'on doit entendre par Médicamens dépuratifs.

Les anciens médecins donnaient le nom de dépuratifs, à des substances qu'ils considéraient comme propres à dépurer le sang et la masse des humeurs. Ils ne se rendaient pas compte de la manière d'agir des substances qu'ils employaient; ainsi parmi leurs dépuratifs on compte des médicamens qui ne produisaient aucun effet appréciable, et qui n'agissaient sur aucune des voies dont la nature se sert pour éliminer les matières dont le séjour trop prolongé deviendrait nuisible à l'économie : je veux parler des deux grands émonctoires, qui sont la transpiration et la secrétion urinaire. Pour obtenir un effet vraiment dépuratif, dans toute l'acception du mot, il faut introduire dans l'économie des substances qui agissent d'une manière toute spéciale sur les vaisseaux exhalans, sur les organes excréteurs, particulièrement les reins et la peau, afin de solliciter la sortie des matières dont la présence altère la composition de nos fluides. La plupart des moyens qu'on employait pour dépurer le sang avaient des qualités âcres et échauffantes, et, comme j'ai déjà eu l'occasion de le dire, les inflammations modifiant les secrétions humorales en leur donnant plus d'acreté, il s'en suit que les moyens excitans qu'on mettait en usage, loin de dépurer, ne faisaient au contraire qu'accroître l'altération des humeurs, puisqu'ils augmentaient l'état inflammatoire. On doit mettre au rang des dépuratifs, les préparations purgatives et diurétiques. Je parlerai plus tard de ces moyens, et je prouverai quelle efficacité ils peuvent avoir lorsqu'ils sont appliqués avec habileté.

Certains médecins, et après eux Broussais, ont prétendu que toutes nos maladies avaient leur source dans l'altération de nos solides indépendamment de nos fluides, et que ces derniers n'étaient jamais malades, d'où il s'en suivrait que dépurer le sang deviendrait chose inutile. Comment croire en effet que le sang ne soit jamais malade, lorsque dans maintes circonstances on l'a trouvé altéré, soit dans l'ouverture des cadavres, soit par suite de l'analyse chimique? Mais, objectera-t-on, dans tous ces cas, l'altération des liquides est subséquent à celle de nos parties solides, car à l'ouverture des corps, les solides ne présentant souvent aucune altération appréciable aux sens. Cependant on ne peut nier qu'elle ne puisse exister puisque le trouble des fonctions en est la preuve. Conséquemment si nos parties solides peuvent éprouver des changemens inappréciables aux sens, on perd le droit de nier l'existence de lésions semblables dans les liquides, et l'on autorise les humoristes à voir des maladies humorales, là où leurs adversaires voient aujourd'hui des affections nerveuses. Nos parties solides, ne sont-elles pas sans cesse formées par les fluides, et si ces derniers sont altérés, les premiers ne doivent-ils pas ressentir dans leur contexture les influences de cette disposition maladive? Le sang n'est pas dépourvu d'une vitalité particulière, et puisqu'il est destiné à régénérer l'organisation, n'est-ce pas avec raison qu'on l'a appelé *une chair coulante?* qu'il soit primordialement ou secondairement affecté, il n'est pas moins vrai que par suite des altérations qu'il est susceptible de contracter, il devient la source d'une infinité de maladies. Cette vérité, aussi ancienne que la médecine, et que Galien avait étayé de toute la force de son génie, avait trouvé parmi les médecins modernes quelques contradicteurs, on s'était éloigné des vrais sentiers d'une médecine philosophique pour se jetter dans des hypothèses que réprouvent la raison. De tout temps on a créé des systèmes, on ne cessera d'en créer: ces systèmes ont trouvé des admirateurs, ils en trouveront encore; on les oubliera, comme on les a oubliés.

L'opinion qui semble dominer aujourd'hui, c'est que toutes les maladies peuvent tour-à-tour être ocsionnées par l'altération de nos parties solides et viciation de nos fluides qui forment plus des tr quarts de notre organisation. J'ai expliqué da mes considérations générales, comment une affe tion locale inhérente à un organe, finit par vici les fluides, et comment le sang, lui-même altér peut développer des maladies graves. Le scorb n'est-il pas une preuve de ce que j'avance, pui que toutes nos parties solides se détériorent so l'influence de cette dégénération sanguino-hum rale? C'est donc tour-à-tour vers l'emploi d moyens propres à dépurer le sang, à détruire s acrimonie, et à calmer l'irritation et l'inflamm tion des parties affectées, que doivent tendre l différentes méthodes que l'art de guérir doit en ployer.

Des Sudorifiques, ou Médicamens qui agissent s l'exhalation de la peau.

Dans tous les temps, les médecins se sont livr à une étude approfondie des fonctions du systèn tégumentaire, considéré comme organe exhalant dans tous les temps, ils ont senti que l'exerci de ses fonctions était immédiatement lié à conservation de l'homme vivant : ils ont dû e conséquence s'occuper des moyens divers de l rétablir, quand elles sont altérées ou interron pues. On désigne assez ordinairement sous le t tre de *sudorifiques* les remèdes que l'on croit propres à rappeler ou favoriser la transpiration cutanée, soit que la matière de cette évacuation s'échappe en vapeur imperceptible de la surface du corps, soit qu'elle se condense à sa sortie, sous une forme aqueuse qui constitue le phénomène de la sueur.

On s'est d'autant plus attaché à la recherche des médicamens de ce genre, qu'on n'ignore pas que les troubles ou les irrégularités de l'exhalation cutanée sont suivis de maladies graves et opiniâtres. Personne n'ignore que lorsque les sueurs habituelles se trouvent supprimées chez certaines personnes, principalement chez les hommes, il en résulte différentes affections, soit aiguës, soit chroniques. Ne voit-on pas journellement le reflux de la transpiration à l'intérieur susciter des diarrhées, des dysenteries, des hydropisies, l'inflammation de nos organes et de leurs membranes, des toux laborieuses, des catarrhes suffocans, des accès de goutte, enfin allumer les fièvres les plus violentes? qu'on ne s'étonne donc pas des soins que prennent, comme par instinct, certains individus faibles, pour écarter toutes les causes qui peuvent intercepter le cours nécessaire de la transpiration.

Les anciens paraissent avoir particulièrement

médité sur les fonctions de la peau, considé comme organe exhalant, si l'on en juge par le s avec lequel ils se sont attachés à distinguer la (férence des sueurs comme moyen de mieux com tre une maladie, et d'apprécier sa terminaison. ont observé que les sueurs variaient à l'infini, ont signalé dans leurs écrits des sueurs épaiss ternes ou visqueuses ; des sueurs salées, fades amères; des sueurs fétides ou inodores; des eurs verdâtres ou jaunâtres, des sueurs froid chaudes ou mordicantes, etc. C'est ainsi qu'i femme de l'hôpital Saint-Louis suait une l meur sanguinolente. On observe aussi des sue qui varient également par rapport au temps leur apparition, qui a lieu tantôt au comm cement, tantôt à la fin d'une maladie, et qui so tantôt intermittentes, et tantôt continues, etc.

Mais ce n'est pas uniquement par le phé mène des sueurs que les fonctions de la pe deviennent d'un grand intérêt pour le médec l'absence totale de cette évacuation est un su d'étude non moins important dans quelques c constances. J'ai vu plusieurs fois, dit le doct Alibert, se former, durant le cours de certai affections chroniques, une couche sale de mati sur toute l'étendue de la peau, ce qui lui do nait un aspect jaunâtre. Dans ce cas, ses foncti exhalantes étaient presque annéanties, ou moins profondément altérées. Il est digne de remarque que la peau et les reins ont un rapport alternatif d'activité et de fonctions et que lorsqu'on transpire moins on urine davantage, et *vice versâ*. C'est ce qui faisait dire à Galien que la matière des urines était la même que celle des sueurs.

Les sudorifiques sont indiqués pour toutes les altérations qui surviennent dans les facultés exhalantes de la peau, aussi juge-t-on leur emploi indispensable dans les affections catarrhales, rhumatismales, etc., qui proviennent d'une transpiration empêchée ou retenue; dans certaines obstructions des glandes, dans l'hydropisie, la paralysie, l'inflammation lente de nos organes, et les affections dartreuses. Comme d'ailleurs la secrétion de la peau est la grande voie par laquelle l'économie tend sans cesse à se débarrasser des matières qui la surchargent, il est facile de comprendre combien il est précieux de solliciter cette évacuation dans le traitement des maladies chroniques en général, qui presque toujours reconnaissent pour cause un principal humoral, dont l'élimination devient si éminement salutaire.

Le gaïac, le sassafras, la salsepareille, la squine, la calaguala, la bardane, la patience, le sureau, l'astragale, la saponaire, le *lobelia syphilitica*, sont les principales substances que l'art de guérir emploie dans le but de favoriser la sécrétion exhalant de la peau. Quelques-unes ont une énergie bie constatée, tandis que l'efficacité de quelques autre a été mise en doute par des praticiens recommar dables. Aussi ai-je dû essayer tour-à-tour ces divei produits végétaux, afin d'éclairer mon opinion et ce n'est qu'après de nombreuses expérience que j'ai pu fixer mon choix. Le gaïac, la salsep reille, la bardane et le sureau m'ont paru réuni toutes les conditions nécessaires pour agir d'un manière toujours certaine sur les vaisseaux exhalar de l'enveloppe cutanée, on doit donc considére ces agens médicamenteux comme des sudorifique d'un incontestable efficacité.

L'efficacité des substances végétales sudorifi ques dans le traitement des dartres, des écrouelle de la syphilis, est aujourd'hui pour tous les méd cins comme pour moi un fait incontestable. Leu emploi, que n'accompagne jamais le moindre in convénient, s'est montré héroïque dans cet foule de maladies chroniques qui assiégent n organes, et où il s'agit de dépurer la lymphe de régénérer en quelque sorte la masse du san Ces heureux résultats sont loin d'être nouveaux, c les substances sudorifiques ont eu un grand nor bre de partisans pendant le XVIe siècle; car alo on les administrait à forte dose, calculée d'apr la violence et l'ancienneté de la maladie; mais ell tombèrent bientôt en discrédit vers la fin du XVIIe et au commencement du XVIIIe siècle, parce qu'à cette époque on les donnait communément en faible décoction, ce qui les privait de toute leur activité. C'est alors que les préparations mercurielles jouirent de quelque crédit; mais comme on ne tarda pas à s'apercevoir des graves dangers qu'entraîne souvent leur emploi, les substances végétales reprirent bientôt la faveur dont elles jouissent aujourd'hui.

C'est particulièrement aux médecins anglais, et surtout à ceux qui sont placés à la tête des grands hôpitaux militaires, que nous devons les nombreuses observations qui ne peuvent plus laisser en doute l'efficacité des substances végétales sudorifiques, dans le traitement de la syphilis et des dartres. Si l'on fouille dans les annales des peuples, il sera facile de s'assurer que ces maladies ont trouvé un antidote précieux dans les différens produits du règne végétal. Jetons un coup-d'œil rapide sur quelques faits qui confirment cette assertion. Les bois sudorifiques, apportés d'Amérique en 1508, furent bientôt employés avec succès contre la syphilis, en Espagne, en Portugal et peu à peu en Italie. Hutten, Lecoq, Vesale, Fallope, assurent avec raison que ces substances éminemment dépuratives peuvent guérir les maladies les plus anciennes, les plus rebelles, soit dartreuses, soit écrouélleuses, soit organiques, lorsqu'elles doive leur origine à un principe humoral. Plusieurs m decins ont constaté que ces médicamens ont gu des affections syphilitiques, lors même qu'el attaquaient les os ou la peau.

En Égypte, où les affections vénériennes so très-communes, les moines les guérissent fort bi sans mercure, par le seul emploi des bois sudo fiques, et sans astreindre leurs malades à la moi dre gêne quant au régime ou à leurs occupatio ordinaires. Dans l'Amérique méridionale et les I des orientales, ces plantes dépuratives, sont rega dées généralement comme un remède infaillil contre la syphilis la plus rebelle. Dans les gra des Indes, les médecins anglais guérissent des a fections syphilitiques invétérées, en administra à leurs malades des substances végétales en poudı qui expulsent de leur corps jusqu'à la dernière pa celle du principe humoral. Swediaur parle d'ı malade qu'il vit à Londres, qui affecté d'ulcèı syphilitiques, fut guéri par l'emploi de la sals pareille *réduite en poudre*. Je dois avouer que dois à ce fait, et à la pratique des médecins a glais dont je viens de parler, l'heureuse idée d'a ministrer en poudre les substances végétales. reviendrai sur ce mode de préparation que j' perfectionné.

Les substances végétales administrées avec m

thode sont d'une efficacité incontestable, et si les médecins n'en font pas un usage exclusif, c'est, disent-ils, parce que leur préparation est défectueuse. En effet, les substances sudorifiques ne sont employées que sous forme de décoctions et de sirops, et ainsi préparées, elles ne peuvent atteindre le but qu'on se propose. Les tisanes ou décoctions, non-seulement répugnent aux malades par leur saveur, mais encore fatiguent et irritent l'estomac, et comme elles ne contiennent que très-peu du principe extractif dépuratif, leur effet devient presque nul. Un malade peut à peine en prendre six verres par jour, tandis que pour obtenir un effet réel, il faudrait pouvoir absorber vingt verres de tisane tous les jours, ce qui est impossible, car il n'est pas d'estomac qui puisse résister à cette espèce d'inondation.

Quant aux sirops ou robs, ils sont presque sans action sur notre économie : il entre dans leur composition une partie de liquide sur deux parties de sucre, et ce n'est à proprement parler que de ce dernier ingrédient dont on fait usage. Cela est si vrai, qu'un malade qui prend six cuillerées de sirop consomme quatre cuillerées de sucre ; dès lors, quel effet doit-on espérer de ces préparations? Ce qu'il est d'ailleurs important de considérer, c'est que les malades perdent un temps précieux pendant lequel ils auraient recours à des moyens plus sûrs et plus efficaces. Il n'y a vraiment qu'une forme sous laquelle les substance végétales puissent être employées avec un succè certain, c'est sous forme de poudre ; prises ainsi elles ne perdent aucune des qualités précieuse dont la nature les a douées, on calcule bie mieux leur dose, et par conséquent les effets qu'o a droit d'en attendre.

Des Diurétiques, ou médicamens qui provoquent la sécrétion urinaire.

L'action salutaire de ces médicamens ne borne pas uniquement à rendre le flux des urin plus abondant, ils ont toutes les propriétés communes aux autres évacuans. Les reins sont en quelque sorte l'émonctoire général de l'économie animale. Qui ignore qu'une multitude de maladi effectuent leurs crises par cette voie? Les observtions journalières des praticiens ont démontré q des abcès du foie, de la poitrine, etc., se sont vid par des urines bourbeuses et purulentes. Person ne conteste de quelle utilité peut devenir une évcuation copieuse de ce genre, dans les hydropsies de poitrine, du ventre, et des différentes atres parties du corps. On ignore les procédés q suit la nature pour transporter dans la vessie sortes de produits humoraux, mais le fait n' est pas moins avéré.

Les diurétiques ont une efficacité bien constatée dans le traitement des maladies chroniques. Comme elles sont le plus souvent entretenues par la dégénérescence de nos humeurs, il est facile de concevoir que tout ce qui tend à expulser du sang les matières nuisibles qui l'assiégent, doit devenir une ressource précieuse pour les combattre. La nature èlle-même nous indique la secrétion urinaire comme étant la voie la plus sûre pour dépurer le sang, puisque des urines claires, limpides ou bourbeuses, sont tour-à-tour l'indice ou de la santé ou de la maladie. L'art de guérir doit donc retirer des heureux avantages des moyens qui tendent à favoriser plus abondamment la sortie des urines, puisque, je le répète, la nature choisit fréquemment cette voie. C'est d'ailleurs montrer un esprit essentiellement observateur que de mettre en pratique ce bel aphorisme d'Hippocrate : *Éconduisez les matières surtout par les voies où elles tendent, pourvu que ce soit par des issues convenables.*

Il existe entre les reins et la peau un commerce de sympathie et d'action dont l'art de guérir doit profiter. Tout le monde sait que la matière de la transpiration insensible et celle de l'urine ont une telle analogie, que ces deux fonctions se suppléent souvent dans l'économie animale. Cette considération physiologique a souvent éclairé nos méthodes curatives dans le traitement long et difficile des maladies de la peau ; car personne n'ignore que les maladies chroniques, aussi bien que les maladies aiguës, se terminent quelquefois, soit par une abondante transpiration, soit par des urines épaisses, bourbeuses, rouges ou sédimenteuses. Les médicamens diurétiques doivent donc être rangés parmi les moyens les plus efficaces et les plus salutaires de notre art, quand ils sont administrés avec cette prévoyante sagacité qui en garantit constamment le succès.

Les substances diurétiques dont l'emploi est le plus fréquent sont, dans le règne végétal : l'arrête-bœuf, le chiendent, le fraisier, le genièvre, le raisin d'ours, la pariétaire, l'asperge, le colchique, la térébenthine de Venise et le pissenlit; c'est à cette dernière plante que le célèbre Zimmerman eut recours pour combattre la dernière maladie de Frédéric II, roi de Prusse. Le règne animal nous offre un puissant diurétique, c'est le nitre. Ce serait commettre une étrange erreur que de croire que, puisque ces substances ont toutes des vertus diurétiques, le choix peut en être indifférent; chacune d'elles au contraire, indépendamment de ses qualités évacuantes, a, ou des propriétés toniques, excitantes ou émollientes qu'il est essentiel de mettre à profit. Ce qui prouve combien il est important d'avoir profondémen étudié les effets des divers agens médicamenteux, pour en faire une juste application.

Ce que j'ai dit des sudorifiques, relativement à la manière de les employer, s'applique également aux diurétiques : ces médicamens sont d'autant plus propres à solliciter des évacuations urinaires qu'ils sont administrés sous forme de poudre. Il suffit alors que ces médicamens soient étendus dans quelques verres d'eau pour qu'il en résulte un flux abondant d'urine, que des pintes de tisanes ou décoctions de ces mêmes substances ne pourraient amener. Je le répète, les substances végétales administrées en décoctions perdent de leur énergie, tandis que sous forme de poudre, elles manifestent une puissance dont l'art de guérir doit tirer le plus grand parti.

Des Purgatifs.

Les médicamens introduits par la bouche dans le système digestif, pour mettre en jeu la contractibilité musculaire du conduit intestinal, portent la dénomination générale de *purgatifs*. Leur action est de provoquer par les voies inférieures des évacuations fréquentes et copieuses, et de déterminer ainsi, avec plus ou moins d'utilité pour l'économie animale, la sortie des matières diverses qui embarrassent les organes gastriques. Il est peu de moyens pharmaceutiques aussi recommandés dans les fastes de notre art; les médecins vulgai leur attribuent même tant de vertus, qu'ils fondent d'espoir que dans leurs effets, et q l'art de guérir n'est pour ainsi dire, à leurs yeı que l'art de purger. C'est sur cette médecine ı purge sans cesse que Montaigne, et beauco d'autres philosophes qui l'ont suivi, ont fait t de bonnes plaisanteries. Certes on ne peut nier précieux avantages que l'on retire des purgati mais il faut des bornes en toute chose, et pour obtenir d'heureux effets, il faut qu'ils soient adı nistrés avec précaution et habileté.

Le besoin des purgatifs s'annonce par une t sion incommode du ventre. Et la présence des n tières dans la cavité intestinale se décèle par la tidité de l'haleine, par la langueur des digestio symptômes infaillibles d'une diminution des p priétés vitales de l'organe qui les accomplit; ı des selles de mauvaise qualité, par l'embarras ı fonctions du foie, de la rate, en un mot paı débordement des matières qui croupissent d les premières voies. Parmi les substances nu bles qu'il est quelquefois nécessaire de chas au dehors à l'aide des purgatifs, les vers inte naux occupent certainement une place importan Ils réclament l'emploi des purgatifs associés a substances qui ont la propriété d'engourdir de frapper de mort ces animaux parasites.

Ce qui rendait l'administration des purgatifs si vague et si incertaine, dans les premiers temps de la médecine, c'est qu'on n'avait point encore estimé par des recherches assez exactes leurs différens degrés d'efficacité et d'énergie. On n'est plus dans cet embarras aujourd'hui qu'on a pu multiplier les observations à l'infini, et constater les heureux résultats qu'on obtient de ces moyens. Leur utilité est généralement fondée sur l'importance des évacuations intestinales pour le plein exercice des fonctions de la vie; de là vient sans doute que les animaux se purgent par une sorte d'instinct. Ces évacuations sont même souvent d'une nécessité si impérieuse, que leur suppression trop prolongée est constamment suivie des plus funestes désordres, et l'universalité de ces désordres tient manifestement à l'influence suprême que le tube intestinal exerce sur les organes. Destiné en quelque sorte à continuer les opérations commencées par l'estomac, il devient comme cet organe un centre de préparation et d'élaboration de tout genre, un centre d'actions et de réactions sympathiques, et le foyer principal où l'existence est continuellement réparée et maintenue; les altérations qu'il éprouve doivent en conséquence être partagées par les différens systèmes de l'économie animale.

S'il est vrai que l'impression des substances

purgatives sur le canal intestinal y fait aborder les divers fluides avec plus d'abondance, et y concentre en quelque sorte les forces vitales, on sent que ces substances doivent être d'un grand avantage dans plusieurs affections de l'organe cérébral, telles que la folie, dans certaines altérations de la vue et de l'ouïe, dans l'apoplexie, la paralysie et dans l'épilepsie. Tous ces effets s'expliquent aisément par les relations sympathiques des nerfs et du cerveau. Bordeu avait parfaitement apprécié cette correspondance que les entrailles entretiennent, non-seulement avec la tête, mais avec toutes les parties du corps, et c'est ainsi qu'il rendait raison des bons effets que produit le dévoiement dans les maladies des yeux. Cet illustre médecin observe que la nature elle même suit souvent ce procédé, pour remédier à des douleurs rhumatismales ou nerveuses, à des douleurs de tête, de poitrine, à des palpitations du cœur, à des affections asthmatiques; de là le danger des constipations opiniâtres, dont les effets se font souvent ressentir dans les parties les plus éloignées de l'économie. J'ajouterai que la sympathie intime et continuelle des membranes muqueuses intestinales, avec la peau explique le succès qu'obtiennent les purgatifs dans le traitement des affections dartreuses.

L'accumulation de matière muqueuse qui s

forme, soit à la surface propre du poumon, soit dans l'intérieur des bronches, et à la suite de laquelle il survient souvent des toux et des catarrhes chroniques très-opiniâtres, réclament l'emploi des purgatifs. On doit d'autant plus solliciter les selles dans ces sortes d'affections, qu'il est constant, d'après l'observation des physiologistes, que l'action augmentée dans un organe détourne assez habituellement les divers points d'irritation qui pourraient exister dans les autres. Baillou fait mention d'une jeune demoiselle atteinte d'une difficulté extrême de respirer, qui se trouva infiniment mieux dès qu'on lui eut administré un purgatif.

J'ai obtenu les plus heureux effets de l'emploi des purgatifs dans le traitement des hydropisies; ce n'est pas seulement parce que ces moyens agissent comme évacuans qu'ils se sont montrés salutaires, c'est encore parce qu'ils raniment l'énergie du canal intestinal, augmentent la faculté absorbante des intestins, et réagissent ainsi sur toute l'économie. C'est à cause de cette réaction générale des purgatifs, qui tend à favoriser la nutrition, qu'on peut recourir souvent et impunément à l'emploi des purgatifs actifs dans les hydropisies, sans affaiblir les malades, parce que la débilité momentanée produite par le purgatif est promptement réparée par la vitalité de l'absorption alimentaire, qui supplée aux pertes pı duites par les évacuations. On conçoit facilem par cette raison comment certains hydropiqı déjà affaiblis supportent cependant, durant (mois entiers, l'usage presque journalier des p gatifs les plus violens, et reprennent sous l' fluence de ces moyens de l'appétit, de l'emb point, et obtiennent souvent une guérison radic lorsqu'on sait associer aux moyens purgatifs, diurétiques et les substances toniques. Cette ı ladie grave et difficile à guérir, s'est rarem montrée rebelle à ces médications que m'ont sı gérées mon expérience. Avouons toutefois q est des cas tellement graves qu'ils sont au-des des puissances de l'art.

L'usage des purgatifs, toutes choses ég d'ailleurs, est beaucoup plus utile dans les p humides et froids, ou humides et chauds, (dans les contrées très-froides, ou sèches et ch des: les Anglais, les Hollandais, les Alleman les habitans de l'Amérique septentrionale et ı ridionale, se trouvent beaucoup mieux de l usage que ceux de l'Espagne, de l'Italie, ou sables brûlans de l'Égypte et de l'Arabie. In pendamment des différences relatives aux clin et aux localités, il faut avoir aussi quelques éga aux constitutions atmosphériques, qui modifi beaucoup l'influence des médications purgativ comme celle de tous les autres agens que l'art de guérir met en usage.

Les vieillards doivent user modérément des purgatifs, et ceux qui sont tombés dans un état d'amaigrissement et de marasme doivent s'en abstenir complétement, car leur emploi ne ferait que hâter la perte de leurs forces. Hippocrate a observé que les enfans supportent mieux ce genre de remède, ce qu'il est facile de concevoir en considérant que le premier âge est celui où les indigestions sont les plus fréquentes par la grande activité du système gastrique, qui contraint en quelque sorte, à se gorger de substances succulentes. Les sucs trop abondans à cet âge peuvent prendre des directions vicieuses, ce qui fait que plusieurs parties du corps sont sujettes à s'engorger, comme cela arrive dans le carreau, les scrofules et autres maladies fréquentes chez les enfans. Les purgatifs ne sont pas seulement utiles pour en prévenir le développement, mais encore pour y remédier lorsqu'elles existent : cependant j'ajouterai que le tube intestinal des jeunes enfans est très impressionnable, et que la plus petite irritation de ces organes y détermine facilement des inflammations aiguës ou chroniques, surtout à l'époque de la dentition, inflammations qui se propagent souvent au cerveau et déterminent des fièvres cérébrales. Ces circonstances doivent donc rendre le médecin très-circonspect d: l'emploi des purgatifs.

Les tempéramens muqueux, glaireux, lympl tiques et bilieux se prêtent plus facilement à l sage des purgatifs que les tempéramens nerve et sanguins, sujets surtout aux hémorrhagies : tives. C'est par cette raison qu'il faut se gar d'administrer les purgatifs aux approches du fl menstruel, et pendant la durée de cette évac tion. Dans des hémorrhagies abondantes de matrice dont la durée pouvait avoir les plus gra résultats, et qui n'avaient pu être arrêtées l'emploi des moyens ordinaires, on s'est servi a avantage des agens purgatifs qui, en détermin un point d'irritation vers le canal intestinal, fait cesser l'irritation hémorrhagique; des c chemens de sang même ont cédé quelquefoi l'emploi des évacuans. Ce qui paraîtra singu aux yeux des personnes étrangères à l'art médi c'est qu'on puisse guérir quelquefois des infla mations chroniques intestinales par des purgat moyens qui n'agissent qu'en irritant plus ou mo le tube digestif. J'ai cependant connaissance quelques faits qui le prouvent, et je me borne à citer le suivant. Un de nos confrères, le doct F..... fut pris sans cause appréciable, d'un voiement tel que rien ne pouvait l'arrêter, il po sait vingt ou vingt-cinq selles tous les jours. Il é d'un âge déjà avancé, d'un tempérament nerveux, et tout faisait présager une terminaison funeste, car tous les moyens employés étaient restés sans succès. Je conseillai un purgatif qui produisit d'abondantes évacuations ; le lendemain le dévoiement avait cessé, la constipation devint opiniâtre, et à l'aide d'un régime nourrissant le malade se rétablit promptement. Comment expliquer l'effet salutaire du purgatif, dans cette circonstance? Comme une inflammation maladive est toujours plus tenace qu'une inflammation produite par un médicament excitant, l'irritation première ayant été remplacée par la seconde, cette dernière a dû cesser promptement puisqu'elle n'était que factice. On peut supposer aussi que l'irritation qui produisait le dévoiement, n'étant peut-être fixée que sur un point, a dû s'affaiblir à mesure qu'elle a été disséminée sur toute la longueur du tube digestif. Quelle que ait été au reste la manière d'agir de l'agent purgatif, il s'est montré salutaire, et cela suffit. Disons toutefois qu'un médecin seul peut apprécier l'urgence d'une telle médication.

Les succès obtenus dans le traitement des maladies à l'aide des purgatifs devaient porter les médecins à tenter leur emploi comme préservatif; aussi voyons-nous que, dès le temps d'Hérodote, les Égyptiens se purgeaient souvent pour prévenir des maladies. Cette méthode a joui long-temps d'une grande faveur, et dans un siècle peu él gné du nôtre, elle prévalait encore au point q Louis XIV se purgeait tous les mois. On a recon l'inutilité des purgatifs quand on jouit d'une sai parfaite; loin d'empêcher le développement (maladies, ils le favorisent quelquefois, et je cr pouvoir affirmer que les individus qui se purge trop souvent sont toujours malades, car l'usa trop répété des purgatifs a l'inconvénient d'affaib à la longue les organes digestifs, et de les mainte presque constamment dans un état d'irritatic Mais tel est l'empire des préjugés, qu'on a vu (personnes qui avaient pris des purgatifs par cent nes, attribuer toujours le mauvais état de le santé à ce que leur dernière médecine ne le avait pas fait assez d'effet! Cependant il est i possible de ne pas reconnaître que quelquef les purgatifs peuvent prévenir des embarras ga triques chez les individus pléthoriques, dissij les étourdissemens, et éloigner des congestic cérébrales, et même l'apoplexie; ils peuvent (core prévenir ou retarder le retour des cong tions pulmonaires. Mais s'ils sont administré une époque prochaine d'une inflammation intei de l'estomac ou des intestins, ou d'une fiè grave, l'observation prouve qu'ils accélèrent plu le développement de la maladie qu'ils ne la tardent, à cause du trouble qu'ils jettent da l'économie. Se montrer donc très-réservé da l'emploi des purgatifs, c'est décéler un esprit imbu des plus saines doctrines de notre art.

Les principales substances purgatives végétales sont la rhubarbe, le jalap, la scammonée, l'ellébore, le séné, la casse, le tamarin, le nerprun, l'aloës, la manne, la gomme gutte. Le règne minéral nous offre aussi le sel de Glauber, la crême de tartre, le sel de duobus, le sel de Seignette, le sel d'Epsom, la magnésie, etc.

Parmi ces substances, il en est qui sollicitent les évacuations alvines avec une énergie modérée; il en est d'autres qui stimulent avec véhémence le conduit alimentaire; plusieurs enfin n'agissent que comme de doux laxatifs. Toutefois, depuis que des praticiens célèbres ont démontré les inconvéniens attachés au trop grand abus des purgatifs, on a beaucoup circonscrit le nombre de ces remèdes. Comme chacun de ces médicamens est appelé à agir sur telle ou telle partie des intestins, il est facile de comprendre que le choix n'en est pas indifférent: c'est au médecin à donner la préférence à celui qui convient le mieux à la maladie qu'il doit combattre.

Il existe différentes manières d'administrer les purgatifs: on peut les donner en tisanes, en potions, en teintures, en conserves, en tablettes et en poudres ; quelquefois aussi en lavemens , et so cette forme ils conviennent parfaitement aux ind vidus dont l'estomac est tellement susceptib qu'on ne pourrait y introduire une substan purgative sans danger. Quelques praticiens les o encore administrés en frictions sur la peau, ma dans des cas propablement fort rares, car le effet est très-incertain. J'ai cru longtemps que l purgatifs employés sous forme de poudre, o fraient plus d'efficacité qu'administrés de tou autre manière, cependant aujourd'hui, après (nombreuses expériences, j'ai constaté que la forn pilulaire est la plus propre à remplir les non breuses indications qui se présentent.

Ma prédilection pour cette manière de purg s'appuie sur les considérations suivantes : 1° l pilules glissent en quelque sorte sur l'estomac n'irritent point cet organe, et ne vont agir que s les intestins en les évacuant ; 2° on dose mieux l purgatifs qu'on prend en pilules, car en décoctio le degré de force n'est jamais le même ; 3° Dans l majorité des cas, l'essentiel est que le purgatif ma nifeste son action vers la partie inférieure du can intestinal, à l'anus, or comme l'aloës a la propriét d'agir plus particulièrement sur ces parties, (que ce médicament, en raison de son amertume ne peut être administré qu'en pilules, on com prendra toute la supériorité de ce dernier mod de préparation ; 4° la forme pilulaire est également préférable lorsqu'on veut remédier à la constipation, et détourner de la tête une trop grande affluence sanguine ou séreuse, et combattre les irritations nerveuses du cerveau ; 5° comme les purgatifs produisent des effets plus ou moins actifs, en raison de chaque tempérament et qu'on est souvent forcé de tâtonner un peu avant de pouvoir apprécier la dose purgative convenable, j'ai trouvé que la forme pilulaire se prêtait merveilleusement à cette expérimentation, car on ajoute ou retranche une, deux ou trois pilules, avec la plus grande facilité ; 6° enfin les malades peuvent prendre des pilules purgatives à leurs repas sans le moindre dérangement et sans éprouver ce dégoût, qu'inspirent les moyens évacuans pris sous une autre forme. Et qu'on ne pense qu'il soit sans importance de rendre moins désagréables les médicamens que l'art de guérir met en usage ; des esprits éclairés ont compris que le malade avait déjà assez de ses douleurs, sans qu'il faille y ajouter encore par l'emploi de substances qui inspirent souvent des répugnances invincibles : sans doute qu'il n'est pas toujours permis d'atteindre le but, mais du moins faut-il s'efforcer d'en approcher le plus possible.

Des Émétiques.

L'effet ordinaire de ces médicamens est de provoquer la contraction de l'estomac, phénomène q est communément suivi de l'expulsion de certain matières contenues soit dans la cavité de cet o gane, soit dans l'œsophage, soit dans les organ circonvoisins. Les substances qui jouissent cette propriété sont désignées par la dénomin tion générale d'*émétiques ;* elles sont d'un avanta manifeste dans le traitement de certaines maladie et principalement dans les indigestions, dans l empoisonnemens et dans les embarras gastrique Mais ce qu'il importe surtout de considérer av attention dans l'emploi des émétiques, c'est l'i fluence puissante que doit nécessairement exerc l'acte du vomissement sur le système de l'écon mie animale.

Les vomitifs sont fréquemment employés da les affections désignées sous les noms d'embarr gastriques et de fièvres bilieuses, qui présente pour indication principale d'évacuer la bile et l matières muqueuses et glaireuses contenues da l'estomac ou les intestins, matières qui contra tent quelquefois une altération alcaline ou acid Les affections bilieuses, quoi que beaucoup pl rares, surtout dans les grandes villes, que les i flammations gastro-intestinales, réclament pre que constamment l'emploi des vomitifs : on pe dire que c'est dans ces maladies que triomp la médication vomitive quand elle est sageme dirigée. Il est bien essentiel de ne pas confondre les embarras gastriques et les fièvres bilieuses avec les inflammations gastro-intestinales ; autant les vomitifs pourraient être utiles dans les uns, autant ils seraient nuisibles dans les autres. Quelques cas d'empoisonnement par l'opium ou les champignons réclament aussi l'emploi des vomitifs énergiques comme évacuans.

J'ajouterai qu'il est rare que l'on se méprenne sur les signes qui indiquent la présence des matières nuisibles dans l'estomac, lorsqu'on a des notions exactes sur le tempérament physique du malade, lorsqu'on est suffisamment instruit du genre de vie qu'il a mené, et de son régime habituel. D'ailleurs l'existence de cette surcharge de l'estomac est assez démontrée par un mal de tête particulier à cet état, par la saveur amère de la bouche, par l'enduit d'un jaune noirâtre qui recouvre la langue et le palais, par des rapports qui ont l'odeur d'œufs couvés, par une haleine repoussante, par une tension à la région de l'estomac, par un défaut d'appétit, par des envies de vomir et souvent même par des vomissemens spontanés.

Mais les médecins s'exposeraient à commettre des fautes graves s'ils suivaient constamment la même route. Il est des symptômes qui annoncent que les embarras du canal digestif tenden plutôt à s'évacuer par les voies inférieures qu par les voies supérieures; et ce sont ces signe dont Galien a si bien recommandé l'étude lorsqu'il a répété, d'après Hippocrate, qu les matières qui surchargent l'économie animal doivent être chassées par les organes les plus con venables. Aussi préfère-t-on les purgatifs au émétiques lorsqu'au lieu des symptômes énoncé plus haut, la tuméfaction du ventre, la constipa tion, la présence des vents, la pesanteur dans le reins, etc., font présumer que l'embarras humo ral dont il s'agit réside dans le tube intestina Que les matières muqueuses ou bilieuses répan dues dans l'estomac soient plutôt l'effet que l cause de plusieurs fièvres continues, il n'en fa pas moins reconnaître que ces matières prenner quelquefois des qualités tellement âcres qu'on n saurait guérir la fièvre si elles n'étaient évacuée Non-seulement les vomitifs opèrent l'éliminatio des matières nuisibles qui obstruent les organ digestifs, mais encore ils raniment le mouv ment tonique de l'estomac; ils impriment quelque sorte une nouvelle vie à cet orga languissant, qui ressemble en quelque sorte à u vase inerte rempli d'un ferment corrompu.

Les substances émétiques jouent un rôle in portant dans la guérison des fièvres intermitte tes, parce qu'elles se lient fréquemment à un embarras mucoso-bilieux. Sydenham remarque que si l'on ne provoque pas alors des évacuations, il est des fièvres de printemps qui peuvent se prolonger jusque dans l'automne et devenir très-pernicieuses, ce qui entraîne un embarras dans l'exercice des fonctions digestives. Galien s'était pénétré de cette vérité lorsqu'il recommandait particulièrement d'opposer les émétiques aux premiers accès des fièvres intermittentes. Il est prouvé que le quinquina agit avec plus d'efficacité, quand on fait précéder son emploi des moyens évacuans.

Ce que nous avons dit des substances émétiques dans les fièvres continues ou intermittentes, peut s'appliquer à toutes les maladies où les forces vitales sont déprimées par des saburres incommodes qui surabondent dans les voies digestives. Stoll a tracé les règles les plus utiles sur l'application de ce moyen dans les inflammations des poumons compliquées d'embarras gastrique. Les vomitifs y deviennent très-avantageux toutes les fois qu'il s'accumule dans l'intérieur de l'estomac et du premier intestin une quantité considérable de matières biliformes, irritantes, d'une saveur tantôt acide, tantôt amère, d'une odeur fortement nauséabonde et d'une couleur verdâtre. Le même médecin rapporte qu'il a eu occasion d'observer particulièrement, soit chez les Hongrois, soit sur lui-même, des amas d'humeurs présen tant tous ces caractères.

Un des effets généraux des émétiques est d'a croître l'activité vitale de l'estomac, pour dim nuer efficacement les divers points d'irritati qui peuvent exister dans les autres organes. C'e d'après cette considération que plusieurs médeci y ont eu recours avec avantage pour mettre fin des hémorrhagies qui se prolongeaient. Il est u observation de Riedlin qui mérite d'être ra portée. Une femme avait eu un flux menstru excessif qui lui avait fait perdre une énorme qua tité de sang. Riedlin, appelé, trouva la mala dans un état très-inquiétant; car la perte dur depuis quatre heures. Un des médicamens o donnés pour être employé en fomentations, f pris par mégarde intérieurement, et cette femm ayant éprouvé aussitôt des vomissemens mul pliés et considérables, le flux de la matrice cess et la santé revint.

Les émétiques ont un effet salutaire dans l maux de gorge, dans l'asthme, la paralysie et l catarrhes chroniques. Ils ont supprimé des v missemens de sang que la saignée ne pouvait a rêter. C'est en portant une irritation dérivati sur d'autres parties éloignées qu'ils débarrasse l'organe malade. On a préconisé l'émétique da l'apoplexie : Morgagni l'interdit formellement. Il y a pourtant une espèce particulière d'apoplexie caractérisée par la petitesse du pouls, une chaleur peu intense et la pâleur du visage, qui semble en réclamer l'emploi ; c'est que le système lymphatique, qui semble alors être spécialement affecté se débarrasse par les secousses répétées que détermine le remède, et que sa force contractile se ranime insensiblement par cette favorable excitation.

On a, avec quelque raison, préconisé les vomitifs dans les migraines chroniques ; ils agissent favorablement, d'abord parce que ces maladies sont très-souvent liées à un embarras humoral de l'estomac, ensuite parce qu'ils détournent en quelque sorte l'irritation fixée sur l'organe cérébral. Le fameux Desault, qui a tant honoré la chirurgie française, recommande les vomitifs dans les plaies de la tête. Il savait que ces sortes de remèdes sont toujours efficaces, alors même qu'ils ne sont pas suivis du vomissement. En effet, leur excitation peut se concentrer alors sur les parois du canal intestinal, et y faire aborder les fluides qui se dirigent vers la tête. On voit assez que le but de cette méthode est moins d'évacuer que de multiplier les points d'irritation, pour affaiblir celui qui existe dans le cerveau.

Les vomitifs produisent d'excellens eff dans beaucoup d'affections catarrhales, pulm naires, dans la coqueluche, dans le croup dans certaines inflammations du poumon, v nement combattues par les adoucissans. Ils se so encore montrés très-favorables dans les affectio rhumatismales envahissant la presque totalité d articulations; c'est en favorisant la transpirati cutanée et en établissant une dérivation sur tou l'étendue des voies digestives qu'agissent ces m dicamens, dont l'effet sera d'autant plus salutair que le malade aura été largement saigné, s'il e d'une constitution pléthorique.

Il est rare qu'on mette en usage les vomiti dans les affections du système nerveux. Cepe dant je me suis bien trouvé de leur emploi ch les individus d'une constitution molle et lymph tique, et chez lesquels tout l'appareil nerveux ava affecté une direction vicieuse et une sensibili anormale. L'ébranlement général que produiser les émétiques, et l'espèce de diaphorèse et de re lâchement qu'ils amènent consécutivement, coı tribuent à rétablir l'harmonie des fonctions et changer le mode de sensibilité du système ne veux. Mais il faut le dire, le succès d'un pare moyen repose sur la sagacité du médecin.

Il est certaines complications maladives ou ce

taines dispositions physiques des individus qui défendent l'emploi des vomitifs. C'est ainsi qu'il faut s'en abstenir quand des recherches attentives ont constaté la dégénération squirrheuse du pylore, l'existence d'un anévrysme, etc. On ne doit pas les prescrire aux femmes grosses, car ce serait les exposer à un avortement. Enfin, on a employé les vomitifs comme moyen de prévenir les maladies; cette méthode, qui trouve maintenant peu de partisans, est tombée en désuétude. Rien ne prouve en effet que l'action perturbatrice de cet agent médical puisse prévenir des maladies graves. Cependant il est incontestable que des vomitifs peuvent éloigner les accès de migraine quand ils dépendent de l'état de l'estomac, et prévenir le retour des affections bilieuses chez les individus qui sont par leur constitution disposés à ces maladies, et placés dans les circonstances qui peuvent tendre à favoriser leur développement : il faut donc se garder de rejeter absolument et toujours ce moyen préservatif.

Les deux principales substances vomitives qu'on emploie généralement sont la racine d'ipécacuanha et le tartre stibié. Le premier de ces deux médicamens appartient au règne végétal, et le second au règne animal. Quoiqu'ils aient tous deux la faculté d'exciter le vomissement, il faut cependant reconnaître qu'il n'y a pas identité parfaite

dans leur mode d'action, et que par exemple, l
émétiques, végétaux, agissent communément av
moins de trouble et de perturbation dans l'éc
nomie, ce qui les fait préférer pour les maladi
des femmes et des enfans, et pour tous les ind
vidus dont la susceptibilité est naturellement trè
exaltée.

L'ipécacuanha paraît avoir une action partic
lière sur les membranes muqueuses qui tapisse
la gorge, les poumons et les organes digestif
aussi a-t-il été employé avec succès dans la c
queluche; il seconde parfaitement les procédé
de la nature en purgeant l'organe de la respi
ration des mucosités qui l'assiégent, et il e
quelquefois d'un si grand avantage dans le tra
tement du croup, que, par son administration
on parvient à enchaîner la violence du mal et
arrêter ses progrès comme par enchantemen
C'est surtout à la suite des émissions sanguin
que ce médicament est indiqué. Il agit non-seul
ment en provoquant l'expulsion des mucosités
mais en rétablissant encore l'action du poumo
sur l'air atmosphérique.

C'est d'après des vues analogues à celles qu
nous venons d'énoncer qu'on emploie si souven
l'ipécacuanha pour prévenir ou faire disparaîtr
l'état de faiblesse qui s'empare des organes gas

triques, au temps déterminé de la vie humaine qui constitue l'âge de retour. Par suite de cette faiblesse, il s'établit dans l'intérieur de l'estomac une accumulation des sucs glaireux qui disparaît par l'emploi de ce vomitif, dont l'effet est non-seulement de dissiper, mais encore de détruire entièrement cette dégénération glaireuse, source d'une infinité de maladies. Les Mémoires de la Société royale de médecine de Copenhague constatent les heureux effets de l'ipécacuanha dans les vomissemens de sang et dans des toux opiniâtres. Les doses de ce médicament varient selon l'âge et le tempérament du malade.

Il n'est peut-être pas de substance qui soit d'un plus grand intérêt pour l'art de guérir que le *tartre émétique*, découvert en 1631 par un alchimiste nommé Adrien Mynsich. Ce médicament trouva d'abord tant d'ennemis dans la faculté, qu'on se vit dans la nécessité de l'employer furtivement. Cependant Louis XIV, à peine adolescent, ayant été guéri d'une longue maladie par l'administration du tartre émétique, ce médicament regagna des partisans ; mais ce ne fut qu'en 1666 qu'il fut tout à fait réhabilité et qu'il triompha de ses proscripteurs.

En discutant les propriétés médicinales du tartre émétique, il convient d'abord de rappeler les avantages qu'on en retire journellement pour guérison des fièvres, surtout de celles dont foyer existe dans l'appareil gastro-intestinal et qı les écarts de régime semblent avoir rendues plı fréquentes qu'autrefois. Comme il agit spécial ment sur le foie et les dépendances de cet o gane, il est facile de se rendre compte des succ rapides qu'obtient ce remède dans le traiteme de toutes les affections caractérisées par un en barras humoral des premières voies. Je ne suivr pas l'emploi de ce médicament dans les trait ment des affections apoplectiques, paralytiques chroniques des poumons, il me suffit de faire r marquer qu'il opère non-seulement en excita des évacuations salutaires, en détournant d fluxions sanguines qui se manifestent quelquefo vers le cerveau, mais encore en réveillant les fo ces vitales qui s'éteignent dans certaines pa ties. J'ajouterai que l'émétique s'est montré lutaire dans quelques affections de la peau. L doses varient selon l'âge, le tempérament le genre de maladie qu'on a à combattre. Taı tôt on emploie ce médicament à des doses c pables d'exciter le vomissement, d'autres fois (l'introduit dans l'économie à très-petites doses afin que, passant dans nos fluides, il puisse all modifier un organe malade et le rendre à s fonctions primitives. Cet agent médical, employ par une main habile, obtient quelquefois des su cès qui surpassent toute attente, et je regrette que beaucoup de médecins ne puissent compren-dre les ressources qu'il offre à l'art de guérir.

Des Émolliens.

On désigne sous ce nom des moyens médicamenteux qui tendent en général à relâcher ou ramollir les organes vivans, sains ou malades. L'eau tiède et chaude employée en boisson, en fomentations, en bains, en vapeur, est le premier des émolliens, celui qu'on emploie le plus fréquemment et qui sert presque toujours de véhicule à tous les autres. La chaleur est ici, à la vérité, le principal agent thérapeutique, et modifie entièrement les propriétés de l'eau. Tous les émolliens appartiennent exclusivement aux substances végétales ou animales: parmi les premières se trouvent les racines, les feuilles, les fleurs d'un grand nombre de plantes appartenant à la famille des mauves; les racines de grande consoude, les fleurs de buglosse, de pulmonaire, de violette, de bourrache; les fruits sucrés, tels que les jujubes, les dattes, les figues, les raisins, les amandes douces, les gommes arabique et adragant, le blé, l'orge, le riz, etc. Parmi les substances animales qui jouissent des mêmes propriétés, on doit placer la gélatine que l'on trouve dans les bouillons composés avec le mou de veau, le poulet, la grenouille, la tortue, le limaçon ; enfin le pet lait et les différentes espèces de lait ont des qı lités émollientes dont l'art de guérir retire grands avantages.

Appliqués à la surface de la peau, les ém liens gonflent son tissu, s'introduisent dans les ı res nombreux dont elle est criblée, la rende plus molle, plus souple, calment la rougeur les différentes espèces d'irritations dont elle pe être affectée, et la rendent plus douce au touc lorsqu'elle est sèche, râpeuse ou crevassée. J'ajo terai en passant que les inflammations dues à principe dartreux s'aggravent en quelque so sous l'influence des cataplasmes émolliens que médecins prescrivent souvent dans ces maladi Il n'y a que des cas fort rares où ils puissent ê utiles, c'est lorsque l'inflammation est vive, dente ; mais quand elle est lente, chronique, produisent les plus mauvais effets.

Introduits dans les organes digestifs, par la b che ou l'anus, les émolliens produisent les mêı effets qu'à la peau, ils diminuent la soif, la c leur intérieure, les irritations intestinales, et r gissant sympathiquement sur le poumon, ils c ment la toux et facilitent l'expectoration. L'usage émolliens dans les maladies aiguës, continué pe dant plusieurs jours, diminue la force et la fr quence du pouls, et si l'excès de la fièvre s'oppose à la transpiration insensible et à l'excrétion de l'urine, le relâchement déterminé par l'effet des émolliens facilite le cours de ces sécrétions. Ces moyens, agissant sur le cerveau et le système nerveux, sont très-propres à calmer une foule d'affections nerveuses et vaporeuses.

La médication émolliente est toujours employée avec succès dans les maladies externes et internes, et unie à la diète, elle triomphe souvent de toutes les irritations ou inflammations légères; elle n'est pas moins utile pour seconder les autres moyens que l'art de guérir emploie, et devient rigoureusement nécessaire dans toutes les inflammations et dans la première période des maladies aiguës. Elle est la base de toute méthode expectante, et néanmoins concourt encore puissamment à seconder, dans beaucoup de cas, la méthode agissante.

Les médicamens émolliens trouvent un heureux emploi dans le traitement des maladies chroniques. Avant Broussais, les inflammations internes étaient traitées par des moyens échauffans qui, loin de les guérir, ne faisaient que les aggraver. Ce savant médecin, qui avait mieux compris l'origine et le caractère des maladies chroniques, a préconisé, avec toute la puissance de son savoir, les avantages des moyens doux et rafraîchissa dans le traitement des maladies chroniques c assiégent nos organes, et qui reconnaissent le pl souvent pour cause principale ou secondaire u irritation inflammatoire du tissu de ces mêmes (ganes. J'ai fait une trop longue étude des malad lentes et chroniques pour ne pas apprécier tous l avantages de la méthode émolliente; elle forme base du traitement que j'ai adopté, et dont j signalé les avantages dans le cours de cet o vrage.

Il est des circonstances où l'usage des émollie trop long-temps continué peut devenir nuisible affaiblissant l'organisation en général, ou bien u organe en particulier. J'ai remarqué que chez l vieillards ou les êtres trop faibles, on doit coml ner ces moyens à des substances toniques. Un p reil mélange produit dans l'organisation les moc fications les plus heureuses, et je n'ai eu qu'à n louer de son emploi toutes les fois qu'après u médication toute émolliente, les organes ont eu b soin de force et de tonicité pour accomplir les c verses fonctions qui leur ont été assignées par nature.

Du suc de carottes, considéré comme émollient.

Le règne végétal est une mine féconde d'ir épuisables richesses. Une nature toujours bienfa santé s'est plu à répandre sur cette terre des antidotes à tous les maux qui assiégent notre existence fugitive. Partout la main du Créateur se montre grande et généreuse ; partout elle appelle nos respects, notre reconnaissance et notre admiration !

C'est aux plantes que j'ai demandé des moyens efficaces ; c'est à leur secours que des milliers d'individus doivent l'existence ; et il est une vérité dont je me suis convaincu, c'est que l'art ne peut jamais imiter ces heureux mélanges qui se forment au sein de la nature. Quelque efficaces que soient les sirops de gomme, de guimauve, de capillaire, de violette, jamais ils ne sauraient avoir les propriétés adoucissantes du *suc de carottes*. Le principe mucilagineux et sucré est tellement bien combiné dans ce produit végétal, qu'il devient une ressource précieuse dans beaucoup d'affections inflammatoires qui s'étaient montrées rebelles à l'emploi de beaucoup d'autres moyens. Voici la manière de faire cette préparation.

On prend deux ou trois grosses carottes rouges ou jaunâtres (on désigne communément à Paris ces dernières sous le nom de carottes de Flandre : elles me paraissent plus juteuses) ; on les laisse tremper pendant un quart-d'heure dans de l'eau ; après on les râpe, on en met la pulpe dans une serviette qui est très-fortement tordue de manière à extraire tout le suc de ce résidu qui reste pr que sec. On obtient environ un verre de suc carottes, qui, mélangé à deux verres d'eau pur constitue trois verres d'une préparation douc légère et d'une facile digestion. On prend cet boisson dans le courant d'une journée. Elle pe être prise froide ou tiède : je préfère cette de nière température, surtout en hiver. Unie à poudre végétale, cette préparation du suc carottes est à la fois dépurative et adoucissant deux qualités bien précieuses pour combattre la fois les maladies du sang et l'inflammation nos organes.

J'ai indiqué dans le cours de cet ouvrage les c divers où le suc de carottes peut être emplo avec succès. A l'extérieur, sa pulpe, appliquée cataplasmes et à nu s'est montrée très-efficace pou combattre différentes inflammations de la peau l'engorgement des glandes.

Des Médicamens anti-nerveux.

Le système nerveux joue dans l'économie an male un rôle tellement important, que lui se peut expliquer une foule de phénomènes q se présentent sans cesse aux yeux du médeci observateur : aucun d'ailleurs n'est plus digr des regards et des méditations du philosophe, parce qu'aucun n'a une destination aussi importante dans le plan éternel de ce vaste univers. Faites abstraction du système nerveux, et la nature entière reste sans mouvement et sans vie : il anime tout, il gouverne tout, il coordonne tout. L'exercice de ses fonctions est si impérieusement commandé pour le maintien de notre existence, que l'homme cherche à chaque instant à se donner des impressions nouvelles. C'est donc à la considération des phénomènes nerveux que doivent se rattacher désormais les grandes vérités de la thérapeutique médicale.

C'est sur cette connaissance très-approfondie du système nerveux et des forces vitales qui en sont dépendantes, que le médecin doit fonder toutes ses indications curatives. Toutes les fois qu'on apprécie mal ces indications, observe le profond Stahl, on s'expose à commettre les erreurs les plus dangereuses. Que d'accidens peuvent résulter de cette ignorance! Les maladies ainsi vicieusement dirigées perdent leur type naturel, de simples qu'elles étaient, elles deviennent aiguës, de bénignes, elles deviennent malignes, etc. ; ces affections extraordinaires qui étonnent tous les jours nos regards ne sont pour la plupart que des maladies simples d'abord, dont on a dénaturé l'ordre et la marche par des médicamens empiriques. L'é-

tude du système nerveux est la clef de la médeci
pratique.

Le cerveau est le principal siége de la vitalit
c'est de là que partent des ramifications nerveus
qui vont porter le sentiment et la vie dans tout
les parties de l'organisation; c'est un centre
toutes nos sensations se rassemblent, se conserve
se comparent et d'où émanent tous les mouv
mens produits par la volonté. En effet, tant que
cerveau reste dans un état d'intégrité parfaite, qu
que soit le membre blessé, l'individu ne perd
la conscience de soi, ni la faculté de l'intelligen
et de la pensée; au contraire, se trouve-t-il pr
fondément altéré, toutes les idées se troublent,
jugement et la mémoire s'éteignent; et le moind
corps étranger, une esquille, quelques gout
de pus ou de sang épanchées dans la cavité de
tête, suffisent quelquefois pour empêcher tou
perception mentale. Par la puissance du cervea
l'homme conserve la plus merveilleuse des supr
maties sur tous les êtres dont se compose le mon
vivant, aussi les anatomistes observent-ils que
cerveau humain est le plus volumineux, qu'il
minue dans les autres animaux à sang chaud,
qu'il est pour ainsi dire effacé dans les insect
et les vers. Si l'intelligence est d'autant plus dév
loppée que le cerveau, son instrument, l'est d
vantage, on doit comprendre pourquoi l'homn
occupe le sommet de l'échelle des êtres.

On a expliqué par différentes théories le mode d'action du cerveau et des nerfs sur l'économie animale, mais répéter ici toutes les rêveries qu'on a publiées sur cette matière serait inutile.

L'hypothèse des esprits animaux est détruite; il n'est plus question des cordes élastiques, et l'existence du fluide nerveux pour l'exercice de la sensibilité n'est pas encore très-bien démontrée. Il peut bien exister un fluide nerveux, comme l'ont cru Hippocrate et les autres grands maîtres de l'art, mais ce ne sont pas nos raisonnemens qui l'établissent; car si ce fluide circulait dans les canaux nerveux, s'il avait l'extrême ténuité qu'on lui attribue, il s'échapperait nécessairement à travers leur tissu. En effet, l'eau vaporisée pénètre toutes les parties de notre corps, elle pénètre même la pierre la plus dure, quoique moins subtile que les esprits animaux : pourrait-on admettre que la vaporisation est aussi continuelle que sa préparation, et que sa déperdition plus grande, déperdition qui entraîne toujours une plus ou moins grande faiblesse, est souvent le résultat des fatigues et des excès, où le système nerveux joue le principal rôle? L'action nerveuse tiendrait-elle au fluide électrique? c'est une opinion que j'émets et que je pourrais peut-être appuyer sur des faits. D'autre part, considérer l'action nerveuse comme tenant à un fluide, c'est avancer une opinion peut-être entachée de trop de matérialité.

Un phénomène véritablement remarquable dans l'histoire générale des nerfs, c'est la diversité des douleurs particulières qu'ils font naître dans les diverses maladies du corps humain, d'après leur nombre, leur structure, et selon leur origine, leur trajet, leur terminaison, la nature des organes qui les perçoivent, etc. L'intensité de la douleur, sa durée, la manière dont elle se fait sentir, varient selon l'organe affecté. Le poumon, l'estomac, le cerveau, les reins, nous font éprouver des sensations bien différentes quand ils sont malades, et on observe des nuances infinies dans celles qui résultent des maladies de la peau, selon la quantité plus ou moins considérable de nerfs qui se distribuent aux parties affectées : tantôt c'est une démangeaison semblable à celle qu'exciteraient des fourmis sur la surface du corps, ou des piqûres de mouches ; tantôt c'est une sensation de picotement, de cuisson ou d'engourdissement ; d'autres fois on ressent comme des coups de dard ou de lance. L'étude des maladies nerveuses, envisagée sous ce point de vue, peut fournir des lumières utiles dans le choix des médicamens à employer pour les combattre.

La sympathie des nerfs explique le rapport que des organes, souvent fort éloignés, ont entre eux. On voit souvent des altérations de la matrice réagir sur l'estomac et produire des appétits déprayés, le gonflement de la gorge, des syncopes et des palpitations de cœur. La compression des pieds par une chaussure étroite occasionne quelquefois des maux de tête. Le poumon, le cerveau, ne s'irritent-ils pas par suite d'une affection du foie, de l'estomac et des intestins, et quand l'estomac est surchargé de bile ou de matières glaireuses, n'éprouve-t-on pas souvent du trouble, de l'obscurcissement dans l'organe de la vision? Des vers logés dans le canal intestinal excitent la démangeaison du nez, des évanouissemens, le trouble de la vue, et souvent les phénomènes les plus singuliers. C'est cette sympathie des organes, par l'intermédiaire des nerfs, qui rend compte d'un grand nombre de symptômes, de phénomènes anormaux qui caractérisent les affections nerveuses, maladies dont la théorie est aussi mystérieuse que difficile.

Les médecins ne sauraient assez se livrer à la recherche de toutes les causes qui peuvent exalter le cerveau et le système nerveux. Le froid, l'humidité, la suppression des évacuations hémorrhoïdales, d'un cautère, la disparition d'une dartre, l'existence d'un vice humoral dans l'économie, l'inflammation chronique et prolongée d'un organe, l'irritation du tissu nerveux lui-même, par suite de coups ou d'une déchirure, telles sont les causes les plus communes des maladies nerveuses.

On peut y joindre aussi les affections morales, l
émotions vives, et l'abus des alimens âcres, i
ritans, et des boissons spiritueuses.

Après avoir succinctement examiné les caus
qui excitent la puissance nerveuse, il nous reste
signaler les médicamens qui contribuent à débilit
cette même puissance. Les plus usités sont l'ass
fœtida, le camphre, la digitale pourprée, la val
riane, l'eau de laurier-crise, la mélisse, l'amm
niac, le musc, l'éther. A leur tête il faut plac
l'opium, qui agit avec tant d'efficacité sur la se
sibilité nerveuse trop exaltée, et qui est deven
si précieux à l'art de guérir dans les maladi
les plus graves qui affligent l'espèce humaine lor
qu'il s'agit de les combattre. Quand on médite l
écrits des naturalistes de l'antiquité, on acquie
la certitude que les propriétés de la plante qui fou
nit l'opium n'étaient point ignorées des médecir
qui vivaient avant Hippocrate.

L'opium convient dans toutes les maladies ca
ractérisées par une exaltation de la sensibilité ne
veuse. Il se montre efficace dans les hémorrhagie
de la matrice, dans le dévoiement et la dysenterie
dans des toux opiniâtres; enfin c'est un médicamen
héroïque quand il est employé par une main ha
bile. L'opium appliqué extérieurement a des effet
incontestables, et cette observation est très-an

cienne dans les fastes de l'art, puisqu'elle remonte jusqu'à Galien. Je ne parle pas ici du mode d'administration de toutes les substances anti-spasmodiques dont j'ai parlé plus haut, c'est en traitant des maladies en particulier que j'indiquerai celles qui doivent être employées de préférence. Ajoutons que les substances auxquelles on attribue une action spéciale sur le système nerveux sont beaucoup trop multipliées, et qu'il importe par conséquent de faire un choix sévère au sein de cette vaine abondance. Accroître le nombre des plantes que l'art de guérir met en œuvre est bien moins important que d'étudier leur mode d'action sur l'économie animale.

Des Médicamens toniques.

On donne le nom de *toniques* à des médicamens qui ont la propriété d'augmenter graduellement l'action vitale de nos organes. C'est en ramenant le mouvement tonique à l'état d'énergie qu'il doit avoir que les médicamens dont il s'agit peuvent rétablir l'exercice des fonctions propres à l'économie animale, et obvier ainsi à tous les inconvéniens qu'entraîne l'affaiblissement du système des forces.

Les toniques sont employés, ou pour des affections locales, ou pour des maladies générales;

plusieurs affections locales, telles que la chute du rectum ou du vagin, le relâchement de la luette et l'inflammation chronique de la gorge, réclament les lotions ou les gargarismes toniques. Ces moyens, en augmentant l'énergie vitale des parties affectées, les ramènent à l'état normal lorsqu'elles s'en sont écartées et ont perdu de leur ressort. Les fomentations toniques seules ou animées de quelques stimulans, comme l'alcohol camphré, ne sont pas moins recommandables dans quelques ulcères de mauvaise nature, caractérisés par un état de débilité. Les toniques peuvent être employés à l'intérieur ou comme simples corroborans, ou comme anti-périodiques, quand il s'agit de combattre les fièvres intermittentes ou des maladies qui se représentent à des époques fixes.

On emploie les toniques comme corroborans dans les affections chroniques où il n'y a ni irritation ni inflammation : par exemple, dans les débilités musculaires de quelques parties du corps ou du corps tout entier qui sont le résultat d'épuisement ou d'excès, dans les convalescences lentes, les pâles couleurs, les fleurs blanches. On obtient encore les plus grands avantages de leur usage dans la suppression des règles, quand elle tient à un état de débilité; et dans les catarrhes invétérés qui ne sont entretenus que par la débilité de la membrane muqueuse qui tapisse les bron ches. On triomphe souvent à l'aide des amers et des ferrugineux de plusieurs maladies nerveuses de certains tics douloureux et de l'asthme nerveux : ils se sont aussi montrés très-utiles dans les affections chroniques de l'estomac ; c'est au médecin à choisir le genre de préparation et les doses convenables. Les toniques unis à l'emploi des substances dépuratives se sont montrés d'une grande efficacité dans beaucoup de maladies chroniques, et entre autres la goutte : il faut, dans le traitement de celle-ci, les administrer sous forme solide et à fortes doses. Les préparations toniques conviennent aussi dans le traitement des affections scorbutiques, qui toutes sont évidemment caractérisées par une débilité générale. On ne saurait mettre en doute leur efficacité dans les affections scrofuleuses ; les amers, qu'on emploie ordinairement dans ce cas, opèrent ici en augmentant la propriété digestive, et en portant ensuite secondairement leur action sur les glandes et les vaisseaux lymphatiques.

Parmi les substances minérales qui jouissent de la propriété tonique, on remarque l'eau pure ou saline, et les préparations ferrugineuses et iodées. Un assez grand nombre de produits végétaux appartiennent à la même classe, tels que les racines et les tiges de gentiane, les racines d'aunée, celles de bardane, de patience, de colombo, les tiges et les feuilles de petite centaurée, de menyanthe, de chicoré sauvage, de pissenlit, de chardon bénit, le liche d'Islande, les écorces de quassia amara, de sim rouba, le houblon et le quinquina, dont la supério rité me paraît remarquable. Une seule substanc animale, la bile, peut être rangée parmi les toni ques. Les végétaux toniques doivent en génér leur propriété à un principe amer de nature sou vent très-différente, tantôt extractif, résineux alcalin, le plus souvent associé avec des fécules du mucus, de la gélatine, de l'amidon et des m tières colorantes.

Les substances toniques végétales peuvent êt administrées sous forme de poudre, d'opiat, e pilules, ou en électuaire. On les donne aussi e décoction, et quelquefois on ajoute des pr priétés excitantes à leurs principes amers e les faisant dissoudre dans le vin, l'alcohol o l'éther; il en résulte alors des composés q participent des propriétés différentes de leurs él mens. Il est utile d'associer les amers aux sub stances mucilagineuses rafraîchissantes; c'est pa cette raison qu'on emploie dans beaucoup de ca les décoctions de lichen, de quinquina ou d'au tres plantes amères, mitigées par l'addition d lait. L'association des amers aux moyens dépura tifs est d'un grand secours dans le traitement de maladies chroniques jointes à une grande débilit

N'oublions point de faire remarquer que cette propriété particulière de ranimer le mouvement tonique des parties vivantes ne peut s'attribuer exclusivement, comme on la fait, à une seule classe de médicamens. Il est manifeste qu'une multitude de substances amères, astringentes, aromatiques, spiritueuses, peuvent produire le même effet, quoiqu'elles frappent nos sens par des qualités différentes ; et que, dans quelques circonstances, l'emploi d'une nourriture choisie, des bouillons restaurans, des viandes gélatineuses, un exercice modéré dans un air pur, et beaucoup d'autres moyens, procurent des avantages analogues. Ajoutons même qu'il est des remèdes éminemment amers et éminemment astringens qui ne possèdent néanmoins qu'une propriété tonique très-faible, tandis que d'autres au contraire qui n'annoncent aucune de ces qualités agissent d'une manière non moins efficace sur le système des forces vitales. Le médecin observateur peut seul apprécier cette variété infinie qui se manifeste dans la puissance des effets, selon la nature des médicamens employés.

Des Évacuations sanguines.

On ne peut s'empêcher de reconnaître que le professeur Broussais, dont la science déplore la perte, n'ait fait faire un pas immense à l'art de

guérir; il nous a appris à mieux localiser les r
ladies. Les fièvres, affections si fréquentes, si |
connues, si mal traitées, sont aujourd'hui p
faitement appréciées; car c'est, à n'en pas dout
dans l'irritation, l'inflammation de l'estoma
des intestins ou du foie, qu'il faut en chercl
la source. Déjà éclairé par les travaux de Bich
de Pinel et de Pujol de Castres, médecin tı
ignoré Broussais nous a fait comprendre (
tous les organes ne se détruisent que par sı
d'une inflammation lente ou active, et en cor
quence de son système, qui n'admet dans to
maladie qu'irritation ou inflammation à des deg
différens, il a hautement préconisé les émissi
sanguines, les avantages d'une diète sévère,
l'emploi des boissons douces, rafraîchissan
et mucilagineuses. Ce serait sans doute fa
preuve d'une insigne mauvaise foi que de ne
convenir que de grands succès n'aient été le
sultat d'une doctrine qui, d'abord repoussée
fini par faire un grand nombre de prosélyt
mais malheureusement ceux-ci, comme le maît
ont exagéré le système; ils ont trop oublié (
les propriétés vitales et l'organisation s'affaib
sent sous l'influence d'évacuations sangui
trop abondantes et d'une diète trop sévère,
que des maladies chroniques fort graves, la m
même, en ont été souvent le résultat. Ces vér
n'ont pas tardé à frapper beaucoup de médeci

et ceux qui mettaient le plus en usage les évacuations sanguines, sont aujourd'hui revenus à des idées raisonnables; ils emploient cette médication avec plus de modération. On a de nouveau recours à l'emploi des moyens qu'on avait trop abandonnés et dont cependant une longue expérience avait constaté les heureux effets; les médecins sages et éclairés comprennent enfin que *l'éclectisme*, qui puise tour-à-tour dans chaque système ce qu'il peut avoir de bon et de salutaire, est vraiment la seule doctrine qui puisse être utile à l'humanité, soit qu'elle s'applique à l'art de guérir, à la philosophie ou à la morale.

Ne pas reconnaître que les émissions sanguines sont d'une ressource précieuse dans une foule de maladies, ce serait montrer ou un esprit de système bien condamnable ou une ignorance inqualifiable. Sans doute on a abusé de ce moyen, et il est quelquefois même devenu dangereux dans des mains inhabiles; mais s'ensuit-il qu'il doive être proscrit, ainsi que le prétendent des médecins qui, étrangers aux plus simples élémens de l'art de guérir, ne voient pas de meilleur moyen pour détruire une pléthore sanguine qui menace la vie d'un malade, que de lui faire avaler *une molécule médicamenteuse?* Je ne perdrai pas un temps précieux à combattre l'homœopathie, jonglerie ridicule qui excite autant le rire que le mépris. Je soutiens hardiment, sans crai d'être démenti, que les saignées locales et généra sont un puissant moyen de guérison ; sans do qu'il faut savoir apprécier les circonstances o devient nécessaire d'en user ; sans doute (l'âge, le tempérament, le sexe, les saisons, genre de maladie, sont des considérations q ne faut pas perdre de vue ; que même le choix la saignée par la lancette ou les sangsues n'est sans importance ; mais s'en suit-il qu'il faille nég ger ou abandonner un moyen, parce que son a plication en est difficile et que l'ignorance en souvent compromis le succès ? Non ; il est réser aux hommes instruits de faire comprendre la hau importance des émissions sanguines et de prouver par des faits péremptoires. Certes, si médecine n'eût été exercée que par des homm dont les systèmes absurdes ne sont que l'expre sion d'un vil et sordide intérêt, l'art de gué n'eût jamais pris une place honorable à côté d sciences exactes et positives.

Il me semble entendre quelques retardatair retranchés dans leur incrédulité routinière, après eux le vulgaire trompé, se récrier cont l'abus de la saignée : sans doute elle est ab sive lorsque l'on y a recours à tout propos à contre-temps ; quand on ne sait pas discern les cas où ce moyen curatif est utile ou dang reux, et qu'on l'administre sans discernement, et sans avoir égard à l'âge, à la constitution, à l'irritabilité particulière des individus, à leurs habitudes, et surtout au degré de la maladie; mais lorsqu'une inflammation violente s'empare d'un organe et qu'elle menace de le détruire, ne faut-il pas se hâter de soustraire une partie du sang qui s'y porte et sert d'aliment à cette inflammation? ne faut-il pas se hâter d'abattre ce surcroît d'énergie vitale qui constitue l'essence de la maladie? et s'il est vrai que le plus grand nombre de nos affections tient à la fois à la détérioration de nos humeurs, à l'irritation et à l'inflammation qui se développe dans nos organes, faut-il s'étonner que les moyens curatifs les plus fréquemment employés soient ceux qui ont pour but de dépurer le sang, de calmer cette irritation et de rappeler les organes enflammés à leur état primitif? Veut-on dégorger immédiatement tout le système sanguin, afin de combattre une attaque d'apoplexie, on use largement de la saignée par la lancette: quand même on aurait le temps d'appliquer des sangsues? C'est encore la lancette qu'on emploiera si l'on veut affaiblir la circulation générale et débiliter l'organisation toute entière, combattre les anévrysmes du cœur ou prévenir l'apoplexie. S'il faut diminuer la force d'impulsion avec laquelle le sang pénètre tel ou tel organe en particulier et combattre des hémorrhagies, on donnera encore la préférence à la saignée générale en observant toutefois que ses effets sont d'au-tant plus puissans, que la veine est plus large-ment ouverte, et que le sang coule par un je plus volumineux. Cette manière de provoquer le évacuations sanguines a une efficacité incontes table dans les affections cérébrales et les inflam mations violentes du poumon (fluxions de poi trine); enfin on la préfère toutes les fois qu'o veut largement dégorger un organe en proie une inflammation violente.

Les saignées capillaires, c'est-à-dire celles qu s'opèrent par les sangsues, ont pour effet prin cipal de produire une déplétion en quelque sort locale et une irritation externe dont le résult est essentiellement favorable, en portant à l'exté rieur une irritation fixée à l'intérieur. *De deu douleurs, la plus forte efface la plus faible,* d le père de la médecine. Ce genre de saignée l'avantage de procurer une déplétion sangui graduée, sans produire un trop grand affaibliss ment ; il doit être préféré toutes les fois qu'il s' git de sujets affaiblis, chez lesquels cependant sent la nécessité d'extraire du sang. Il faut en ployer les sangsues dans les affections inflamm toires de l'estomac, du foie, de la vessie, de matrice: appliquées à l'anus, elles combatte avec efficacité les inflammations du tube digest et ont un effet révulsif qui dégage la tête lorsque le sang s'y porte avec trop d'abondance. Enfin dans tous les cas d'inflammation locale, l'application des sangsues et souvent des ventouses scarifiées qui produisent également une évacuation sanguine, s'est montrée d'une efficacité incontestable. On peut dire en thèse générale que, dans les inflammations graves, caractérisées par une fièvre forte et un trouble général dans la circulation, la saignée par la lancette est convenable, tandis que dans les inflammations légères, les sangsues méritent la préférence.

Sthall observe qu'un avantage particulier qui distingue les sangsues, c'est qu'elles peuvent être appliquées à des endroits qui ne présentent aucun accès aux autres moyens qu'on voudrait employer : tel est, par exemple, le siége des hémorrhoïdes ; les avantages des sangsues dans cette maladie se déduisent à la fois et de l'expérience et de la raison. Les évacuations sanguines obtenues par ce moyen soulagent la plupart des maladies causées par une longue et laborieuse suppression menstruelle, et favorisent singulièrement l'effet des autres remèdes.

Toutes les fois qu'une fluxion inflammatoire occupe un siége déterminé, et qu'elle est parvenue à son plus haut degré d'intensité, les sangsues sont plus convenables que les saignées ordinaires. C'ε ainsi qu'elles sont excellentes dans le traiteme de toutes les inflammations locales, surtout loı qu'elles sont secondées par un traitement r fraîchissant, et dépuratif au besoin. Elles oμ rent des merveilles dans les douleurs sciatiqu‹ dans les affections rhumatismales, lorsqu'on soin d'user en même temps des moyens purgat et des substances qui favorisent la transpirati et la sécrétion urinaire. Qui n'a pas entendu parl des heureux résultats qu'on obtient des sangsι dans les convulsions auxquelles le travail de dentition expose les enfants ! La pratique nou offert de fréquentes occasions d'observer chez e les bons effets de l'application des sangsues d‹ rière les oreilles, mais il faut remarquer qu' ne doit pas opérer une grande déplétion, paı qu'elles pourrait avoir des suites fâcheuses.

Il est des cas qui doivent faire rejeter ab: lument l'emploi de la saignée par la lancetl tels sont ceux où il existe un affaiblissement ra cal de forces vitales dans le corps humain. On s‹ qu'il ne faut jamais recourir à un semblable mo) après les travaux immodérés du corps et de l' prit, après des maladies longues et prolongé‹ surtout après celles qui ont porté une grave teinte à l'irritabilité, à la sensibilité, dans l'enfaı ou la vieillesse ; enfin dans toutes les circonstan‹

où la nature a besoin d'être soutenue par la puissance énergique de l'art. Combien de fois des médecins, imbus d'un système ou d'un préjugé, n'ont-ils pas abusé de ce remède! Hecquet, dit-on, fut lui-même victime des saignées nombreuses qu'on lui prodigua par son ordre avant sa mort; et nous avons vu cet abus se reproduire chez un praticien moderne, Bosquillon, homme très-érudit, mais systématique et non moins passionné pour cette opération.

La nature elle-même démontre au médecin le danger des évacuations excessives. Ce n'est que dans les circonstances où elle est totalement déréglée et impuissante qu'il se manifeste des hémorrhagies, qui pourraient entraîner la mort. « La quantité de sang, dit Bordeu, que la nature a » coutume de perdre dans une maladie, et qui est » d'un secours suffisant, apprit que les saignées » devaient être faites avec modération pour être » de quelque profit, d'autant plus qu'on eût quel- » quefois lieu de remarquer que lorsque, par des » accidens extraordinaires, une hémorrhagie na- » turelle devient très-considérable, elle est ordi- » nairement pernicieuse, d'où il suit nécessaire- » ment que la grande quantité de sang répandue » par les saignées ne peut être qu'au détriment » des malades. » (*Recherches sur l'Histoire de la Médecine.*)

La constitution, la manière de vivre, la p fession, le climat et l'habitation, fourniss aussi des indications propres à diriger le médec dans l'emploi de la saignée. Ramazzini dit av observé que les habitans des campagnes, adc nés à des travaux très-pénibles, supportent moi bien les saignées que les habitans des villes, c mènent une vie tranquille, et font d'aillei usage d'alimens plus nutritifs. Parmi les individ qui ont conservé l'habitude ancienne et si répa due de se faire saigner régulièrement à certaii époques de l'année, et par pure précaution, il est beaucoup chez lesquels ce moyen doit ê complétement inutile, s'il n'est pas nuisible, m on ne saurait disconvenir qu'il ne puisse être tri avantageux chez les personnes menacées de co gestion vers quelque organe intérieur, ou disp sées à un état de pléthore. Employée comi palliative et avec ménagement, la saignée pe contribuer efficacement à retarder les progi de certaines affections que leur nature ou le durée a rendues quelquefois incurables; mais c'i comme curative, et dans le traitement des i flammations en général, que les évacuations sa guines sont avec raison considérées comme moyen le plus énergique qu'on puisse employe Le malade est-il d'une constitution robuste, l saignées sont avantageuses. Est-il, au contrair soumis à l'influence de causes débilitantes, le poi est-il faible, la peau froide, les traits altérés, immobiles, un désordre considérable existe-t-il dans le système nerveux; toute émission sanguine serait nuisible, et l'on devra s'en abstenir.

Autant les évacuations sanguines sont favorables dans le traitement des affections aiguës, autant il faut s'en montrer avare dans les maladies chroniques. L'abus que certains médecins ont fait de ce moyen dans ce dernier cas a pu devenir très-dangereux, soit en enlevant à la nature les forces dont elle avait besoin pour triompher du mal qui l'assiége, et en lui donnant par conséquent une plus longue durée, soit en compromettant l'existence des malades. Toutefois il est des affections chroniques qui nécessitent l'emploi des émissions sanguines, et c'est par le moyen des sangsues, qu'on doit les obtenir chez les individus trop faibles, les enfans et les vieillards affaiblis. Je me suis convaincu que les personnes âgées peuvent, dans certaines circonstances, obtenir les plus heureux résultats de l'emploi de la saignée par la lancette, et je pourrais rapporter une foule d'observations intéressantes qui viendraient fortifier mon assertion. J'ai vu des vieillards n'échapper à des affections graves de la tête et du poumon que par un large emploi de la saignée. J'ajoute, pour terminer ce que j'avais à dire touchant les émissions sanguines, que leur abus offre souvent de graves dangers, que trop répétées, elles affai blissent la vue et les facultés intellectuelles, e qu'elles impriment à l'organisation une débilit profonde qui dispose au développement des mak dies chroniques.

Des Vésicatoires, des Cautères, des Sétons, des Ven touses, des Rubéfians, de l'Électricité, de l'Acu puncture, précédé de quelques Considérations su l'enveloppe cutanée.

La sensibilité n'est nulle part aussi marqué que dans l'enveloppe cutanée; c'est en quel que sorte un grand théâtre de fonctions et d phénomènes auxquels cette merveilleuse facult préside sans cesse. Il semble, pour me servir d la pensée ingénieuse de Bichat, que la nature entassant un excès de vie sur l'enveloppe exté térieure de notre organisation, ait voulu la sé parer par un caractère plus tranchant de tous le corps bruts qui l'environnent. D'ailleurs, un sensibilité aussi active est d'une nécessité évi dente pour favoriser le cours des fluides dans le vaisseaux capillaires qui la parcourent, pou effectuer l'exhalation et l'absorption, pour dé terminer l'exercice universel du sens du toucher, pour établir les communications sympathiques de la peau.

Les éminences papillaires, formées par les nerfs

sont le siége spécial de cette sensibilité exquise départie au système tégumentaire; du moins, plusieurs phénomènes particuliers à l'économie animale semblent le prouver. Ne pourrait-on pas comparer ici le système nerveux à un arbre dont les ramifications et les feuilles viennent s'épanouir à la périphérie cutanée? Il y a tant d'énergie et de vivacité dans la sensibilité des éminences papillaires, que la nature a eu besoin de la tempérer par une enveloppe extérieure. La sensibilité tégumentaire est influencée par une multitude de causes, et diverses circonstances lui impriment des modifications qu'il ne faut pas ignorer; c'est ainsi qu'elle varie d'intensité selon les différentes espèces. Elle est presque nulle dans la peau de certains animaux munis de poils, recouverts d'épaisses fourrures, ou armés d'écailles plus ou moins dures; l'homme a seul l'inestimable privilége d'être éminemment sensible par toute la surface de ses tégumens; et sa nudité, qu'il est contraint de garantir par des étoffes tissues de ses mains, loin d'être, comme on l'a prétendu, un témoignage de sa faiblesse et de son infériorité, est au contraire pour lui une source plus grande de jouissances et de plaisirs, un des plus beaux attributs de son être.

Cette sensibilité inhérente au système tégumentaire subit en outre différentes modifications selon le siége qu'elle occupe, en sorte qu'el n'a point dans toutes les parties une activité égal elle est surtout très-prononcée dans l'envelop des mains et des pieds, parce que ces membr sont principalement destinés à palper et appr cier les qualités matérielles des corps extérieur La vie de la peau prédomine aussi dans l'intérie des organes des sens, tels que la vue, l'ouï l'odorat et le goût; elle abonde et s'accumul pour ainsi dire, à certaines époques dans l'app reil de la génération. La peau du visage n'e pas moins pourvue de sensibilité; et il est dign d'observation que l'homme, par une impu sion naturelle dont la source est sans contrec dans son organisation met assez habituellemen dans tous les climats, cette partie en conta avec celle de son semblable, pour lui transmett les impressions aimantes qui l'agitent. La plupa des quadrupèdes lèchent et caressent leurs peti du bout de la langue, parce que le sentimen plus obscur dans la totalité de leur système tég mentaire, est, en grande partie, relégué da cette portion de leur organisation physique.

La peau n'est point susceptible d'une égale se sibilité dans tous les âges, et cette sensibilité e plus énergique et plus puissante chez les femm que chez les hommes. Beaucoup de phénomèn l'attestent : on sait quelle finesse acquiert elles l'organe du toucher, et combien sont douces et permanentes les jouissances qu'elles doivent à ce sens. J'ajouterai que la sensibilité du système tégumentaire varie selon les tempéramens, les caractères et les penchans : les individus doués d'un tempérament lymphatique diffèrent beaucoup de ceux dont le tempérament, est nerveux ou sanguin.

Non-seulement la peau est douée d'une sensibilité vive, continuellement modifiée par une infinité de causes, mais cette sensibilité la met dans un rapport direct avec tous les organes de l'économie. La sympathie la plus généralement reconnue est, sans contredit, celle qui s'attache aux membranes muqueuses qui tapissent le canal digestif. Il en résulte que, durant le cours de certaines éruptions de la peau, il se manifeste des dégoûts, des envies, des nausées, des vomissemens, etc., et qu'en agissant sur l'estomac ou les intestins, on remédie souvent à des affections de la peau. Ne voit-on pas fréquemment l'introduction d'une boisson chaude dans l'estomac favoriser la transpiration, et l'introduction d'une boisson froide, au contraire, suspendre d'une manière soudaine cette même fonction? Un bain mal à propos administré ne suffit-il pas quelquefois pour interrompre le travail de la digestion? C'est une chose reconnue de tout le monde, que le contact d'un corps froid à la plante des pieds dans cer nes circonstances, provoque et accroît les é cuations urinaires ; ce qui prouve la sympat de la peau avec la vessie et les divers organes l'économie.

Quant à ce qui concerne l'appareil respirato la sympathie qui le lie à la peau est incon table. Ne sait-on pas que son refroidissem donne fréquemment lieu à des rhumes? Le tra port d'une affection dartreuse sur le poumon, affections cérébrales par suite de l'éruption d petite-vérole ou de la rougeole, la tendance priapisme, au satyriásis, par suite d'une affect dartreuse ou galeuse qui souille la peau, s autant de preuves d'une connexion sympathi entre les divers organes dont je viens de pa et l'appareil tégumentaire.

Hippocrate, Arétée et tous les disciples de grands maîtres, avaient étudié à fond les rappo sympathiques de la peau avec toutes les parties corps vivant, et ils la regardaient avec rai comme un miroir qui réfléchit les maladies int eures. La peau est en effet pour le praticien atte une sorte de glace où viennent se peindre les fections du corps aussi bien que celles de l'ân C'est un signe très-fatal lorsqu'elle change co nuellement de couleur dans le cours des malad chronique : elle devient livide et plombée dans le scorbut, jaune dans l'ictère, et offre quelquefois une nuance verdâtre chez ceux qui sont atteints d'hémorrhoïdes ou de syphilis. Les maladies du cerveau, du cœur, des poumons, etc., se trahissent aussi non-seulement par la couleur, mais encore par d'autres qualités physiques de la peau; et l'on juge souvent de l'état des parties internes, selon qu'elle est froide ou brûlante, humide ou sèche, souple ou roide, etc.

Les connexions sympathiques de la peau avec les organes du bas-ventre sont prouvées par les éruptions qui ont leur origine dans les altérations des organes que contient cette cavité. On observe que les personnes qui font de longues traversées se trouvent quelquefois délivrées des affections chroniques des organes abdominaux, non-seulement par les vomissemens violens dont ils sont souvent attaqués, mais encore par la transpiration abondante qu'ils éprouvent. On voit encore, ainsi que Lorry l'a remarqué, survenir une éruption accompagnée d'une démangeaison très-vive à la peau, lorsqu'on a mangé une grande quantité d'huîtres, de moules ou de certaines espèces de poissons de mer. L'introduction de quelques substances vénéneuses dans l'estomac produit le même effet, etc.

En continuant toujours de considérer la p
comme organe sensible, on est étonné du nom
infini d'altérations morbifiques qu'elle peut c
tracter; elle est très-sujette à toutes les nuar
de l'inflammation, depuis la plus légère jusc
la plus forte; elle est le siége de la petite-vér
de la rougeole, de la scarlatine et de beauc
d'autres éruptions. C'est sur la peau que se dé
loppent les dartres, la gale, la lèpre, l'éléph
tiasis. L'irritation causée par ces diverses mala
produit souvent des démangeaisons intolérab
et les malades cherchent à se délivrer de c
douloureuse sensation par un frottement co
nuel. J'en ai vu qui se grattaient jusqu'à faire ja
le sang, et tous s'accordaient à dire qu'il
trouvaient toujours un nouveau plaisir.

Indépendamment des maladies cutanées d
nous venons de faire une mention rapide, la p
est encore exposée à l'action irritante de cert
insectes qui altèrent plus ou moins ses propri
vitales : le prurigo pédiculaire, par exemple, r
rite l'attention des médecins. M. Latreille, célè
entomologiste de l'Académie des sciences, a fait
recherches qui m'ont paru d'un grand intérêt
les poux de corps, comparés avec ceux du c
chevelu. Les hommes dont les cheveux sont d
blond ardent, dont les yeux sont bleus, et don
peau est très-blanche, etc., sont les plus suje

cette maladie. La couleur que j'indique est surtout un signe manifeste de la faiblesse radicale du système tégumentaire. Il s'échappe souvent de toute la surface du corps une matière qui la rend sale et dégoûtante et qui prouve que les fonctions de la peau sont profondément altérées. Je ne crois pas devoir étendre davantage ces considérations : je passe à l'exposition des moyens qui agissent sur les propriétés vitales du système tégumentaire, considéré comme organe sensible. Ces moyens, dont l'effet est fondé sur la sympathie de la peau avec les divers organes de notre économie, offre les points de doctrine les plus vastes et les plus intéressans.

Des Vésicatoires.

Celui qui le premier conçut l'idée d'appeler à l'extérieur du corps une affection qui portait ses ravages dans l'intérieur; de déplacer ou de généraliser en quelque sorte le centre de l'irritation morbifique, en la dispersant sur un ou plusieurs points de la peau, trouva l'une des ressources les plus importantes de la pratique de notre art. Cette idée est due à Hippocrate, elle est exprimée dans plusieurs endroits de ses ouvrages; elle a contribué aux succès de l'art de guérir dans les beaux jours de la médecine grecque.

Les topiques propres à produire l'effet salutaire dont il s'agit, sont communément désign sous la dénomination générale d'*épispastiques* ou *attractifs;* de ce nombre sont les vésicatoires, l sinapismes, les cautères, les sétons, les vento ses, etc. Les vésicatoires proprement dits so ceux dont l'usage est le plus fréquent; on l a ainsi désignés, parce que leur effet le pl sensible est de déterminer sur la peau la form tion de quelques vessies ou ampoules qui remplissent d'une humeur particulière de coule légèrement jaunâtre.

Les vésicatoires sont un moyen dérivatif (1) q est employé avec un grand succès dans la plupa des inflammations de nos organes ou des mem branes extérieures ou internes qui les tapisse Ils se montrent souvent très-efficaces dans affections rhumatismales, dans quelques malad cutanées, chroniques ou aiguës. Je les ai v employés avec un grand succès dans certai maladies nerveuses produites par une disp sition humorale. Le praticien ne doit jam perdre de vue que dans tous les cas où l'infla

(1) On applique ce nom à tous les moyens que l'art empl pour attirer le sang ou une matière humorale sur un poi pour les détourner d'une partie où leur séjour pour occasionner des accidens. On produit des effets dérivatifs les vésicatoires, les cautères, les sétons, les ventouses, sinapismes, les purgatifs, et les émétiques, etc.

mation est très-violente, la réaction produite par le vésicatoire tend toujours à la réveiller au lieu de la guérir, si elle n'a pas été d'avance suffisamment combattue soit par de larges saignées, soit par l'emploi des moyens antiphlogistiques. Il est bon d'observer aussi, comme règle générale, que les vésicatoires ne réussissent jamais mieux, dans les inflammations aiguës ou chroniques, que chez les sujets qui sont habituellement affectés de dartres ou de rhumatismes chroniques.

Tous les résultats pratiques de l'application des vésicatoires proviennent en grande partie de la sympathie qui existe entre la peau et les membranes muqueuses qui revêtent les organes intérieurs. Cette sympathie est prouvée par la facilité avec laquelle des vésicatoires appliqués sur diverses parties du corps détruisent des inflammations et des suppurations internes d'organes. Combien n'ai-je pas vu de personnes qui, par suite de la répercussion d'une humeur dartreuse, mal combattue, ont été affectées de maladies de poitrine caractérisées par la toux, des crachats et souvent par une oppression fatigante : eh bien ! il a suffi quelquefois d'un vésicatoire appliqué ou sur le siége du mal ou dans un endroit convenable, pour dissiper les symptômes les plus alarmans.

Les vésicatoires n'agissent pas seulement en

portant vers la peau une inflammation qui tou mente un organe intérieur, mais encore en détou nant une humeur qui, produite, sécrétée par u organe malade, devient elle-même une cause d'i ritation continuelle, si d'autres issues ne lui so ouverts ailleurs. Dans un catarrhe chronique d poumon, comment agit un vésicatoire appliq au bras? d'abord il porte à la peau l'irritati fixée sur la membrane muqueuse qui tapisse poumon, puis il établit dans cette même par une sécrétion purulente qui balance, et finit p tarir celle qui était établie sur l'organe affect Le but que se propose le médecin en établissa un vésicatoire, un cautère ou un séton, c'est produire sur quelque partie du corps une *malac artificielle*, plus énergique et moins dangereus afin d'atténuer l'affection qu'il est appelé à co battre.

Barthez a consigné dans le recueil de la Soci Médicale de Paris un mémoire qui renferme vues très-utiles, relativement au choix des part sur lesquelles il est plus avantageux d'appliqu les vésicatoires. C'est en effet de là que dépend souvent les résultats qu'on en retire. L'obser tion a prouvé qu'il y a des lieux d'élection qui pendent de relations sympathiques dont la ca nous est entièrement inconnue, mais qui tend à favoriser leur effet; et que les vésicatoires tout autre dérivatif appliqués sur les extrémités inférieures ont en général une action plus efficace dans les affections cérébrales et dans les maladies du ventre que dans celles de la poitrine, car dans ce dernier cas, les moyens appliqués au bras ont une action plus directe. Disons cependant que cette première loi d'élection est sujette à plusieurs exceptions. Les substances médicamenteuses employées pour former des vésicatoires sont trop connues pour qu'il devienne nécessaire d'en parler; il me suffisait d'établir quelques considérations générales sur un moyen qui offre tant de ressources à l'art de guérir, et que les médecins de nos jours ont peut-être trop négligé.

Des Cautères.

Ces moyens agissent dans les chairs plus profondément que les vésicatoires ; d'abord l'irritation produite dans la partie sur laquelle on les applique est plus intense, et en second lieu, ils forment continuellement des issues par où s'écoule une sérosité dont l'évacuation est d'une utilité incontestable. Si les vésicatoires, dont l'action est plus superficielle, conviennent mieux dans les inflammations des membranes qui tapissent les organes, l'expérience a prouvé que les cautères qui se font sentir plus vivement dans la profondeur des chairs, ont un effet plus efficace dans l'inflammation du tissu des organes eux-mêmes. Aussi est-ce avec raison qu'on a vanté leurs bons résultats dans la phthisie pulmonaire, maladie où le tissu du poumon est altéré, et souvent en proie à une suppuration abondante. Il ne m'appartient pas ici d'énumérer toutes les circonstances où ce moyen est employé avec succès, on trouve fréquemment son application dans le cours de cet ouvrage.

Des Sétons.

Les sétons ont une analogie manifeste avec les cautères, ils produisent seulement des effets plus énergiques, des dérivations plus abondantes. On les emploie dans des circonstances à peu près analogues, c'est-à-dire dans des maladies des yeux, des maux de tête, et l'engorgement de certains organes du ventre, etc. Cependant il est bon de faire remarquer qu'ils ont plus d'action sur un engorgement humoral que sur un engorgement sanguin, aussi n'ai-je eu qu'à me louer de leur effet dans les embarras qui se manifestent au foie, à la rate, à la matrice ou dans d'autres organes. Il ne faut cependant pas abuser de ce moyen, et on doit en réserver l'emploi pour les cas graves. Ne serait-ce pas ici le cas d'appliquer cet axiôme, *aux grands maux, les grands remèdes?*

Des Ventouses.

Elles sont depuis long-temps mises en usage dans beaucoup de maladies aiguës ou chroniques, locales ou générales, et Hippocrate et Arétée les employaient fréquemment. Leur effet ordinaire est d'élever la peau en tumeur, de déterminer son gonflement en opérant le vide de la cloche qu'on applique sur elle. Les ventouses sont en corne, en métal ou en verre. On se servait anciennement en Egypte et chez les Hottentots d'une corne de bœuf, percée à son sommet d'un trou, par lequel on exerçait la succion de l'air. Les ventouses de verre sont maintenant les seules en usage, comme réunissant mieux que toutes les autres les conditions nécessaires. Quoique les ventouses aient des formes voulues, on peut employer simplement tous les verres à boire.

On distingue deux sortes de ventouses, qui tirent leur nom de la manière dont on les applique, et des effets qu'elles produisent : les ventouses *sèches*, à l'aide desquelles on se contente de produire le gonflement de la peau ; et les ventouses *scarifiées*, dans lesquelles on incise la peau, préalablement tuméfiée, à l'aide d'une lancette ou de différens scarificateurs. Ce n'est pas ici le lieu de désigner la manière d'appliquer les ventouses, il me suffit de faire connaître les circonstances qui en réclament l'emploi.

On retire les plus heureux effets de l'emploi des ventouses. Arétée en parle avec détail dans son livre *des Maladies aiguës*, il les recommande contre la pleurésie. On n'en retire pas moins d'avantages dans les fluxions de poitrine, les catarrhes, les rhumatismes, la sciatique; mais dans la plupart des cas, elles ne sont vraiment utiles que lorsque leur application a été précédée de saignées générales et du traitement antiphlogistique. Dans le cas contraire, loin d'agir comme dérivatifs, l'irritation locale que produisent les ventouses augmente la fluxion qu'il s'agit de combattre, et la réaction fébrile qui l'accompagne. Ces effets que je signale sont moins à craindre dans les inflammations chroniques.

Ce n'est pas seulement dans les inflammations chroniques que les ventouses ont été avec raison recommandées, on les appliquait aux mamelles, dès le temps d'Hippocrate, pour arrêter les hémorrhagies de la matrice; Galien les préconisait dans les saignemens du nez et les vomissemens de sang, qu'on arrête quelquefois subitement par l'emploi de ce moyen. On les a employées avec avantage dans certains cas de pissement de sang, d'inflammation de la matrice, de catarrhe de la vessie, soit à la région lombaire, soit au périnée;

elles ne sont pas moins utiles à la partie interne des cuisses dans plusieurs cas de suppression de règles.

Parmi les maladies chroniques qui ont été combattues avec succès à l'aide des ventouses scarifiées, on peut citer l'engorgement goutteux des articulations. On a employé avec succès en Angleterre, dans la goutte et le rhumatisme, des ventouses d'une grande dimension, dans lesquelles on place un membre entier. L'action dérivative de ce moyen appliqué sur une aussi grande surface doit être en effet très-énergique. Le nombre des ventouses et le choix de l'emplacement sont deux circonstances qui assurent davantage leur succès; aussi ces moyens, inefficaces pour certains médecins qui n'ont point l'habitude de les employer, sont-ils une ressource précieuse quand des praticiens plus habiles en prescrivent l'application.

Des Rubéfians.

On donne ce nom aux agens propres à déterminer la rougeur de la peau et les moyens qui peuvent produire cet effet sont nombreux. Celui qu'on met le plus en usage, c'est la farine de moutarde, employée en bains de pied, ou sous forme de cataplasme qu'on étend sur la peau jusqu'à ce qu'elle devienne très-rouge. L'emplâtre de poix de Bourgogne est encore un rubéfiant dont on retire les plus heureux effets, quand il s'agit de déplacer une irritation fixée sur un organe intérieur. Beaucoup d'affections de poitrine ont cédé à l'emploi de ce moyen ; et on peut donner à cet emplâtre une activité plus grande en le saupoudrant avec de l'émétique ; il se manifeste alors une erruption boutonneuse qui s'épure et dont les résultats sont des plus salutaires.

De l'Électricité.

Depuis que Franklin, Cavallo, Wilkinson, Vérati, Sauvage, Bertholon, Jallabert, etc., ont écrit sur les applications de l'électricité médicale, on n'a guère ajouté aux lumières qu'ils ont répandues sur ce moyen, que l'art de guérir a essayé d'employer contre une foule de maladies. Il est bien certain que le fluide électrique exerce une influence suprême sur toute l'économie, qu'il donne une plus grande célérité au pouls, qu'il accroît momentanément la température animale, et qu'il communique une activité plus grande à toutes les fonctions. C'est cette action électrique dans l'état de santé qui a fait concevoir aux médecins des espérances de succès dans des maladies, particulièrement caractérisées par l'affaiblissement des propriétés vitales. On a tour à tour employé ce moyen contre les paralysies des membres, la surdité, dans des maladies convulsives, telle que la danse de *Saint-Wytt.*

Le grand praticien Fothergil a rapporté quelques faits bien propres à encourager les médecins. On a prétendu avoir obtenu les plus heureux résultats de l'électricité dans le traitement de la goutte, du rhumatisme, de la sciatique. On dit qu'elle a également réussi dans la suppression des menstrues, qu'elle a guéri des maladies scrofuleuses. Mauduyt a rapporté des observations qui sembleraient ne devoir laisser aucun doute sur l'efficacité de cet agent excitateur. Enfin, des médecins anglais ont été jusqu'à vouloir guérir les fièvres intermittentes par l'électricité. Lorsqu'un moyen est à la mode, à quoi ne l'appliquerait-on pas?...

L'action bien évidente de l'électricité sur les différens corps de la nature fit naître de brillantes espérances et de séduisantes théories. L'enthousiasme s'en mêla, et rien ne semblait devoir résister à un moyen qui jouissait d'une vogue extraordinaire. Mais, hélas! autant avait été grande et rapide l'élévation de cet agent médical, autant fut cruelle sa chute. Tous les succès qu'on avait signalés s'évanouirent, et il ne resta aux pauvres malades que d'amères déceptions, et aux médecins que le regret de ne pas s'être tenus dans le doute, et d'avoir abandonné l'étroit sentier de l'observation rigoureuse sans laquelle, l'art de guérir ne saurait faire de rapides progrès. On ne peut, sans doute nier, que l'électricité n'ait obtenu quelqu fois d'heureux résultats dans diverses affectic paralytiques ; mais je dois avouer que, dans plus grand nombre de cas, le succès n'a pas ı pondu à l'attente des médecins et des malad On a voulu faire revivre ce moyen, qui était quelque sorte abandonné ; les appareils les pl ingénieux ont été mis en usage, pour fixer mesurer avec certitude la force des commotion pour en déterminer et régler le trajet, po rendre leur degré d'énergie plus ou moins pe manent, etc., eh bien ! je n'ai été appelé qu constater des insuccès dans une foule de m ladies chroniques du système musculaire et système nerveux. Dans quelques paralysies or pu voir des améliorations, mais elles ne se sc pas soutenues. Ainsi que le docteur Ratier, j remarqué que, quelque violente qu'ait été l'a tion électrique, une fois qu'elle a cessé, elle lai peu de traces, et cela chez les personnes malad comme chez les individus bien portans : ce f n'est pas à dédaigner, pour apprécier le peu valeur de ce moyen, qui ne tardera pas à retoı ber dans un oubli dont on a vainement essayé le tirer.

De l'Acupuncture.

On désigne sous le nom d'*acupuncture* une o ration pratiquée en Chine et au Japon dep un temps immémorial; elle consiste à introduire dans les parties charnues des aiguilles fines, polies et acérées. Des expériences faites au moyen d'un galvanomètre démontrent d'une manière incontestable la présence d'un courant électrique très-prononcé à travers l'aiguille. M. Jules Cloquet, qui en 1825 fit une large application de ce nouveau moyen, crut devoir attribuer la cause de la guérison des rhumatismes et des névralgies qu'il traita par ce moyen à la soustraction d'un fluide électrique ou nerveux en excès dans la partie affectée. Quoi qu'il en soit de la manière d'agir de ce moyen, si l'on examinait bien sévèrement les histoires de guérison, si l'on en séparait ce qui peut appartenir au temps, à l'imagination et aux médications accessoires, il resterait peut-être peu de chose à attribuer à l'acupuncture. Ce sont sans doute des hommes honorables et de bonne foi qui disent en avoir obtenu de bons effets. Cependant quand MM. Guersent et Béclard, dont la science déplore la perte, attestent l'inefficacité de l'acupuncture, ne suis-je pas autorisé à solliciter une nouvelle enquête sur ce procédé chirurgical? Je demanderai, d'ailleurs, comment il peut se faire que M. J. Cloquet, qui, plus que tout autre praticien, a signalé les avantages prodigieux de l'acupuncture, l'ait en quelque sorte aujourd'hui abandonnée. Il est vrai que le désir du bien, l'amour de l'humanité, excitent en nous un noble enthousiasme, qui ne nous permet souvent de v(les choses qu'à travers le prisme de l'erreur.

Des Bains, des Étuves et des Frictions.

Les bains doivent être comptés parmi les re sources les plus salutaires de l'art de guérir. Hi pocrate et Galien nous ont transmis d'excelle préceptes sur leur emploi. Dans tous les tem ce moyen de guérison a été en usage parmi l hommes. Les vestiges de l'antiquité attestent e core le luxe extraordinaire que les Grecs et l Romains avaient déployé dans la construction d bains publics, qu'ils consacraient souvent à He cule, à Minerve, ou à d'autres divinités tutélair comme pour exprimer leur action bienfaisar sur l'économie animale. Chez tous les peuples p licés, on trouve des édifices nombreux qui se vent à les administrer. Les sauvages chez lesqu on ne trouve même aucune trace de civilisati éprouvent le besoin impérieux de se plonger da les fleuves, ou de soumettre leur corps à d pluies abondantes, pour modifier ainsi, par u inspiration de leur instinct, les propriétés vita du système tégumentaire.

Il s'est élevé des contestations théoriques sur sujet qui nous occupe. Plusieurs auteurs ont ét bli, d'une manière trop vague et trop général que les bains chauds affaiblissent le corps, et que les bains froids le fortifient. Je ne saurais admettre cette assertion; car les effets des bains ne dépendent pas uniquement de leur température, mais encore du moment et de la durée de l'immersion, de la susceptibilité des individus, du caractère propre à la maladie, de la densité du liquide qui presse la peau, et d'une multitude d'autres circonstances de ce genre. Beaucoup de malades affaiblis par un principe dartreux ne recouvrent leurs forces que par l'usage des bains modérément chauds; lorsqu'ils se sont baignés dans l'eau tiède, il se sentent et plus forts et plus dispos. Tous ceux qui ont médité sur les règles de l'hygiène savent combien ces sortes de bains sont propres à ranimer la vigueur chez les vieillards, et l'on connaît l'emblème de Minerve, qui fait jaillir un bain chaud du sein de la terre pour délasser Hercule. C'est par de chauds pédiluves que certains peuples rétablissaient les forces des voyageurs qui allaient leur demander l'hospitalité. Hippocrate a parfaitement éclairci cette question, lorsqu'il a dit que le bain chaud n'était nuisible que quand il excédait de beaucoup la température du corps humain.

Des Bains froids. Pris à la température de quinze degrés et au-dessous, le bain est froid; si l'on s'y plonge et qu'on y reste quelques secondes, on ne tarde pas à éprouver, surtout si l'atmosphère fraîche, un refroidissement considérable, acco pagné de refoulement du sang vers le cœı qu'annonçent la pâleur de la peau et le friss(une réaction plus ou moins marquée se fait ser si l'on sort de suite, si l'on se couvre de vêtem chauds, et l'équilibre est bientôt rétabli. Il inutile de dire que ces bains ont un effet tonic très-prononcé, pourvu qu'on les administre a précaution et en les proportionnant à la force sujet. Les bains froids ont plus d'efficacité qua ils peuvent être pris dans une eau courante, et compagnés de l'exercice de la natation; mais général, sans avoir d'efficacité spéciale contre a cune maladie, ils sont utiles contre un grand nc bre en raison dela réaction qu'ils provoquent, ré tion qui, réitérée, amène des effets toniques. C au praticien à juger des cas où il peut en att dre de bons résultats. Une manière fort u d'administrer le bain froid quand on veut q agisse comme calmant consiste à placer le mal dans l'eau tiède, qu'on laisse ensuite refroidir. Il alors particulièrement salutaire dans les affecti accompagnées d'une extrême irritabilité du s tème nerveux.

Peu de personnes ignorent que l'eau de la n a une densité plus grande que celle de rivière, raison des sels qu'elle tient en dissolution, et q par cela même sa pression sur le corps est plus forte, et la respiration sensiblement plus difficile ; c'est une remarque que j'ai faite en me baignant dans les eaux de la Méditerranée ou de l'Océan. Une autre différence qu'il me paraît important de signaler, c'est l'espèce d'irritation assez vive que les sels déterminent sur la peau. Cette irritation qui fortifie, et qui en même temps balance et efface une irritation intérieure fixée sur un organe, mérite d'attirer l'attention des médecins.

Le mouvement des flots, la percussion qu'ils exercent à la surface du corps, et surtout les mouvemens que l'on exécute, entrent pour beaucoup dans l'action des bains de mer. Leurs effets sont de raffermir les tissus, et surtout la peau, de donner du ton à l'économie, en un mot, d'augmenter l'énergie de tous les organes. Nous pensons qu'il faut tenir compte des effets du voyage; du spectacle imposant de cette masse d'eau incommensurable, de la vivacité de l'air, de l'espérance qui anime les voyageurs, de l'exercice que l'on prend dans un pays nouveau, du changement du régime alimentaire, enfin de toutes les autres circonstances hygiéniques, qui font des bains de mer un des moyens les plus propres à combattre certaines maladies chroniques, et le plus avantageux qu'on puisse proposer aux personnes faibles, délicates, peu irritables, dont la

peau est lâche et molle ; les tissus flasques, et d
tous les organes languissent dans une fune
inertie.

Des Bains tièdes ou tempérés. Il doivent avoir moins 26 degrés : à cette température, le bain produit d'impression sensible ni de chaleur de froid, et conséquemment aucun phénomè de réaction générale ou locale. Il ramollit dou ment la peau, favorise ses fonctions secrétoir et la débarrasse des impuretés qui, en raison l'irritation qu'elles occasionnent, peuvent dét miner des boutons, des dartres, et des déma geaisons fort désagréables. En sortant d'un b tiède, on éprouve une sensation agréable, un s timent délicieux de bien-être; on est rafraîchi plein de vigueur, et en même temps que la pe s'assouplit, les mouvemens sont plus faciles. I douleurs musculaires, c'est-à-dire des chairs, ca sées par la fatigue, s'y dissipent; celles qui tienn des inflammations y trouvent aussi du sou gement; les accidens nerveux s'y calment. E fin, considéré comme moyen principal ou a cessoire, le bain tiède est d'une grande util dans le traitement des maladies, et il n'en qu'un bien petit nombre dans lesquelles il ne s pas avantageux.

Le bain tiède est essentiellement hygiénique;

convient aux personnes constituées de manière à n'avoir besoin ni d'être fortifiées, ni d'être affaiblies, caractère irrécusable d'une santé parfaite. La propreté est une des plus indispensables conditions pour entretenir cet état. Sans propreté, des maladies de tout genre assiégent l'espèce humaine. On ne peut trop louer les premiers législateurs d'avoir ordonné l'usage des bains et celui des ablutions ; et l'on ne saurait trop les recommander comme un des principaux moyens d'entretenir cette vertu véritablement domestique. Le bain tempéré repose les membres fatigués, et produit un sentiment de fraîcheur sans affaiblir ; il convient après les exercices violens du corps et de l'esprit, modère la circulation, tempère l'ardeur des sens et l'activité du cerveau et doit surtout, être prescrit aux individus irritables. Il rend la surface du corps très-susceptible aux impressions de l'air ; il est donc important de prendre, au sortir de ce bain, des précautions contre l'intempérie de l'atmosphère.

Des Bains chauds. Le bain de 28, 30 et 32 degrés peut être considéré comme chaud. Il augmente la transpiration, en déterminant vers la peau une légère irritation, et ce surcroît d'exhalation est une des principales causes de la faiblesse qu'on éprouve ensuite. Au reste, à cette température, on peut voir le pouls s'élever de quelques pulsations, ou descendre au-dessous de son ty habituel, selon les dispositions de l'individu : n'y a rien de général à cet égard, et tel degré c cause une chaleur incommode chez l'un, prod chez l'autre un sentiment de froid. Cependant, pouls s'élève ordinairement de plusieurs pul tions, la respiration s'accélère, une sueur lég couvre le front, les tempes, le pourtour des ye et des lèvres, la tête s'appesantit, et l'on éprou un besoin de sommeil. Ce bain est essentielleme affaiblissant et relâchant; je le considère comi un des meilleurs et des plus puissans anti-phlog tiques que nous possédions. Son action ne se n nifeste pas seulement sur toute l'étendue de la pea elle va sympathiquement réagir jusque dans profondeur de nos organes, et y calmer l'irri tion qui les tourmente. Mais pour en obte d'heureux effets, il faut quelquefois y r ter plusieurs heures. C'est ainsi que j'ai vu c douleurs rhumatismales articulaires disparaî en quelque sorte sous l'influence de cette espè de macération long-temps prolongée. Je pense q le bain chaud pourrait être administré bien pl fréquemment qu'on n'a coutume de le faire; l'ai employé dans plusieurs inflammations de n organes, avec les précautions qu'il exige, et j toujours eu lieu de m'en louer.

Des Bains très-chauds. Les bains très-chau

sont ceux qui marquent de 32 à 40 degrés. Ils sont rarement employés en médecine, du moins comme bains entiers ; cependant on peut les donner avec avantage lorsqu'il s'agit de déterminer une abondante transpiration, ou un afflux de sang à la périphérie du corps. Lorsqu'une éruption s'établit mal, les bains chauds peuvent en faciliter l'apparition ; ils réussissent encore dans les rhumatismes chroniques, dans les douleurs articulaires, dans les maladies vénériennes, et concourent puissamment à la guérison des affections dartreuses, maladies où, selon l'expression pittoresque du professeur Alibert, il faut faire cuire le malade dans le bain.

Composition des Bains. Le plus ordinairement on n'emploie pour les bains que de l'eau simple, de pluie, de rivière ou de puits; cette dernière, qu'on ne préférera pas quand on en aura d'autre à sa disposition, n'a cependant pas de mauvaises qualités. L'eau de mer est aussi quelquefois employée, soit échauffée dans une baignoire, soit sous forme de bain froid. On fait à l'eau diverses additions qui modifient les effets des bains : tantôt on y fait dissoudre de la gélatine épurée, tantôt on y fait bouillir des substances animales qui lui cèdent de la gélatine, de la graisse; etc., ou bien on y fait cuire des plantes aromatiques, ou fondre des sels de différentes espèces, des préparations

sulfureuses, antimoniales ; on y ajoute aussi d
vers acides, ou du sublimé corrosif. On conç
qu'il m'est impossible de descendre à ce su
dans des détails d'application, et que je dois
borner à des idées générales. Disons encore qu'
prend des bains, dans des matières solides, tel
que le fumier, le sable, le marc de raisin
d'olives, et les boues des eaux minérales. On
enfin donné des bains de lait et d'huile. Je d
signaler ici les avantages des *bains locaux* ou *p*
tiels ; ils sont ou adoucissans ou toniques, sel
les substances qu'on y ajoute.

Effet médical des bains. Les bains froids ont u
propriété tonique et conviennent chez les in
vidus dont la constitution est frappée d'inerti
de faiblesse ; ils sont salutaires dans les écrouell
la rachitisme et dans toutes les affections chi
niques qui nécessitent l'emploi des moyens f
tifians. *Les bains chauds* ont la propriété de co
battre les diverses inflammations qui assiégent
peau et qui attaquent nos organes ; ils prod
sent les meilleurs effets dans les maladies n
veuses : leur puissance calmante est telle, q
des individus en proie à des mouvemens co
vulsifs que rien ne pouvait arrêter ont subi
ment été soulagés par leur emploi. Les ba
très-chauds se sont montrés d'une grande effic
cité, non-seulement quand il a été nécessaire

rappeler des éruptions rentrées, mais encore de combattre des affections dartreuses intenses. Les rhumatismes ont trouvé dans ce moyen un remède aussi actif qu'efficace. Vouloir signaler ici tous les avantages qu'on peut retirer des bains, ce serait passer en revue un grand nombre de maladies, et nous écarter par conséquent de la tâche que nous nous sommes imposée.

A tout ce que nous venons de dire sur les bains en général, ajoutons :

1° Que chaque individu supporte les bains à des températures différentes; 2° qu'il est des personnes à qui ils sont funestes; 3° qu'il en est qui éprouvent une répugnance invincible pour le bain, tandis que d'autres le désirent vivement et en éprouvent les plus salutaires effets; 4° que l'extrême sensibilité des femmes doit leur interdire l'usage des bains trop chauds ou trop froids, tandis que le bain frais durant la belle saison pourra leur être avantageux; qu'elles ne doivent pas se baigner dans l'eau froide durant leurs règles ou à leur approche, car il pourrait en résulter une suppression dangereuse; elles doivent s'abstenir du bain froid durant la grossesse, mais il n'en est pas ainsi du bain tempéré, dont elles peuvent user dans tous les temps, avec les précautions et les ménagemens convenables; 5° que les bains froids sont nuisibles aux enfans qui viennent de naître; ils peuvent en retirer des avantages que lorsque le constitution s'est fortifiée et qu'ils sont dans âge plus avancé; 6° qu'il faut éviter de prendre bains froids dans la canicule, parce que le sol étant dans toute sa force, on s'expose alors à cevoir des *coups de soleil* qui déterminent des i flammations cérébrales et des érysipèles : le ma et le soir sont les deux instans qu'il faut chois 7° que quant aux bains chauds, il faut avoir bi soin de se mettre en garde contre les intempér de la saison, qui peuvent occasionner les ma dies les plus violentes : se bien sécher, se bien v tir et rester dans un appartement médiocreme échauffé, sont des précautions indispensabl pour éviter tout accident.

Des pratiques accessoires. On a coutume réunir sous cette désignation les frictions sir ples, ou savonneuses, ou sèches, les affusio d'eau froide, les onctions, le massage, qu'on pe joindre au bain. Nul doute que ces diverses op rations, beaucoup trop négligées chez nous, puissent avoir d'excellens effets. C'est ainsi que bain froid, par exemple, sera utilement précé d'une onction huileuse et suivi de frictions sèche qu'après un bain chaud, il sera bon de pratiqu sur tout le corps des affusions froides, pour m dérer une transpiration trop abondante; enf qu'à un bain tiède seront utilement associées des frictions savonneuses, dans le but de nettoyer complétement la peau, et d'en favoriser les fonctions secrétoires. Ces indications doivent être développées et appliquées par les praticiens, suivant les circonstances.

Règles générales relatives à l'usage des bains. Il est utile de faire un léger exercice avant le bain froid, mais il ne faut pas que cet exercice aille jusqu'à provoquer la sueur. La durée du bain froid doit être déterminée par l'effet qu'on en obtient ; c'est à l'apparition du deuxième frisson que l'on conseille de se retirer de l'eau. Il faut s'essuyer promptement en sortant, et prendre ensuite un léger exercice. Il est très-important de ne pas entrer dans l'eau lors du travail de la digestion ; on en a vu des résultats fâcheux. Pour les bains tièdes, les mêmes précautions sont bonnes, mais pas aussi indispensables. Il ne faut pas oublier de se mettre à l'abri du froid après le bain tiède et le bain chaud. Des aspersions froides sur la tête seront fort utiles dans le bain très-chaud. La durée du bain varie selon les indications à remplir. Le séjour prolongé dans un bain tiède, lors même que l'on entretient sa température au même degré, ajoute à ses effets émolliens et calmans.

Des Bains de vapeur ou Étuves.

Le but de ces bains est de soumettre les n lades à l'action d'une haute température, avec sans l'intervention de l'humidité ; de là, la di sion des étuves en sèches et en humides : l forme est en général celle d'une sorte de four p ou moins vaste, pourvu de quatre ou cinq ra de gradins, et qui est chauffé par des tuyaux c culant dans l'épaisseur de leurs parois, ou pa vapeur d'eau arrivant dans leur intérieur moyen d'un robinet. Ces bains étaient fort usage chez les anciens. En Allemagne, en Ang terre, à Naples, chez les Arabes des côtes d'A que, en Égypte et dans le nord de l'Europe, les emploie non-seulement comme moyen hyg nique, mais encore comme remède applica à une certaine classe de maladies. Ce genre bains était peu usité en France ; mais depuis qu ques années, la capitale en a vu s'établir q ont rendu quelques services à l'art de guérir.

Deux causes bien différentes et même opposé rendaient fort utiles les bains de vapeur dans pays septentrionaux et dans les régions voisin des tropiques. Dans le nord, le froid resse les tissus extérieurs, et empêche la peau remplir ses fonctions ; l'étuve humide la dilate détruit l'effet du froid. Dans le midi, la chale irrite, dessèche la surface du corps, et détermine une foule d'éruptions; l'étuve et le bain neutralisent ces résultats fâcheux: il n'est donc pas surprenant que ces peuples en aient fait usage, et qu'on les ait négligés dans les régions tempérées, où ces inconvéniens ne se font pas sentir.

Les effets de l'étuve sèche et humide sont une accélération notable de la circulation et de la respiration, avec gêne plus ou moins considérable de cette dernière fonction, rougeur et gonflement de la peau et transpiration abondante. On conçoit que ces phénomènes se présentent à divers degrés d'après la susceptibilité de l'individu, la durée du séjour, la température de l'étuve: ils sont beaucoup plus marqués dans l'étuve sèche que dans l'étuve humide, mais peu de personnes peuvent supporter l'action de la première, qui est à cause de cela fort peu usitée; l'étuve humide au contraire est d'un emploi fréquent, et l'on en obtient de bons résultats. Il faut, pour en tirer tout le bien qu'on a droit d'en attendre, que ces bains de vapeur aqueuse soient administrés comme ils le sont dans le nord, c'est-à-dire accompagnés de frictions, de massage, de lotions et affusions d'eau froide.

Étuve où tout le corps est plongé, excepté la tête.

On a modifié les étuves assez heureusement, en

inventant un procédé à l'aide duquel on p
respirer l'air extérieur, tandis que le reste
corps est plongé dans la vapeur. On conti
donc à respirer un air pur et suffisamment o
géné, et qui n'est jamais élevé au-dessus de la c
leur du sang, et les mauvais effets qui résult
de l'usage des anciennes étuves disparaisse
Mais les résultats sont-ils les mêmes? sont
aussi avantageux? Sans doute que les phé
mènes qui suivent l'emploi de ces bains, et que
signalés plus haut, sont moins énergiques; n
aussi quels inconvéniens n'a-t-on pas évités!
liberté de la respiration et de la circulation, l'
sence des symptômes de congestion vers la tê
sont, en effet, le résultat de ce dernier ge
d'étuve, et l'on conçoit que ces différences d
vent les faire préférer dans une foule de cas.
bains se prennent dans de petites caisses destin
à cet usage, mais comme dans des villes de p
vince, et à la campagne surtout, il n'existe
d'établissemens où l'on puisse prendre des ba
de vapeur, voici quel est le moyen d'y supplé
On place le malade dans une vieille futaille,
tête seulement dehors; elle est entourée d'u
couverture de laine, de manière à ce que la
peur qu'on y fait pénétrer ne puisse s'échapp
On fait évaporer de l'eau dans un chaudron su
monté d'un couvercle; un tuyau qui en part, et
est de quelques pieds, doit diriger la vapeur da

ladite futaille. Il va sans dire que le bain sera d'autant plus chaud que l'ébullition sera plus forte. Ce procédé remplace parfaitement les caisses fumigatoires dont on fait usage dans nos grandes villes.

On a imaginé de charger la vapeur des étuves de diverses émanations, afin d'agir d'abord par la voie d'absorption, puis de modifier, à l'aide de certaines substances, toute la surface de la peau. Ces moyens sont souvent suivis des plus heureux succès, et sont des agens puissans que l'art de guérir met en usage. Les substances que l'on fait réduire en vapeur par le calorique, et dont on a obtenu le plus d'effets, sont les suivantes : le vin, le vinaigre, l'alcohol, les plantes aromatiques, les baies de genièvre, le benjoin, le succin, le musc, l'assa-fœtida, l'opium, le camphre, le soufre, le sulfure de potasse, le cinabre, etc. On conçoit qu'elles doivent déterminer dans l'économie des modifications considérables ; et s'il s'agissait de les apprécier toutes successivement, il serait difficile de se renfermer dans les bornes que nous nous sommes prescrites.

Les bains de vapeur humide sont avantageux dans le traitement d'un grand nombre de maladies, dans lesquelles il convient d'exciter la peau et d'y provoquer une sueur abondante ; telles sont principalement les affections goutteuses et rhumati males, et les affections de la peau qui se montrer rebelles à des moyens plus simples. On en reti de grands avantages dans quelques maladies ne veuses, et enfin dans une foule de circonstanc pour lesquelles le médecin seul peut apprécie leur opportunité. Ajoutons que ces bains sor contre-indiqués dans les affections qui peuver faire craindre quelque congestion cérébrale o pulmonaire, attendu qu'ils ne pourraient que l accroître, en raison de l'accélération des mouv mens du cœur qu'ils provoquent.

Les précautions à prendre dans l'administratio des bains de vapeur consistent à graduer l'action d la chaleur. Ainsi les sujets délicats, ou ceux qui er trent pour la première fois dans l'étuve, doivent s tenir à la partie inférieure, et ne monter que par d grés à l'endroit le plus élevé, où la chaleur est aus plus considérable ; ils doivent aussi rester moin long-temps dans le bain. Si c'est dans une boît fumigatoire qu'on prend le bain, il ne faut accroî tre la chaleur que graduellement. Leur durée or dinaire est de dix à vingt-cinq ou trente minute En sortant de l'étuve, lorsque la peau est chaud rouge et couverte d'une abondante sueur, il con viendrait que les malades, après avoir été fric tionnés, reçussent une affusion d'eau froide su tout le corps, pour ramener tout d'un coup l peau à son état normal d'excitation ou de sécrétion. On s'expose, au contraire, lorsqu'on laisse cet équilibre se rétablir trop lentement, à ce que l'impression partielle du froid donne lieu à divers accidens. Si l'on ne prend pas la précaution que nous venons d'indiquer, au moins doit-on envelopper soigneusement le malade et le coucher dans un lit où il soit bien couvert, et où il puisse attendre que la chaleur, dont il est en quelque sorte saturé, se soit dissipée par degrés.

Des Frictions.

Le mot friction s'applique à l'action qu'on exerce en frottant la surface du corps soit avec des brosses, soit avec la main nue ou recouverte d'étoffes de chanvre ou de laine chaudes ou froides, sèches ou imbibées de différens liquides. Nous ne nous occuperons ici que des frictions sèches, et de celles qu'on fait avec des liquides aqueux. J'ai parlé, page 313, des frictions faites avec une certaine pommade, et de son efficacité dans le traitement des affections dartreuses, des tumeurs scrofuleuses ou de toute autre nature, j'ai signalé les avantages des corps gras chargés de substances médicamenteuses pour combattre les rhumatismes et diverses affections douloureuses qui se font ressentir sur différens points de l'économie : il me reste à dire que les frictions, en général fort usitées chez les anciens, qui les ployaient comme moyen hygiénique ou con agent médical, sont presque tombées en dé tude chez nous, et qu'il serait bon de remettre en usage. En effet, pratiquées de d rentes manières et avec divers instrumens, vant le degré de susceptibilité de la peau, e peuvent rendre de grands services, surtout l qu'elles sont combinées avec les bains, les a sions, les onctions et le massage.

Les frictions sèches ou humides produisent effets locaux et généraux; elles excitent la c leur et la rougeur de la peau, une afflue plus grande de sang dans les vaisseaux ca laires cutanés et souscutanés, développent sensibilité de toutes ces parties, et parais en outre attirer à la surface du corps une p grande quantité de fluide électrique. Les fricti avec des flanelles très-chaudes et sèches proc sent nécessairement beaucoup plus de calori et d'électricité que des linges humides, et déter nent par conséquent une action bien plus gra sur les parties frictionnées. Les frictions dou nettoient la peau, augmentent sa vitalité, ouvr les pores, facilitent la transpiration et l'abso tion de l'enveloppe cutanée; si on les prati au contraire d'une manière brusque, et dans sens opposé à la direction des poils, il peut en sulter une irritation plus ou moins vive de la peau, qui diminue sa propriété absorbante.

Les effets généraux des frictions sont d'autant plus étendus, qu'on les pratique sur une plus grande surface; les effets locaux, dépendent de la manière dont on opère. Les frictions douces et très-étendues réagissent sur la peau d'abord, ensuite sur les organes intérieurs, qui acquièrent ainsi une activité plus grande qui favorise leurs fonctions. Lorsque la digestion est pénible, des frictions sur la région du ventre tendent à la faciliter. Les frictions rudes sont beaucoup plus excitantes et même irritantes; elles se comportent, par rapport à l'ensemble de l'organisation, comme les dérivatifs cutanés, appelant à la surface une plus grande quantité de sang, et diminuant par conséquent les congestions des organes intérieurs.

Les frictions sèches ou humides sont quelquefois un moyen de prévenir les maladies chez les individus faibles, dont la peau sèche, rugueuse, ne remplit qu'imparfaitement les fonctions de la transpiration, et qui sont prédisposés aux maladies cutanées. Il faut surtout les recommander dans toutes les maladies douloureuses, dans les rhumatismes articulaires et musculaires, dans les douleurs du ventre qui dépendent d'une accumulation de vents dans les intestins. On les emploie aussi avec succès lorsque la peau est sèc flasque, et infiltrée de sérosité. C'est surt chez les enfans et les vieillards que ce moyen souvent indiqué et nécessaire, parce qu'il chez eux en général moins de chaleur et de v lité à la peau. On ajoute beaucoup à l'action mulante des frictions en se servant de linim contenant des huiles, des alcalis, du camphr des substances aromatiques; mais alors l'absorpt des substances employées se combine avec l'e des frictions, et complique la médication. San lowtz avait conseillé d'employer la glace en fi tions dans la peste; les nègres se servent pou même usage de citrons dans la fièvre jaune. s'en est quelquefois bien trouvé, lorsqu'il a nécessaire de réveiller l'énergie vitale chez cert malades tombés dans une débilité extrême.

DE LA

NOUVELLE MÉTHODE

VÉGÉTALE, DÉPURATIVE ET RAFRAICHISSANTE,

APPLIQUÉE AU TRAITEMENT

DES MALADIES CHRONIQUES.

Cette méthode toute rationnelle, et qui est le fruit d'une longue expérience, découle nécessairement de la doctrine que j'ai émise touchant l'origine des maladies chroniques. Mes considérations générales sur toutes ces affections lentes, qui usent l'organisation, ont suffisamment démontré qu'une dégénération du sang et des humeurs, jointe à l'inflammation sourde des organes affectés, en étaient ensemble ou tour-à-tour les causes les plus ordinaires. Pourrait-on mettre en doute la solidité de cette assertion, lorsque des ouvertures cadavériques viennent la confirmer? En effet, on trouve les organes des individus morts par suite de maladies chroniques, endurcis, engorgés de sang, et d'autrès fois en proie à des ulcérations profondes et à une secrétion purulente qui s'échappe avec abondance de leur tissu profondément altéré

C'est en ne perdant pas de vue ces deux points capitaux, l'irritation sanguine et nerveuse de l'organe malade, sa suppuration et la dégénération de nos humeurs, que j'ai pu établir un mode de traitement dont le temps n'a point démenti le succès. Sans doute je n'ai pas toujours pu triompher de tous les maux, il en est de si invétérés qu'on ne peut espérer que du soulagement, et c'est déjà beaucoup obtenir que de rendre la vie supportable. Que peut la meilleure méthode quand les organes sont détruits, que les fonctions sont interverties, et que le principe de vie n'est plus qu'une étincelle! toutes les puissances de l'art pourraient elles ranimer un cadavre?

Les maladies chroniques n'ayant été qu'imparfaitement connues dans leur principe, on ne doit pas s'étonner que leur traitement ait été un objet continuel de tâtonnemens bien funestes aux malades. J'ai vu non sans étonnement des médecins adopter les méthodes les plus bizarres, et fatiguer et tuer leurs malades par une multiplicité de médicamens dont les effets devaient se contredire sans cesse. Aux yeux du vulgaire, il semble que la science est d'autant plus grande que les prescriptions sont plus nombreuses. Les malades aiment la polypharmacie comme on aime l'erreur, et l'art s'est encombré de formules; c'est ce qui faisait dire si plaisamment à Bordeu, qu'il y avait souvent dans la tête de certains médecins, plus de drogues que dans un cabinet d'histoire naturelle. L'empirisme le plus grossier a mis en usage les objets les plus dégoûtans, tels que l'urine, les excrémens de divers animaux, ou les choses les plus précieuses, telles que les diamans, les émeraudes et l'or, car, le croirait-on ? il y a une médecine pour les riches; de là l'invention des pilules dorées. Le croira-t-on encore ? les malades, toujours pressés de guérir, préfèrent souvent au savoir modeste qui marche à pas lents l'ignorance imposante et téméraire qui les assure d'un prompt succès. N'est-il pas honteux pour l'humanité qu'un empirisme aveugle obtienne tous les suffrages, et que tant de prétendus guérisseurs, grâce aux préjugés du vulgaire, parviennent à se faire un nom, à usurper une réputation ? Pourquoi la plus sublime des professions est-elle ainsi profanée par un charlatanisme audacieux !..

Ce qui a beaucoup retardé les progrès de l'art de guérir et des méthodes appelées à combattre les maladies chroniques, c'est la routine, qu'on prend trop souvent pour de l'expérience, maîtresse aveugle qui n'en conduit pas moins les hommes et particulièrement les médecins; et pour quelques-uns qui s'élèvent, combien en est-il qui restent dans l'ornière ? C'est la routine qui lutte contre le perfectionnement des arts et des sciences. Cependant, puisque le temps change tout, il peut apporter aussi des modifications dans les connaissances humaines, et c'est là ce que l'homme devrait continuellement se répéter. Pourquoi tenir avec obstination aux idées qu'on nous a transmises, quand elles peuvent être perfectionnées? C'est, ce me semble, une modestie coupable que celle qui fait que nous nous regardons comme inférieurs à nos aïeux, et que nous croyons à certains remèdes, uniquement parce qu'ils y croyaient. Délivrons-nous des entraves du passé, et frayons de nouvelles routes à l'art de guérir, qui prend aujourd'hui un essor tout philosophique!

Ma méthode ne se compose pas de l'emploi d'un médicament, mais au contraire d'un ensemble de moyens que l'expérience a coordonnés et qui sont susceptibles de combattre avec efficacité toute la série des maladies choniques qui assiégent notre organisation. Vouloir qu'un seul et unique médicament, *sans appui de tout autre moyen* puisse se ployer aux affections les plus diverses, et combattre les symptômes qui les caractérisent, c'est faire preuve de folie, ou bien se montrer tout-à-fait étranger aux plus simples règles de l'art de guérir : je laisse à un charlatanisme dé honté de si ridicules prétentions. J'ai mis à profit tous les médicamens dont une longue expérience a constaté les heureux effets. A l'exemple de quelques médecins, je n'ai pas proscrit les émissions sanguines, ou les vésicatoires, je n'ai pas frappé d'anathème l'émétique, le quinquina ou l'opium , etc. ; et tout cela dans le but de prouver qu'un seul médicament suffisait aux innombrables maladies qui nous tourmentent; j'ai au contraire appelé à mon aide tous les agens médicamenteux dont l'expérience des siècles a constaté les effets , et les combinant avec bonheur à des moyens à la fois végétaux, dépuratifs et rafraîchissans, j'ai pu triompher des maladies les plus graves , et qui avaient résisté à des médications long-temps et inutilement continuées. Médecin éclectique, je ne me suis pas enthousiasmé pour tel ou tel moyen au détriment d'un autre, mais semblable à l'abeille qui puise sur chaque fleur de quoi composer son miel, j'ai pris dans chaque méthode ce qu'elle pouvait avoir de bon pour en composer un tout, et j'ai lieu de m'applaudir de cette marche. Étranger à tout esprit de système, c'est par le doute et par une sage expérimentation des phénomènes maladifs, que j'ai porté le flambeau dans des obscurités qu'on pouvait regarder comme impénétrables.

Convaincu que, dans la plupart des maladies chroniques, il y avait le plus souvent principe humoral à détruire et irritation sanguine et nerveuse à combattre, j'ai senti le besoin de doter l'art de guérir d'un médicament renfermant à la fois des propriétés dépuratives et rafraîchissantes. C'est vers les substances émollientes, anti-nerveuses, sudorifiques et diurétiques, que j'ai dû tourner mes regards. Les premières calment l'irritation des organes, et les ramenant à leur état primitif, rétablissent le jeu des fonctions, tandis que les secondes, expulsant par la transpiration insensible et les urines les matières qui circulent dans la masse du sang, détruisent ainsi l'acrimonie de nos humeurs. J'ai combiné ces substances et les ai administrées sous les formes et les doses les plus variées; et c'est après des essais multipliés que j'ai pu constater qu'elles n'ont des qualités calmantes et dépuratives efficaces qu'autant qu'elles sont administrées en poudre. Il est si vrai que les substances végétales perdent de leur énergie lorsqu'elles ne sont point employées sous cette forme, que tous les praticiens, bien convaincus que la valériane et le quinquina perdent beaucoup de leur efficacité lorsqu'ils sont administrés en décoction ou en sirop, donnent le plus souvent ces substances délayées dans un liquide quelconque, ou bien mélangées avec du sucre ou du miel.

Le choix des substances anti-nerveuses, rafraîchissantes, sudorifiques et diurétiques, était encore chose importante, aussi chacune d'elles a tour-à-tour été employée, et c'est en multipliant mes essais que j'ai pu m'assurer par des faits sévèrement observés, de leur degré d'efficacité. Mon choix a donc été le fruit d'une longue expérience. Je dois répéter encore que les diverses substances médicamenteuses prises en tisane ou en sirop se montrent peu efficaces, qu'il n'y a véritablement que la forme de poudre qui leur conserve toutes leurs vertus, et que cette forme est celle que j'ai adoptée. C'était un grand problème à résoudre que d'arriver à donner à un malade sous un petit volume, et sans le fatiguer, une grande quantité du principe extractif d'un médicament. Ce problème, je l'ai résolu, puisqu'on prend en trois verres par jour ce que vingt verres d'une décoction désagréable pourraient à peine contenir. Quels effets ne doit-on pas attendre d'un dépuratif qui, par sa forme et le choix des substances qui le composent, se montre à la fois doux et puissant !

Cette composition, mélange à la fois des substances calmantes anti-nerveuses, sudorifiques et diurétiques, je l'ai désignée sous le nom de *Poudre végétale dépurative et rafraîchissante.* Elle est d'un goût agréable, elle s'applique avec succès au traitement des dartres, de la gale, des écrouelles, de la syphilis, et de toutes les maladies chroniques, humorales ou inflammatoires, quelque forme d'ailleurs qu'elles puissent revêtir. Elle convient parfaitement à tous les âges, à tous les sexe à toutes les constitutions, et comme elle n'e formée que de substances douces et dépurative elle peut être employée par les tempéramens l plus délicats. Il est des individus qui, par sui de plusieurs traitemens mercuriels, recèlent da leur sang des parcelles de ce dangereux méta l'emploi de cette poudre, agissant sur les fonctio de la peau et des reins, favorise son expulsion, délivre ainsi les organes d'un principe qui, (même temps qu'il favorise la dégénération (sang et des humeurs, porte une vive irritati non-seulement sur les os, mais encore sur système nerveux.

La poudre végétale pousse fortement aux ur nes; elle est essentiellement utile lorsqu'elles so rouges et sablonneuses. Son usage habituel s'o pose efficacement au développement de la gr velle, et par suite, de la pierre. Les personn constipées, celles qui éprouvent de l'insomni celles qui ont le sang échauffé et le systèn nerveux irrité, trouveront dans son emploi jou nalier des avantages qu'aucun médicament pourrait leur offrir. En effet, ce spécifique, i troduit dans le sang, en adoucit l'acrimoni et tempère les matières ardentes dont il est i fecté; il résout sa viscosité, son épaississemen et parcourant avec lui les organes de la circulati et des sécrétions, il ramollit les parties endurcies, fond les tumeurs, les concrétions, débarrasse les vaisseaux et ranime leur jeu sans les irriter. Il expulse par la transpiration insensible, par les urines et par les autres voies naturelles, les matières fondues, séparées et rendues fluides. Toutes ces propriétés n'empêcheraient pas le retour des maladies, si la poudre végétale n'avait pas aussi celle de s'insinuer dans le cerveau avec les parties les plus subtiles du sang, de se mêler avec la lymphe nervale qui s'y prépare, et de descendre avec elle dans toutes les filières nerveuses, en y conservant assez de vertu pour corriger la lymphe dont l'altération cause la plupart des maux de nerfs, pour régler le cours troublé des esprits animaux et désobstruer leurs conduits les plus imperceptibles.

Qu'on ne s'étonne pas de nous voir, dans le cours de cet ouvrage, indiquer cette préparation pour tant de maladies chroniques, si diverses en apparence. Nous avons déjà fait comprendre dans notre préface et dans nos considérations générales sur ces maladies, que puisqu'elles doivent leur origine à un vice humoral, qui est toujours le même, ou bien à une irritation sanguine ou nerveuse, elles doivent par cela même réclamer l'emploi d'un même moyen, sous quelque forme d'ailleurs qu'elles puissent se présenter. Qu'un principe vénérien produise, ou (dartres, ou des douleurs, ou des ulcères, ou u irritation nerveuse, ou une pulmonie, n'est-ce j là toujours la même cause à combattre, et n'es pas rationnel d'avoir recours au même agent, sa à le modifier ou à l'aider par des moyens acc soires, dont je suis loin de rejeter l'empl D'ailleurs, s'il nous est difficile de comprenc comment ce médicament peut se montrer to jours efficace contre des maladies si diverses apparence, ne l'attribuons qu'à la faiblesse de r lumières, et ne nous laissant guider que par l'e périence, reconnaissons que, véritable protée, sait toujours parvenir au but que la nature a vue quand elle n'est pas absolument vaincue p la force du mal. Ajoutons que ce moyen médic est non-seulement propre à remédier à l'altér tion de nos organes, mais encore à empêcher à détruire la corruption de nos fluides. J'ai i diqué (p. 306) la manière d'employer avec succ la poudre végétale et dépurative.

Parmi les moyens accessoires que je me souvent en usage, il en est deux qui méritent u mention particulière : le premier est un *purgat* qui s'emploie sous forme de pilules, ne cause au cune fatigue, et est d'un usage très-facile il a l'avantage non-seulement de débarrass les intestins sans les irriter, mais encore il les fo tifie; car la rhubarbe entre dans sa composition, et on sait que cette substance amère, qui a été nommée par quelques médecins le *purgatif des enfans*, facilite la digestion et produit dans l'économie les plus heureux changemens. Les autres substances que contiennent ces pilules purgatives, agissent spécialement sur la partie inférieure du tube intestinal, le rectum, qui sympathise avec la tête, elles conviennent donc essentiellement aux personnes habituellement constipées, à celles qui ont la tête embarrassée et qui peuvent craindre une attaque d'apoplexie. J'ai signalé, page 193, les avantages des purgatifs en général dans une foule de maladies chroniques. Celui-ci, que j'administre sous la forme que je préfère à toute autre, la forme pilulaire, trouvera dans cet ouvrage de nombreuses applications. J'ai indiqué (p. 309) la manière d'en faire usage.

Un deuxième moyen dont l'emploi est indispensable dans une multitude de cas, c'est une *pommade résolutive anti-dartreuse*. Elle est spécialement destinée aux personnes affectées de dartres, d'écrouelles, de plaies, d'ulcères, de tumeurs et de douleurs. Employée en frictions, elle débarrasse la peau des impuretés qui l'assiégent, des démangeaisons qui la fatiguent. Elle détruit l'engorgement des glandes, fond les tumeurs et cicatrise les plaies les plus anciennes. Voyez, page 313, la manière de l'employer.

Hippocrate, dans son livre *de l'art*, parle av la haute sagesse qui le caractérise de l'usa avantageux ou nuisible des remèdes. « Ceux q sont utiles, dit-il, le sont à cause de l'admini tration bien ordonnée que l'on en fait; ceux q sont préjudiciables le deviennent, parce qu'on abuse. » Ajoutons que leur mauvaise préparati nuit à leur efficacité; c'est ainsi que pendant lon temps la poudre végétale, la pommade résol tive et les pilules toni-purgatives, médicame dont j'avais publié les recettes, ont été mal a pliqués par les médecins et mal préparés par l pharmaciens. Ces diverses compositions, qui v riaient par leur couleur, leur odeur et le consistance, n'obtenaient souvent aucun résult et ne se montraient vraiment efficaces que dans m mains. Cela tient à ce qu'une avidité coupable altérait la composition, en remplaçant des su stances d'un prix élevé par d'autres qui coûtaie beaucoup moins. J'ai dû alors, dans l'intérêt l'art et de l'humanité, ne confier la préparati de ces médicamens qu'à un pharmacien de m choix, et qui ne déclinât point ma haute su veillance. J'ai voulu qu'on ne pût les obtenir q sur mon ordonnance, afin de donner toute g rantie sur leur efficacité : il ne suffit pas, po guérir, qu'une préparation soit irréprochab sous le rapport de sa composition, il faut encor comme le disait le père de la médecine, qu'il s sagement administré. Le bon emploi des médicamens est l'âme de la pratique, et les secours les plus convenables peuvent devenir dangereux par une mauvaise application. Un bon remède n'est donc efficace que parce qu'il est administré par une main habile. C'est ainsi que la massue d'Hercule n'était redoutable que dans ses mains.

Conclusions relatives aux maladies chroniques et à leur traitement.

1° J'ai prouvé que toutes les maladies chroniques doivent être attribuées *à l'altération du sang, aux embarras de l'estomac et des intestins, à l'irritation nerveuse et à l'inflammation de nos organes.* J'ai démontré, page 129 et suivantes, qu'il n'existe qu'un *principe humoral* qui est le même dans toutes les circonstances, et qui, se modifiant selon les organes et les parties affectées, nous offre des phénomènes différens en apparence, mais qui n'en dérivent pas moins toujours de la même source. Les diverses dénominations de principe dartreux, écrouelleux, galeux, vénérien, scorbutique, rhumatismal, je les ai conservées, parce qu'il faut un nom aux choses; mais, je le répète, ces divers principes ne représentent qu'une *dégénération humorale*, qui est toujours la même et qui ne semble différer que par les effets qu'elle produit.

2° Ce n'était pas assez de constater les ravag d'une dégénération humorale sur l'enveloppe e terne, dégénération qui produit ou des dartres ou des écrouelles, ou des rhumatismes, il éta utile encore de suivre ce principe humoral ju que dans la profondeur de nos organes, et de r chercher les altérations nombreuses et varié qu'il peut y produire. Indiquer l'origine, la ma che des maladies chroniques et le traitemen qu'elles réclament, était un travail nouveau et in téressant à la fois dont j'ai enrichi la science; ma il était encore plus intéressant peut-être de signa ler comment s'établissent ces affections qui, lente et se dérobant à nos investigations, n'éclaten souvent au grand jour que lorsqu'il n'est plu temps d'y remédier.

3° J'ai démontré que les moyens que je mets e usage, et qui sont tirés du règne végétal, agissen en dépurant le sang, soit par les urines, soit pa les voies de la transpiration insensible, fonction qui se suppléent tour à tour, et par lesquelle sont expulsés les divers principes acrimonieu qui assiégent notre économie. J'ai prouvé qu l'action de ces substances apéritives et dépura tives est douce, qu'elles produisent sur nos or ganes irrités et enflammés un effet rafraîchissant essentiellement salutaire; car tout médecin qu raisonne et qui est imbu des saines doctrines ne doit jamais perdre de vue que les maux qui nous assiégent sont presque tous le résultat d'un état inflammatoire auquel se joint souvent une irritabilité nerveuse très-prononcée, et qui mérite de fixer notre attention.

4° Quelque efficaces que puissent être la poudre végétale dépurative, la pommade résolutive antidartreuse et les pilules toni-purgatives, j'ai compris la nécessité d'appeler quelquefois à mon aide les divers moyens que la médecine ordinaire met en usage. Je dois reconnaître que les purgatifs, l'émétique, les émissions sanguines, les toniques, les vésicatoires, les bains, dont j'ai parlé p. 193, 205, et suivantes, ont concouru à la guérison des maladies chroniques que j'ai eu à traiter. C'est cette heureuse alliance des diverses préparations appliquées selon les besoins et les circonstances, et sans esprit de système, qui constitue ce que l'on appelle *l'éclectisme* (1). Ne faut-il pas rire de pitié, ou plutôt gémir en voyant les effets déplorables de l'ignorance de certains hommes qui, en quelque sorte étrangers à notre art et à l'étude des âges et des tempéramens, ont voulu trouver une *panacée univer-*

(1) Le médecin qui professe l'éclectisme n'a point de système; il adopte les opinions qui lui paraissent les plus raisonnables, ne rejette aucun médicament, les essaie tous; il n'a d'autre guide que la nature et se montre ennemi de toute exagération.

selle à tous nos maux ; et si, chez quelques-un je n'ai vu que défaut de savoir, chez d'aut n'ai-je pas eu la douleur de trouver une â sordide, étrangère à tout sentiment d'humanit

5° J'ai prouvé que j'étais médecin éclectiq ennemi de tout système. En médecine, les systèm sont des armes tellement dangereuses, que c' un devoir que d'en faire justice. On peut im giner une hypothèse gratuite, et vouloir reco struire sur ce fondement peu solide tout l'édifi de la science ; mais l'organisation humaine est compliquée, ses ressorts sont si multipliés et divers, que les philosophes et les médecins q voudront donner à cet admirable ensemble u forme régulière, appropriée à la faiblesse de not esprit, resteront au-dessous d'une aussi gran tâche. Il vaut mieux observer la nature que l'interpréter ; et je trouve qu'il y a folie prétendre qu'on peut guérir toutes les maladie ou par la saignée, ou par les purgatifs, ou par l lectricité, ou par un seul et unique médicamen Des génies forts et hardis ont pu nous séduire; ont pu, par des raisonnemens captieux, souten avec avantage et faire briller une opinion erroné mais ce n'est pas là le but que doit se proposer médecin philanthrope. On peut admirer l'aute d'une brillante théorie, embellie, soutenue av toute la force de la logique et toutes les re sources de l'éloquence, mais il faut lui préférer le *médecin-guérisseur*, qui n'a d'autre guide que l'expérience, et qui n'use pas sa vie en de vaines théories. Sans doute cet homme n'est point l'oracle de nos académies, il n'étonne point le monde de son nom, mais il arrache à la mort des êtres souffrans ; il est béni de ses concitoyens ; et lorsque le soir il se retrouve au foyer domestique, il peut se dire : *j'ai rempli ma journée.*

6° Puisque l'acrimonie du sang, des humeurs, et l'irritation nerveuse, sont la source des maladies chroniques, on ne doit pas s'étonner qu'il faille pour les combattre des moyens sagement combinés. Si le sang est âcre, il est facile de sentir la nécessité de le dépurer ; et d'avoir recours aux émissions sanguines, soit par la lancette, soit par les sangsues, s'il est en trop grande abondance. Si nos tissus, nos organes, sont irrités, on éprouve le besoin de les calmer et de les rafraîchir. Si des matières bilieuses, glaireuses, existent dans l'estomac ou les intestins, on conçoit qu'il est urgent de les évacuer.

On dépure le sang par l'emploi de la poudre végétale, qui favorise la transpiration insensible, pousse aux urines, calme et rafraîchit nos organes. Chez une personne forte, la saignée combat une pléthore générale, donne plus de jeu à la circulation, dégage le poumon, le foie et le cerveau; les sangsues dégorgent plus facilement u partie affectée, telle que l'estomac, la vessi la matrice, etc. Par l'application d'un vésicatoi d'un séton ou d'un cautère, selon les circonsta ces, on balance et détruit par une inflammati externe une inflammation interne, en même tem qu'on favorise la sortie d'une humeur fixée s un organe. L'emploi des *pilules toni-purgati* déblaie, en les fortifiant, l'estomac et les intestins

L'art de guérir sait opposer à tous les maux moyens les plus divers. Veut-on fortifier l'orga sation en général, ou bien un organe en particuli on a recours aux préparations amères et ferru neuses. S'agit-il de diminuer la sensibilité du s tème nerveux, de fixer sa trop grande mobilit on joint à l'emploi des préparations calmant rafraîchissantes, celui des bains et des ferrugine On tarit des écoulemens chroniques par des tringens et des fortifians. Les frictions généra sèches impriment à l'organisation une activ essentiellement salutaire. L'emploi d'une po made *résolutive anti-dartreuse* nettoie la peau la débarrasse des diverses éruptions qui l'ass gent et des démangeaisons qui s'y font ressent sous l'influence de ce moyen, les ulcères se gu rissent, et les tumeurs et les glandes engorg se dissolvent. Enfin, des lavemens adoucissan toniques ou anti-nerveux, combattent des infla mations, des débilités ou des irritations nerveuses du canal intestinal. C'est ainsi qu'ennemi de tout système, et ne prenant pour guide que l'observation, je suis la marche qu'elle me prescrit, et crois en mon âme et conscience que c'est la voie dont ne doit jamais s'éloigner un médecin qui, à de vaines théories plus brillantes que solides, préfère le bien de l'humanité.

Les nombreuses observations que j'ai rapportées dans cet écrit viennent à l'appui de ma doctrine et confirment la vérité de mes assertions. En effet, si l'on jette un coup-d'œil sur ces observations, on reconnaîtra que j'ai heureusement triomphé d'une foule de maladies chroniques du poumon, du foie, de l'estomac, de la vessie, et des autres organes, qui s'étaient montrées rebelles aux moyens qu'on avait employés. On y verra que j'ai combattu avec succès des affections nerveuses aussi douloureuses que bizarres, des affections dartreuses héréditaires, et des maladies vénériennes qui avaient jeté de profondes racines dans l'économie. L'efficacité des moyens que je mets en usage est telle que quelques jours ont parfois suffi pour rendre le calme à des malades qui, en proie à de violentes démangeaisons ou à des douleurs atroces, goûtaient à peine quelques instans de repos.

L'examen de ces observations prouve qu'il ne

suffit pas de quelques jours ou de quelques semaines pour guérir des maladies qui ont profondément pénétré dans l'économie, ou qu'on a apportées en naissant. Il faut un temps assez long, et qui varie selon l'âge, le tempérament, et l'ancienneté de la maladie, pour pouvoir ramener sans secousse à leur état normal ou primitif des organes qui ont été longtemps tourmentés par une longue irritation, et par les ravages d'un principe acrimonieux, vice qui offre toujours une grande ténacité, et qui demande, de la part du malade et du médecin, une persévérance à toute épreuve. Il faut manquer d'expérience pour croire qu'une affection chronique est très facile à guérir, et n'oppose aucun obstacle aux ressources de notre art. Je le répète encore, il n'y que le temps, la patience, et l'emploi méthodique de médicamens convenables, qui puissent permettre d'espérer un heureux résultat.

7° Ce qu'il faut surtout apprécier dans le traitement que j'emploie, c'est qu'il n'a rien de gênant ni de fatigant, qu'il ne s'oppose en aucune manière aux occupations habituelles, et qu'il n'inspire point un dégoût souvent insurmontable pour beaucoup de malades. D'après un préjugé populaire, les médicamens les plus désagréables sont les plus efficaces; témoin ce vieux proverbe: *qui est amer à la bouche est doux au cœur;* c'est dans un siècle qui a vu reculer les bornes de l'esprit humain, que nous devons rejeter de pareilles erreurs: et si l'homme doit atteindre cette somme de bonheur qui lui est destinée, ce n'est que lorsqu'il marchera d'un pas ferme dans le sentier de la vérité.

Je ne ferai point l'éloge de ma méthode; dans ma bouche, cet éloge pourrait être suspect, il me suffit d'avoir la conscience du bien qu'elle a produit. C'est à la savante commission chargée de suivre un grand nombre d'expériences que j'ai dû laisser le soin de proclamer, dans le rapport placé en tête de cet ouvrage, tous les succès que j'ai obtenus. A elle seule il était réservé de constater que ma méthode dépurative a une supériorité incontestable sur toutes celles employées jusqu'à ce jour; à elle seule il était permis de conclure que mes moyens, fruit d'une longue expérience, peuvent seuls combattre avec succès des maladies dartreuses, qui *dégradent l'homme aux regards de l'homme;* des maladies organiques qui flétrissent les plus beaux jours de notre existence, et qui ne nous lèguent souvent que des douleurs et un tombeau!

Manière d'employer la Poudre végétale dépurative et rafraîchissante.

1° Cette poudre, qui est d'un goût très-agréable, se prend trois fois par jour, à la dose d'un bonne cuillerée à café (1), délayée chaque foi dans un verre d'eau pure ordinaire, froide ou sim plement dégourdie en hiver, si on le désire. E tout par conséquent trois cuillerées à café de pou dre dans trois verres de liquide tous les jours.

2° Cette poudre peut être délayée dans de l'ea pure, attendu qu'elle est légèrement sucrée. Ce pendant on peut, pour rendre cette boisson plu agréable encore, y ajouter du sucre, du sirop d gomme, d'orgeat ou de capillaire. On peut encoı la délayer dans du lait, du petit-lait et dans le su de carottes dont j'ai parlé page 220, si la malad en réclame l'emploi.

3° Un premier verre doit être pris le matin, jeun; le deuxième vers le milieu du jour, et troisième le soir en se couchant. Quoique c époques soient celles que je préfère, cependaı il n'y aurait pas d'inconvénient à prendre c trois verres à d'autres heures de la journé pourvu que ce fût toujours une heure avant (manger et trois heures après.

4° Les malades qui ne pourraient prendre tou

(1) Une cuillerée à café équivaut à ce que les cinq doigts la main réunis peuvent prendre.

d'un trait un verre de liquide, le diviseront en deux parties, prises à un quart-d'heure ou une demi-heure de distance.

5° L'usage de cette poudre rafraîchissante dispense de toute espèce de tisane ; il ne gêne en aucune manière les occupations habituelles, et peut se cacher à tous les yeux. L'exercice, en donnant plus d'activité aux fonctions de la peau et de la vessie, favorise singulièrement son effet dépuratif. Elle doit être continuée jusqu'à complète guérison. La boîte dure cinq jours au plus.

6° Cette poudre étant souvent trop rafraîchissante pour des vieillards ou des individus faibles, il est alors utile d'ajouter à chaque verre deux cuillerées à soupe de vin de Bordeaux ou de tout autre vin de bonne qualité.

7° Comme quelques malades pourraient supposer que la poudre peut être employée avec la même efficacité sèche ou mélangée à de la confiture ou à tout autre ingrédient, il est nécessaire de les prévenir qu'elle n'a d'effet salutaire que prise étendue dans un liquide, et que plus la quantité de liquide est grande, plus l'effet du médicament est notable, car plus largement étendu, il pénètre mieux dans le système circulatoire. On peut donc prendre chaque cuillerée de poudre dans un grand verre d'eau : introduite ainsi dans le canal digestif elle est promptement absorbée, et portée dans l masse du sang qu'elle va modifier, son effet dépu ratif ne tarde pas à se faire sentir, en favorisan la transpiration insensible et la sécrétion urinaire Je dois faire remarquer cependant que ce médica ment n'agit pas toujours à la fois par ces deu voies, et que comme les fonctions de la peau e des reins se suppléent tour-à-tour, il est des ma lades chez lesquels son action dépurative ne s manifeste que par la transpiration insensible tandis que chez d'autres, ce sont les reins dor l'action est notablement augmentée, car alors le urines coulent avec plus d'abondance que dar l'état ordinaire. Ajoutons que la poudre végétal agit, ou sur les reins, ou sur la peau, selon le dispositions de chaque individu, car tel est port à transpirer, tandis que tel autre urine avec plu d'abondance. Quelle que soit d'ailleurs la voie pa laquelle agisse ce médicament, il n'en a pas moin un effet à la fois dépuratif et raffraichissant.

7° Cette poudre peut se conserver sans perdı ses propriétés, quel que soit le climat qu'c habite. Comme elle attire l'humidité, il est nı cessaire qu'elle soit tenue dans un endroit sec aéré. Si elle se durcissait, il suffirait de l'écras avant de la faire dissoudre.

Modification des doses de la Poudre végétale pour l'enfance.

1° Les enfans qui naîtront affectés de dartres, de teigne, d'écrouelles, de maladie vénérienne ou de quelque affection chronique humorale des yeux, des oreilles, de la tête, de la poitrine ou du ventre, seront toujours radicalement guéris si l'on met leur nourrice à l'usage de la poudre végétale, qui, sans nuire à leur santé, communiquera à leur lait des qualités dépuratives infiniment salutaires. La dose de la poudre est celle que j'ai déjà indiquée : trois fortes cuillerées à café par jour (*Voy.* page 306); elle sera continuée jusqu'à complète guérison de l'enfant. La poudre végétale suffit aux nourrices ; les purgatifs ne sauraient leur convenir.

2° Les enfans au-dessous de huit ans, qui, nés de parens malsains, seront soumis à mon traitement dépuratif, ne prendront la poudre végétale qu'à la dose d'une demi-cuillerée à café, trois fois par jour. Les enfans au-dessus de huit ans jusqu'à quinze prendront deux cuillerées à café en deux prises, et au-dessus de cet âge, la dose entière.

3° Les enfans au-dessous de huit ans qui ne

prendront la poudre qu'à la dose de trois de cuillerées à café, comme je l'ai déjà dit, ne layeront chaque dose que dans un demi-verre liquide, car une trop grande quantité de bois leur fatiguerait l'estomac.

*Manière d'employer les **Pilules** purgatives.*

1° Ces pilules, à la fois toniques et purgati employées avec la *poudre végétale dépurative et fraîchissante*, concourent à la guérison des d tres, des écrouelles, des maladies vénérienne de toutes les affections chroniques de la tête, la poitrine, du ventre, de la vessie et du systè nerveux, tenant à une *acrimonie du sang et humeurs.* Elles favorisent l'écoulement de la b donnent de l'appétit et fortifient l'estomac, à ca de la rhubarbe qu'elles contiennent. Elles sont montrées efficaces dans des douleurs nerv ses ou vagues de la tête, dans des étouffeme dans des toux humides, dans des faiblesses membres, des étourdissemens, des tintem d'oreilles, des palpitations de cœur, dans des missemens et des crampes d'estomac. Elles éloigné et guéri des attaques de migraine qu répétaient, et en ont promptement adouci les ac elles ont dissipé des jaunisses avec gonflement foie. Il est des accidens nerveux qui dérivent d' constipation habituelle ; ces pilules prises pend quelques jours offrent un moyen sûr pour faire cesser cet état et entretenir la liberté du ventre. On rencontre souvent des personnes qui prennent sans effet des lavemens simples ; elles obvient à cet inconvénient en faisant usage des pilules purgatives lorsque le besoin d'évacuer se fait sentir.

2° Les circonstances où il faut se purger et le nombre de fois qu'il est nécessaire de le faire sont indiquées au traitement de chaque maladie en particulier.

3° Une dose de six, huit ou dix pilules, selon les individus, suffit le plus souvent pour se purger une fois et produire l'effet d'une médecine ordinaire, qui consiste à pousser cinq à six fortes selles; partant de là, on devra augmenter ou diminuer le nombre des pilules, car il est à remarquer que chaque personne, en raison de sa constitution, est plus ou moins difficile à émouvoir : quelques-unes sont obligées de prendre, ce qui est très-rare, quinze pilules pour obtenir un effet fortement purgatif, tandis qu'à d'autres quatre à cinq pilules suffisent; les femmes surtout, de leur nature plus irritables que les hommes, sont dans cette catégorie. En règle générale, on peut établir que six ou huit pilules produisent autant d'effet chez une femme, que dix pilules chez un homme.

4° Ces pilules peuvent se prendre à to
heure, à déjeûner, dîner ou souper, entre de
tranches de soupe, dans du pain à chant
dans du miel, de la confiture, ou enveloppé
écrasées ou fondues dans du sirop de gomme
d'orgeat; tout cela est au choix du malade.
peut boire et manger par-dessus. Si on les tro
trop grosses pour les avaler, on les coupe en de
Leur effet a lieu quatre, six, huit ou dix heu
après leur emploi, selon que l'on est plus
moins difficile à purger. Il est digne de remar
que l'effet de ces pilules est d'autant moins r
proché que leur nombre est moins grand.

5° Ce purgatif ne nécessite aucune préparati
attendu qu'il n'est nullement irritant. Toute
l'usage de la poudre végétale, en rafraîchissan
délayant les matières contenues dans le canal
testinal, dispose parfaitement à l'emploi de
moyen *toni-évacuant*.

6° L'usage de ces pilules ne change rien
manière de vivre ordinaire et n'empêche point
vaquer à ses affaires.

7° L'usage d'un lavement à la graine de lin
la guimauve ou à l'eau simple, pris le jour mê
du purgatif, dans la soirée, ou le lendemain mat
seconde avantageusement l'effet de cet évacua
surtout lorsqu'on a pris une dose de huit pilul

8° Il n'est pas toujours nécessaire de prendre six, huit, dix pilules et plus à la fois; les cas où cette dose est nécessaire sont indiqués dans le cours de cet ouvrage. Les personnes qui n'ont que quelques légères indispositions de la tête, du cœur ou de l'estomac, des maux de nerfs ou de ces maux vagues et difficiles à définir, qui sont naturellement constipées, qui ont une disposition à l'apoplexie, qui ressentent souvent par instinct le besoin de dégager la poitrine, le ventre et les premières voies, de la pituite, des glaires ou de la bile qui assiégent et tourmentent ces organes; ces personnes, dis-je, devront, dans le but de prévenir quelque affection grave, prendre deux, trois ou quatre pilules tous les huit ou dix jours. La dose sera augmentée ou diminuée au besoin; car, je ne saurais trop le répéter, elle doit toujours être proportionnée à l'âge du malade, à son degré d'irritabilité et à son plus ou moins de facilité à évacuer.

Doses du purgatif pour l'enfance.

1° Une seule pilule suffit à un enfant de deux ans.

2° Pour les enfans au-dessous de huit ans, la dose convenable est de deux ou trois pilules.

3° Au-dessus de huit ans et jusqu'à dix-huit, il

faut prendre quatre ou cinq pilules, et au-des de dix-huit ans, cinq, six ou huit.

4° Ces pilules se prennent comme nous l'av indiqué plus haut. Un enfant doit pousser d ou trois selles; en partant de ce point, il est fa de juger quelle est la dose qui lui convient.

Emploi de la Pommade résolutive.

Cette pommade, utile contre les dartres, écrouelles, la teigne, la gale, les tumeurs, les gorgemens glandulaires, les plaies, les ulcères mauvaise nature et les douleurs, s'emploie de manière suivante.

1° Dans les affections dartreuses ou galeuses, prend, avec les doigts réunis, de la pomm qu'on étend sur les parties malades, et on frictio assez fort pour la faire entrer dans le tissu de peau qu'elle doit échauffer légèrement, car n'est qu'ainsi qu'elle produit un effet curat l'étendre seulement sur la peau n'aurait auc résultat; il faut qu'elle y pénètre. La frict doit durer quelques minutes, si la dartre étendue, et quelques secondes si elle l'est p Après cette opération, on essuie les parties fi tionnées. J'ajouterai que la friction sera plus ri sur les parties de la peau qui sont moins délicat

On conçoit par exemple, que sur le visage on doit agir avec moins de force que sur les bras.

2° Lorsque l'affection est à la tête, la friction sera plus forte, et on coupera les cheveux assez courts, afin de pouvoir y porter facilement la pommade. Dans les cas graves, les cheveux doivent être rasés entièrement, et cette opération répétée tous les quinze jours et pendant quelques mois. Cela devient même indispensable dans le traitement de la teigne, et les cheveux n'en repoussent qu'avec plus de force.

3° Lorsque des croûtes trop fortes recouvrent la peau et qu'elles empêchent la pommade de pénétrer sur le tissu malade, on peut appliquer d'abord des cataplasmes de farine de graine de lin à nu jusqu'à ce qu'elles soient tombées, et user de la pommade de la manière déjà indiquée.

4° Les plaies doivent être pansées avec de la pommade étendue sur de la charpie, de la toile fine ou du papier brouillard qu'on percera de petits trous. Si elles étaient environnées d'une plaque dartreuse, il serait nécessaire de recourir à la friction avant de procéder au pansement.

5° Lorsqu'on emploie la pommade pour combattre des douleurs, la friction doit être faite assez fortement pour appeler la rougeur sur la peau. Faite devant le feu, et surtout en hiver, elle est

plus efficace, car la peau se dilate et le médicament pénètre beaucoup mieux.

6° Lorsque la pommade résolutive n'irrite pa
trop les parties malades, *elle doit être employée pure*
mais si elle se montrait trop active pour des partie
délicates, telles que le visage, les organes génitaux, l'anus, on la mélangerait à égale quantité de pommade de concombre ou de saindoux
et même, au besoin, on l'étendrait davantage afi
de la rendre moins irritante. Si on peut l
supporter pure, cela n'en vaut que mieux, et c'e
ainsi qu'il faut *l'essayer d'abord.* La sensibilité c
la peau varie tellement selon les individus
qu'il est impossible de donner à cette pommac
un degré de force qui convienne à tout le monde
par le mélange que je viens d'indiquer, qui s
fait à froid sur une feuille de papier, on arriv
aisément au point voulu.

7° La friction doit être faite matin et soir, :
l'affection est grave, et une fois seulement, :
elle est légère. Lorsqu'on remarque du mieux
on laisse des jours d'intervalle entre les frictions
puis on les interrompt et on y revient tour-à-
tour, selon l'intensité du mal et la force des démangeaisons.

8° Il est nécessaire que les plaies soient pansées matin et soir; les tumeurs et les douleurs doivent être frictionnées deux fois par jour si elles sont graves.

9° La friction se fait ordinairement avec la main nue; on peut mettre un gant si on le désire.

10° Lorsque la pommade se durcit par le froid, on peut la rendre plus liquide et plus maniable en l'approchant du feu.

Modification de l'emploi de la Pommade pour l'enfance.

1° Chez les enfans très-jeunes, la peau étant douée d'une grande sensibilité, il est quelquefois nécessaire de mélanger la pommade par moitié avec du sain-doux ou de la pommade de concombre : on peut ensuite en faire l'essai, et la mélanger encore s'il est nécessaire, jusqu'à ce qu'elle puisse être supportée sans douleur.

2° Si l'enfant a douze ou quinze ans, on peut essayer d'employer la pommade pure, surtout si la maladie est à la tête, partie où la peau est moins sensible. Des enfans plus jeunes la supportent souvent pure, si c'est la partie chevelue de la tête qui est malade.

Régime, ou conduite à tenir durant les Maladi chroniques.

Quoi qu'en ait dit Hippocrate, de la nécess de nourrir les malades dans le commencem des maladies, afin de leur donner la force de su porter les crises, nous ne saurions partager l'a de ce grand homme. L'abstinence doit être pr crite dans le commencement des maladies aig caractérisées par de la fièvre et l'inflammat d'un organe, et avec d'autant plus de riguei qu'on ignore à leur début quel degré de viole elles doivent avoir. On éviterait bien des malad graves, si dès le principe on s'abstenait de to espèce de substance réparatrice, et il est t vraisemblable que la plupart ne revêtent un ractère fâcheux, et n'entraînent souvent la m que par suite de l'oubli de ce précepte. Tel n' eu qu'une indisposition, qui, pour vouloir la va cre en continuant son régime ordinaire, s'est la victime d'une affection qui a compromis existence. Ainsi, dans la première période maladies aiguës inflammatoires, quelles qu'e soient, on doit s'abstenir de tout aliment; crainte d'un affaiblissement ultérieur est tou fait chimérique.

Si, dans toute maladie aiguë, on doit exi

l'abstinence tant que la maladie croît, quel que soit son siége, à plus forte raison, si l'estomac et les intestins sont les organes affectés, faut-il que le médecin reste inflexible et qu'il persiste dans la prescription d'une diète sévère. Ce n'est que lorsque les phénomènes d'irritation seront tombés que le régime pourra devenir moins rigoureux. Seulement alors on permettra quelque boisson très-légèrement nutritive, l'eau de gruau, le bouillon de poulet, un lait de poule, etc. On devra surveiller avec la plus grande attention les effets de ces premières substances nutritives, et pour peu que les douleurs locales et la fièvre se reproduisent, il faudra en suspendre l'usage pour n'y revenir que plus tard. Que les personnes qui entrent en convalescence ne perdent pas de vue cette aphorisme d'Hippocrate : « Si un » convalescent ne se fortifie pas en mangeant avec » appétit, c'est un signe qu'il prend trop de nour» riture. »

Il faut cependant prendre garde de laisser mourir les malades d'inanition, et de laisser éteindre le flambeau de la vie faute de l'alimenter. Depuis l'introduction de la doctrine dite *physiologique*, qui a tant préconisé les sangsues, les délayans et la diète, j'ai eu plusieurs exemples déplorables de cet accident. On doit prendre garde de s'en laisser imposer par une espèce de fréquence du pouls qui persiste encore longtem après que l'inflammation d'un organe est passé et qui n'est sans doute due qu'à l'affaiblisseme du malade ou à son extrême excitabilité. plus, lorsque la diète a été longue et tr sévère, l'estomac se resserre et perd, pour ai dire, la faculté de supporter les alimens; éprouve de la peine à digérer les plus léger et quelquefois même il les rejette par le v missement. Il faut alors varier, chercher qu est celui qui peut convenir, en fractionn les doses, jusqu'à ce qu'on soit parvenu ramener l'estomac à remplir de nouveau s fonctions. On souffre les premiers jours d'u poids incommode; mais peu à peu l'estomac dilate, se fortifie, et la digestion finit par s'opér régulièrement. Si on s'obstinait à ne pas voulc manger parce qu'il y a douleur et répugnanc nul doute que le malade ne finît par périr fau d'alimentation.

Mais que l'excès contraire est redoutable! Coi bien de malades ne voit-on pas mourir d'indige tion! Les médecins qui pratiquent dans les hôp taux des vieillards voient les cas de cette natu se multiplier. Pour ces derniers, vivre c'e manger, c'est boire du vin. Les avis les plus p sitifs, les ordres même les plus exprès, ne so pas capables de les arrêter. Nous avons vu ui femme affectée d'une inflammation du poumon se donner trois indigestions consécutives avec les substances les plus difficiles à digérer, et se tuer à la troisième ! Si les règles de régime que je viens de prescrire sont utiles dans les maladies aiguës, combien ne le sont-elles pas davantage encore dans les maladies chroniques. Elles concourent, avec un traitement convenable, à détruire ces engorgemens chroniques, ces altérations organiques si profondes et si rebelles.

Quoique je n'aie à m'occuper que du régime à suivre dans le traitement des maladies chroniques, je devais parler de celui qui s'applique aux maladies aiguës : tout s'enchaîne dans l'art de guérir ; et d'ailleurs, ne voit-on pas fréquemment des affections chroniques passer subitement à l'état aigu? Les causes des maladies doivent être principalement consultées dans la prescription du régime. Si la maladie est de nature scrofuleuse, si le sujet est débile, un régime réparateur, des viandes succulentes, l'usage de vins généreux, etc., sont éminemment utiles. Ce régime s'applique également au rachitisme, au scorbut de terre, tandis que le régime herbacé convient au scorbut de mer, et qu'une alimentation relâchante, rafraîchissante, est convenable dans les maladies de la peau. Si une maladie doit au contraire son origine à des alimens trop nourrissans, trop excitans, on devra diminuer la nourriture et la re dre rafraîchissante.

Comme je ne veux pas revenir sur le régim chaque affection chronique dont je parlerai da le cours de cet ouvrage, il me suffit de trac quelques règles générales. C'est au malade à rendre plus ou moins sévère, selon la gravité son mal. Il va sans dire que le régime doit ê bien différent quand on a une dartre sur la peau une irritation *gastro-intestinale.* Il doit enc différer selon que l'on est fort ou faible; dans premier cas, l'alimentation pourra être mo nourrissante que dans le second. Enfin les ha tudes doivent être prises en considération. M. professeur Chomel rapporte qu'un individu, coutumé à boire plusieurs bouteilles de vin deux bouteilles d'eau-de-vie par jour, fut frap d'une violente inflammation, et qu'au lieu de mettre à une abstinence absolue, on se conte de le réduire à une demi-bouteille de vin et à u demi-bouteille d'eau-de-vie.

Les malades qui se soumettent au traitem dépuratif doivent éviter tout ce qui est capable c chauffer ou de donner de l'âcreté aux humeu C'est une chose bien connue, et qui n'en est p moins incontestable, que le gibier, les vian salées ou fumées, le cochon et les ragoûts dont relève la saveur par trop d'épices, que les queurs alcooliques, les vins spiritueux dans leur état de pureté, empêchent ou contrarient la guérison des maladies chroniques ; aussi Hippocrate voulait-il que tous les alimens lourds ou indigestes fussent interdits aux personnes atteintes de ces maladies. On ne peut, en effet, nier que toutes les nourritures échauffantes ne soient en opposition avec le résultat qu'on doit attendre des remèdes, et lorsqu'on suit avec attention la marche de ces affections, on reconnaît toujours, le lendemain, les écarts de régime que les malades ont commis la veille. Peu d'instans même après un repas où l'on aura usé de trop de vin, de boissons excitantes ou d'alimens échauffans, on ressent de l'irritation dans l'organe affecté : si c'est le poumon, on tousse, on sent de l'ardeur à la poitrine ; si c'est la gorge qui se trouve atteinte d'un mal chronique, on éprouve dans cette partie de la chaleur, de la sécheresse, des picottemens ; si la vessie et le canal de l'urètre sont irrités, sous l'influence d'un régime excitant, cette irritation se ranime ; si ce sont les intestins, la constipation se manifeste ; si c'est la peau qui est atteinte d'une affection dartreuse, un écart de régime ne tarde pas à éveiller de douloureuses démangeaisons. L'éloignement de toute alimentation échauffante est donc de la plus impérieuse nécessité.

Conséquemment à nos principes, les malades

pourront faire usage du bœuf, du mouton, veau, de la volaille. Le poisson leur convient s n'ont ni dartres, ni disposition à cette malad Les œufs, les plantes potagères ; les salades laitue, de romaine, peu assaisonnées, c'est-à-d sans poivre et faiblement vinaigrées, ne leur s point nuisibles, ainsi que les fruits bien mûrs peu acides. L'eau devra être aussi pure que p sible, et lorsque des malades pourront se s mettre à cette seule boisson sans s'affaiblir, auront déjà fait un pas vers leur guérison ; ils priveront de café et de thé, à moins qu'une tr longue habitude n'en ait rendu l'usage in pensable ; dans ce dernier cas, on devra miti ces boissons avec beaucoup de lait.

Les malades devront se soustraire au froid e l'humidité ; ils y parviendront en portant imn diatement sur la peau des gilets de flanelle. I frictions sur toute la surface cutanée, pratiqu avec une brosse douce ou un morceau de flane produisent des effets essentiellement salutaires, ranimant l'organisation et en favorisant les fo tions de la peau. Les vêtemens secs et chau les bains tièdes ou chauds et froids dans qu ques circonstances que nous aurons soin de dé gner, concourent efficacement à la guérison (maladies chroniques. Un exercice convenal dans un air aussi pur que possible et une gran propreté, sont deux choses sur lesquelles je dois insister. L'usage des lavemens à l'eau simple ou avec une décoction de graine de lin est encore salutaire; ils ont l'avantage de tenir le ventre libre en même temps qu'ils produisent sur le canal intestinal un effet rafraîchissant. Qu'on ne s'étonne point de me voir mentionner dans ce chapitre l'emploi des lavemens; le régime comprend, outre les alimens et les boissons, l'ensemble de tous les agens hygiéniques dont l'homme peut faire usage: ainsi le sommeil et la veille, qui ne doivent pas être trop prolongés, le travail et le repos, qui doivent se renfermer dans des bornes convenables, tout ce qui peut exciter des sentimens gais et agréables, enfin, l'éloignement d'occupations trop sérieuses et de tout excès, tels sont les moyens et les circonstances les plus propres à seconder les effets de ma méthode dans le traitement des affections chroniques. Pour compléter tout ce que j'avais à dire touchant le régime à suivre dans ces maladies, je renvoie le lecteur au chapitre suivant, qui pourra l'éclairer sur différens points qui ne me paraissent pas sans importance.

Quelques observations relatives au traitement des Maladies chroniques.

C'est une erreur de croire qu'il faille toujours

attendre le printemps et les beaux jours pour s vre avec succès un traitement dépuratif. Un tard est quelquefois dangereux; et un n chronique fait souvent de tels progrès qu'il n' plus possible d'arrêter sa marche, quelq moyens qu'on puisse mettre en usage. C'est pa qu'en hiver la nature a moins d'énergie, que la transpiration et toutes les fonctions séc toires sont moins actives, et que par cela mê elle se débarrasse plus difficilement des irri tions qui la tourmentent et des principes ac monieux qui l'assiégent, qu'il est nécessaire l'aider et d'obtenir par un traitement convena des améliorations qu'elle serait impuissante à p duire si elle était seule et livrée à ses propres r sources. Sans doute que la belle saison se mon très-favorable à l'usage des médicamens, mais j voulu seulement faire comprendre que loin q l'hiver puisse être un obstacle à leur utile empl il les réclame au contraire, puisque durant ce période de l'année les maladies s'aggravent, et c viennent souvent incurables, pour ne pas d mortelles.

Si les habitudes et les passions modifient no moral, de même les médicamens modifient no organisation, et comme cette modification, do le but capital est de ramener un organe malad son état primitif, ne peut s'opérer que d'u manière lente et insensible, on comprend facilement combien il faut de persévérance dans le traitement qu'on oppose aux maladies chroniques, si l'on veut obtenir quelques succès. La nature a une telle tendance à reproduire les mêmes symptômes, les mêmes phénomènes, que si on se relâche quelque peu, on perd les avantages obtenus, et le traitement est à recommencer. Il faut donc tenir long-temps la nature sous le joug d'un agent médical quand on veut triompher d'une maladie, et ce que je dis ici s'applique non-seulement au traitement des affections chroniques, mais surtout à celles qui sont héréditaires, et auxquelles j'ai dû consacrer un chapitre dans cet ouvrage.

Si d'une part une maladie a besoin d'être long-temps bridée, qu'on me passe cette expression, pour assurer sa guérison et empêcher son retour, on ne peut cependant pas s'empêcher de reconnaître que nos organes s'habituent tellement à l'action des médicamens les plus énergiques, des poisons, même quand ils sont pris à des doses fractionnées, qu'ils finissent à la longue par n'en plus éprouver l'effet. Ces considérations font sentir la nécessité d'interrompre de temps en temps l'emploi d'un médicament, afin qu'il n'émousse pas les organes par son action continuelle, et qu'il ne perde pas sa faculté de guérir. On ravive en quelque sorte ses propriétés en le suspendant le reprenant tour-à-tour. Je conseille donc de d continuer le traitement tous les dix ou douze jou de se reposer deux ou trois jours, et de le repr dre après. Ce repos est nécessaire, d'abord pa qu'il accroît l'énergie du médicament, qui s'use l'habitude qu'en contracte notre organisation, suite parce que la continuation d'un moyen fa gue et dégoûte; pour qu'un médicament pui opérer favorablement, il faut autant que possi qu'il ne fasse pas éprouver au malade une ré gnance physique et morale.

Beaucoup de malades se figurent qu'un mé cament est d'autant plus efficace qu'il est d agréable au goût, et qu'il manifeste son action jetant le trouble dans l'économie. Cela est si vr qu'ils refusent de croire à la vertu d'une su stance qui flatte le goût, et que celle dont la veur est détestable et nauséabonde leur par seule douée d'une grande efficacité : il est esse tiel de faire justice d'une pareille erreur. I poisons les plus énergiques peuvent être agr bles à la bouche, et les substances les plus d goûtantes sont fort souvent tout-à-fait impuissa tes. Pour qu'un médicament puisse se mont vraiment salutaire, il doit ne produire dans l'é nomie aucun trouble, aucune fatigue; sous s influence les fonctions doivent se régulariser, l'acte de la digestion s'accomplit sans fatigue. Tout médicament qui ne remplit pas ces conditions est plutôt nuisible que salutaire. Observons toutefois que l'application d'un vésicatoire, l'emploi d'un purgatif, amènent quelques troubles passagers, inséparables de l'action de ces moyens.

Il est encore une erreur dans laquelle tombent beaucoup de malades, c'est de croire qu'on guérit d'autant plus vite que l'on augmente les doses d'un médicament : qu'arrive-t-il alors ? c'est que non-seulement la guérison s'opère plus lentement, mais encore que l'on développe souvent dans les organes digestifs des inflammations graves qui viennent compliquer l'affection première. Qu'on se persuade bien que l'efficacité des médicamens tient presqu'autant aux doses, auxquelles on les administre, qu'aux propriétés dont ils sont doués. L'opium qui, pris à petites doses est un calmant, devient un poison quand on dépasse dans son emploi les limites que la science et l'expérience ont assignées. Le quinquina, qui a des propriétés toniques, devient excitant à trop hautes doses. L'eau-forte, qui brûle et détruit, prise à la dose de quelques gouttes dans un verre d'eau sucrée devient un moyen rafraîchissant. Un malade ne doit donc jamais aller au-delà des prescriptions médicales, ou alors, qu'il n'impute les insuccès qu'à son imprudence.

Parmi les moyens que je prescris indépe damment de la poudre végétale, beaucoup sc appropriés au genre de maladies que je suis app à traiter, mais il en est un d'un usage assez génér je veux parler des pilules *toni-purgatives*. Quoiq je les ordonne souvent dans le but, soit de déb rasser le tube intestinal des matières bilieuses muqueuses qui l'obstruent, soit de porter un poi d'irritation sur cette partie, afin d'en dégager autre, cependant elles ne sont pas toujours goureusement nécessaires. Quelquefois le médic ment dépuratif est indispensable, mais on pe négliger l'emploi du purgatif, quand il tourmer ou fatigue l'organisation, ou bien encore quai il fait naître une invincible répugnance, et su tout quand les voies digestives sont irritées. Qu' se persuade donc bien que les purgatifs so utiles, mais non pas d'une absolue nécessité da le traitement des maladies chroniques. Il ne fa pas cependant en conclure qu'on doive toujou s'en dispenser, on peut seulement, dans quelqu circonstances, en user moins fréquemment même les rejeter tout-à-fait.

On a peut-être donné trop d'importance au r gime dans le traitement des maladies chronique lorsqu'elles ne sont pas surtout très-graves. Il y certainement une différence notable entre ur nourriture douce ou excitante, et le choix n'e est pas douteux, mais on aurait tort de croire que tel ou tel aliment assure ou retarde la guérison d'une maladie, et beaucoup de malades se tourmentent trop de ce qu'ils doivent ou ne doivent pas manger. Sans doute que dans les maladies aiguës, celles où il y a de la fièvre, le régime est d'une haute importance, mais cette importance se fait bien moins sentir dans les affections chroniques, en tant qu'elles n'occupent pas l'estomac et les intestins, car dans ce dernier cas on doit se montrer plus sévère dans le choix et la quantité des alimens. Pour la plupart des autres maladies, il suffit d'éviter les substances trop salées et trop épicées, de ne point faire usage d'eau-de-vie, de liqueurs, de vin pur, de café et de thé. Cependant il faut accorder quelque chose à l'habitude, ainsi il est des circonstances où je n'interdirai pas entièrement le café, mais je conseillerai de le mitiger avec beaucoup de lait; et d'autres fois, je permettrai un thé bien léger, si un long usage l'a rendu nécessaire. Je trouve que c'est déjà un régime que d'user avec modération de toute chose : que les malades n'abusent donc point de ma franchise, de ma tolérance, et s'ils se renferment dans des bornes convenables, ils auront compris, à quelques exceptions près, ce qu'on doit entendre par régime.

On ne saurait méconnaître les influences que

les diverses propriétés de l'air exercent sur organes de l'économie, et si, pour vivre dans meilleur état de santé, il est nécessaire de respi un air pur et de se trouver dans une températ moyenne, on comprendra facilement de q avantage il peut être pour les personnes faił et affectées de maladies chroniques, et surt pour les femmes, les enfans et les vieillards, vivre sous l'influence de cette condition atm phérique. Lors donc que les circonstances permettront, les malades seconderont parfa ment bien les effets d'un traitement, en quitt l'air impur des villes pour habiter la campag on se sent revivre aux douces chaleurs de la P vence ou sous le beau ciel de l'Italie. Heure donc celui qui peut quitter de froides contrées, aborder à ces plages heureuses où tant d'homn ont trouvé une santé qu'ils avaient vainem cherchée ailleurs !

CONSIDÉRATIONS GÉNÉRALES

SUR

LES DARTRES.

Il est peu de maladies plus répandues que les affections dartreuses. Héréditaires dans les familles, elles se transmettent de génération en génération et perpétuent ainsi leur existence. Lors même qu'on en porte le germe en naissant, souvent on les voit ne se développer qu'à l'âge de trente ou quarante ans, et même à une époque plus reculée de la vie.

Les dartres sont des irritations, des inflammations de la peau, entretenues par une acrimonie intérieure. Elles affectent presque toujours une marche lente et chronique, n'arrivent que très-rarement à une période de décroissement, mais, au contraire, acquièrent une intensité d'autant plus grande qu'elles s'éloignent davantage de l'époque où elles ont pris naissance. Lorsqu'elles commencent à se manifester, on aperçoit sur la peau un assemblage de petits boutons rouges, abondans, épars ou réunis, dont l'apparition est annoncée par un sentiment de tension très-incommode, ou par une démangeaison plus ou moins violente.

Bientôt ces boutons, d'où suinte une humeur âcre, se convertissent en légères écailles farineuses, ou en larges exfoliations épidermoïques; quelquefois ce sont des croûtes épaisses, jaunâtres, verdâtres, qui affectent différentes formes et couvrent le siége du mal, et quelquefois aussi la matière de la suppuration agit sur la peau en la corrodant. Tantôt ce sont des taches jaunes, brunes, safranées ou noirâtres; tantôt des écailles dures, des pustules tuberculeuses, des gerçures énormes, des végétations meurtrières, qui creusent, rongent et consument nos tégumens, comme ces insectes avides qui dévorent l'écorce des arbres. Dans d'autres cas, ce sont des ulcères horribles d'où s'échappe une humeur brûlante et corrosive. De combien de genres de dégradation l'enveloppe cutanée n'est-elle pas susceptible!

Les dartres ne diffèrent pas de la *lèpre;* elles n'en sont que le premier degré : une affection dartreuse, fortement invétérée, envahissant une grande partie du corps, et caractérisée par une profonde détérioration du tissu cutané, constitue la lèpre, mal cruel dont le nom seul est capabl d'inspirer l'effroi. Si les dartres envahissent quelquefois avec rapidité toute la superficie de la peau, dans le plus grand nombre de cas, elles ne se développent que lentement, on n'aperçoit que quelques boutons çà et là, quelques taches, quelques légères écailles, on ne ressent qu'une certaine démangeaison, et ce n'est qu'à une époque plus ou moins éloignée qu'elles s'étendent de manière à recouvrir toutes les parties du corps, souvent même au point d'en gêner les mouvemens et de les rendre excessivement douloureux.

Cette maladie jette de si profondes racines qu'à sa première apparition on doit chercher à s'en débarrasser : une dartre ne serait-elle que de la grosseur d'une lentille, elle indique déjà un vice inhérent à l'économie. Le principe dartreux se montre sous les formes les plus variées. Envahit-il à la peau, il donne lieu à des écailles, à des croûtes, à des boutons, à des ulcères, à des taches, à des clous, à des érysipèles, à l'engorgement des glandes. Se porte-t-il sur les organes du mouvement, il occasionne ou la goutte ou le rhumatisme. Affecte-t-il des organes intérieurs, il développe la mélancolie, des maux d'estomac, des migraines, des toux opiniâtres, des maladies des yeux, la surdité, l'anévrysme du cœur, et beaucoup d'autres maladies que j'ai passées en revue dans le cours de cet ouvrage.

Souvent le principe dartreux ne fait aucune éruption à la peau. On n'y remarque pas le plus léger bouton, la plus légère écaille, et cependant le malade est tourmenté par d'affreuses démangeaisons, par de pénibles insomnies. Dans ce cas, un traitement plus énergique est nécessaire pour débarrasser l'économie de ce ferment corrupteur qui ne peut se faire jour vers la peau, et qui menace les organes intérieurs.

Lorsque le principe dartreux passe à plusieurs enfans de la même famille, chez l'un il peut attaquer la peau, chez l'autre un ou plusieurs organes intérieurs, tandis qu'aucun symptôme ne se manifestera chez le troisième, qui cependant transmettra à ses enfans une maladie qui ne se sera pas développée chez lui. Mais souvent une mort subite, une affection profonde du poumon, du foie, du cerveau, prouvent qu'ainsi que ses deux frères il avait eu sa part d'un funeste héritage.

Il est des personnes qui sont loin de se douter qu'elles sont infectées du principe dartreux, parce qu'il ne peut se faire jour à la peau. Mais si elles réfléchissent aux divers symptômes qu'elles éprouvent, tels que douleurs des membres, irritations d'estomac, démangeaisons, suintement d'humeur à la peau, insomnies, maux de tête, amaigrissement, elles ne peuvent plus douter qu'elles ne soient en proie aux ravages de cette maladie, surtout si elles se sont trouvées dans les circonstances qui donnent lieu à son développement ou le favorisent.

On voit fréquemment des enfans nés de pères dartreux ou teigneux donner dès leur naissance des signes du vice écrouelleux, et à leur tour des pères écrouelleux transmettre à leurs descendans tous les symptômes des affections dartreuses. Ces faits confirment le rapport intime qui existe entre les écrouelles et les dartres.

Chez les jeunes gens, les personnes fortes et bien constituées, le principe dartreux est plutôt intérieur, et affecte moins gravement la peau, qui est douée de beaucoup de force et de tonicité. Chez le vieillard, au contraire, elle est radicalement affaiblie, et elle s'imbibe comme une éponge de la matière dartreuse; aussi les organes intérieurs sont-ils moins exposés aux ravages de ce vice destructeur. Il est remarquable qu'après de graves maladies, la peau est toujours affaiblie, et des dartres qui n'étaient que peu étendues envahissent quelquefois toute l'économie.

Les affections dartreuses sont susceptibles d'une foule de modifications, soit dans leur marche, soit dans leur coloration, soit dans leur terminaison, suivant la constitution, l'âge des malades, les conditions hygiéniques dans lesquell ils se trouvent, suivant la complication de tel ou telle inflammation interne. Ainsi, par exem ple, il est très-fréquent de voir, sous l'influenc d'une irritation aiguë ou chronique de l'estoma des intestins ou du poumon, une éruptio dartreuse qui durait depuis plusieurs mois : flétrir, quelquefois même se dissiper peu à pe et disparaître entièrement, pour se reprodui de nouveau, se reformer lentement aussitôt q le malade entre en convalescence. L'on ne ma que pas de dire alors, prenant l'effet pour cause, que l'*éruption est rentrée*, *et s'est portée s des organes* importans... Cependant l'inflamm tion intérieure a évidemment précédé la dispar tion de l'éruption, et son retour vers la peau n lieu que lorsque cesse l'inflammation des org nes intérieurs.

Lorsqu'une dartre diminue dans un endroi c'est pour augmenter dans un autre, ou attaqu d'autres parties, ou bien encore se porter à l'int rieur et donner lieu quelquefois tout d'un cou et d'autres fois lentement, à des désordres trè graves. Que de personnes n'ai-je pas vues maigri sant de jour en jour, dévorées par un princi acrimonieux rentré, ou qui leur avait été com muniqué, à leur insu, par la cohabitation ave une personne affectée de dartres ou d'écrouelles

Les dartres disparaissent quelquefois subitement d'elles-mêmes, ou par un mauvais traitement, et alors à quels dangers n'est-on pas exposé? Un rhume, une fluxion de poitrine, un crachement de sang, une gastrite, des maux de gorge, des migraines, des maladies des yeux et des oreilles, des palpitations et des anévrysmes du cœur, peuvent en être le résultat. On appelle un médecin peu habitué à traiter les affections de la peau, on ne lui avoue pas qu'on ait eu des dartres, et la cause du mal dans le plus grand nombre des cas restant ignorée, les moyens ordinaires échouent, et le malade meurt d'une dartre rentrée.

Les causes qui développent les dartres sont nombreuses; les plus fréquentes sont les peines morales, une nourriture échauffante, une gale rentrée, une syphilis dégénérée. Toutes les fois que cette dernière maladie est ancienne, qu'elle a été mal traitée et qu'on a abusé des préparations mercurielles, elle dégénère en *dartres*, que l'on voit se développer aux parties génitales, ou ailleurs, sous forme de boutons, d'ulcères, se manifestant et disparaissant tour à tour, à intervalles plus ou moins rapprochés.

Il n'en est pas des affections dartreuses comme des autres maladies qui se guérissent le plus

souvent par les efforts salutaires de la natu
Les dartres, au contraire, ne font que s'accroî
en étendue, et si quelquefois elles semblent d
paraître, c'est qu'elles rentrent pour jeter de p
fondes racines dans toute l'économie.

. . . .

Les dartres se dessinent ordinairement sur
peau en plaques ou éruptions arrondies; elles
fectent souvent des formes bizarres, qui surpre
nent les observateurs. Elles s'étendent en exéc
tant une sorte de mouvement de reptation sur
périphérie du corps vivant, et leur marche
nueuse a quelque analogie avec celles des reptil

Quoiqu'elles puissent occuper indistinctem
toutes les parties de nos tégumens, cepend
elles ont cela de particulier, que chaque esp
paraît affectionner telle ou telle partie plus q
telle autre: ainsi la dartre farineuse apparaît g
néralement sur les endroits de la peau qui so
d'un tissu ferme et serré, au voisinage des ap
névroses: delà vient qu'on la rencontre quelq
fois sur le cuir chevelu. La dartre écailleuse
déclare le plus souvent aux oreilles, au nez, a
mamelons, à l'anus, au périnée, à la partie i
terne des cuisses, aux parties génitales. La dart
croûteuse se manifeste ordinairement sur le n
lieu de la joue, et même sur les deux, dans l
points correspondans au réseau capillaire qui l

colore. La dartre rongeante dévore les lèvres ; les ailes du nez. La dartre boutonneuse envahit le menton, le front, le derrière des épaules; enfin chacune d'elles semble avoir un lieu de prédilection, et je ne doute pas que ce ne soit à la texture plus ou moins serrée, plus ou moins délicate de la peau, que sont dues les formes particulières qu'affecte chaque espèce de dartres; car le principe humoral est toujours le même dans son essence, et n'offre des différences que pour les yeux.

Ces affections tourmentent particulièrement les malades dans les premiers momens consacrés au sommeil. Les démangeaisons et les douleurs qu'elles suscitent varient autant qu'elles-mêmes; tantôt elles sont presque nulles, tantôt elles sont très-vives, même insupportables : les douleurs peuvent être sourdes, dévorantes et quelquefois atroces.

L'éruption des dartres ne se fait jamais avec une sorte de violence, ou du moins cela n'a lieu que très-rarement. Elles n'attaquent pas toujours une seule ou plusieurs parties du corps : mais leurs ravages sont souvent si étendus, que toute la peau s'en trouve infectée; quelquefois même elles font tomber les cheveux ou en altèrent la couleur. « Croira-t-on, dit M. Alibert, que les dartres se propagent, dans certains cas, jusque sous les

ongles et en provoquent la chute? » Dans cet e
vahissement universel des tégumens, la peau cc
tracte un endurcissement considérable; da
d'autres circonstances, elle devient d'une ténu
extraordinaire, se resserre, et simule à s'y m
prendre les ravages de la brûlure.

Les affections dartreuses se déplacent facileme
pour se manifester ailleurs; leurs caractères e
térieurs disparaissent souvent, sans pour ce
que cette affection diminue d'intensité et d'éne
gie. Quelquefois en rentrant elles ont produ
selon les organes sur lesquels s'opère le transp
humoral, des convulsions, des aliénations d'e
prit, des maladies de poitrine, du foie, des an
vrysmes, des rétentions d'urine. On lit dans l
Transactions philosophiques, que la rentrée des da
tres a parfois occasionné le *mutisme*. J'ai recueil
dans l'ouvrage de Raymond, de Marseille, de
exemples funestes, des désordres qu'entraîne
leur disparition subite. « Une dame âgée de ving
» huit ans, d'une constitution bilieuse, était attein
» d'une dartre qui occupait le creux des main
» comme elle en était très-incommodée, elle la trai
» avec de l'eau salée, ce qui la fit disparaître trè
» rapidement; mais, peu de temps après, cet
» dame parut triste et rêveuse; elle éprouva des p
» santeurs de tête, de l'assoupissement, devint pl
» sensible, et finit par tomber dans l'épilepsie; s

»accès étaient irréguliers et ne laissaient aucun »doute sur leur caractère: perte de connaissance »subite, froideur tétanique ou mouvemens préci»pités et violens des muscles, respiration très»difficile, écume à la bouche, etc. L'histoire de »la maladie fit bientôt reconnaître que tout ce »désordre était dû à la rentrée de la dartre. »

« Un monsieur portait sur toute la partie in»térieure des cuisses une dartre écailleuse qui »lui occasionnait des démangeaisons insupporta»bles, il se sentit un jour délivré de cette incom»modité; aussitôt une affection du cerveau, ca»ractérisée par un profond assoupissement, se »développa, et il succomba. »

J'ai déjà dit que les dartres étaient formées d'un assemblage de petits boutons d'où s'échappait une humeur âcre et purulente. Cette humeur est quelquefois si abondante, que les linges dont les malades sont recouverts en sont entièrement imbibés, et que tout le corps est, pour ainsi dire, dans une suppuration générale. A combien de dangers ne s'exposerait-on pas si l'on tarissait, sans dépuratif interne, la source de ce suintement, qui a un but manifestement salutaire dans le plan curatif de la nature !

Les dartres ne se bornent pas à porter leurs ra-

vages sur la peau, ces éruptions funestes ramp(
aussi sur les membranes muqueuses qui tapiss(
l'intérieur des fosses nasales, de la bouche,
gosier. Nous les voyons souvent se jeter s
les yeux et altérer diversement la vue; suivre
trajet du conduit auditif et produire la surdi
attaquer le fondement et y développer une fistu
nous les voyons aussi se propager jusque dans
intestins, où elles produisent des cancers presq
toujours incurables. Les praticiens remarquent q
la vessie en est fréquemment infectée, et ce
observation remonte jusqu'à Hippocrate. Cl
les femmes elles s'échappent, en quelque sor
sous la forme de fleurs blanches, parce qu'il
peu d'organes qui s'imbibent avec plus de facil
du virus dartreux que la matrice; ce qui expliq
les fréquentes ulcérations de cet organe (*canc
de la matrice*).

Rien n'est encore plus commun que de voir
dartres se compliquer de l'engorgement des gl
des du cou, des aisselles ou des aines, etc; c'
alors que les malades commencent à tomber d
la langueur et la mélancolie. Quelquefois ils s(
minés par une fièvre qui est, pour ainsi dire, i
perceptible. Les digestions sont laborieuses;
voies intestinales se remplissent de vents; le so
meil est pénible et souvent interrompu. Presq
toujours les dartreux se plaignent d'un accab
ment extrême, d'une sorte de somnolence, etc.

A mesure que le vice dartreux fait des progrès, la maigreur augmente aussi à vue d'œil; le foie et la rate s'engorgent, et lorsqu'on touche le ventre, les malades se plaignent d'une vive douleur. Chez certains individus, les extrémités inférieures enflent, tandis que chez d'autres elles sont extraordinairement amaigries. Il en est qui sont fatigués par une toux opiniâtre, à la suite de laquelle survient une expectoration de matière glaireuse. D'autres éprouvent une telle gêne dans la poitrine qu'ils ont à redouter la suffocation. Quelquefois toute leur peau se résout en matière farineuse, et bientôt ils sont en proie à une véritable consomption dartreuse. Insensiblement les dartres arrivent à leur troisième période, et les organes du bas-ventre contractent des obstructions incurables. Il peut aussi survenir une hydropisie générale, dont les effets sont toujours funestes.

C'est particulièrement dans un âge avancé que la violence des dartres est extrême. En effet la transpiration est presque nulle chez les vieillards; les vaisseaux n'ont ni la même flexibilité ni la même vigueur que dans la jeunesse; la peau est molle, flasque, elle a perdu sa tonicité et se laisse facilement imprégner par le virus dartreux. Alors une matière farineuse abondante se manifeste; les forces baissent et diminuent par degrés, et les malades succombent dans une agonie déchirante.

Il est des circonstances où le virus dartre porte ses ravages sur la peau avec une telle v lence, qu'elle se gonfle, se tuméfie, se gerce se détériore entièrement dans sa texture, au po de présenter une consistance qui la fait resse bler à l'enveloppe de certains quadrupèdes. Da ces effroyables déformations, les malades cons vent à peine l'apparence humaine ; ils ont physionomie terrible des lions ou la face hideu des satyres, selon la remarque de l'immor Arétée. Cette maladie est devenue à juste titre objet d'épouvante et d'effroi. Quelques person l'attribuent à un ferment corrupteur qui communique à tous les corps qu'il touche qu'il approche, et par un singulier contrast d'autres considèrent les dartres comme des affe tions légères et de peu d'importance, et vo même jusqu'à prétendre que, dans tous les ca il faut se garder de les guérir, parce que le développement est salutaire à l'économie. Q penseraient pourtant ces mêmes personnes, elles voyaient, ainsi que moi, plusieurs des in vidus qui en sont atteints tomber et languir da une extrême maigreur ; si elles voyaient les fon tions vitales se déranger successivement, et pr parer ainsi la ruine entière des forces?

Les dartres sont-elles contagieuses par le sin ple contact? Beaucoup de médecins n'hésiteraie point à répondre à cette question par l'affirmative, mais lorsqu'on veut l'examiner avec quelque attention, on est très-embarrassé pour la résoudre. Cependant le pus d'une dartre vive, rongeante ou ulcérée, est capable de transmettre l'irritation aux parties qu'il touche, et d'y faire naître une maladie semblable à celle dont il est le produit. La lèpre, si voisine des dartres, et qui, selon moi, n'en diffère que par des symptômes plus graves et plus hideux, est contagieuse par le simple contact : on sait de quelles précautions usaient les juifs pour en empêcher la propagation, et combien de ladreries ou léproseries furent instituées lorsque les croisés rapportèrent de la Terre-Sainte cette horrible maladie. De nombreuses observations puisées dans ma pratique particulière tendraient à me faire penser que ces maladies sont presque toujours contagieuses, si je n'avais journellement des exemples du contraire. Plusieurs maris ont long-temps et impunément cohabité avec leurs femmes affectées de dartres, et d'un autre côté, j'ai été appelé à donner mes soins à beaucoup de personnes à qui elles avaient été communiquées. Que conclure de tous ces faits, si ce n'est que les affections dartreuses ne sont pas toujours contagieuses, mais qu'elles peuvent le devenir dans certaines périodes de la maladie, surtout lorsque des causes prédisposantes facilitent sa transmission d'un individu à l'autre?

Je ne dois pas terminer cet aperçu général s les affections dartreuses sans parler de leurs co plications et des rapports qu'elles ont avec d'a tres maladies. Une sorte d'affinité paraît lier dartres avec certains ulcères, certaines excr sances et pustules de la peau. En effet, le même v produit souvent ces affections différentes. I symptômes qui les constituent sont fréquemm les mêmes, et c'est toujours avec succès qu'on le oppose le nouveau traitement anti-dartreux.

A l'exemple de Mercuriali et de Turner, M. A bert a établi une distinction entre la teigne et dartres ; cependant ces maladies ont entre-el une analogie parfaite, elles doivent leur origi au même principe, elles suivent la même marcl elles cèdent au même traitement. Et n'est-ce p multiplier à plaisir et abusivement les espèce que de séparer des affections tout-à-fait identiqu par cela seul qu'elles ont un siége différent? ı érysipèle est toujours un érysipèle, quels q soient les endroits de la peau qu'il occupe.

Les dartres ont aussi la plus grande analogie av les écrouelles ; elles s'allient souvent aux affectio vénériennes et scorbutiques. Dans ce cas, elles o une physionomie particulière qu'il est importa de reconnaître, parce qu'alors un traitement pl long devient nécessaire pour détruire cette co binaison morbifique.

Classification des différentes espèces de Dartres.

Je donne ici l'ordre dans lequel j'ai classé les différentes espèces de dartres que ma pratique m'a fait reconnaître. Tout en adoptant les descriptions que le professeur Alibert a données de ces diverses éruptions (1), j'ai cru devoir faire subir quelques changemens à sa classification. Quoique cet homme célèbre ait laissé une grande lacune dans le traitement qui convient à ces maladies, il n'en faut pas moins reconnaître qu'il a beaucoup fait pour la science, et que ses ouvrages portent l'empreinte d'un talent éminemment remarquable! J'ai peine à comprendre, que lorsque tous ses contemporains se plaisent à lui rendre la justice qui lui est due, Thomas Bateman (2) ait pu fermer les yeux sur le mérite et les travaux de l'homme auquel l'hôpital Saint-Louis doit une grande partie de la célébrité qu'il a acquise en Europe, et que ce docteur ait été assez injuste, assez partial pour dire de l'ouvrage du médecin français: *The merit of his publication belongs prin-*

(1) Alibert, *Maladies de la peau*, tome 1, p. 188, 201 et suivantes.

(2) Thomas Bateman, *Traité des maladies de la peau*, traduit de l'anglais, par le docteur Guillaume Bertrand.

cipally to the artists, whom he has had the good fortu to employ." (1) Je m'honore trop d'avoir été le di ciple du professeur Alibert, de cet homme illust qui m'avait accordé sa bienveillante amitié, pou ne pas protester de toutes les forces de mon âm contre une basse et condamnable jalousie. Au jourd'hui que la tombe s'est ouverte pour lu c'est à ses nombreux élèves, dont il était égal ment aimé, à répandre ses principes, ses opinion ses maximes, et à le venger de quiconque oser ternir un seul rayon d'une gloire qu'il s'est justement acquise.

ESPÈCE PREMIÈRE. — *Dartre éphélide*, se m nifestant par des taches jaunes et safranées, d'a tres fois, fauves, plus rarement noirâtres, formes et de dimensions très-variables.

ESPÈCE DEUXIÈME. — *Dartre furfuracée* ou *fa neuse*, se manifestant par de légères exfoliatio de l'épiderme, semblables à de la farine ou à d son : elle forme quelquefois sur la peau des pl

(1) Voici la traduction de la phrase de Bateman: *Le mérite cet ouvrage appartient principalement aux artistes qu'il a eu bonheur d'employer*. Il veut parler ici des planches parfaiteme gravées qui ornent le grand ouvrage du professeur Alibert, qui reproduisent d'une manière admirable diverses affectio cutanées. Mais n'est-ce point là le moindre mérite de cet ouvra pour quiconque l'a lu et médité? A l'imitation des enfans, médecin anglais n'en aurait-il regardé que les gravures?

ques circulaires ou arrondies, dont les bords sont plus rudes que le milieu.

ESPÈCE TROISIÈME. — *Dartres quammeuse* ou *écailleuse*, se manifestant par des exfoliations de l'épiderme plus larges que dans l'espèce précédente.

ESPÈCE QUATRIÈME. — *Dartre crustacée* ou *croûteuse*, se manifestant par des croûtes jaunes, grises, blanchâtres ou verdâtres, de formes variées.

ESPÈCE CINQUIÈME. — *Dartre rongeante*, se manifestant par des boutons qui se creusent et forment des ulcères rongeans qui fournissent un pus âcre et fétide.

ESPÈCE SIXIÈME. — *Dartre pustuleuse* ou *boutonneuse*, se manifestant par des pustules plus ou moins rouges ou volumineuses, plus ou moins rapprochées.

ESPÈCE SEPTIÈME. — *Dartre prurigineuse*, se manifestant, comme l'espèce précédente, par des boutons qui ont à peu près la même couleur que la peau, se terminant par de très-petites croûtes noires circulaires, lorsqu'elles ont été écorchées avec les ongles, et qui causent d'horribles démangeaisons.

ESPÈCE HUITIÈME. — *Dartre phlycténoïde* ou *vési-*

culaire, se manifestant par des vésicules de form et de grandeur très-variées.

Espèce neuvième. — *Dartre érythémoïde*, se ma nifestant par des plaques d'un rouge foncé, ar dentes, prurigineuses.

Espèce dixième. — *Dartre tuberculeuse*, se ma nifestant sur une ou plusieurs parties de la pea par des tubercules ou des tumeurs, des végéta tions, des fongosités qui rendent le corps des ma lades plus ou moins difforme. Quelquefois l peau devient rude, s'épaissit; les excroissance s'enflamment, s'ulcèrent, et laissent échappe une humeur âcre qui corrode les parties envi ronnantes.

Espèce onzième. — *Icthyose cornée*, se mani festant à la peau par des écailles nacrées, grisâtres noires ou dures comme la corne: ces écailles son quelquefois plates ou coniques, très-nombreu ses, et posées les unes à côté des autres; d'autre fois elles sont rares, cylindriques, se recourben comme les ergots des volailles, ou s'allongent en se contournant comme les cornes des béliers. Dans cette maladie la peau se ride, se gerce, se cre vasse, s'ulcère même, et le malade offre l'aspect le plus hideux.

DES DIFFÉRENTES ESPÈCES DE DARTRES.

Espèce première. — DARTRE ÉPHÉLIDE.

Cette espèce de dartre est caractérisée par des taches solitaires, disséminées ou réunies par groupe sur la surface de la peau. Leur forme est en général très-variée ; les unes ressemblent à des lentilles, les autres à des plaques irrégulières qui ont plus ou moins d'étendue, selon la cause qui les a fait naître.

Quoique ces sortes d'affections ne soient pas toujours très-graves, on les voit néanmoins prendre dans quelques circonstances un caractère alarmant. Il est donc utile de rassembler ici les divers traits qui se rapportent à leur histoire. D'ailleurs, rien n'est peut-être plus intéressant que d'examiner comment la peau se décolore et reflète en quelque sorte toutes les altérations internes du corps humain.

Ces taches peuvent se développer sur tous les points de la surface du corps ; mais on les rencontre le plus ordinairement à la partie antérieure du cou, à la poitrine, au sein chez les femmes, sur le ventre, aux aines et à la partie interne des cuisses. On ne les voit guère à la figure que chez les femmes enceintes, et elles coïncident alors évidemment avec l'état de grossesse.

Leur durée est variable : survenues quelquefo accidentellement et d'une manière spontané elles disparaissent promptement ; dans d'autr circonstances, développées peu de temps ava l'apparition des règles, elles s'évanouissent s'affaiblissent à l'arrivée de cette évacuation.

Précédées d'une légère démangeaison, les épl lides se manifestent par de petites taches as régulièrement arrondies. Elles offrent d'abo différens diamètres : les unes sont de la large d'une pièce de dix sous, d'autres plus petite et d'autres, au contraire, beaucoup plus larg Isolées et peu nombreuses, elles sont aussi pandues çà et là, et laissent entre elles de gran intervalles dans lesquels la peau a conservé couleur naturelle; mais bientôt elles se multiplie s'élargissent, se joignent, se confondent, et fo ment de larges plaques irrégulières qui occupe quelquefois des surfaces si étendues, que si l'on contentait d'un examen superficiel, prenant teinte maladive pour celle de la peau, on ser tenté de considérer les points peu étendus où a conservé sa couleur naturelle, comme des part malades qui seraient le siége d'une décoloratio

La couleur de ces taches varie suivant les d positions de chaque individu, les températme et beaucoup d'autres circonstances. Souvent el sont jaunes et safranées; d'autres fois elles so fauves comme des feuilles mortes et desséch par le soleil : elles peuvent être d'un brun noirâtre, d'un violet foncé.

Leur disposition donne souvent au corps l'aspect le plus hideux et le plus repoussant. Il est des individus tachés et chamarrés comme les zèbres ou les léopards.

Ces taches ne sont accompagnées d'aucuns symptômes généraux, ne donnent lieu à aucun trouble dans l'économie, mais elles déterminent habituellement des démangeaisons incommodes, qui augmentent considérablement aux moindres impressions morales, et surtout par les plus petits écarts de régime. Elles sont ordinairement plus vives chez les femmes et les jeunes filles lorsqu'elles approchent des époques de la menstruation. Elles deviennent quelquefois assez insupportables pour que les malades ne puissent résister au désir impérieux de se gratter ; ce qui, loin de les calmer, les accroît encore davantage. Ces démangeaisons augmentent le plus ordinairement par la chaleur du lit, et occasionnent des insomnies longues et pénibles.

Quelquefois ces taches accidentelles et passagères disparaissent en peu de jours ; dans d'autres circonstances elles se couvrent d'une matière farineuse, et persistent un temps plus ou moins long. J'ai guéri beaucoup d'individus qui depuis vingt et trente ans étaient flétris par ces sortes de maculations.

Les éphélides lentiformes, vulgairement app lées *taches de rousseur*, se manifestent chez les i dividus qui ont les cheveux d'un rouge arden les yeux d'un bleu pâle, le teint rouge et fleu L'odeur qu'ils exhalent aux aisselles, aux ain aux oreilles, est rebutante, et s'explique en qu que sorte par l'état maladif de leur peau. Ce odeur devient surtout insupportable lorsqu'ils so renfermés dans un appartement pendant les for chaleurs. Leur sueur et toutes leurs excrétio sont alors excessivement fétides. On sait aussi q lorsque les femmes sont affligées d'une parei incommodité, les hommes craignent de s'uni elles et de s'en approcher.

Quelquefois ces taches se lient à une grave tération du foie, et dans ce cas, la maladie pe faire des progrès très-dangereux. Le fond de la pe se recouvre d'une teinte jaune, elle paraît s'e gorger, et les malades y éprouvent une espèce gêne et de malaise qu'il est difficile de défin Ils sont alors d'un caractère inquiet et moro et continuellement portés aux idées tristes et n lancoliques.

Les taches scorbutiques sont le plus souv d'une couleur brune ou terreuse ; elles sont qu quefois aussi noires que la suie. Les interval sains de la peau la font paraître comme tigr chamarrée ou mouchetée, et les malades ont v ritablement un aspect effrayant. La dartre que décris, est surtout familière à ceux qui sont tourmentés d'une affection scorbutique, aussi voit-on se manifester avec elle les divers symptômes qui accompagnent ordinairement le scorbut, tels que le gonflement des gencives, souvent même des hémorrhagies qu'il est difficile de suspendre, la perte ou l'inaction des forces musculaires, un état d'amaigrissement et de marasme : à cette inertie de tout le corps se joint un entier affaiblissement des facultés intellectuelles.

Observations relatives à la Dartre éphélide.

Première observation. — M. G., âgé de trente-trois ans, d'une faible constitution, avait eu quelques maladies vénériennes dont il ne fut jamais bien guéri. A l'âge de vingt-neuf ans, il ressentit de très-vives démangeaisons dans la totalité du dos; en même temps des clous, au nombre de vingt à vingt-cinq, se développèrent et occasionnèrent d'assez vives souffrances. Le malade se purgea, il prit des bains, et ces symptômes se dissipèrent. Un an après, il remarqua sur le milieu de la joue droite une tache jaunâtre, il la négligea, elle s'étendit; inquiet alors sur sa position, il consulta les médecins de l'hôpital Saint-Louis, se soumit à leur traitement et il n'en retira aucun avantage; l'affection grandit sans qu'on pût en arrêter le développement. Elle s'étendit à un tel point, que lorsque M. G. vint réclamer mes soins, tout son visage, le dos et la poitrine étaient couverts d'une tache de couleur safranée : on eût dit qu'il avait la jaunisse. Il fut de suite mis à l'usage du dépuratif, toutes les parties furent frictionnées avec la pommade anti-dartreuse; il prit des bains simples, et fut purgé à certaines distances; enfin, après cinq mois environ de traitement, il obtint la guérison radicale d'une maladie qui chez lui était héréditaire, car son père avait été affecté d'une dartre croûteuse.

Deuxième observation. — M. V., âgé d'environ trente-qu[illegible] ans, portait au cou plusieurs taches jaunâtres de la dimen[illegible] d'une pièce de cinq francs; il en attribuait l'origine à une [illegible] ladie vénérienne. Le chagrin qu'il en ressentait le ren[illegible] mélancolique, et les arts, qu'il cultivait et qui embellissa[illegible] son existence, n'avaient plus d'attrait pour lui. Je m'efforça[illegible] ramener le calme dans son esprit, je le soumis au traiten[illegible] anti-dartreux : quinze jours apportèrent une grande améliora[illegible] à son état, et quatre mois et demi suffirent pour lui rendr[illegible] vie morale et la santé.

Espèce deuxième. — DARTRE FARINEUSE.

Aucune dartre ne porte une dénomination [illegible] lui convienne mieux que celle dont je vais retra[illegible] les effets, car il est des malades dont la figure [illegible] tellement recouverte de cette matière farineuse [illegible] furfuracée, qu'ils ressemblent à des meuniers [illegible] à des boulangers. Elle est quelquefois *très-bénig[illegible]* mais aussi, dans quelques circonstances, [illegible] grave, qu'elle suscite des démangeaisons vives [illegible] continuelles. La dartre dont il s'agit prend dif[illegible] rentes formes à mesure qu'elle se développe da[illegible] l'économie. Tantôt l'épiderme se résout en matiè[illegible] farineuse, de couleur très-blanche, éparse çà [illegible] là sur les tégumens; tantôt, et c'est alors qu'e[illegible] a le plus d'intensité, elle se dessine sur la peau [illegible] plaques rondes ou orbiculaires, dont les bords so[illegible] âpres, rudes et proéminens. Si on lave ces plaqu[illegible] farineuses avec de l'eau tiède, la matière de l'e[illegible] foliation se détache et l'endroit malade de la pe[illegible] présente un aspect rouge et luisant. Lorsque l'épiderme se convertit simplement en une substance farineuse, il est facile de l'enlever, mais, au contraire, quand la dartre se manifeste sous la forme des plaques arrondies dont j'ai parlé, les petites écailles qui la constituent adhèrent fortement à la peau.

La couleur terne des écailles farineuses n'est pas toujours aisée à déterminer. Parfois cette couleur donne à la dartre l'apparence des mousses; d'autres fois elle se rapproche de celle qu'offre le plâtre des murs pulvérisé et sali par le contact de l'air.

La dartre farineuse se déclare le plus souvent à la partie externe de l'avant-bras, à la partie extérieure de la jambe et du genou, etc. Je l'ai fréquemment rencontrée sur les sourcils, et c'est alors qu'elle se montre le plus rebelle aux moyens curatifs : cette affection sur tout autre partie du corps peut n'exiger que trois mois de traitement, tandis que, fixée aux sourcils, quatre et cinq mois sont nécessaires pour obtenir une guérison radicale.

Quoique la dartre farineuse puisse attaquer toutes les parties de l'appareil tégumentaire, et que j'aie été souvent à même de guérir des individus qui en étaient entièrement couverts, elle semble cependant affectionner davantage les endroits de la peau qui sont d'un tissu ferme et serré : de là vient qu'on la rencontre quelque sur le cuir chevelu, ce qui constitue la teig qui porte le même nom (teigne furfuracée ou rineuse). Cette dartre est très-inconstante d sa marche ; car si, dans certains cas, elle conse long-temps le siége qu'elle a d'abord occu dans d'autres, elle disparaît tout-à-coup pou reproduire ailleurs sous la même forme. Il sem même que cette mobilité soit un de ses caractè distinctifs, car les autres espèces de dartres s plus fixes et ne changent que rarement de pla

Je ferai observer en outre que la dartre fa neuse rampe en quelque sorte à la surface de peau. C'est à l'aide de ce mouvement de reptat que les plaques farineuses dont j'ai parlé s'agra dissent et s'étalent ; alors elles perdent la for ronde et deviennent ovales et triangulaires. en voit qui affectent la figure d'un croissan et tandis que leurs bords restent rouges, durs élevés, leur centre devient parfaitement sain et prend sa couleur naturelle. Ces disques ou cerc farineux sont quelquefois si nombreux, qu'ils couvrent, ainsi que je l'ai déjà dit, la totalité de peau : elle s'irrite et s'enflamme de plus en plu et il n'est pas rare de voir la dartre farineuse changer en dartre écailleuse. Cette conversion de mauvais augure, parce que les malades, e posés aux plus vives souffrances, peuvent tomb dans un marasme scorbutique.

Les démangeaisons que la dartre farineuse occasionne, quoique peu considérables, sont souvent plus incommodes que les plus fortes douleurs. Elles se déclarent avec plus ou moins de vivacité, selon le siége qu'elles occupent; c'est ainsi qu'elles sont plus fatigantes à l'anus, sur la région de coccyx et aux fesses, chez les personnes dont la vie est habituellement sédentaire. Elles deviennent surtout intolérables lorsqu'elles attaquent les parties génitales des deux sexes. Combien de fois n'ai-je pas vu ces démangeaisons y persister plusieurs années chez des femmes, sans qu'on se doutât que c'était le virus dartreux qui les fomentait! Enfin la démangeaison qu'excite la dartre farineuse est d'autant plus vive qu'elle attaque des parties douées d'une plus grande sensibilité.

Observations relatives à la Dartre farineuse.

Première observation.—M. D...., âgé de trente-sept ans, d'un tempérament lymphatique, avait eu la gourme dans sa jeunesse. A l'âge de quinze ans, un écoulement s'était manifesté aux deux oreilles et n'avait disparu qu'à l'âge de vingt ans. Il était resté dix ans sans éprouver le moindre symptôme de sa maladie, et seulement tourmenté par des palpitations de cœur. A l'âge de trente ans, il sentit derrière les oreilles et sur toute la tête une violente démangeaison; peu après, des boutons se manifestèrent; ils aboutirent, et cette humeur, s'échappant de toutes les parties de la tête, se changeait en une matière farineuse qui avait une couleur blanche argentine. Quoique les cheveux eussent été coupés très-courts, ils se collaient, et la tête si blait recouverte plutôt par une espèce de calotte que par cheveux.

Il était temps de mettre un terme à cet état de chos car l'éruption avançait sur le front et menaçait le visage, mal les moyens qu'on avait mis en usage pour la combattre; il avait pas un instant à perdre, car la racine des cheveux détériorait et le malade courait risque de rester chauve toute vie. Il se fit raser la tête, prit une perruque, se mit à l'usage la poudre dépurative, se purgea trois fois par mois, frictio les parties malades avec la pommade, et fut délivré, en n mois, d'une affection qui datait de son enfance; les chev ont repoussé, et de châtains qu'ils étaient, ils sont devenus no Sous l'influence du traitement, les palpitations ont disparu, qui prouve qu'elles tenaient à l'humeur dartreuse, qui, por sur le cœur, l'irritait et en accélérait les mouvemens. J'ai plusieurs cas de cette nature.

Deuxième observation. — Madame de C..., d'un tempéram lymphatique, âgée de vingt-huit ans, avait habituellement fleurs blanches que rien ne pouvait combattre; elles se trouvèr arrêtées à la suite d'une vive frayeur, dès-lors quelques dém geaisons se firent ressentir dans différentes parties du corps, principalement aux sourcils et au milieu du front. En vain préparations sulfureuses lui furent-elles conseillées: trois m après, la partie supérieure des deux bras, le front, les sour et toutes les extrémités inférieures étaient le siége d'une tr vive démangeaison et d'une exfoliation considérable de peti écailles farineuses. Soumise pendant sept mois au nouveau mo de traitement, elle obtint une guérison radicale, et fut délivr d'un écoulement qui tenait d'une manière évidente à un pri cipe dartreux.

On doit se rappeler que j'ai dit dans mes considérations g nérales que chez les femmes, les fleurs blanches emporte le plus ordinairement tout ce qui pourrait se porter à la pe sous la forme dartreuse. Il y a eu évidemment, dans cette ci constance, transport du principe dartreux sur les parties qui o été affectées. Depuis cinq mois environ que la guérison a é opérée, cette dame jouit d'une santé parfaite.

Troisième observation. — M. B..., d'un bon tempérament, âgé de vingt-trois ans, avait eu la gale dans sa jeunesse. Malgré tous les moyens qui furent mis en usage, il éprouvait, tous les étés, une vive démangeaison à toutes les articulations, occasionnée par de petits boutons blanchâtres qui, pressés ou déchirés, donnaient issue à une humeur limpide. Au mois de février dernier, il ressentit de très-vives démangeaisons aux sourcils; peu de temps après, une matière farineuse s'en détacha; il négligea cette affection. Au mois d'avril, la moitié des sourcils était tombée, la peau était boursouflée, les yeux plus sanieux qu'à l'ordinaire, et la démangeaison si vive qu'il ne pouvait résister au besoin de se gratter, et qu'il en résultait des croûtes, qui donnaient à toute sa physionomie un aspect dégoûtant. L'emploi combiné des moyens externes et internes amena en sept mois environ une guérison radicale. Il est facile de voir que la maladie dartreuse de M. B. n'était autre chose qu'une gale dégénérée, puisque les fortes chaleurs de cette année n'ont pu ramener une affection qui se montrait régulièrement tous les étés.

Quatrième observation. — M. le comte de C..., âgé de quarante-trois ans, d'un tempérament bilieux, éprouva en 1818, après une partie de chasse, des douleurs rhumatismales occupant presque toutes les articulations. Les moyens qui furent employés pour combattre cette affection eurent tout le succès possible. Au mois de janvier 1820, les douleurs reparurent avec une grande intensité et sans cause connue, et cette fois, on fut moins heureux, puisque depuis cette époque M. de C. les a ressenties toutes les années. Cependant elles ne parurent pas en 1826, et les mois de novembre et de décembre lui laissèrent le calme le plus parfait. Il se croyait entièrement guéri, lorsqu'au mois de février 1827 il éprouva sur tout le corps une très-vive démangeaison, qui fut bientôt suivie d'une éruption considérable de petites dartres circulaires, jaunâtres sur leurs bords, et de la dimension d'une pièce de dix sous.

Elles étaient tellement multipliées qu'il n'y avait entre ell que deux ou trois lignes de distance : le visage seul n'éta pas affecté. Je soumis le malade au traitement anti-dartreu: Un mois s'était à peine écoulé, qu'il y avait déjà de l'amélioratioı neuf mois de traitement opérèrent une guérison radicale.

Lorsque l'on considère les symptômes qui précédèrent développement de cette affection dartreuse, n'est-il p facile de voir que les douleurs rhumatismales n'étaient qu'u forme qu'elle avait adoptée? Et ce qui me confirn dans cette opinion, c'est que M. de C. était né d'un père q avait eu une maladie dartreuse dont il n'avait jamais é guéri.

Cinquième observation. — M. B..., âgé de quarante an d'un excellent tempérament, ressentit, en 1815, une très-vi démangeaison à la partie postérieure de la main droite. I même temps, une dartre arrondie s'y développa, et fit (tels progrès que deux mois après elle avait acquis la grossei d'une pièce de cinq francs; elle était rude sur les bords se couvrait d'écailles farineuses. Quoique ce soit un cara tère propre aux affections dartreuses en général, de : transporter facilement d'un endroit à un autre, cependa la dartre farineuse arrondie est très-tenace, et quitte rareme les lieux où elle a pris naissance. Le contraire eut lieu ch M. B., puisque souvent, en deux fois vingt-quatre heures, : dartre se transportait sur la main opposée, sans laisser trace la plus légère sur celle qui avait été affectée. Ce cha gement s'opérait tour-à-tour avec une promptitude qui étonné tous les médecins qui lui ont inutilement donné leu soins. Je le soumis au traitement anti-dartreux, avec un t succès, qu'au bout de six mois la guérison fut opérée.

Cette affection, qui paraissait avoir peu d'importance p son peu d'étendue, pouvait avoir cependant les résultats l plus funestes par son caractère ambulant. Elle pouvait, (effet, se transporter sur un organe essentiel à l'existence, compromettre ainsi la vie du malade. J'ai vu plusieu affections de poitrine qui n'avaient pas d'autre origine.

Espèce troisième. — DARTRE ÉCAILLEUSE.

La dartre écailleuse, que je vais décrire, est infiniment plus grave que la dartre farineuse : aussi lui a-t-on donné, avec quelque raison, le nom de *dartre vive.* Elle occupe de préférence les parties dans lesquelles la graisse, le mucus, le gluten, abondent davantage : de là vient qu'on la rencontre si fréquemment autour des oreilles, au nez, aux lèvres, au bout des mamelles chez les femmes, à l'aine, aux parties génitales, au périnée, etc. Souvent elle envahit toute la surface de la peau, et y forme des plaques écailleuses d'une étendue considérable. Enfin, elle rampe quelquefois jusque dans l'intérieur de la bouche, du nez, du rectum et du vagin, où elle détermine les plus graves accidens.

Lorsque la dartre écailleuse commence à se développer, la peau s'enflamme, s'irrite et rougit ordinairement sur un ou plusieurs points. Il s'y forme alors de très-petites pustules plus ou moins rapprochées, qui se multiplient en excitant une démangeaison excessive. Bientôt il s'en écoule une matière âcre, dont l'odeur se rapproche beaucoup de celle de la farine échauffée ou du bois vermoulu ; elle détruit les vaisseaux par lesquels l'épiderme s'unit à la peau, et cette membrane se résout en écailles larges, humides et transparentes, lesquelles tombent et son remplacées par d'autres destinées à subir le mêm sort.

Les écailles qui constituent cette dartre prenner des formes très-variées : souvent elles forment dans l'intérieur des mains des cercles qui voi en s'agrandissant, du centre à la circonférence d'autres fois les écailles desséchées et coriac prennent la consistance et jusqu'à la coule jaune verdâtre qu'affectent les lichens do l'écorce de certains arbres est constamment r couverte.

C'est surtout lorsque la dartre écailleuse suin et qu'elle est souillée de toutes parts par une m tière âcre, qu'elle provoque les démangeaiso les plus violentes. Alors la peau est si vivement si universellement enflammée, qu'elle devie rouge comme le carmin ; les malades ne parle que d'*âcreté de sang, de feu intérieur*, etc. ; il est qui se croient dans un brasier ardent qui dévore sans les consumer ; d'autres ressent des flammes qui montent et traversent subi ment le visage ou d'autres parties de la pea les expressions manquent pour peindre avec couleurs assez fortes les tortures inouïes a quelles ces infortunés sont en proie. Dans leur sespoir, ils invoquent la mort. Aucun repos n permis aux malheureuses victimes de cette h rible affection. La nuit surtout, la rosée n queuse qui les inonde les empêche de se livrer au sommeil, parce qu'elle provoque à chaque instant des démangeaisons nouvelles. J'ai guéri des individus qui, en proie depuis la veille aux souffrances les plus aiguës, déchiraient encore au point du jour les débris sanglans de leur épiderme. Le sort de ces malheureux était véritablement déplorable.

Qui peindra surtout les cuissons que l'on éprouve lorsque la dartre écailleuse se porte sur la membrane muqueuse qui tapisse le vagin, la verge, les fosses nasales, et la voûte du palais? L'humeur qui lubrifie ces parties, est un aliment continuel pour l'inflammation, et le supplice qu'on endure peut se prolonger toute la vie, si l'on n'emploie des moyens énergiques pour le faire cesser.

Quelquefois la dartre écailleuse acquiert plus d'intensité; alors elle ulcère profondément la peau, et se convertit en dartre rongeante. Des maux plus grâves encore peuvent succéder à cette terrible maladie. En effet, dans quelques circonstances la peau se gerce d'une manière affreuse, les poils tombent, on voit s'écouler de toutes parts une matière purulente et fétide qui se convertit à la fois en croûtes et en écailles; une fièvre lente se déclare; il se manifeste des douleurs vives qui s'exaspèrent pendant la nuit, ainsi que des démangeaisons sur tout le corps, qui ressemble alors à celui d'un véritable lépreux,

et tombe, pour ainsi dire, en pourriture. A c
état succèdent bientôt le marasme, l'insomnie
la mort.

Observations relatives à la Dartre écailleuse.

Première observation. — M. de G..., homme de lettre d'une frêle constitution, âgé de cinquante ans, avait eu da sa jeunesse plusieurs maladies vénériennes qu'il présuma n voir été jamais bien guéries. Il fit, en 1822, un voyage Italie; sous l'influence de chaleurs très-fortes, une dar écailleuse se manifesta à l'anus, aux bourses et à la partie i férieure du ventre, et il ressentit en même temps de vi démangeaisons; il n'éprouvait quelque soulagement qu'en grattant au point de s'écorcher, ou en se frottant avec du f vinaigre. La nuit, ces démangeaisons devenaient tellem insupportables par la chaleur du lit, qu'il ne pouvait trou un seul instant de repos : *rien,* disait-il, *ne pouvait exprin ses souffrances.*

Il consulta un médecin distingué de Milan, qui le mit l'usage des pilules de goudron, des bains de Barèges, et prescrivit des frictions avec une pommade dont il ignore composition. Cependant, grâce à ces moyens, il parut éprou quelque calme; il continuait son traitement lorsqu'il revin Paris en 1824. Il prit alors à l'hôpital Saint-Louis des ba de vapeur, et consulta plusieurs médecins.

Cependant sa maladie reprit avec une nouvelle violence, ce fut à cette époque qu'il se confia à mes soins. Ses so frances avaient la même intensité qu'auparavant; des écail humides se détachaient des parties affectées; une hum âcre et corrosive suintait avec une telle abondance, qu'il ét obligé de se garnir. Sa santé était profondément altérée. M premier soin fut de le mettre à l'usage des bouillons gélatine et de l'extrait de quinquina, car il était nécessaire de relever ses forces épuisées. Il fut soumis au traitement végétal avec un tel succès, qu'au bout de près de douze mois nous obtînmes une guérison complète.

Deuxième observation. — Madame M....., âgée de vingt-sept ans, d'un tempérament éminemment lymphatique, née d'un père écrouelleux, fut dans sa jeunesse affectée de la même maladie; cependant, vers l'âge de quatorze ans, époque à laquelle sa constitution s'était fortifiée, cette affection disparut et ne laissa d'autres traces que quelques cicatrices au cou. Toutefois son oreille gauche suintait de temps en temps: elle jouissait d'ailleurs d'une bonne santé. Elle se maria, devint enceinte; sa grossesse n'eut rien de particulier, si ce n'est que l'écoulement de l'oreille se trouva supprimé. Elle accoucha heureusement, et des circonstances particulières l'empêchèrent de nourrir son enfant.

Vingt jours après, elle éprouva sous les aisselles des démangeaisons; ses cheveux tombaient; en même temps, elle ressentit aux parties génitales un vif prurit; une inflammation considérable se développa dans ces parties, et bientot céda à l'usage des bains tièdes et des fumigations émollientes. Un léger suintement s'établit, des écailles se formèrent; elles se détachaient et faisaient place à d'autres. La maladie prit un caractère chronique. Soumise au traitement dépuratif, au bout de six mois environ, cette dame était entièrement guérie de son affection, qui était évidemment une dartre laiteuse.

Troisième observation. — M. A..., âgé de trente-quatre ans, d'un tempérament bilioso-sanguin, très-bien constitué, eut une maladie vénérienne de laquelle il pense n'avoir jamais été bien guéri.

En 1814, il éprouva des démangeaisons à la tête; des écailles très-légères s'en détachaient. En 1815, des clous se manifestèrent sur différentes parties du corps; ils disparurent.

Vers cette même époque, les parties génitales, l'anus, partie supérieure des cuisses et les jarrets, devinrent le sié d'une démangeaison violente, les bourses se fendillèrent s différens points, une matière âcre et ichoreuse s'en écoulai de toutes les parties affectées se détachaient des écailles d'u très-grande dimension. M. A n'éprouvait pas un moment calme : le jour, la démangeaison se manifestait à la fois s tous les points affectés, et avec une telle violence, qu souvent obligé de se contraindre, son visage se décomposai et son agitation était telle, qu'on eût dit qu'il était tourmen par des convulsions ; la nuit, c'est au parties génitales pa ticulièrement que se portait le prurit, et le malheureux mala se grattait au point de s'écorcher : il lui semblait, selon ses propr expressions, qu'une humeur âcre tendît à se faire jour. Il f soigné par plusieurs médecins, il prit des sucs d'herbe des bains de Barèges, des bains de vapeur ; les parties affecté furent touchées avec la pierre infernale, avec une dissolution vitriol vert et de mercure, rien ne put apporter le moindre adc cissement à son affreuse position. Il me fut adressé. Lorsque je vis pour la première fois, il était maigre et avait le teint plomt Gai par caractère, il était devenu mélancolique et n'aimait que solitude ; il portait sur tous ses traits la trace des souffranc qu'il avait éprouvées, enfin cet infortuné était livré au plus affre désespoir. Je calmai son esprit par la promesse d'une gu rison certaine, et je le soumis au nouveau mode de trait ment. Vingt jours s'étaient à peine écoulés que les déma geaisons de la tête cessèrent, celles des parties génitales d vinrent supportables, l'appétit reprit, il recouvra le somme la santé et même la gaieté. Tous les jours sa position s'améliora et sa guérison eût marché plus rapidement encore, si ses occ pations, difficiles à concilier avec le traitement auquel il ét soumis, n'y eussent mis obstacle. Enfin, il jouit aujourd'l d'une bonne santé, et il n'offre pas le moindre vestige d'u maladie qui avait dix années d'existence, et qui a nécess quatorze mois de traitement.

Quatrième observation. — M. Du...., ancien marin, à

de quarante ans environ, était affecté, depuis sept ou huit ans, d'une dartre écailleuse qui occupait les bourses, le périnée et l'anus; elle excitait des démangeaisons insupportables et donnait lieu à un suintement abondant. Les tisanes rafraîchissantes et tous les moyens connus avaient été tour-à-tour employés sans le moindre succès. Soumis pendant sept mois et demi environ au nouveau mode de traitement, il a obtenu une guérison radicale.

Cinquième observation. — M. de C...., âgé de trente-sept ans, d'une constitution débile, né d'un père dartreux, avait depuis sa plus tendre enfance une dartre écailleuse sèche, occupant toute la partie postérieure de la main. Elle était caractérisée par des écailles dures, coriaces et blanchâtres. Une démangeaison très-vive se faisait quelquefois ressentir, mais elle avait peu de durée. Cette affection donnait à la main une telle rudesse, que le mouvement des doigts n'était plus très-libre. L'emploi des moyens qu'il mit en usage, loin de produire un effet favorable, avaient sensiblement altéré sa constitution : aussi, prenant en considération l'état de maigreur où il se trouvait et la diminution de ses forces, je le mis à l'usage d'une nourriture substantielle; il prit, pendant un mois, l'extrait de quinquina, et respira l'air de la campagne. Bientôt sa santé s'améliora considérablement, son visage, auparavant décoloré, reprit de la fraîcheur, et lorsque je le vis dans un état favorable, je le soumis au nouveau procédé, qui opéra sa guérison en huit mois environ. Il serait impossible aujourd'hui d'apercevoir la trace la plus légère d'une affection qui était héréditaire.

Espéce quatrième. — DARTRE CROUTEUSE.

Cette dartre est ainsi désignée à cause de la nature particulière de son éruption. Ce ne sont ni des écailles farineuse, ni des desquammations furfuracées que l'on observe sur la peau, ce sont des croûtes qui se forment à mesure que la matière de l'exsudation dartreuse se dessèche et se concrète par l'action de l'air ambiant. Elles doivent être pour les praticiens un objet intéressant d'attention et d'étude : c'est une sorte d'emplâtre, de couvercle salutaire que la nature établit pour garantir un ulcère ou une maladie quelconque de la peau du contact extérieur. Les croûtes ne sont en conséquence que le résultat du dessèchement de la matière ichoreuse qui s'échappe des petites pustules que forme cette dartre. Il ne faut souvent que l'espace d'un jour pour qu'elles acquièrent une certaine consistance, et elles reçoivent même tous les jours un nouvel accroissement, parce que le foyer de la matière dartreuse reste constamment le même. Le plus souvent elles tombent pour faire place à d'autres, surtout lorsque la dartre est d'un caractère bénin ; elles laissent alors sur la peau des cicatrices légères, ou de simples taches d'un rouge sale. Au contraire lorsque la dartre porte avec elle un caractère de malignité, les croûtes ne se détachent qu'avec une difficulté extrême Qu'arrive-t-il alors? le pus s'accumule, l'ulcère s'élargit, le peau s'enflamme les bords de la dartre se durcissent, et quelquefois se gonflent considérablement.

En étudiant l'espèce de dartre dont je m'occupe ici, j'ai rencontré les dispositions les plu singulières dans la configuration des croûtes. Les unes sont lisses et forment comme des plaques plus ou moins étendues sur la peau ; les autres sont rudes, bosselées, ou offrent de petits sillons irréguliers ; enfin, s'il est permis de se servir de toutes les comparaisons possibles pour donner une juste idée des maladies, on en rencontre quelquefois qui surprennent l'observateur par leur ressemblance frappante avec les mousses qu'on voit s'attacher à l'écorce des arbres.

D'autres fois, lorsque les croûtes ont long-temps séjourné sur la partie affectée, elles sont bosselées, dures, âpres au toucher, ayant presque l'apparence des pierres noircies par le temps.

La couleur des croûtes dartreuses n'est pas moins susceptible de changer. Il en est qui sont blanchâtres ou d'un gris verdâtre ; la plupart sont d'un jaune citron, luisantes et comme cristallisées, aussi elles offrent l'apparence d'un miel épais, ou ressemblent assez par leur brillant aux sucs résineux ou gommeux qui découlent de certains arbres.

La dartre croûteuse arrive quelquefois à un très-haut degré de violence. Alors la face des malades se trouve comme masquée par une matière croûteuse sèche et friable, qui adhère plus ou moins fortement à une peau rouge, enflammée, et qui se gonfle extraordinairement. Dans les endroits où les croûtes manquent, l'épiderme est

souvent dur et raboteux : on y aperçoit de p
tites écailles, mais seulement dans les part
écorchées par la main du malade qui se gra
avec force ; la chair vive suinte, et offre de pet
boutons rougeâtres qui rendent continuellem
une matière âcre et purulente.

Cette dartre produit communément de tr
vives démangeaisons sur la peau ; elle a souv
un grand rapport avec les cuissons et cette so
de tension que fait éprouver l'érysipèle, ce
a lieu principalement quand les croûtes sont to
bées, et que la partie affectée se trouve dépou
lée de son épiderme.

La dartre croûteuse peut occuper différens e
droits de la peau. Elle se place souvent sur le m
lieu des joues, avance jusqu'à la commissure
lèvres, et forme un arc circulaire autour de
bouche. Je l'ai vue se montrer au cou, au fron
et même sur toute la tête, chez un indivi
écrouelleux. Elle occupe quelquefois les ailes
nez. D'autres fois elle se place sur le bout du se
chez les femmes, quand elle est le résul
d'une maladie laiteuse ; enfin il est assez ordina
de voir cette dartre envahir presque tou
la surface du corps, envelopper les cuisse
les jambes, les bras, s'étendre en larges plaqu
sur les épaules, le long des reins, et à la par
antérieure du ventre.

Cette espèce de dartre montre plus d'opiniâtre

quand elle est entretenue par un état écrouelleux ou scorbutique qui la complique. Il est vrai que les symptômes particuliers à ces diverses affections sont promptement distingués par un praticien habile, mais à combien de tentatives infructueuses ne faut-il pas souvent qu'il se livre avant d'arriver à un résultat heureux !

La nature se montrera toujours rebelle aux efforts du médecin inexpérimenté qui ne sait pas varier ses moyens curatifs, et qui n'apporte pas à une méthode sanctionnée par une longue expérience toutes les modifications qu'exigent les circonstances.

Observations relatives à la Dartre croûteuse.

Première observation. — Mademoiselle G..., d'une constitu-ion nervoso-sanguine, âgée de vingt-un ans, née d'un père qui vait eu des dartres sur différentes parties du corps, éprouva un etard dans sa menstruation. Peu de temps après, un érysipèle e manifesta sur la joue droite, et acquit une intensité considé-able; des vésicules se formaient, se brisaient, et laissaient chapper un fluide séreux. Vingt sangsues appliquées à la vulve t des moyens anti-phlogistiques firent cesser cette inflammation n grande partie.

Bientôt une exsudation purulente se manifesta vers le milieu e la joue, et se convertit en une croûte de la largeur d'une ièce de trois livres; elle était d'un gris jaunâtre, se détachait ar fragmens, et était promptement reformée. L'érysipèle avait ntièrement cessé, et une auréole rouge circonscrivait la partie ialade. La santé était d'ailleurs fort bonne. Comme la maladie ait héréditaire, le traitement que je prescrivis fut appliqué dans oute sa rigueur. Cette dartre avait un caractère d'opiniâtreté telle, que sa guérison n'eut lieu qu'au bout de onze mois. Il se impossible aujourd'hui de reconnaître laquelle des deux jou été affectée.

Deuxième observation. — M. P..., d'un tempérament bili âgé de trente-huit ans, avait, depuis cinq ou six ans, une da croûteuse occupant toute la partie postérieure des deux ma Les démangeaisons qu'elle excitait étaient atroces. Le déses s'empara du malade, il souffrait tellement dans les accès de rit, qui étaient très-fréquens, que la vie lui était à charge qu'il se serait détruit, me disait-il, s'il n'eût été père de fam Tout ce qu'on avait pu mettre en usage pour combattre c affection avait échoué. La lecture de mon Mémoire lui re l'espérance; il vint me voir, persuadé que j'apporterais quel soulagement à ses maux, et je ne trompai pas cet espoir. quelques jours, je lui rendis le calme, et neuf mois après santé était parfaite.

Troisième observation. — M. D..., d'un bon tempérame âgé de quarante-trois ans, était affecté depuis dix ans d' dartre croûteuse occupant la totalité de la lèvre supérieure tissu de cette partie était fortement engorgé; des croûtes dâtres se reformaient sans cesse, et des crevasses se mani taient dans la partie correspondante à la cloison qui divise cavités nasales. Il était impossible à M. D. de se raser; il é obligé de couper le poil de sa barbe avec des ciseaux. Ce faisait des progrès effrayans, malgré tous les moyens emplo et déjà la membrane qui tapisse l'intérieur du nez commen à s'affecter, lorsqu'il eut recours à mes conseils. Je le sou à mon traitement qui, pour cette espèce de dartres, agit a une promptitude remarquable. Douze jours après, l'améliorat était sensible, et au bout d'un mois il pouvait se raser; en qua mois, la cure fut complète.

Quatrième observation. — Une dame âgée de vingt-sept a d'un tempérament lymphatique, était affectée depuis trois d'une dartre croûteuse occupant les deux côtés du nez. Des croûtes grisâtres, abreuvées d'une certaine quantité de pus, tombaient au bout de quelques jours pour être remplacées par d'autres. Elle fut traitée sans succès par beaucoup de médecins. Ma méthode triompha de cette affection en cinq mois environ.

Espèce cinquième. — DARTRE RONGEANTE.

Que de noms divers cette dartre a reçus ! Quand une maladie est commune, quand elle cause des maux graves ou nombreux, il semble que les langues multiplient les expressions pour la désigner. De là vient que la dartre dont je vais parler est indiquée dans les livres de l'art sous une multitude de dénominations effrayantes, qui peignent avec plus ou moins de force l'étendue ou l'intensité de ses ravages, et que les noms d'*herpes exedens*, d'*herpes estiomenus*, de *lupus vorax*, de *pabula fera*, lui ont été successivement prodigués. En effet, quels traits de différence nous offre la marche de cette affection désastreuse, quand on la compare avec celle des autres espèces de dartres ! Celles-ci n'attaquent communément que la peau, mais la dartre rongeante n'épargne aucun des tissus divers dont le système dermoïde se compose. Elle est le foyer d'une ulcération profonde, d'où s'échappe continuellement une matière purulente, fétide et corrosive, qui va jusqu'à détruire les muscles, les vaisseaux, les membranes, les cartilages, et même les os. Elle fait

quelquefois de si effrayans progrès, qu'elle pr
voque la chute de tous les poils, en labourant
quelque sorte le visage. Combien d'individus
perdu la barbe à la suite de cette affection
sastreuse!

On observe que cette dartre n'étend que p
gradations ses ravages. Avant que cette sorte
décomposition rongeante ne se manifeste, t
semble annoncer la malignité des symptômes
doivent éclater. Le tissu de la peau devient rou
dur, bosselé, inégal. Une douleur sourde se f
sentir dans l'endroit même où commence à se
velopper la dartre. La surface de la peau est
teinte d'une démangeaison assez incommode, q
les malades cherchent vainement à apaiser par
frottement continuel et très-nuisible. Alors il co
viendrait de prévenir l'irruption de ce mal hor
ble, ou du moins de l'arrêter dès son début; m
les malades ignorent ce que doit devenir ce pr
mier point d'irritation : très-souvent on n'y at
che aucune importance, et on ne prend aucu
mesure pour détourner le fléau. Semblables
ces germes funestes de putréfaction qui gâte
sourdement et avec rapidité l'intérieur des pl
beaux fruits, ce levain de corruption morbifiq
s'exaspère bientôt sans qu'on puisse arrêter s
affreux développement. Cette décomposition
frayante marche à l'aide des causes qui la favo
sent : l'épiderme se soulève, se déchire et tomb

la peau entière s'irrite, se gonfle ; du sein d'une pustule ulcérée jaillit une matière tellement âcre, qu'elle enflamme et rougit les parties environnantes, et devient ensuite une des causes les plus actives de l'accroissement du mal.

Il est un troisième degré de cette affection dans lequel elle gagne considérablement en profondeur ; elle traverse, en les corrodant, les parties voisines de la peau ; les os sont atteints et cariés ; et c'est alors que la matière purulente devient plus épaisse, plus fétide et plus corrosive. Les malades perdent le sommeil ; une fièvre lente les consume ; les fonctions internes et principalement la digestion se troublent et se dérangent ; il survient une diarrhée qui ne manque pas d'être funeste, parce qu'elle affaiblit continuellement les forces.

Enfin, toutes les parties du corps participent à l'infection locale. Le système lymphatique se prend, et tous les organes du ventre commencent à s'engorger ; le teint verdâtre des malades annonce que la rate est obstruée ; le foie ne tarde pas à subir la même altération ; l'infiltration gagne bientôt les parties inférieures : alors le dévoiement devient continuel au lieu d'être intermittent, c'est, à proprement parler, un dévoiement colliquatif auquel succède la mort.

La dartre rongeante est susceptible de plusieurs complications dont l'étude est du plus haut intérêt, en raison du traitement qu'elle réclame.

Lorsqu'elle est combinée avec le scorbut, ell un aspect livide et la peau est pour ainsi dire v getée de taches bleuâtres; lorsqu'elle tient à vice vénérien, elle présente une teinte cuivre qui est propre à cette affreuse maladie; enf lorsqu'elle est fomentée par le principe écrou leux, on aperçoit des élévations charnues, et tel gonflement du tissu cellulaire, que la tête certains individus devient monstrueuse.

La dartre rongeante est presque toujours un solitaire sur un point particulier de la surface corps, mais je dois ajouter qu'elle semble se je de préférence sur certaines parties : ainsi le vis en est très-fréquemment atteint, et on la voit s vent aussi se manifester sur le nez et sur la lè supérieure de la bouche. Comme elle conserv caractère rampant des autres dartres, quelque elle s'avance jusqu'au front qu'elle ronge prof dément. Enfin, les lombes et les reins ne sont à l'abri de cette cruelle affection.

Est-il une dartre plus redoutable que celle d je viens de retracer les effets? Elle attaque tous âges: les enfans, les hommes d'un âge mûr, les vieillards; elle atteint les deux sexes, et rencontre dans toutes les conditions, chez les ches aussi bien que chez les pauvres. Pourq faut-il que l'espèce la plus terrible soit aussi plus répandue! C'est un spectacle digne de p que de voir les individus que la dartre r geante a défigurés et rendus hideux, en les privant des traits les plus importans dont se compose la physionomie humaine.

Observations relatives à la Dartre rongeante.

Première observation. — M. F..., d'un tempérament nervoso-lymphatique, âgé de quarante-cinq ans, s'adressa à moi pour se faire guérir d'une dartre rongeante, qui occupait tout le côté droit de la lèvre inférieure jusqu'à sa commissure, ainsi que toute la partie du menton correspondante. Cet ulcère, qui occasionnait des douleurs atroces, laissait échapper avec abondance une humeur fétide, et tellement corrosive, qu'elle irritait et enflammait toutes les parties environnantes. Cette plaie horrible était d'un rouge verdâtre vers ses bords. M. F. dormait mal, et avait toujours un peu de fièvre. L'appétit était assez bon. Il avait vainement consulté les médecins les plus distingués de la capitale. Il fut mis à l'usage de la poudre végétale, se purgea trois fois par mois, et la plaie fut pansée avec la pommade. Sa guérison fut radicale au bout de huit mois.

Deuxième observation.—Un serrurier de Laon vint à l'Hôtel-Dieu pour se faire traiter d'une dartre rongeante qui occupait la presque totalité de la joue gauche. Le mal n'était rien lorsqu'il commença; le malade ne remarquait alors que quelques petits boutons, que quelques légères écailles farineuses qui lui paraissaient de peu d'importance. Cette affection négligée fit d'immenses progrès. Tous les moyens employés furent inutiles. Cet infortuné était livré au plus affreux désespoir. Sa vue inspirait l'effroi; il avait lui-même horreur de sa position. Soumis à mon traitement pendant quatorze mois, il a obtenu une guérison complète.

Troisième observation. — Madame G..., âgée de vingt-huit ans, d'un tempérament lymphatique, avait eu dès sa jeunesse les glandes du cou engorgées, sa peau farinait assez facilement; elle se régla à l'âge de seize ans, et tous ces symptômes disparurent. Elle se maria et eut plusieurs enfans qui se portent bien. Il y a trois ans environ qu'un bouton se forma sur le bout du nez : à force d'être touché, il s'envenima au point de devenir fort inquiétant. Des médecins furent consultés sans succès ; le mal grandit, et en dépit de toutes les ressources de l'art, cet ulcère dévora la pointe du nez et le cartilage qui en sépare les deux cavités. Le désespoir de la malade était à son comble ; il n'est pas de moyens qu'elle ne mît en usage, et toujours sans le moindre succès. Le mal s'accrut encore sous l'influence d'une profonde affliction, et lorsque je vis cette dame pour la première fois, le nez était totalement détruit, et un vaste ulcère, qui mettait à jour les cavités nasales, était le foyer d'une suppuration fétide, et d'une telle âcreté, que les parties environnantes en étaient enflammées. Quelle position cruelle ! pour une femme jeune encore et naguère jolie ! Je conçus l'espérance d'opérer une cicatrisation et d'empêcher ainsi la mort de cette infortunée. Elle se résigna à tout, et le succès le plus éclatant couronna mes efforts. A l'aide du dépuratif, je combattis le principe dartreux qu'elle portait depuis sa tendre enfance ; par des purgatifs réitérés, j'opérai sur le canal intestinal une dérivation éminemment salutaire ; la plaie fut pansée matin et soir ; enfin, des améliorations remarquables ne se firent pas attendre, et après onze mois d'un traitement suivi avec la plus grande ponctualité, nous obtînmes une cure radicale. La cicatrisation a été parfaite, et un nez postiche, qui fait illusion par les soins que cette dame a de porter des lunettes, a, autant qu'il était possible, réparé les ravages d'un mal qui devait occasionner la mort la plus affreuse, et qu'on aurait pu prévenir par un traitement préservatif.

Quatrième observation. — M. B..., ancien militaire, âgé de soixante ans environ, vint me consulter pour une dartre rongeante qui occupait la partie inférieure et postérieure de l'oreille gauche. Le mal faisait tous les jours des progrès, et déjà cet organe était rongé dans son tiers inférieur, et les moyens ordinaires n'entravaient nullement la marche de cet ulcère qu était devenu excessivement douloureux, et que le moindre frottement faisait saigner. Mon traitement dépuratif détruisit en peu de jours la sensibilité de la partie affectée, et en six mois environ, la cure était complète. Cette maladie était héréditaire, la mère de M. B. avait eu tout le corps couvert de dartres dont elle n'avait jamais pu guérir.

Espèce sixième. — DARTRE BOUTONNEUSE.

Cette espèce de dartre a reçu le nom spécifique de *boutonneuse*, qui exprime le phénomène le plus saillant qui la caractérise. La peau rougit, s'élève et forme un bouton proéminent; bientôt la tête du bouton blanchit, ce qui décèle la présence d'une certaine quantité de pus. Ce pus se dessèche et forme une écaille ou croûte légère qui tombe ou reste plus ou moins long-temps adhérente à la surface de la peau. A côté de ces boutons desséchés s'élèvent d'autres boutons qui suivent absolument la même marche.

Mais combien ces boutons pustuleux varient par leur forme, leur volume et leur situation! Souvent ils sont petits, enflammés, environnés d'un cercle rougeâtre, et groupés en corymbes sur le menton; plus souvent encore cette éruption partielle masque, pour ainsi dire, le haut du visage, gonfle le tissu de la peau, et lui donne une couleur rosée. Quelquefois aussi les petits boutons diffèrent des précédens, en ce qu'ils sont d'un gris luisant comme la perle, ce qui leur donne l'apparence de grains de millet; ils se manifestent d'ordinaire à la partie supérieure front chez les jeunes filles qui approchent de puberté. Enfin, la dartre dont il s'agit est as fréquemment caractérisée par des pustules so taires plus volumineuses que de coutume, de grosseur d'un pois, qui sont éparses çà et là différentes parties de la peau, et pourtant tendent, se multiplient insensiblement, jusq ce qu'elles se touchent et deviennent en quelc sorte confluentes.

La dartre boutonneuse peut se montrer à tête, sur le devant de la poitrine ou derrière épaules, mais elle attaque plus particulièrem les joues, les pommettes, le nez, le front, et et imprime avec le temps à ces diverses part une couleur rosacée, de laquelle est dérivé nom de COUPEROSE OU GOUTTE-ROSE. Il est des p sonnes qui par habitude ou par paresse conserv toute leur vie cette infirmité dégoûtante: cepend combien de désagrémens ne leur cause-t-elle pa Elle les réduit à devenir un objet de répugnai pour ceux qui les entourent. Lorsqu'elle parvi à son plus haut degré d'accroissement, elle gon d'une manière hideuse la peau du visage, et effa tous les traits de la physionomie. Toutes les f que la couperose se déclare, la peau du visa s'enflamme et rougit: on voit alors naître et développer çà et là ou par groupes une multitu de petits boutons; d'autres fois ils sont volum neux et durs au toucher, bientôt leur sommet blanchit, ce qui décèle la présence d'une matière âcre et purulente.

Cette maladie de la peau se complique souvent d'une affection du foie; souvent elle est liée à une dégénération scorbutique qui engorge les gencives, et prépare la chute des dents dans une vieillesse prématurée.

Les individus maltraités par la couperose sont cités comme des types de laideur; ils inspirent même une sorte d'effroi, quand leur visage se couvre d'aspérités et de petites tumeurs sarcomateuses. Le développement et les progrès de cette maladie grossissent souvent les dimensions du nez, ainsi que la peau du front et le tissu graisseux des joues et des lèvres. Cet accident est des plus redoutables; il est surtout fréquent chez les femmes, et c'est le plus difficile à dissimuler. On peut, en effet, à l'aide d'un fard plus ou moins parfait, cacher les ravages du temps, corriger des teintes défectueuses, effacer jusqu'aux traces d'une légère affection dartreuse; mais les prestiges et les soins étudiés de la coquetterie la plus raffinée ne sauraient dissimuler ces engorgemens partiels qui se forment dans l'épaisseur de la peau, qui changent les rapports et la configuration des traits, qui ôtent à la physionomie sa régularité, sa finesse et son charme.

Dans quelques circonstances, les malades atteints de la dartre boutonneuse éprouvent à pei quelques démangeaisons ; dans d'autres ils ont face tout enflammée, et souvent ils sont contrai de la baigner dans l'eau fraîche pour apaiser feux irritans qui la dévorent : c'est ce qui arr à ceux dont la figure est couperosée ; après av bu et mangé, ou après un exercice fatigant, ils re sentent des bouffées de chaleur qui leur monte à la tête. C'est surtout lorsqu'ils s'approchent feu qu'ils sont douloureusement affectés.

L'action de la chaleur excite sur la peau u sensation analogue à celle que pourraient occ sionner les piqûres simultanées de plusieurs guilles ; c'est quelquefois une douleur pongitiv et d'autres fois une démangeaison. La dartre bo tonneuse qui occupe le menton donne lieu à d fourmillemens ; celle qui attaque le front et tempes fait éprouver une tension incommod enfin celle qui est répandue sur différentes pa ties du corps donne lieu à de vives démangeaiso qui occasionnent un grand feu et survienne par intervalles.

Tels sont les effets les plus ordinaires de la da tre boutonneuse à tous ses degrés.

Observations relatives à la Dartre boutonneuse.

Première observation. — M. L...., âgé de vingt-cinq a d'une bonne constitution, avait depuis trois ans le ment tout couvert d'une multitude de petits boutons très-rouges; la matière qu'ils fournissaient était grise, et formait des croûtes qui étaient enlevées par le rasoir, ce qui aggravait la maladie. Toute la peau du menton était rugueuse, et donnait à la physionomie un aspect dégoûtant.

L'emploi des préparations végétales, du purgatif et de la pommade, amenèrent en huit mois et demi la guérison d'une dartre qui s'était montrée rebelle à tous les moyens mis jusqu'alors en usage.

Deuxième observation. — M. D..., serrurier, âgé de cinquante-quatre ans, d'un tempérament bilieux, était affecté depuis longtemps d'une dartre boutonneuse occupant le nez, le front, les pommettes et la lèvre supérieure. Cette affection, désignée sous le nom de *goutte-rose*, était caractérisée par une grande quantité de petites pustules rougeâtres, très-rapprochées les unes des autres, et contenant du pus à leur sommet; elle devait son développement à des excès de boissons spiritueuses, et s'était encore beaucoup aggravée par le feu de la forge. M. D. resta long-temps à Saint-Louis, et n'obtint pas le moindre soulagement des moyens qui furent mis en usage. Fatigué de quinze mois de traitement, il sortit de l'hospice. Je lui prodiguai mes soins pendant onze mois, et j'eus la satisfaction d'obtenir une guérison radicale; je lui conseillai de ne plus s'exposer au feu de la forge, et de se soumettre à un régime sévère. Il a suivi mes avis, et depuis cette époque, le plus léger bouton ne s'est pas manifesté sur son visage.

Troisième observation. — Une dame âgée de vingt-huit ans était affectée, depuis six ans environ, d'une dartre boutonneuse occupant tout le nez, le front, le menton et les pommettes. Ces boutons arrivaient lentement à suppuration; le tissu de la peau était gonflé, et sa couleur lie de vin. Le visage de cette dame avait un aspect repoussant. Que de moyens n'employa-t-elle pas, et sans le moindre succès! Elle était véritablement désespérée; j'eus le bonheur de la guérir en treize mois.

Espèce septième. — DARTRE PRURIGINEUSE.

L'effet spécial de cette affection dartreuse, n'est qu'une variété de la dartre boutonneu est de provoquer une démangeaison plus ou mc vive sur une ou plusieurs parties de l'appa tégumentaire.

De tous les organes du corps vivant, la p est, sans contredit, celui dont la nature a le p varié les sensations et par conséquent les d leurs; c'est ainsi que chaque maladie cutané son mode et son degré de souffrance. Les autres pèces de dartres, la gale, etc., déterminent souv des démangeaisons intolérables; mais quel su plice peut égaler celui de la dartre prurigineus

Ce mal affreux attaque tous les âges, m plus spécialement les deux extrémités de la v il n'épargne aucune des conditions de la socié l'histoire rapporte que des têtes couronn n'ont pu même s'y soustraire; il porte parte la désolation, le découragement et le dés poir. Pourquoi faut-il qu'une maladie au cruelle empoisonne souvent les derniers jou des hommes les plus intéressans et les pl utiles? Les gens de lettres, les artistes, les jur consultes, etc., ont souvent cette triste pe spective dans leur vieillesse, et se voient ai privés du repos, leur seul bonheur et leur de nière consolation. Il est des individus qui viennent au monde avec cette infirmité déplorable, et dont la vie entière n'est alors qu'une longue chaîne de tourmens.

Je voudrais en vain offrir le tableau de cette affection si désolante; il est des maux qui sont au-dessus de toutes les expressions : je ne saurais jamais donner une idée de ce que j'ai vu souffrir aux victimes infortunées qui étaient en traitement à l'hôpital Saint-Louis. A chaque instant de la nuit et du jour, les malades sont en proie à la démangeaison insurmontable qui est le symptôme caractéristique de cette dartre. Un feu dévorant les enveloppe et les consume; pour l'apaiser, ils se grattent avec fureur, et ne cessent de déchirer leur peau avec les ongles. Efforts superflus! la sensation prurigineuse redouble. Alors, ils se plaignent, et expriment avec tant d'énergie et de vérité ce qu'ils éprouvent, qu'ils font passer leur désespoir dans l'âme des assistans; il en est même qui éprouvent les accès d'un véritable délire. Un homme était si exaspéré de voir l'impuissance des remèdes, qu'il se tua d'un coup de pistolet en revenant des eaux de Cauterets, où il n'avait pu éprouver le moindre soulagement. Il écrivit à ses parens qu'il lui était impossible de supporter plus long-temps le fardeau d'une existence aussi malheureuse.

Il est des douleurs que l'habitude émousse et

rend du moins supportables; mais il n'en est ainsi de celles causées par la dartre pruriginen elles sont toujours aussi vives ; elles ne s'ap sent que durant une forte occupation, la solit et l'imagination semblent même en accroître l' tensité. Le venin de ce mal horrible est inép sable : à chaque moment c'est la sensation si nible d'une légion de fourmis qui parcour la surface de la peau, sensation d'où est ve le nom de *prurigo formicans*, qu'on a donn cette maladie.

Le *prurigo formicans*, ou, si l'on aime mieux dartre prurigineuse, est le plus souvent une afl tion continue, et dans ce cas il se manifeste redoublemens qui ont lieu le soir après le dî et vers les trois heures de l'après-minuit, lors surtout le corps est échauffé par la chaleur du Alors le sommeil des malades est brusq ment et instantanément interrompu; leurs ma se portent involontairement à la peau ; ils ne s éveillés que pour recommencer leurs souffranc chaque instant de la journée ramène une no velle et plus poignante angoisse, et le soir enc ils ne rentrent dans leur lit que pour y épui toutes les nuances de la douleur, que pour y lut contre les insomnies qu'elle excite.

Il est difficile que les termes soient aussi var que les tourmens que l'on endure ; les individus sont atteints de cette maladie ne parlent jam que d'*âcreté*, d'*ardeur du sang*, de *feu brûlant*, etc. ; *Je suis sur le gril qui a fait le martyre de saint Laurent*, disait un malheureux ecclésiastique. Un militaire s'écriait qu'il était en butte à mille hallebardes. Il est des sensations plus extraordinaires dont il importe de faire mention : un vieillard se trouvait parfois dans un tel état d'irritation, que les organes même qui sont inertes dans un âge aussi avancé entraient dans une érection forcée, d'où il résultait des pollutions involontaires. Il est digne de remarque que les organes génitaux s'irritent facilement chez les personnes en proie aux ravages d'une acrimonie dartreuse.

Dans les cas ordinaires, la maladie se déclare par une démangeaison ardente sur les épaules, sur le devant de la poitrine, aux bras, au ventre, aux cuisses, etc. Ce prurit porte impérieusement les malades à se gratter ; mais plus ils se livrent à ce dangereux plaisir, plus les démangeaisons augmentent. Lorsqu'on examine la partie affectée, on aperçoit de très-petits boutons presque imperceptibles qui s'élèvent légèrement en pointe. Ces boutons, peu enflammés, presque de la couleur de la peau, rapprochés les uns des autres, ne contiennent aucune matière ; ils se recouvrent, lorsqu'ils ont été déchirés par les ongles, d'une petite croûte ou écaille arrondie, de la grosseur d'une tête d'épingle et d'une couleur brunâtre ou noire. Cette croûte, qui se détache après un certain temps, est formée par le dessèchem d'une gouttelette de sang ou de sérosité qu fait sortir par le frottement ou le déchirem des petits boutons.

Les démangeaisons varient d'intensité, selon circonstances où se trouvent les malades; el sont plus vives quand il fait chaud; le soir, nuit, après le repas, après le travail, le sim frottement des habits peut les provoquer. La dar prurigineuse a souvent des intermittences de tr ou quatre heures, surtout quand le malade mar ou qu'il est absorbé par une occupation forte; qu quefois les démangeaisons ne durent que cinq six minutes, et disparaissent ensuite pour plusieu jours. Un homme, âgé d'environ cinquante-ci ans, était sujet à une dartre prurigineuse occupa la plante des pieds; cette affection le prenait vite et le maîtrisait à tel point, que dans les ru comme en société, on le voyait ôter son bas son soulier pour se gratter à outrance, jusqu'à que la démangeaison fût apaisée; et l'assembl la plus nombreuse, la présence des personnes q méritent le plus d'égards, ne pouvaient l'emp cher d'obéir au penchant irrésistible qui l'entra nait. Un autre individu, pareillement tourmen d'un *prurigo* à la plante des deux pieds, ne pa venait à l'apaiser qu'en marchant et en se fa gant à l'excès; s'il s'arrêtait, son supplice recor mençait. Lorsqu'il était dans ses accès, il coura les champs et les grands chemins comme un vagabond ; ses camarades l'appelaient par dérision *le juif errant*.

Cette dartre est encore plus douloureuse quand elle attaque les parties génitales dans les deux sexes. Elle est alors accompagnée d'une foule de symptômes secondaires, qui varient selon les individus, et qui sont en rapport avec le degré de sensibilité particulière qui les distingue. Une malheureuse femme qui était dans ce cas, et à qui les douleurs ne laissaient aucune trève, appliquait sans cesse des linges mouillés sur la partie irritée : l'impression d'un froid glacial semblait calmer pour quelques minutes ses horribles souffrances.

Quand cette maladie attaque les vieillards, elle se montre inexorable. Il en est qui éprouvent des tintemens d'oreilles, de la faiblesse dans la vue, des crampes, des lassitudes, des tiraillemens d'estomac, des oppressions, des gonflemens dans le ventre, et chez qui toutes les fonctions, particulièrement les fonctions digestives, se dérangent à la fois; alors ils maigrissent, s'épuisent, et tombent bientôt dans le découragement et le désespoir. D'autres ont un appétit vorace : leur seule jouissance est de se gorger d'alimens salés ou épicés, et ils aiment aussi, par dessus tout, les liqueurs fortes alcooliques; mais leur repas est à peine terminé que les démangeaisons se font ressentir comme auparavant; bientôt leurs épaules écor-

chées sont inondées de sang et d'une humeur c
rompue : on dirait que la peau a été brûlée
de l'eau bouillante, etc.

Les effets de cette maladie sur les facultés
tellectuelles sont également très-remarquab
J'ai conservé le souvenir d'un individu nom
Morade, qui était venu réclamer des soins à l'
pital Saint-Louis, et chez lequel cette affect
cutanée alternait avec une aliénation ment
Quelquefois les malades se trouvent frappés
stupidité, par la rentrée soudaine de l'érupti
Ils ne peuvent se livrer à aucune occupation
rieuse de l'esprit, ils ne savent que souffrir e
plaindre.

Cette dartre ne se termine pas toujours d
même manière. Lorsqu'elle n'a pas une grande
tensité, et qu'elle attaque la peau fine des fem
et des enfans, elle cède facilement à l'emploi d
traitement convenable. Mais si elle a séjourné lo
temps sur une peau dure et raboteuse, com
celle des vieillards, on voit l'épiderme s'exfo
comme la peau des serpents, ou devenir, d
certains cas, dure et coriace. Cette dégénérat
de l'enveloppe cutanée est ordinairement
signe funeste. Une des singularités de la dar
prurigineuse, c'est son rapport avec les flux
écoulemens qui se manifestent dans l'écono
animale. La cessation des menstrues coïnc
souvent avec le développement de cette ér

tion, et quelquefois, à l'approche des règles, des femmes ressentent tous les symptômes qui annoncent sa présence.

Les causes que produisent cette maladie sont les mêmes que celles qui occasionnent les autres espèces de dartres. Ajoutons que les travaux forcés, les fatigues, les veilles, les impressions morales, très-vives, et toutes les circonstances qui tendent à vicier le sang et à exalter la sensibilité nerveuse, y concourent également.

L'un des plus tristes priviléges de l'homme est celui de transmettre à ses descendans ses infirmités et ses douleurs. Presque toujours la dartre prurigineuse tient à une cause native et héréditaire. Nous observerons aussi que les individus qui naissent avec une peau blanche, transparente et diaphane, sont plus sujets à cette maladie que ceux dont la peau est brune, et dont la fibre est vigoureuse et robuste. Sur vingt observations recueillies à l'hôpital Saint-Louis, il en est presque toujours dix-huit qui constatent que cette éruption reconnaît pour cause une faiblesse radicale du système lympathique. Les enfans nés de parens scrofuleux ou infectés de la syphilis sont très-enclins aux ravages de cette maladie, qui prend quelquefois le caractère teigneux, et qui leur laboure le cuir chevelu d'une manière vraiment déplorable.

Observations relatives à la Dartre prurigineuse.

Première observation. — Un monsieur âgé de quarante-c ans, ayant eu la gale et la syphilis, fut soumis à plusie traitemens mercuriels. Dix ans plus tard, et à la suite de q ques bains sulfureux qui lui furent conseillés pour des doule rhumatismales, il ressentit sur différentes parties du corps atteintes d'une dartre prurigineuse qui lui causait d'insupp tables démangeaisons; elle s'était portée à l'anus et aux bour et suscitait des érections et des pollutions tellement fréquen que le malade en éprouvait un grand affaiblissement. Je donnai mes soins quatre mois environ, et la guérison fut c plète : quelques jours avaient suffi pour apporter du soulagem à sa position.

Deuxième observation. — La marquise D......, âgée soixante-dix ans, portait, depuis nombre d'années, une dar prurigineuse qui avait résisté à tous les traitemens. Une fiè lente minait la malade, qui maigrissait à vue d'œil. Le mil du dos devint bientôt le siége d'une inflammation qui dégén en un abcès d'une étendue telle que je n'en avais jamais vu semblable; il portait près de huit pouces de diamètre. J'en l'ouverture, et il en sortit environ trois verres de pus. Je sou la malade à un pansement convenable, elle fit usage du dépur associé à des préparations amères que son état de débilité clamait : au bout d'un mois, son état s'était visiblement an lioré, les démangeaisons étaient supportables, l'abcès se rét cissait sensiblement et marchait à la cicatrisation. Un traitem de quinze mois opéra une guérison des plus solides. Il es remarquer que cette dame, qui avait un caractère très-n niaque, ne sortait jamais, et que le défaut d'exercice et privation d'un air pur rendirent sans doute la guérison p difficile.

Troisième observation. — Une dame âgée de quarante-de

ans, et qui était à l'époque du retour, éprouva aux parties génitales des démangeaisons insupportables ; ses journées étaient cruelles, ses nuits, un véritable supplice. Elle avait un écoulement abondant d'une nature tellement âcre, que malgré les précautions qu'elle prenait de se garnir, le haut des cuisses et les parties environnantes étaient sans cesse en proie à une violente inflammation que cette sécrétion produisait. Les digestions devenant difficiles et le moral s'affectant profondément, la malade mit en usage quelques moyens inefficaces. On lui conseilla un traitement homœopatique : le mal ne fit que s'accroître, non par l'effet des *molécules médicamenteuses*, qui ne font, à coup sûr, ni bien ni mal, car cette prétendue méthode n'est qu'une jonglerie ridicule, mais seulement par le défaut de moyens propres à le combattre. Lorsque je vis cette dame, elle était d'une maigreur extrême. Eh bien ! au bout de quinze jours, je lui rendis le calme, je rétablis ses digestions, je parvins à supprimer son écoulement, et avec lui cessèrent des démangeaisons vraiment atroces. Près de huit mois de traitement suffirent pour opérer une guérison radicale. Cette dame a cessé d'être réglée, et ce n'est que très-rarement qu'elle éprouve quelques légers écoulemens, quand elle se fatigue trop, ou qu'elle prend du café pur, dont elle se passe difficilement.

Je possède un grand nombre d'observations constatant les heureux effets de ma méthode dans le traitement de cette espèce de dartre, une des plus cruelles que je connaisse ; mais l'espace me manque, et j'ai peut-être déjà dépassé les bornes que je m'étais prescrites.

Espèce huitième. — DARTRE VÉSICULAIRE.

Cette affection dartreuse offre ce caractère particulier, qu'elle est presque toujours accompagnée d'une fièvre plus ou moins violente, mais cette fièvre, qui suit l'éruption, ne se manifeste que par intervalles ; c'est en quelque sorte un ac-

cident symptomatique : aussi la dartre vésicu
laire dure-t-elle quelquefois plusieurs année
Lorsque cette éruption se déclare, on voit na
tre çà et là sur la peau des boutons rouges
douloureux qui se convertissent en petites am
poules pleines d'une sérosité limpide et transpa
rente, qui peut avoir aussi la couleur d'un jaun
paille, affectant une figure tantôt sphérique
tantôt parfaitement ronde. Il en est qui présenten
la forme d'une amande divisée dans sa longueu
Quand elles sont d'un volume très-considérable
elles ressemblent à des bulles de savon ou
ces vésicules que produit l'eau bouillante sur
peau.

La disposition de ces vésicules est aussi variab
que leur situation : tantôt elles sont séparées
très-distantes les unes des autres ; tantôt elles
touchent par leurs bords; quelquefois elles
confondent et occupent de cette manière la pea
tout entière.

Combien de fois ne voit-on pas la dartre vés
culaire s'étendre dans l'intérieur de la bouche
de l'œsophage, de l'estomac et du conduit inte
tinal! Mais elle ne produit pas toujours des ra
vages aussi étendus ; on peut même dire que
plus souvent elle n'attaque qu'une seule partie d
corps : elle forme ordinairement une sorte
bande ou de ceinture en serpentant autour de
moitié du corps, ce qui lui a fait donner par l

praticiens le nomde *zona* ou de *zoster*. Elle forme aussi quelquefois un cercle complet. J'ai vu des éruptions vésiculaires entourer le cou comme une cravate, s'étaler en larges plaques sur le cuir chevelu, sur le front, sur le visage, sur la poitrine, s'étendre comme un ruban le long des bras et des cuisses, etc.

Si l'on suit la marche des boutons vésiculeux, on voit que la sérosité qu'ils contiennent devient trouble, opaque, et qu'elle acquiert de plus en plus de consistance : bientôt ces boutons se brisent spontanément, ou s'affaissent en laissant des plis et des rides sur la peau.

Les vésicules ne se montrent point simultanément sur toute la surface de la peau ; elles se succèdent, pour ainsi dire, les unes aux autres, et se dessèchent également d'une manière progressive.

La dartre vésiculaire se manifeste par des démangeaisons aiguës et brûlantes. Ces démangeaisons surviennent comme des crises, et durent plusieurs heures ; quelquefois ce sont des élancemens difficiles à imaginer. Ce qu'il y a de déplorable, c'est que les démangeaisons ne disparaissent pas toujours lorsque l'éruption s'évanouit.

La dartre phlycténoïde ou vésiculaire conduit fréquemment à la mort, lorsqu'elle devient confluente et qu'elle envahit toute la peau : elle est quelquefois si universellement répandue, que les malades perdent la faculté de se mouvoir ; toute leurs fonctions sont embarrassées : aux douleui locales viennent se joindre des souffrances inté rieures qui sont d'une violence excessive, de anxiétés, des mouvemens spasmodiques, de fré quentes défaillances. Du reste, les symptômes qu se manifestent sont absolument analogues à l direction que prend le virus dartreux. S'il se por vers la tête, il y a douleur vive dans cet partie, tintemens d'oreilles et délire ; s'il gagı la poitrine, on éprouve des palpitations et uı gêne continuelle dans la respiration ; enfin, s' s'étend jusqu'aux intestins, il survient un sent ment de tension et de brûlure dans le ventre dans les aines, un dévoiement qui épuise l forces, et les urines deviennent rouges et trè enflammées. Parlerai-je des ulcérations produit par la dartre vésiculaire ? elles sécrètent une hu meur noire et corrompue, quoique presque tou jours elles soient superficielles. Cependant la dart rampe aussi dans l'intérieur du corps ; elle occ sionne alors une toux opiniâtre, l'expectoratic de quelques crachats purulens, et dans cette ci constance déplorable le malade n'avale qu'av une peine extrême ? Quelquefois on a vu la ga grène suivre l'éruption de cette horrible dartre provoquer la chute des doigts, causer d'affreu ravages sur tous les membres, et des malad succomber par la seule violence des vésicules, qu se multipliant à l'infini, déchiraient la peau tout entière, et la couvraient de plaies livides et noirâtres.

Observations relatives à la Dartre vésiculaire.

Première observation. — Madame J..., âgée de trente-deux ans, d'un tempérament très-nerveux, me consulta pour une dartre vésiculaire qui occupait la partie postérieure du dos, elle avait environ dix pouces de longueur sur six de largeur. Cette affection devait son origine à des peines morales et à une vive frayeur. La partie malade était devenue le siége d'une pénible démangeaison. Peu de temps après, se déclarèrent une grande quantité de petits boutons très-rapprochés les uns des autres; ils ne tardèrent pas à se convertir en vésicules dont quelques-unes avaient une grande dimension, et laissaient échapper une humeur jaunâtre. La peau était souillée çà et là par de petits ulcères qui suppuraient; elle était rouge, et les cuissons très-vives. Comme madame J...... n'était pas bien réglée, je fis poser quinze sangsues à la vulve; des cataplasmes furent appliqués sur la partie affectée, et nous ne tardâmes pas à obtenir une amélioration sensible : l'inflammation se dissipa, mais les vésicules brisées étaient bientôt remplacées par d'autres, et les ulcérations, quoique moins étendues, existaient toujours. Elle fut soumise au nouveau mode de traitement, et radicalement guérie au bout de sept mois environ.

Comme la dartre vésiculaire a une grande tendance à se reproduire, je fis appliquer de nouveau des sangsues, et continuer long-temps encore le traitement, afin d'empêcher toute récidive. J'ai vu cette dame long-temps après, elle ne s'était plus ressentie de rien.

Deuxième observation. — Mademoiselle D..., d'une bonne constitution, âgée de quinze ans, déjà bien réglée et jouissant d'une santé parfaite, eut sur la moitié droite du front, et san cause connue, une dartre vésiculaire. Une abondante suppu ration donnait lieu à la formation de croûtes verdâtres, et l cuisson était tellement violente, que la malade se déchira jusqu'au sang. Environ quatre mois de traitement suffirent son entier rétablissement.

Espèce neuvième. — DARTRE ÉRYTHÉMOÏDE.

Cette espèce de dartre se manifeste sur une o plusieurs parties de la peau par des élevures rou ges et enflammées. Ces échauboulures amènen à la longue de légères exfolations de l'épiderme.

Cette affection a été rarement observée; ce pendant Vogel paraît l'avoir connue. En effet cet auteur fait mention d'une maladie qui s'an nonce par des plaques d'un rouge foncé, lesquelle sont ardentes et excitent de la démangeaison elles subsistent avec ou sans fièvre, et sont ac compagnées de douleurs vagues dans la tête o dans les épaules; ensuite elles pâlissent et se ter minent par une chute d'écailles légères.

Je reconnais dans ce tableau la plupart de phénomènes que j'ai à décrire. Ce sont égalemen des taches rouges, isolées, qui s'étendent sur l dessus des mains, sur le visage, sur la poitrine, etc Ces taches laissent entre elles des intervalles où l peau est parfaitement saine et dans son état na turel. On croirait, au premier coup-d'œil, que l malade a été piqué par des insectes venimeux, tels que des cousins, des frélons, des abeilles, etc.

Dans tous les endroits affectés, la peau s'irrite et se gonfle; après quelques jours, lorsque l'état inflammatoire diminue, elle se ride ou se gerce en s'affaissant. Elle était d'abord d'un rouge cinabre, mais ensuite elle prend une teinte bleuâtre ou violacée, quelquefois jaunâtre; enfin son épiderme se résout en matière farineuse.

Les malades éprouvent des picottemens légers et superficiels, analogues à ceux que ferait éprouver l'application d'une eau âcre ou saline sur une plaie, un sentiment de gêne et de roideur, et une sorte de fourmillement. Lorsqu'il y a de la fièvre, ils ressentent à la tête une douleur sourde et gravative, etc.

Cette dartre a beaucoup d'analogie avec la dartre vésiculaire, quant à la marche des phénomènes. Elles ont en outre cela de commun, qu'elles parcourent toutes deux leur période tantôt en quelques jours, tantôt en plusieurs mois. Cependant la dartre érythémoïde peut durer longtemps et affecter un caractère chronique, car les échauboulures ne s'évanouissent sur une partie du corps que pour se porter sur une autre.

Observation relative à la Dartre érythémoïde.

Mademoiselle B..., âgé de vingt-deux ans, d'un tempérament sanguin, fut atteinte, sans cause connue, d'une forte fièvre; en

même temps se développèrent, sur la totalité de la poitrine et d
ventre, des élevures ou taches rouges et saillantes, de la dimensi
d'une pièce de dix sous; elles étaient extrêmement multiplié
et excitaient d'insupportables démangeaisons. Une saignée a
bras fut pratiquée, on appliqua deux fois des sangsues à
vulve; la fièvre cessa, et la peau, qui était légèrement roug
dans l'intervalle des plaques, recouvra sa couleur naturell
Ces élevures se flétrissaient dans une partie pour se raviv
dans d'autres, la santé était du reste fort bonne. La dartre affec
un caractère de chronicité qui me permit de la combattre par
nouveau procédé. Environ cinq mois de traitement suffirent
sa guérison.

Espèce dixième. — DARTRE TUBERCULEUSE.

Cette espèce de dartre se manifeste sur une o plusieurs parties du corps par des tubercules o des tumeurs, des végétations, des fongosités, q rendent le corps des malades plus ou moins h deux.

Souvent cette affection ne s'annonce d'abor sur la peau que par un léger gonflement, q bientôt prend plus de saillie et d'étendue et donn naissance à des petites tumeurs aplaties, souven irrégulières, le plus ordinairement ovales, lui santes, dures, et résistant au toucher; leur couleu est quelquefois d'un rouge foncé, d'autres foi d'un rose pâle: du reste, cette coloration présent quelques différences selon la température, et che les femmes aux époques menstruelles.

Ces petites tumeurs tuberculeuses, qui peuven

acquérir plusieurs pouces de diamètre, occupent le plus ordinairement la partie antérieure de la poitrine; cependant elles se montrent aussi sur le cou, le visage, les bras et d'autres parties du corps. Quelquefois, on les voit avec le temps se ramollir, s'ouvrir, et jeter un pus épais, gommeux, d'une couleur verdâtre; d'autres fois il en résulte des ulcères virulens, et le liquide qui en découle est d'une telle acrimonie qu'il cause la mortification de la peau. Cette espèce de dartre se manifeste aussi par des excroissances composées le petits lobules granulés qui rendent une humeur âcre, qui pullulent, se développent, et 'essemblent à des fraises et à des framboises, par a couleur, la forme, et très-souvent par la groseur. Ces petites pustules granulées et fongueuses, qui croissent successivement et s'élèvent aulessus du niveau de la peau, sont rougeâtres ou l'un violet foncé, isolées ou réunies, et donnent ssue à une matière visqueuse et gluante. Si cette umeur séjourne long-temps sur ces excroissances, lle devient d'une puanteur excessive; les malades prouvent des démangeaisons et une sorte de ension gênante de la peau. Dans les premiers emps, ces végétations sont tellement dures qu'on st loin de soupçonner une suppuration prohaine; mais dans la seconde période, la peau ui les recouvre se déchire, et chaque tubercule evient un ulcère fétide : c'est par suite de leur décomposition que ces tubercules prennent suc cessivement une couleur d'un noir verdâtre, o une teinte violacée très-obscure. On croirait voi des fruits qui se pourrissent sur la tige qui le supporte.

Quand cette maladie revêt le forme de la sy philis, ses désordres sont presque toujours plu horribles ; et lorsqu'elle a fait des progrès cons dérables, la peau est si profondément altérée qu les cheveux et les poils perdent leur couleu Souvent le virus pénètre dans le système osseu et y produit d'affreux ravages : les os, frappés pa la douleur, se gonflent, deviennent spongieux e se carient.

La tête de certains malades se couvre de vég tations spongieuses et d'ulcères dont les bord sont calleux et comme déchirés : ces ulcères son d'une puanteur si intolérable, que le corps d ceux qui en sont atteints paraît, pour ainsi dire corrompu avant leur mort. Rien n'excite autan la compassion que les cris que leur arrache l douleur.

Enfin la dartre tuberculeuse arrive quelquefoi à un tel degré d'intensité, qu'elle constitue ce qu l'on nomme la *lèpre*, la plus redoutable de maladies cutanées, celle qui tient la premièr place dans l'histoire des malheurs du genre hu main. Nos pères la regardaient comme un sign non équivoque de la vengeance céleste, et son nom seul inspirait de l'horreur à tous les peuples. Il est peu de fléaux qui aient fait autant de victimes; et ce qu'il y a de plus horrible, c'est que la mort ne termine que lentement les souffrances des infortunés qui en sont atteints. « Il semble que ce mal, dit énergiquement M. de Pons, en veuille moins à l'existence de l'homme qu'à ses formes, et qu'il fasse plutôt consister son triomphe à dégrader qu'à détruire. » Une seule observation recueillie à l'hôpital Saint-Louis suffira pour mettre au jour cette vérité, et retracera beaucoup mieux, je le pense, les symptômes de cette épouvantable maladie.

Il s'agit du nommé Arnout, pauvre bûcheron de la forêt des Ardennes. Cet homme, âgé d'environ trente ans, rapportait l'origine de sa maladie à une chute de cheval qu'il avait faite dans l'eau. Il est probable qu'il portait le germe funeste de la lèpre, et que cette circonstance, ainsi que le coup qu'il reçut plus tard, la développèrent. Il se trouva exposé à un froid très-vif et très-prolongé. A cet accident succéda une fièvre très-véhémente. Une contusion forte qu'il reçut à la jambe droite fut suivie, deux mois après, d'un épaississement prodigieux de l'épiderme, et d'un engorgement consécutif de cette jambe. Il pouvait avoir alors quatorze à quinze ans. Vingt ans après, cet engorgement se prolongea jusqu'à la cuisse, et plus tard la jambe et la cuisse gauche fur également attaquées, et se recouvrirent d'écail qui se desséchaient, tombaient et étaient re placées par d'autres : tel est du moins le rapp que le malade fit de ce qui s'était passé ava son entrée à l'hôpital. Alors sa peau avait tota ment contracté la dégénération lépreuse ; elle ét dure, calleuse, hérissée de tumeurs et de tub cules, hideusement traversée par des rides p fondes, et d'une couleur grisâtre semblable celle de l'éléphant (1) ou du chien de mer. Pl sieurs personnes furent à même d'observer fragmens de cette peau dégénérée, que M. docteur Ruette présenta à différentes sociétés s vantes. Du reste, on reconnaissait tous les sym tômes qui caractérisent la lèpre tuberculeus le visage était horriblement gonflé, il offr deux larges sillons le long de la commissure lèvres, devenues très-épaisses ; le front était sa lant, et présentait une multitude de rides ; oreilles et les ailes du nez avaient monstrueu ment grossi ; la face était huileuse, blafarde, l'haleine pestilentielle. Le malade ne rend que des sons rauques et glapissans ; son vent était extrêmement gonflé, etc. : il succomba

(1) On a aussi donné à la lèpre le nom d'*éléphantiasis*, pa que ceux qui en sont attaqués ont la peau dure, écailleu épaisse, inégale et ridée, comme celle des éléphans.

Tel est le triste et douloureux tableau qu'offre la dartre tuberculeuse lorsqu'elle a fait des progrès considérables, et qu'elle se développe avec toute son énergie.

Observations relatives à la Dartre tuberculeuse.

Première observation. — M. D..., d'un tempérament très-sanguin, âgé de cinquante-quatre ans, né de parens dartreux, éprouva de violentes démangeaisons à la tête, d'où s'échappait une matière farineuse. Plusieurs tubercules fort durs se manifestèrent au menton. En même temps toute l'étendue de la peau se couvrit de proche en proche de plaques dartreuses arrondies, d'une très-grande étendue; elle devint d'une excessive dureté, sèche comme du bois, et il s'en détachait une grande quantité d'écailles. Les démangeaisons étaient insupportables, et, lorsque le malade se grattait, il lui semblait qu'un voile était interposé entre ses doigts et la partie qu'il touchait. Tous les moyens mis en usage contre cette affreuse maladie échouèrent. Le visage ne tarda pas à s'affecter; le nez, les oreilles et le front s'engorgèrent et prirent un accroissement considérable; des ulcérations se formérent çà et là, et laissèrent échapper une matière infecte, en même temps qu'il sortait de ces foyers purulens des excroissances charnues qui donnaient à la physionomie l'aspect le plus hideux. Les ongles prirent une teinte jaunâtre, et la barbe et les cheveux tombèrent entièrement. Rien ne peut donner une idée de ce qu'avait de dégoûtant et d'affreux un être qui ne conservait plus rien de la physionomie humaine, et dont la peau raboteuse était à la fois recouverte d'ulcères, de croûtes, de végétations et de rides profondes; telle était la situation déplorable de M. D. lorsqu'il vint me consulter. Quoique livré au plus affreux désespoir, il n'avait rien perdu de ses forces, et toutes ses fonctions s'opéraient avec régularité. Je ne me dissimulai pas les difficultés sans nombre que j'aurais à vaincre; cependant la force, le rage de ce malheureux doublèrent mon zèle, et je me dé à le soumettre à mon traitement. Un mois s'était à peine éc qu'une légère amélioration se fit ressentir; au bout de mois, le visage était parfaitement nettoyé, la peau recou peu à peu de la sensibilité, les croûtes et les écailles éta moins abondantes. Enfin, après vingt mois d'un traitement vère, nous obtînmes une guérison radicale; la barbe rev les cheveux seuls ne repoussèrent pas. Au moment où j'é ce monsieur est de retour d'Italie, et sous l'influence d'une leur atmosphérique plus pénétrante, il n'a pas vu reparaît plus léger bouton.

Deuxième observation. — M. de V..., âgé de trente-ans, d'une constitution éminemment lymphatique, né d'un écrouelleux, éprouva quelques démangeaisons sur les pa latérales du cou: en même temps de petites tumeurs ov d'une couleur rosée et de la dimension d'une grosse fève développèrent, et acquirent une grande dimension; alo démangeaison devint vive et lancinante. Le plus gros de tubercules s'enflamma, et une suppuration se manifesta bie après. Telle était la position de M. V. lorsqu'il vint me coi ter, après avoir essayé pendant six mois d'un traitement fructueux. Je le soumis de suite au dépuratif interne, j'ass à ces moyens des substances toniques capables de releve constitution affaiblie, et j'eus la satisfaction d'obtenir en mois une guérison radicale.

Troisième observation. — M. B.., âgé de vingt-sept ans viron, portait depuis trois ans à la cuisse droite un ulcère d dimension d'une pièce de six francs. Du sein de cette plaie levait une excroissance charnue qui ressemblait à plusieurs fr boises réunies, et ses granulations laissaient échapper humeur âcre et d'une extrême fétidité. Les démangeaisons plus vives se faisaient ressentir, plus particulièrement sous fluence de la chaleur du lit. Plus de cent bains de vapeu des sirops de toute espèce ne produisirent pas la plus légère amélioration. Soumis au nouveau mode de traitement, M. B..., au bout de huit mois environ, obtint une guérison complète.

Espèce onzième. — ICHTHYOSE CORNÉE.

Le professeur Alibert a eu tort de vouloir séparer les *maladies cornées* des affections dartreuses : des écailles, des boutons, des croûtes, accompagnent fort souvent les excroissances cornées et sont même une conséquence de l'état maladif de la peau. C'eût donc été m'éloigner des sentiers d'une saine observation que de ne pas admettre la onzième espèce que je vais décrire.

Je décris sous le nom d'*ichthyoses* des maladies dans lesquelles la surface de la peau se recouvre d'écailles sèches, blanches, dures et brillantes qui paraissent posées les unes sur le bord des autres, comme les écailles des poissons. Elles sont ou d'un blanc cendré nacré, ou d'un brun tirant sur le noir, et parfois entourées d'une auréole violacée ou rougeâtre. Souvent l'épiderme a l'aspect luisant des écailles, il se ride, se flétrit et se revêt d'une couleur qui a beaucoup de rapport avec celle des serpents ou des lézards; cette affection est très-commune chez les vieillards, particulièrement chez ceux qui ont été écrouelleux dans leur enfance.

L'ichthyose se manifeste encore sur une ou plusieurs parties des tégumens par des écailles q présentent absolument la consistance et la dure de la corne. Ces écailles sont quelquefois trè nombreuses, plates et coniques, et posées l unes à côté des autres ; d'autres fois elles sont rare et se recourbent comme les ergots des volatile ou s'allongent en se contournant comme les corn des béliers ou les griffes des éperviers. M. Gastelli a décrit avec un soin particulier, dans les Mémoir de la Société royale de Médecine de Paris, une v gétation cornée qui s'était développée sur la part gauche de la tête d'une femme âgée de quatre-ving huit ans, et qui avait exactement la forme d'u corne de bélier.

Une vieille femme portait sur sa poitrine u excroissance cornée de la forme plus étonnant elle nous disait que sa mère, enceinte d'ell avait été poursuivie dans la campagne par u taureau furieux dont les cornes n'étaient jama sorties de sa mémoire. Ce trait en rappelle un a tre cité par Stalpart-Vander-Viel : une femme e ceinte, lavant un jour du linge sur le bords de mer, dirigea une attention trop vive sur les gran poissons qui la parcouraient ; elle accoucha d'u enfant dont la peau était recouverte d'écailles l deuses. Ces faits ne tendraient-ils pas à prouv toute la puissance de l'imagination sur les femm enceintes, puissance qui modifie favorableme ou défavorablement l'organisation physique leur enfant, et lui imprime souvent, sur le visage ou sur d'autres parties du corps, les signes les plus bizarres ?

Le symptôme le plus frappant de l'ichthyose, c'est la desquamation de l'épiderme, qui s'observe sur le dessus des mains et des pieds, à la partie antérieure du cou et de la poitrine, au visage, etc. ; la peau devient rugueuse, particulièrement aux jointures, elle est parsemée de taches fauves et blanchâtres. Quelquefois l'épiderme desséché et noirâtre se réduit en matière farineuse, ou bien des ampoules remplies d'une sérosité jaunâtre surgissent, et sont accompagnées de boutons qui causent une démangeaison insupportable ; la peau se durcit, se gerce, au point d'offrir des crevasses et des sillons profonds. Le bras devient dur et écailleux. Cette maladie, à laquelle on a donné le nom de *pellagre*, règne plus particulièrement dans les campagnes du Milanais ; elle tient le plus souvent à des désordres intérieurs, et fait chaque jour un grand nombre de victimes. Le soleil a une telle influence sur son développement, qu'elle n'attaque que les campagnards qui travaillent à la culture de la terre. Le docteur Stramdie, qui écrivait en 1784, constate que dans le royaume Lombardo-Vénitien, le vingtième de la population était atteint de pellagre, et que cette affection était héréditaire mais non contagieuse.

Les pellagreux sont d'une faiblesse extrême,

leur accablement est tel qu'ils peuvent à peine soutenir sur leurs pieds, et qu'ils sont forcés garder un continuel repos. Cet état misérab qui se rencontre aussi dans le scorbut, dépe de la rigidité des fibres musculaires, et devi quelquefois très-douloureux; la langue de infortunés se recouvre d'un limon rougeâtre livide; il s'échappe de leur bouche un flux saliva abondant; les dents s'ébranlent dans leurs alv les; les ongles deviennent difformes et crochus découle des yeux et du nez une humeur sére dont la source ne se tarit quelquefois qu'au b de plusieurs années; les urines sont copieu pâles, âcres et fétides; la sueur surtout porte odeur particulière, qui a quelque rapport a celle du pain moisi ou des vers à soie putréf Soler dit que les cheveux acquièrent dans la lagre une couleur roussâtre, comme s'ils ava été brûlés; ils se détachent spontanément ou viennent minces et lanugineux.

Les affections nerveuses tiennent une des p mières places parmi les symptômes de l'ichthy pellagre. Les malades éprouvent des crampe extraordinaires qu'elles sont parfois suivies grincemens de dents, de spasmes des mus de la mâchoire inférieure, de syncopes et d'a ques d'épilepsie et de tétanos, etc.: il n'est pa mouvement convulsif auquel ils ne soient suj On est particulièrement surpris des troubles q prouve le cerveau dans cette maladie. C'est d'abord le délire, aigu ou chronique. Le premier est accompagné d'une fièvre irrégulière, dont les paroxysmes sont précédés de salivation et d'une sorte d'allégement dans les douleurs ; ils se terminent ensuite par des sueurs et des taches rougeâtres apparaissant sur la face et sur les bras : les malades sont tristes, étonnés et muets ; il en est qui paraissent frappés d'épouvante comme s'ils voyaient des fantômes. Dans le délire chronique, on observe souvent une vraie démence, une stupidité complète, une mélancolie sombre, accompagnée d'un morne silence ou d'une extrême loquacité, qui tous deux peuvent également conduire au suicide. M. Buniva rapporte qu'une pellagreuse se coupa la gorge dans la commune de Piossasco. On a consigné dans quelques journaux scientifiques de l'Italie l'histoire d'un fanatique nommé maître Lovat, né dans les montagnes de l'État de Venise, qui fit des tentatives pour se crucifier. La plupart des pellagreux finissent par se noyer ; c'est ce penchant funeste que Strambie désigne sous le nom d'*hydromanie*, et qui tient peut-être à cette ardeur générale qui semble les consumer.

Il est une multitude d'accidens secondaires qui accompagnent presque toujours l'ichthyose-pellagre : les malades éprouvent des douleurs vives et brûlantes à la tête et le long de l'épine dorsale ; ces douleurs, qui se répandent en suivant le trajet des troncs nerveux, se propagent jusqu'à l'os sa crum, provoquent un fourmillement insupporta ble sur les bras et sur les jambes, particulière ment à la plante des pieds, et envahissent fré quemment la poitrine, les reins et le ventre. C qu'il y a de plus surprenant, c'est qu'il n'y quelquefois qu'un seul côté du corps qui soit ma lade, tandis que l'autre demeure parfaitement sair

Tous les désordres de la sensibilité se manifes tent chez les pellagreux. Leur vue est obscurc ou troublée, leur odorat tellement dépravé, qu la plupart croient sentir les odeurs les plus fét des. Il en est qui sont tourmentés par un bour donnement d'oreilles continuel; ils croient enten dre le son importun d'une roue de moulin, bruit du marteau qui retentit sur l'enclume, chant des cigales, le coassement des grenouille Titius dit que les pellagreux sont constammen portés à la volupté, à cause de l'exaltation (la faculté sensitive. Les crises de l'ichthyose-pell gre sont presque toujours irrégulières, et quo qu'elles paraissent diminuer d'intensité dans l'a tomne et durant l'hiver, elles reprennent ensui une nouvelle violence, et ne tardent pas à con duire au tombeau de nombreuses victimes.

Les excroissances cornées sont très-variées qua à leur forme, leur épaisseur et leur longueu tantôt elles sont isolées, tantôt elles se manife tent en très-grand nombre sur toute la surfa du corps, J'ai vu un individu dont les extrémités supérieures et inférieures étaient entièrement recouvertes d'écailles et de rugosités. Un autre avait tout le corps excepté la tête envahi par cette infirmité dégoûtante, et semblait recouvert d'une peau de phoque : les tégumens étaient durs et raboteux au toucher. Les excroissances, d'abord molles et flexibles, passent ensuite de la consistance cartiligineuse à la dureté de la corne. La peau sur laquelle elles sont implantées est le plus souvent dartreuse, couverte d'écailles, de boutons ou de croûtes ; des ulcères finissent même par se former ; les fonctions se troublent, et les malades meurent dans l'état le plus déplorable.

L'alimentation paraît influer singulièrement sur la production des maladies cornées écailleuses. Les peuples qui habitent les bords de la mer, qui se nourrissent de poissons putréfiés, sont surtout sujets à ces affections ; les eaux stagnantes et corrompues dont ils font usage, ainsi que l'humidité constante qui les environne, doivent également contribuer à les produire. Si les rayons trop ardens du soleil favorisent le développement de l'ichthyose, il est constant aussi qu'ils ne suffisent pas, et qu'il faut le concours d'autres circonstances pour la faire éclater. Cette horrible maladie succède très-souvent au vice scrofuleux et vénérien ; en général, toute altération profonde du système lymphatique imprime à la peau un aspect écailleux ou farineux.

Quel soin ne faudrait-il pas prendre pour co riger des dispositions originelles ! Parmi les cau les plus propres au développement des malad cornées, il n'en est pas de plus constante q l'hérédité. C'est un fait bien constaté que la c position à la pellagre se transmet de générati en génération chez les paysans de la Lombard J'ai eu fréquemment l'occasion d'observer que parens dartreux ou écrouelleux donnaient le jo à des individus écailleux. J'ai connu un enfant avait tous les phénomènes d'une ichthyose nacr et qui était né d'un père qui avait la teigne puis son enfance.

Observations relatives à l'Ichthyose cornée.

J'ai vu nombre de fois cette maladie. Il existe à Paris famille entière composée d'individus des deux sexes, chez quels la peau se revêt d'écailles ; ces pauvres gens disent, leur langage trivial, qu'ils ont la *peau trop courte*, et qu pouvant contenir le corps, elle se crève. — Un homme dès son enfance, sa peau se recouvrir d'écailles dures brillantes, d'un blanc de nacre, superposées par leurs b comme celles des poissons. Ses camarades lui disaient en p santant qu'il était sans doute né d'une carpe. Sa peau of l'aspect le plus repoussant ; ses fonctions s'exécutaient li ment, ses urines étaient chargées, la transpiration nulle.— fille d'un pêcheur, âgée de vingt-deux ans, d'une constitu robuste, venait d'accoucher. Quelques jours après, rê une nuit que son mari s'était précipité dans une rivière vois elle s'éveilla tout effrayée, et sortant brusquement de so et de la maison, elle courut long-temps à demi-nue sur le ga baigné de rosée. Elle appelait son époux à grands cris, et con il ne répondait pas, elle en conclut que le songe qu'elle venait d'avoir n'était que l'affreuse vérité, et elle s'abandonna à tout son désespoir. Quelques heures après, le mari rentra; il fut méconnu, et cette infortunée persista dans son erreur, et ne recouvra que long-temps après l'usage de sa raison. Ce qui est digne de remarque, c'est que sa mère était *pellagreuse.* — J'ai donné mes soins à un monsieur de cinquante ans, qui depuis dix années avait le corps entièrement couvert de dartres et d'une multitude innombrable de petites excroissances cornées: il ne marchait qu'avec une extrême difficulté, et l'action du toucher lui était devenu impossible, tant ses mains étaient endurcies et raboteuses. — Enfin j'ai été consulté par un vieillard de soixante-dix ans, portant sur le nez des excroissances nombreuses, dures comme la corne et ayant deux et trois lignes d'épaisseur. Si je ne craignais de dépasser les limites que je me suis prescrites, je pourrais encore rapporter une foule de faits extrêmement curieux: le médecin philosophe demeure vraiment étonné de toutes les modifications qui s'opèrent dans l'économie animale; pour lui, l'étude de l'homme malade n'a pas de bornes, et vivrait-il mille ans, que des faits nouveaux viendraient encore s'offrir à son observation.

Parmi les individus affectés de maladies cornées, il en est qui ont été radicalement guéris, d'autres qui ont éprouvé de notables améliorations, d'autres, enfin, qui sont restés incurables. Je dois faire ici l'aveu de mes succès comme de mes défaites; la nature se roidit quelquefois contre les méthodes les plus énergiques, les plus rationnelles; alors, le médecin doit s'effacer, et laisser au temps, à l'âge et à d'autres circonstances, le soin de modifier des maladies graves où l'art de guérir s'est montré impuissant: savoir attendre, n'est-ce pas déjà montrer une haute sagacité?

Des Causes des Affections dartreuses.

Les causes des affections dartreuses peuvent être divisées en deux grandes classes : les causes organiques, c'est-à-dire inhérentes au sujet même, et les causes extérieures ou accidentelles. On doit ranger dans les premières le trouble apporté à l'acte de la transpiration. Lorsque cette fonction s'accomplit mal, les particules salines, glutineuses et huileuses auxquelles la peau sert d'émonctoire se rassemblent sous l'épiderme, y forment des points d'irritation, et introduisent dans l'économie une acrimonie particulière qui détermine infailliblement des affections dartreuses.

Parmi les causes organiques des dartres, il faut aussi compter la transmission du principe dartreux des pères aux enfans. Lory ne pense pas que l'on puisse nier la possibilité et l'existence de cette transmission ; des faits très-nombreux la prouvent, et c'était l'opinion du professeur Alibert, qui rapporte à l'appui plusieurs observations : « J'ai donné, dit-il, des soins à une famille dans laquelle tous les enfans, au nombre de cinq, étaient tourmentés d'une dartre boutonneuse dont leurs parens avaient été affectés. » Je dois faire ici une observation fort importante, c'est que la disposition héréditaire qui conduit à cette cruelle maladie doit être observée dès son origine, pour que l'on puisse prévenir les maux dont elle menace ceux qui en portent le germe. Elle s'annonce ordinairement par de petits boutons épars çà et là, qui n'incommodent que par un léger prurit, et dont on s'aperçoit à peine lorsque le visage n'en est pas e siége. Au lieu de s'assujettir de suite à un traitement convenable, on se fie à une santé d'ailleurs lorissante; et bientôt cette éruption dartreuse, qui n'eût été que peu de chose prise à son prinipe, se développe avec force, et devient la source les plus graves accidens

Il faut une prédisposition particulière pour ouvoir contracter des dartres; elle est si marquée hez certains individus, que la moindre égratinure donne lieu à leur développement. Les veilards, les femmes à l'époque de leur retour et les empéramens à la fois lymphatiques et nerveux sont plus exposés que les autres. Toutes les inammations boutonneuses de la peau peuvent rendre le caractère dartreux : on les voit souvent urvenir aussi autour des cautères, des sétons ou es vésicatoires que l'on irrite depuis long-temps our les faire suppurer.

Il n'est pas rare que les dartres succèdent aux émorrhoïdes, au dessèchement de certains lcères, et à la suppression des règles ou de toute utre évacuation naturelle ou artificielle, telle u'un cautère. Elles se développent avec assez d'intensité chez les femme qui ont atteint leur â critique.

Les dartres peuvent survenir à la suite des r vages de la petite-vérole, de la rougeole et de gale, surtout lorsqu'elle est invétérée. Elles tie nent souvent à un vice vénérien, scrofuleux scorbutique, dégénéré. L'âcreté de la bile, p suite d'une affection du foie, d'un engorgeme de la rate et des autres organes du bas-ventre, donne quelquefois lieu. On les voit se mai fester avec violence à la suite des couches n soignées; elles ont alors reçu le nom de *dart laiteuses*. J'en ai guéri plusieurs qui avaient le siége aux parties génitales, et qui ne laissaie pas un moment de calme aux personnes qui étaient atteintes, tant les démangeaisons qu'el suscitaient étaient insupportables. Enfin, les e fans conçus pendant l'époque de la menstruati portent souvent en naissant le germe de cette f neste maladie.

Il me reste à parler maintenant des causes e térieures qui favorisent le développement d dartres. On a observé qu'elles sont plus com munes dans les pays chauds que dans les clima tempérés ou les régions septentrionales. Dans l contrées où nous vivons, c'est plus particulièr ment pendant l'été que les affections dartreus se déclarent. Cependant, dans quelques circo stances, plus rares à la vérité, je les ai vues a paraître au cœur de l'hiver.

Les dartres doivent aussi leur origine aux habitations humides, malpropres et peu aérées, à une nourriture malsaine et de difficile digestion, telle que le gibier, les viandes salées, fumées ou séchées, les vins acerbes, les eaux stagnantes ou corrompues, qui introduisent de l'acrimonie dans le sang. Tout le monde sait que les dartreux éprouvent des démangeaisons plus vives lorsqu'ils ont mangé quelque mets échauffant et indigeste. Pendant la disette révolutionnaire, lorsque le peuple se nourrissait à Paris de viandes gâtées, et qui provenaient d'animaux morts de quelque maladie, les dartres sévirent d'une manière presque épidémique.

Les individus qui négligent les précautions hygiéniques, qui vivent dans la malpropreté, qui portent toujours le même linge et les mêmes vêtemens, sont exposés aux éruptions dartreuses. Les fatigues, les veilles, les travaux de cabinet, la vie sédentaire, amènent aussi leur développement. Toutes ces circonstances agissent en troublant l'accomplissement des fonctions salutaires de la peau. Des causes mécaniques, telles que des coups sur une partie du corps, la pression trop forte d'un vêtement, peuvent quelquefois produire ces maladies, parce qu'elles mettent en jeu un principe acrimonieux qui dormait dans l'économie et qui ne demandait qu'une circonstance pour éclore.

La nature des occupations, les arts, les métiers, etc., sont des causes extérieures non moins agissantes : les cuisiniers, les pâtissiers, les boulangers, les meuniers, les tanneurs, toutes les personnes qui manient des substances irritantes, ou qui vivent dans une atmosphère qui en est sans cesse imprégnée, ont souvent le corps dévoré par des éruptions dartreuses, parce que ces diverses matières pulvérulentes, en même temps qu'elles irritent la peau, en bouchent les pores, et s'opposent ainsi à la transpiration cutanée qui devient alors une source d'acrimonie humorale. Ajoutons que toutes les professions où l'on est condamné à respirer un air imprégné d'exhalaisons fétides exposent aux maladies cutanées.

Les individus qui se trouvent continuellement exposés à l'ardeur du soleil, les moissonneurs, les maçons, les voyageurs de profession, les courriers, enfin tous ceux qui mènent une vie agitée, ou qui s'adonnent à des exercices violens, sont sujets aux dartres, et principalement à la dartre boutonneuse, qui attaque spécialement les joues, les pommettes, le nez, le front, etc., et imprime à ces diverses parties une couleur rosacée qui lui a fait donné le nom de *couperose* ou *goutte-rose.*

Tous ce qui favorise l'afflux du sang vers la tête doit être regardé comme concourant à produire la couperose. Les progrès de la civilisation ont amené les habitudes les plus pernicieuses. Les miasmes que dégagent les accumulations d'im mondices sont surtout préjudiciables. Il faut aussi remarquer que les personnes qui passent les nuits au jeu, qui se fatiguent dans des combinaisons spéculatives, qui sont en proie aux anxiétés continuelles que donne le passage rapide de l'espoir à la crainte, sont tourmentées par cette affection qui bourgeonne le visage d'une manière hideuse et repoussante. A la suite de longues maladies, sous l'influence des passions tristes, les digestions se vicient, les produits appelés à régénérer le sang et à entretenir le corps n'ont plus les qualités réparatrices voulues : alors les fluides deviennent âcres, et des éruptions dartreuses ne tardent pas à se faire jour sur la peau.

L'irritation de l'estomac et des intestins produit aussi diverses sortes de dartres ; cela tient à ce que ces organes ont avec l'enveloppe cutanée des connexions sympathiques tellement étroites, qu'elle ne peut rester étrangère à leurs souffrances ; et si l'on pouvait encore mettre en doute ces relations intimes que j'ai signalées dans le cours de mon ouvrage, il me suffirait de rappeler ici un fait qui s'offre tous les jours à l'observation : je veux parler des effets singuliers qu'on remarque quelquefois sur la peau quand on a mangé des moules. On sait qu'elle se gonfle, et qu'il s'y manifeste des éruptions qui occasionnent des démangeaisons insupportables ; j'ajouterai qu'à ces symptômes se joignent souvent encore des maux de cœur, des vomissemens et des convulsions (1)

Si, dans un grand nombre de cas, les maladies dartreuses offrent des causes appréciables, il faut reconnaître aussi que souvent elles apparaissent sans qu'on puisse soupçonner l'influence sous laquelle elles se développent; qu'elles sont souvent héréditaires; qu'il est des individus chez lesquels elles se renouvellent très-fréquemment, soit à certaines époques fixes, aux changemens

(1) Le docteur Mœhring, dans son premier volume des *Éphémérides d'Allemagne,* année 1744, page 115, rapporte plusieurs observations qui prouvent que les moules peuvent devenir venimeuses par suite des maladies auxquelles elles sont sujettes, et qui les rendent très-dangereuses: ces observations semblent confirmées par l'expérience, puisque les *moules* ne sont pas toutes malfaisantes, et que dans une même saison on voit des personnes en manger impunément, tandis que d'autres en sont plus ou moins incommodées. Voici le traitement qui convient pour combattre cet empoisonnement: si on a lieu de soupçonner que les moules sont dans l'estomac, on provoque le vomissement avec un grain d'*émétique* dans un verre d'eau, et deux grains au besoin; s'il y a, au contraire, long-temps qu'elles ont été mangées, on purge la personne avec une once de sel d'Epsom dissous dans deux verres d'eau. On administre ensuite, de quart d'heure en quart d'heure, une cuillerée à soupe d'une potion composée de cinq onces d'eau, une once de fleur d'oranger, quarante gouttes d'éther sulfurique et une once de sirop d'écorce d'orange. On donne pour boisson habituelle une limonade sucrée. Si des douleurs d'entrailles se manifestaient, on appliquerait au creux de l'estomac vingt sangsues, et on donnerait au malade, pour tisane, une infusion des quatre fleurs, édulcorée avec du sirop de gomme.

de saison, par exemple, ou à la suite d'un écart de régime, d'un léger excès, ou d'une émotion morale. Il est impossible de ne pas reconnaître en tout ceci une cause cachée, un principe particulier, transmissible par l'hérédité et souvent irrécusable.

C'est aux peines morales que l'on doit le plus communément l'apparition des maladies dartreuses : elles irritent et débilitent en même temps le système nerveux, elles vicient nos digestions, pervertissent, affaiblissent notre raison, minent sourdement les ressorts de notre organisation, et ont une telle influence sur toute l'étendue de la peau, qu'elles détériorent sa texture, sa couleur, ses propriétés vitales, et laissent sur tous nos traits des traces indélébiles de nos souffrances.

De nombreuses observations m'ont appris toute l'influence que peuvent avoir les troubles moraux sur le développement des affections dartreuses. Il me suffira d'en rappeler une seule, dont le souvenir ne s'échappera jamais de ma mémoire.

Madame de B.... habitait Nîmes lorsque les troubles de 1815 éclatèrent ; sa maison fut saccagée ; son mari, victime de ses opinions politiques, fut égorgé ; elle-même n'échappa qu'avec peine au fer des assassins qui portaient la désolation et la mort dans cette contrée. Il semblait que le malheur s'attachât à ses pas, car elle venait de perdre un fils qu'elle chérissait tendrement, ce avait déjà beaucoup altéré sa santé. En pro la douleur la plus amère, elle quitta ce sol sanglanté, et vint habiter avec une sœur qu' avait à Paris. On espérait que le temps et consolations de l'amitié apporteraient quel adoucissement au chagrin profond qui la dévor Vain espoir! sa santé se détériorait tous les jo de plus en plus; à peine pouvait-elle goûter qu ques instans de repos: des rêves affreux venai l'assaillir, et la plus grande vigilance ne l'e pêchait pas de sortir quelquefois spontaném de son lit, et de parcourir son appartemen moitié éveillée et dans un état comparable somnambulisme; rien ne pouvait lui rendre calme. Cependant une dartre croûteuse se dé loppa sur toute la figure et la partie antérieure la poitrine. Les progrès de l'inflammation fur si violens que la tête devint énorme. Les traits cette dame étaient décomposés au point de rendre méconnaissable. A l'aide d'une saignée des sangsues appliquées au cou, la tête revin son état naturel; mais l'éruption croûteuse su sista, et des ulcérations très-profondes se form rent, et donnèrent issue à une humeur fétide très-abondante. Des moyens adaptés à sa positi furent mis en usage; en peu de jours son ét physique s'améliora; mais sa mélancolie augme tait sous l'influence du mal qui la dévorait, el ne répondait à aucune des questions qu'on lui adressait, et semblait méditer quelque funeste projet. Un jour, sous un prétexte, elle renvoya sa garde, s'enferma chez elle et accomplit un affreux suicide. On trouva cette infortunée, à peine âgée de trente-six ans, baignée dans son sang ; elle s'était donné la mort à l'aide d'un couteau, et venait d'expirer ! Jetons un voile sur cette scène horrible !

J'ai signalé les principales causes des affections dartreuses ; elles sont tellement multipliées qu'il deviendrait fastidieux de les passer toutes en revue, et d'ailleurs le pourrais-je, lorsque leur appréciation est souvent si difficile, je dirai même impossible ?

CONSIDÉRATIONS GÉNÉRALES

SUR

LA GUÉRISON DES DARTRES.

Application de la nouvelle méthode dépurative a traitement de ces maladies, et moyens de l prévenir.

La cure des dartres doit être regardée comm une des plus difficiles que présente l'exercice d notre art; il n'est pas en effet d'affection plus tenac comme la plante parasite, comme les insectes av des qui dévorent l'écorce des arbres, elle s'attache la peau, et se nourrit de sa substance; comm l'hydre de la fable, elle renaît sans cesse, et s joue de tous les efforts du médecin qui i s'est point préparé par de longues années d'étuc à lutter avec elle! Ceux qui sont atteints de cet maladie désespérante ne sont pas seulement e proie à des douleurs physiques, leur moral sou fre et s'affaisse; ces souillures de la peau blesse leurs regards, et une mélancolie profonde s'en pare à la fois et de leur cœur et de leur pensée. Qui pourrait méconnaître la pernicieuse influence des maladies dartreuses sur le moral de l'homme !

Avant de tracer la marche qu'il convient de suivre dans le traitement des dartres, je dois passer en revue quelques-uns des moyens qu'on met généralement en usage pour les combattre. Il est nécessaire de constater non-seulement leur inefficacité, mais encore tous leurs dangers. J'ai fait une si longue étude de ces maladies, j'ai essayé tant d'agens médicamenteux, j'ai été témoin de tant d'insuccès, que j'ai pu réduire à leur juste valeur une foule de médicamens préconisés par l'ignorance. C'était sans doute une tâche difficile, mais à laquelle je n'ai point failli, que cette multitude d'essais qui m'ont mis à même d'établir un mode de traitement qui procure toujours aux dartreux un prompt soulagement et qui triomphe souvent des affections les plus rebelles.

La persistance des affections dartreuse est telle, que des médecins n'hésitent pas de nos jours à prescrire l'emploi intérieur de la *teinture* de *cantharides*, et des *préparations arsénicales*, connues sous les noms de *solution de Fowler* et de *pilules asiatiques*. Mais, qu'ils avouent de bonne foi, que ces médicamens n'ont jamais amené d'heureux résultats, et que le plus souvent, ils en auraient e de funestes, si les malades n'avaient été fortemei constitués. On ne peut se dissimuler que quel que soit l'habileté du médecin qui administre d remèdes aussi actifs, il peut arriver, ainsi que fait observer le docteur Rayer, que les organ digestifs deviennent le siége d'inflammations sou des qui font explosion à une époque plus moins éloignée, par suite de l'altération lente graduée de la membrane muqueuse qui les pisse. Ce n'est pas seulement sur l'estomac que violentes préparations peuvent avoir une influen funeste, elles irritent encore les organes pulm naires et peuvent déterminer la phthisie chez sujets qui ont une disposition aux maladies poitrine, et chez lesquels le sang abonde vers poumons. En 1826, le docteur Rayer émett le vœu que des expériences entreprises dans u autre direction missent les médecins à même remplacer ces remèdes énergiques par des médi tions plus directes, plus rationnelles et moins d gereuses : il a été compris, car la méthode que adoptée agit d'abord directement sur les part malades, puis à l'intérieur, en calmant des ganes dont l'irritation se lie souvent aux aff tions dartreuses, et en favorisant à la fois et sécrétion urinaire, et les fonctions de la peau, jouent un si grand rôle dans le développement maladies cutanées.

Il est encore un moyen que beaucoup de médecins préconisent pour combattre les dartres et surtout celles qui sont de nature rongeante, c'est une cautérisation profonde avec le *nitrate acide de mercure* ou la *pâte arsenicale du frère Côme*. Je me suis convaincu que cette opération, excessivement douloureuse, non-seulement n'amène aucun bon résultat, mais encore qu'elle aggrave les ulcères d'une manière notable ; on obtient très-rarement leur cicatrisation, ou ce n'est que pour un temps fort court, car ils ne tardent pas à se rouvrir, ils deviennent plus douloureux et plus rongeants, et amènent bientôt, si l'on persiste, la destruction des parties environnantes. Les ulcères rongeans ne s'accroissent généralement que par suite de l'irritabilité qui s'y développe, et si à cette excitation maladive vous venez en ajouter une autre toute médicamenteuse, le mal fait des progrès rapides, les organes se détruisent, les fonctions se pervertissent, et le malade meurt dans l'état le plus déplorable. Sans doute que pour accélérer la guérison des ulcères et les assainir, il est quelquefois nécessaire d'employer des excitans capables de modifier l'état inflammatoire des parties malades, mais on atteint ce but sans avoir recours à des moyens aussi violens que ceux dont j'ai parlé; c'est ainsi qu'on se sert avec le plus grand succès de la *pierre infernale* passée avec précaution sur les parties ulcérées, qu'on

panse avec une pommade détersive, dont la ve
et de produire sur les chairs un changement ca
ble de hâter leur cicatrisation. Depuis quelq
années l'application de la pierre infernale a
l'objet d'une sage expérimentation, et on n'a
qu'à se louer de cet agent médical dans une fo
de maladies graves qui avaient résisté à d'aut
moyens. Il va s'en dire que pour en obtenir d'he
reux effets, il faut en combiner l'action avec d'a
tres moyens capables de lui prêter un solide app

On a encore opposé aux dartres les bains s
fureux, les bains de vapeur; et, tout en con
nant qu'ils se sont quelquefois montrés favo
bles, on ne peut s'empêcher de reconnaître q
dans le plus grand nombre des cas le succès
pas répondu aux espérances qu'on avait conçu
Cela est si vrai que j'ai vu des malades qui avaie
inutilement pris plus de trois cents bains sulf
reux, et qui même à la suite de leur emp
avaient ressenti des irritations nerveuses, et éprou
dans leur santé un dérangement qui avait ame
l'amaigrissement, l'insomnie, et une foule d'autr
symptômes fort graves. Les bains ordinaires, l
bains froids ou frais, les bains de mer, sont ce
que je trouve les plus convenables; j'aurai so
d'indiquer les cas où il faut en faire usage. Par
rai-je de l'emploi intérieur des eaux minérales
général et des sulfureuses en particulier? Ce ne s

rait que répéter ce que j'ai déjà dit dans mes considérations sur les eaux minérales, page 172. Il me suffira d'ajouter que si quelques-unes n'ont pas offert le moindre danger, d'autres se sont montrées le plus souvent inefficaces, et même quelquefois dangereuses par suite de l'irritation qu'elles portaient dans certains organes doués d'une grande susceptibilité.

Si, comme je le dirai plus bas, on a trop négligé l'emploi des médications externes, qui agissent directement sur le mal et qui, de concert avec le traitement intérieur, tendent à accélérer la guérison des maladies dartreuses, il faut reconnaître que quelques *médicastres* les ont employées d'une manière extrêmement dangereuse, en introduisant dans des pommades des substances vénéneuses qui réagissent quelquefois sur l'économie d'une manière funeste, par suite de la propriété qu'a la peau d'absorber par ses pores les substances qu'on met en contact avec elle : en 1830, j'en ai acquis la preuve la plus terrible. Je fus appelé pour prodiguer en toute hâte des secours à un individu qui ressentait tous les symptômes d'un empoisonnement. Voici son état : resserrement à la gorge ; douleurs insupportables dans l'estomac et les entrailles ; vomissemens et diarrhée sanguinolente se succédant tour à tour ; rapports fétides, hoquet et suffocation ; soif inextinguible ; difficulté d'uriner; crampes, froid glacial des extré mités; convulsions horribles; abattement généra décomposition des traits de la face et délire. Tou tes les ressources de l'art se montrèrent impui santes, et la mort arriva bientôt. J'appris que c malheureux était en traitement pour une affectic dartreuse, qu'il prenait un sirop dépuratif, qu'c lui avait appliqué des emplâtres sur différen tes parties du corps, et qu'il se frottait av une pommade verdâtre. Nous fîmes décompos ces préparations, et nous reconnûmes l'existen du vert-de-gris : il était facile de voir que l'en poisonnement venait de l'absorption de cette su stance dangereuse.

Quelques médecins ont pensé que les vésic toires ou les cautères avaient toujours une actic salutaire dans le traitement des dartres: je me su convaincu que ce moyen, qui s'est montré que quefois utile quand il a fallu rappeler une dart rentrée, a été nuisible dans le plus grand nor bre de cas. J'ai souvent observé, par exemple, q lorsque la masse générale des humeurs était infe tée, saturée du principe dartreux, les parties c étaient appliquées ces exutoires devenaient elle mêmes dartreuses, que des écailles et des bouto s'y manifestaient, accompagnés d'une démange son insupportable; aussi ai-je dû, dans le pl grand nombre des cas, renoncer à une médicati souvent plus désagréable que la maladie qu'on est appelé à combattre, et la réserver pour des cas extrêmement rares, et lorsqu'elle est vraiment jugée indispensable.

Que peuvent et que doivent encore espérer les malades de cette foule de médicamens qu'on débite dans des pharmacies? Ils sont non-seulement inefficaces, puisqu'ils n'amènent jamais le moindre résultat, mais encore dangereux, car une expérience de tous les jours confirme cette vérité. Les uns, sous le nom d'essence, contenant de l'esprit-de-vin, produisent des inflammations d'entrailles, et irritent toute l'économie; d'autres, sous formes de pilules, renfermant du mercure à des doses effrayantes, excitent la salivation, ébranlent les dents, accélèrent la chute des cheveux, déterminent des douleurs dans les os, irritent le poumon, et exercent des ravages que souvent l'art de guérir ne saurait réparer. Quels avantages peut-on retirer de ces sirops que vante le charlatanisme? Ils contiennent encore du mercure; ils sont un composé de mélasse et d'une foule de drogues plus indigestes, plus dégoûtantes les unes que les autres, destinées à produire un effet purgatif, comme si le corps de l'homme était un égout qu'il fallût sans cesse vider. Et n'est-ce pas le comble de la plus crasse ignorance que de ne pas s'apercevoir que les purgatifs administrés outre mesure produisent de inflammations d'entrailles et l'amaigrissement d corps, par la perte continuelle de nos fluides Sans doute que les purgatifs sagement employé ont des avantages réels, mais leur abus n'offr en perspective que des souffrances et souvent un mort prématurée.

Par suite d'une ancienne théorie, quelque médecins n'ont voulu opposer aux maladies de l peau que des médicamens externes, sans y joindr aucun moyen interne capable de dépurer le sang Qu'en est-il résulté? la disparition de l'affectio dartreuse, qui, refoulée à l'intérieur, a donn lieu aux désordres les plus graves, désordre organiques qui se sont montrés rebelles à tout les ressources de l'art.

D'autres médecins, tombant dans un exc contraire, prétendent guérir les affections da treuses par le seul emploi des moyens internes: cet effet ils choisissent, soit dans le règne végéta soit dans le règne minéral, quelques substanc amères ou diaphorétiques, ils ordonnent un r gime sévère, et s'imaginent ainsi avoir satisfa aux indications. Dans leur inexpérience, ils n s'aperçoivent pas que ces maladies exigent d applications externes. Sans doute qu'il faut d truire le principe, mais l'effet produit ne devien il pas lui-même, à son tour, cause de la maladie? La peau n'absorbe-t-elle pas, ne pompe-t-elle pas ces humeurs que le sang vicié jette à sa surface, et dès lors n'est-il pas nécessaire, tout en détruisant le foyer intérieur du mal, d'extirper par des moyens externes ces boutons, ces écailles, ces croûtes, ces impuretés qui irritent la peau, la détériorent, et occasionnent souvent de très-vives, d'insupportables démangeaisons? Que conclure de ces faits, si ce n'est que le traitement des dartres doit se composer à la fois de moyens internes et externes habilement combinés. C'est là une vérité au-delà de laquelle il n'y a qu'erreur.

Débarrasser l'économie du principe dartreux dont elle est infectée, tel est le but qu'on doit se proposer, et pour y arriver, plusieurs indications à remplir se présentent : c'est d'abord d'exciter l'écoulement des urines et de favoriser la transpiration insensible, deux voies par lesquelles on peut dépurer le sang, car c'est par elles que la nature se dépouille des impuretés qui l'assiégent; c'est aussi d'entretenir la liberté du ventre, de nettoyer la peau et de fortifier son tissu, radicalement affaibli dans ce genre de maladies.

On remplit la première indication en soumettant le malade à l'usage de la *poudre végétale* prise à la dose indiquée. (*Voy.* page 305.) Ce médicament dépuratif, tout en adoucissant l'estoma les intestins, favorise la transpiration insensil facilite l'écoulement des urines et expulse ainsi qu'à la dernière parcelle du principe dartreux convient à tous les âges, aux constitutions les p faibles et les plus délicates : cependant, ob de soumettre très-souvent à ce traitement a dartreux des enfans qui ne comptaient enc que quelques mois d'existence, je l'ai pres aux nourrices, dans le but de communiq à leur lait des propriétés dépuratives, et je eu qu'à me louer de cette méthode. (*Voy.* p 309.)

Le malade se purgera deux fois par mois si l fection est légère, et trois fois par mois si elle plus grave. Ce purgatif est d'un emploi fac (*Voy.*, page 310, la manière d'en user.) Tout évacuant les matières humorales des premi voies, qui deviennent si souvent la cause d grand nombre de maladies, et entre autres affections dartreuses, il produit sur l'estoma sur les intestins un effet tonique essentiellem salutaire et qui est dû à la rhubarbe qui en dans sa composition. Malgré les avantages les purgatifs peuvent offrir, il faut les interro pre lorsque les malades se trouvent fatigués faut aussi en proportionner les doses au sexe malades, à leur âge, à leurs forces, à leur consti tion. Il va sans dire que l'enfance et la vieillesse supportent moins bien les purgations actives que l'âge adulte. Ajoutons que lorsque les malades éprouvent de l'irritation dans les entrailles, une lassitude générale, que leur langue est rouge, et la paume des mains chaude, il est nécessaire de s'abstenir des purgatifs et de se borner à l'emploi des *dépuratifs*.

. . . .

Toutes les parties affectées de dartres ou de taches dartreuses doivent être frictionnées avec une pommade anti-dartreuse (1) ; lorsque l'affection est grave, la friction se répète matin et soir ; lorsqu'elle est légère, une seule par jour suffit. Si la dartre envahissait toute la superficie du corps, on se bornerait aussi à une friction, afin de rendre le traitement moins incommode. L'emploi de cette pommade fait cesser promptement les démangeaisons qui assiégent les malades ; sous son influence, la peau se nettoie, se fortifie et revient graduellement à son état naturel. Au fur et à mesure que les dartres vont mieux, on diminue le nombre

(1) La composition de cette pommade convient au plus grand nombre des cas, mais elle subit quelquefois des modifications, selon le caractère de l'affection dartreuse, son étendue, son intensité et la sensibilité des parties affectées. Dans quelques circonstances, et particulièrement pour la dartre prurigineuse, j'use avec beaucoup d'avantage d'une *eau détersive* dont l'expérience a constaté les heureux effets. (Voyez, page 314, la manière de se servir de la pommade.)

des frictions, on les cesse même pendant quelq jours, et on les reprend si les symptômes re raissent. Cette suspension des frictions devient cessaire pour que la peau ne s'habitue pas à l tion répétée du médicament, qui ne produi plus alors aucun effet. Si l'affection dartreus ravivait, si les boutons ou les ulcères devenai douloureux, il faudrait suspendre l'emploi d pommade pendant quelques jours, et ne la prendre qu'en la mélangeant à égale quantité pommade de concombre ou de saindoux, : d'en diminuer la force : bientôt on s'habitu l'employer pure. Quelquefois des croûtes épai empêchent la pommade de pénétrer dans le ti de la peau; il convient alors d'appliquer à quelques cataplasmes faits avec de la mie de p ou de la farine de graine de lin, et lorsque croûtes sont tombées, les frictions s'opèrent a avantage. Comme c'est quelquefois vers le mi de la nuit, par suite de la chaleur, que les ac de démangeaison se manifestent, surtout à l'a ou aux parties génitales, le malade pourra imi diatement se soulager en faisant une friction ramènera promptement le calme et le sommei

Lorsque l'affection dartreuse se porte à la té qu'elle est grave et qu'on a lieu de craindre chute des cheveux, il est nécessaire de se fa raser, de répéter cette opération tous les qui jours, et d'opérer deux fois par jour des frictions sur toutes les parties de la tête envahies par l'éruption dartreuse. Si des croûtes se manifestaient sur le cuir chevelu, il faudrait en hâter la chute par des cataplasmes, ainsi que je viens de le dire plus haut. Tous les dix jours la tête sera lavée avec de l'eau savonneuse chaude, et nettoyée avec une brosse de chiendent : on se servira de savon noir, parce qu'il est plus actif, et qu'il convient d'animer légèrement la partie lavée. Qu'on ait rasé ou non la tête, comme cette lotion savonneuse est essentiellement salutaire, il faut se garder d'en négliger l'emploi. Il va sans dire qu'en été on peut s'en servir à une température moins élevée qu'en hiver.

Les ulcères dartreux exigent une très-grande propreté ; on les nettoie avec de l'eau froide en été et dégourdie en hiver. S'ils exhalaient une mauvaise odeur, il serait nécessaire de les désinfecter avec de l'eau chlorurée, dont on mêlerait huit cuillerées à un verre d'eau, pour les bassiner deux fois par jour à l'aide d'une éponge douce. Ces ulcères doivent être pansés matin et soir avec la pommade détersive, étendue sur de la charpie fine ou des morceaux de linge percés de petits trous pour laisser un passage à la suppuration ; on met encore par-dessus quelques brins de charpie. Quelquefois je fais pratiquer sur les ulcères des lotions avec l'eau *végéto-minéra* *Goulard*; ce dessiccatif, combiné avec le traiter dépuratif, amène ordinairement les plus l reux résultats.

. . . .

Lorsqu'une affection dartreuse occupe le n ton ou les lèvres chez l'homme, et que l'ac du rasoir tend à accroître le mal, il faut re cer à se raser, et se couper la barbe avec de seaux; c'est le seul moyen d'obtenir la guér dans une partie où la dartre se montre d'au plus tenace, que la pousse du poil de la b accroît son activité. On doit aussi s'absteni toucher sans cesse les boutons qui viennent visage, ainsi que le font beaucoup de personnes s'expose à porter l'irritation à un tel degré, en résulte des ulcères profonds, des dartres geantes qui peuvent dévorer tout le visage. connu une dame anglaise qui avait une lé dartre au nez; elle l'écorchait sans cesse avec ongles; le mal ne fit que s'accroître: la malh reuse perdit le nez, et un ulcère profond mena de lui dévorer tout le visage. J'eus le bonheur pérer la cicatrisation de cette dartre rongea mais, grand Dieu! quel sort funeste pour femme qui était jeune encore, et qui avait belle! . . . .

. . . .

Les remèdes les plus propres à la guérison

dartres étant ceux qui favorisent la transpiration, nul doute que les bains tièdes simples ne puissent parfaitement convenir : en effet, une expérience journalière m'a prouvé qu'ils sont d'une grande efficacité pour combattre ces maladies, où il est nécessaire de rafraîchir l'organisation, d'adoucir, de calmer l'irritation de la peau, et de la nettoyer, soit pour faciliter la transpiration, soit pour faire pénétrer la pommade dans les pores, petites ouvertures dont elle est criblée.

Lorsque la dartre est vive et qu'elle occupe une grande étendue sur la peau, trois ou quatre bains par semaine sont indispensables. Lorsqu'elle est moins grave, deux bains suffisent; enfin lorsqu'elle est très-légère, on peut se contenter d'un seul. Le bain sera pris à une température agréable, et frais en été ; on devra y rester assez long-temps. J'ai donné mes soins à des malades qui se sont bien trouvés d'y avoir demeuré des heures entières. Sous l'influence de cette immersion prolongée, la peau s'épanouit, le système nerveux communique au loin dans les profondeurs des organes ce calme qu'il éprouve, et si on a soin d'entrer ensuite dans un lit chaud, on obtient des effets essentiellement salutaires (1).

(1) Les bains que je prescris sont le plus ordinairement d'eau simple ; quelquefois, cependant, je les conseille au son, à la gélatine, ou préparés avec les plantes aromatiques, selon qu'il est

Quoiqu'une expérience journalière m'ait prouvé que les bains sont d'une grande efficacité dans le traitement des dartres, je dois cependant faire observer qu'il faut quelquefois en user avec prudence. En effet, certains individus sanguins et doués d'une grande sensibilité nerveuse ne peuvent guère les supporter sans qu'il s'en suive des anxiétés, des palpitations de cœur, des lassitudes et des maux de tête, surtout quand ils sont trop chauds. Il faut donc, dans quelques circonstances, s'interdire les bains, quoique dans le plus grand nombre de cas ils soient excellens, car il est à remarquer que les dartreux éprouvent une amélioration sensible après leur usage. En été, quelques personnes se trouvent très-bien des bains froid de mer ou de rivière. Je les conseille donc, à moins qu'on n'ait quelque raison de s'en abstenir

Il est des cas où les évacuations sanguines hâtent la guérison des dartres; quand le sujet es

nécessaire de calmer une grande irritation ou d'opérer une actio fortifiante sur l'économie. Pour préparer un bain gélatineux, faite dissoudre deux ou trois livres de colle blanche de Flandre dan quatre à cinq litres d'eau bouillante : versez cette dissolution dan un bain ordinaire. Pour un bain aromatique, prenez deux ou tro livres de plantes aromatiques, telles que sauge, lavande, romarin mélisse, menthe, etc., et de l'eau en quantité suffisante pou un bain ordinaire. —Cette dernière espèce de bain est salutai dans les affections rhumatismales et névralgiques. (Lisez pag 264, mes *Considérations générales sur les Bains.*)

fort et sanguin, par exemple, une saignée du bras, en dégorgeant la masse du sang, ne peut que bien faire; mais chez des individus faibles, et chez lesquels il n'y a pas exubérance sanguine, cette évacuation n'est nullement nécessaire et peut même devenir nuisible. Lorsque la peau est rouge et douloureuse, que la dartre est vive, l'application de quelques sangsues sur le siége du mal se montre efficace en dégorgeant les vaisseaux capillaires qui rampent sous la peau, et que l'irritation dartreuse a gonflés d'une plus grande quantité de sang. Dans cette circonstance, on retire aussi le plus grand avantage des cataplasmes émolliens appliqués à nu sur la partie malade, mais ils se montrent le plus souvent contraires sur des éruptions dartreuses qui ne sont ni chaudes, ni rouges, ni enflammées: je les ai vu alors accroître le mal et susciter des démangeaisons intolérables. Cette remarque, que j'ai été à même de faire maintes fois, fait comprendre combien il est important de bien étudier toutes les périodes d'une maladie, pour la traiter avec succès. Il va sans dire que si des dartres se sont développées par suite de la cessation des menstrues ou bien d'un flux hémorrhoïdal, l'application de douze à quinze sangsues à la vulve ou à l'anus devient d'une impérieuse nécessité. J'ajouterai, pour terminer ce que j'ai à dire sur les évacuations sanguines, que les individus affectés de la *couperose*, dartre bout neuse du visage, en obtiennent d'excellens rés tats; il suffit d'appliquer quelquefois des sangs au nombre de huit à dix, à la partie supérie du cou, derrière les oreilles, pour dégorger tou les parties du visage, et résoudre son état infla matoire.

Il faut remarquer que les dartres s'attaquent préference aux vieillards, à ceux dont le tempé ment est usé par des maladies chroniques, qu'e se lient souvent à des débilités de l'estomac, un état d'affaiblissement général qu'il est néc saire de ne pas perdre de vue, si on veut trio pher de ces affections, qui se montrent d'aut plus rebelles que le sujet conserve moins d'én gie. On ne peut nier que plus les facultés vit sont actives et vivaces, plus elles s'opposent a empiétemens des maladies, et cette considé tion m'a fait comprendre combien il import dans cette circonstance d'allier au traitement puratif l'emploi des préparations toniques; c' à l'expérience à guider le médecin dans le ch ou des *amers*, ou des *ferrugineux*. On prend substances une heure avant chaque repas, bien en les mélangeant sous forme de pou ou de liqueur à la poudre végétale dépurativ étendue chaque fois dans un verre d'eau.

Quand, au contraire, on veut combattre une

fection dartreuse chez des personnes qui vivent dans l'oisiveté et l'opulence, et qui, habituées à une table somptueuse, se gorgent d'une nourriture succulente, il faut se borner aux moyens rafraîchissans et dépuratifs, et ne point allier la poudre végétale à des substances toniques, amères ou ferrugineuses, car alors les propriétés vitales étant trop actives, on doit diminuer leur énergie, soit par le traitement, soit par un régime végétal, et par conséquent moins propre à accroître la masse du sang.

Il est à observer que les dartres se lient souvent aux maladies écrouelleuses, il est même rare que les scrofuleux n'offrent pas sur la peau des éruptions qui se manifestent sous forme d'écailles, de croûtes, de boutons, et même d'ulcères. Il y a une telle analogie entre ces deux affections qu'on voit les individus écrouelleux, ou prédisposés à cette maladie, transmettre à leurs descendans des affections dartreuses, et des dartreux léguer à leur postérité des maladies scrofuleuses. Ces complications, que les praticiens sont à même de remarquer tous les jours, font comprendre la nécessité de combiner le traitement dépuratif végétal aux *préparations iodées*, qui agissent d'une manière toute spéciale sur les vaisseaux lymphatiques et sur les glandes, dont elles amènent la résolution en cas d'engorgement. Ces préparations favorisent les sécrétions, raniment l'organisation, et s'opposent au développement des maladies cutanées qui ont pour origine un principe scrofuleux. Si les dartres reconnaissaient pour cause un principe vénérien, il faudrait insister davantage sur l'emploi du traitement intérieur, car jamais elles ne se montrent plus rebelles que dans cette circonstance.

Régime applicable au traitement des Dartres.

Les personnes affectées de dartres se priveront de coquillages, de viande de porc, et ne mangeront que rarement du poisson. Ces trois substances alimentaires disposant à cette maladie, il faut, au moins pendant toute la durée du traitement, n'en user que rarement, et s'interdire tout à fait les viandes salées ou de haut goût, et les liqueurs spiritueuses. Le vin sera de bonne qualité et très-largement étendu d'eau, et l'on donnera la préférence aux alimens adoucissans et rafraîchissans, tels que les plantes potagères, le lait les fécules, le riz, les œufs, les fruits mûrs, etc On évitera autant que possible toutes les cause capables de produire une agitation physique ou morale; on fera un exercice modéré; on évitera l'impression d'un air trop chaud ou trop froid le corps sera tenu dans un état constant de propreté; enfin, on ne négligera aucune des ressour ces de l'hygiène, et on se conformera entièrement au régime que j'ai tracé page 318.

Des moyens de prévenir les affections dartreuses.

La propreté et la sobriété sont les meilleurs moyens pour se préserver des maladies de la peau. Mais par propreté, il ne faut pas entendre cet art de la toilette qui, à l'aide des cosmétiques, conserve à ce tissu sa fraîcheur et sa couleur, et les lui rend lorsqu'il les a perdues; la propreté consiste dans le soin de débarrasser la surface de la peau de tous les corpuscules étrangers qui peuvent s'y fixer et du produit de son action perspiratoire: l'eau, les pâtes d'amandes et le savon suffisent pour cet objet. Les cosmétiques trahissent des prétentions et ne sont bons qu'à faire la fortune des parfumeurs; car ils flétrissent, endurcissent, ternissent la peau, et lui impriment tous les caractères d'une vieillesse prématurée.

Des alimens de facile digestion, des boissons qui n'excitent point l'appétit, qui n'irritent point l'estomac et n'accélèrent point le mouvement circulatoire, garantissent mieux que tous les cosmétiques possibles de cette sécheresse de la peau, et de ces rougeurs du visage qui finissent par amener des affections plus graves. Pour conserver aussi long-temps que l'âge le permet la fraîcheur, qui est sans contredit pour la femme l'agrément le pl précieux, il faut éviter avec soin le jeu, les veill les excès de table, et se mettre en garde contre passions vives qui font affluer le sang à la tête donnent au visage, une teinte rougeâtre qui re désagréables les plus beaux traits. La modérati dans les plaisirs de l'amour n'est pas moins imp tante pour quiconque désire conserver cette nett de la peau, sans laquelle les formes les plus bel ne peuvent éveiller le désir, et quoique les hor mes n'y aient pas le même intérêt, ils doivent pendant tout faire pour se préserver des mal dies qui affectent la peau, car elles sont dangere ses, deviennent quelquefois chroniques, et pe vent finir par attaquer les organes intérieurs. Pl exposés que les femmes à l'humidité, au froid la chaleur, ils ne doivent négliger aucun moy pour se préserver de l'excès de ces trois conc tions atmosphériques.

DE LA TEIGNE.

Avant de lire cet article, il serait bon de se r porter à celui où j'ai traité des dartres. En effe la teigne est au cuir chevelu ce que la dartre e au reste de la peau. Il n'y a pas de différence e sentielle entre ces deux affections, qui ne so autre chose, l'une et l'autre, qu'une inflammatic chronique, sécrétant une humeur qui se manifes sous forme de farine, d'écailles, de croûtes de différentes formes, et donne très-souvent lieu à des ulcérations plus ou moins profondes.

On voit ordinairement sur le cuir chevelu des croûtes plus ou moins rapprochées, quelquefois confluentes, groupées par places, ou étendues uniformément sur toute la tête. Ces croûtes affectent des formes différentes auxquelles les auteurs ont donné différens noms. Ainsi, ils appellent *teigne faveuse*, celle dont les croûtes ressemble à un rayon de miel; *teigne granulée*, celle qui présente des croûtes saillantes, en forme de grains; *teigne muqueuse*, celle qui laisse échapper une humeur épaisse, fétide, qui se colle aux cheveux; *teigne farineuse*, celle dont les croûtes se détachent sous forme de paillettes de son; et *teigne amiantacée*, celle dont les croûtes offrent l'apparence d'amiante, de stalactites, etc. Toutes ces différences dépendent uniquement du plus ou moins d'abondance de l'humeur sécrétée, et de sa disposition à se coaguler sous des aspects divers. Je ne puis admettre que la teigne soit toujours contagieuse, cependant il suffit quelquefois de certaines circonstances pour faciliter sa transmission; et ce qui est certain, c'est qu'une prédisposition à contracter cette maladie peut être héréditaire. Quoiqu'aucun âge, aucune constitution ne soient à l'abri de cette affection, elle se développe de préférence chez les enfan les adolescens, chez les personnes lymphatiq et scrofuleuses ; elle coïncide souvent avec l'eng gement des glandes du cou, l'inflammation ch nique des paupières. Les causes détermina chez les sujets disposés à cette affection s surtout la malpropreté de la tête, les poux, variations atmosphériques, la mauvaise nou ture, et peut-être aussi l'irritation des orga digestifs.

La teigne reste quelquefois long-temps stati naire, sans influence notable sur l'économie ; m si elle est exaspérée par un mauvais traitement, devient très-vive, donne lieu à des dépôts dan cuir chevelu, à l'engorgement des glandes ma laires, à la fièvre et même à l'inflammation cé brale, puis à la mort. Une irritation intérieure p la faire subitement disparaître. La pulmonie cancer, et d'autres désordres graves en sont a quelquefois les tristes résultats.

Traitement. Il faut d'abord raser les cheve ensuite, si l'inflammation est vive, appliquer cataplasmes à nu sur la tête, et accélérer ai la chute des croûtes qui s'accumulent s cette partie. Matin et soir, toute l'étendue du c chevelu sera frictionnée avec la pommade dét sive (voyez page 314 la manière de s'en servir sous l'influence de ce moyen, il se nettoie parfaitement, et finit par recouvrer son intégrité première. La guérison doit être secondée par l'effet de quelques pilules purgatives, prises de quinze jours en quinze jours. Il est indispensable de dépurer le sang et de favoriser des évacuations qui balancent avantageusement l'espèce de dépuration que la nature cherche à établir. Une observation intéressante, faite à l'hôpital Saint-Louis, milite puissamment en faveur de cette méthode; les enfans chez lesquels on observe de fréquentes hémorrhagies nasales, ou un flux d'urine très-fétide, sont moins sujets à la teigne, ou du moins en guérissent beaucoup plus facilement que ceux chez lesquels ces évacuations n'ont pas lieu. C'est ce qui m'a conduit à l'idée de soumettre les individus affectés de cette maladie à l'emploi de la poudre dépurative : elle sollicite les fonctions urinaires et celles de la peau, et concourt puissamment, avec le traitement externe, à la guérison des affections teigneuses. Quand le mal est tenace, les préparations iodées se montrent éminemment salutaires, surtout si les glandes sont engorgées. Il est nécessaire de laver souvent la tête avec de l'eau savonneuse et quelquefois de l'eau chlorurée, afin d'empêcher la formation des croûtes, de donner plus d'activité au cuir chevelu et de favoriser la pousse des cheveux, à laquelle contribuent les frictions dont j'ai déjà parlé. J'ai renoncé au trai-

tement barbare désigné sous le nom de calott
et que beaucoup de médecins emploient enco
pour combattre la teigne (1).

Le régime sera analeptique sans être irritar
Hippocrate voulait que tous les alimens lourds
indigestes fussent interdits aux enfans affectés
la teigne, et qu'on surveillât avec un soin extrêr
toutes les parties du régime : ce précepte est sı
tout d'une haute importance pour la *teigne m
queuse*. Lorsqu'elle est entretenue par un lait tr
épais ou par une nourriture trop abondante,
faut changer la nourrice ou réprimer la tr
grande voracité de l'enfant. Les jeunes malad
devront être tenus dans une propreté parfaite,
respirer dans une atmosphère salubre. *L'air
la nourriture de la vie*; et s'il est nécessaire à no
tous, il semble l'être davantage encore à ces pla
tes frêles qui ont besoin de respirer, de vivre
de grandir !

(1) Ce procédé consiste à étendre sur de la toile une préparati
composée de farine de seigle, de fort vinaigre et de poix.
applique cet emplâtre sur le cuir chevelu, trois jours après
l'en arrache avec violence, puis on en renouvelle l'applicatio
et ainsi de suite pendant plusieurs mois; chaque pansement e
traîne avec lui une certaine quantité de cheveux, et on peut
figurer aisément les douleurs qu'il cause et les cris qu'il arrac
aux enfans. Comment se trouve-t-il des médecins assez étrange
aux progrès de leur siècle, assez attachés à une absurde routin
pour ne pas avoir encore abandonné ce moyen cruel et extrao
dinaire ?

DE LA GALE.

La gale, maladie essentiellement contagieuse, a la plus grande analogie avec les dartres dont elle offre à la fois la marche et les symptômes, aussi peut-on la considérer comme une variété des deux espèces que j'ai décrites sous le nom de dartre vésiculaire et dartre boutonneuse. Quand elle se développe, on commence par éprouver de la démangeaison, principalement à la jointure des doigts, du poignet, aux bras, sur la poitrine; bientôt des petits boutons ou petites pustules, présentant un point blanc et transparent à leur sommet, surgissent, le plus ordinairement entre les doigts, au pli des bras, des genoux, du nombril, à la ceinture et sur la poitrine; si l'on se gratte, ces pustules se renouvellent, et les premières sont bientôt suivies de beaucoup d'autres. Quelquefois l'irritation de la peau devient plus vive, et l'on voit survenir des furoncles, des dartres et d'autres inflammations. La démangeaison que fait éprouver la gale augmente d'une manière notable vers le soir, et surtout pendant la nuit, par l'action de la chaleur du lit, ou par l'effet des boissons alcooliques, des alimens âcres et en général de toutes les causes qui activent la circulation de la peau.

Si les vésicules qui caractérisent cette maladie

sont peu nombreuses, la démangeaison est légèr
et elles conservent long-temps leur forme primitiv
en se multipliant, au contraire, elles se rappr
chent, s'agglomèrent, et la peau, dans les inte
valles qui les séparent, participe jusqu'à un ce
tain point à ces inflammations dissiminées;
prurit devient alors plus général, plus fort, pl
difficile à supporter. Sans cesse déchirée p
l'action des ongles, les vésicules laissent échapp
un liquide visqueux qui se convertit bientôt
petites croûtes minces, légères et peu adhérent
Chez les individus sanguins et robustes ou adc
nés à l'usage des excitans, cette inflammati
acquiert quelquefois une grande intensité. Si
gale est abandonnée à elle-même, elle peut,
envahissant de proche en proche presque to
la surface de la peau, donner lieu à des sympt
mes et à des complications fort graves.

La marche et le développement de la gale,
malignité plus ou moins marquée de ses sym
tômes, offrent des modifications nombreuses
lon l'âge, la constitution, le tempérament, l
tat de santé ou de maladie, ou selon la saiso
le climat, etc. Chez les individus jeunes, robust
sanguins, jouissant habituellement d'une bon
santé, elle parcourt rapidement ses périodes,
envahit un grand nombre de points de la surf
cutanée. Au contraire, chez les hommes faibl

l'un âge avancé, d'une constitution détériorée, l'éruption marche avec lenteur, passe facilement à l'état chronique, et ne présente que rarement le degré d'intensité qu'on observe dans les conditions opposées.

Dans les climats méridionaux, pendant l'été, le printemps, la gale se développe et marche avec plus de rapidité que dans le nord, et pendant l'hiver et l'automne.

L'inflammation d'un organe important influe puissamment sur presque toutes les maladies de la peau, mais principalement sur les progrès de la gale : presque toujours elle s'efface, et ne reparaît que lorsque l'inflammation intérieure de l'organe a cessé, et que les fonctions sont revenues à l'état normal. On a quelquefois communiqué la gale avec succès à des individus affectés de maladies chroniques du poumon ou de l'estomac. On conçoit qu'une vive inflammation portée à la peau puisse détourner une inflammation intérieure, et dégager ainsi des organes dangereusement affectés.

La gale se transmet de génération en génération, elle se communique par le contact, il suffit quelquefois de toucher les vêtemens d'un galeux pour la contracter. Les tailleurs, les cordonniers, les couturières, les marchands ambulans, sont ceux qui fournissent le plus grand nombre de leux. On a voulu établir différentes espèce gale; on a reconnu une gale *sèche* et *humide*, gale *miliacée*, *pustuleuse*, *canine* ou *gale des chie* mais toutes ces diverses dénominations ne s que des degrés d'une seule et même maladie à état plus ou moins grave, et plus ou moins cien.

Beaucoup de médecins pensent que la gale d son origine à la présence d'un insecte (*aca scabiei*) sous l'épiderme. C'est vers la fin 17e siècle que des expériences ingénieuses se blèrent constater ce fait. Déjà Ingrassias et Jo bert avaient soupçonné l'existence de ces insect mais le *Theatrum insectorum* de Moufet en pa pour la première fois avec quelques détails: sel cet auteur, ce sont des animaux très-petits, pr qu'invisibles, qui séjournent et produisent de p tites vésicules remplies d'un fluide clair, occ sionnant une très-vive démangeaison.

Plus tard, le perfectionnement des instrume d'optique vint faciliter de nouvelles recherch Hauptmann publia le premier la figure de l'i secte dessiné d'après nature. François, Redi, Li née, Degeer, Fabicius, Latreille, assignèrent à c insecte la place qu'il doit tenir dans les classific tions entomologiques, et Galé, vers 1812, en co stata l'existence. En 1819, les recherches du professeur Alibert furent vaines. Celles que firent à Florence Galeoti, Chiarugi et d'autres médecins, échouèrent complétement, et les expériences que j'entrepris à l'hôpital Saint-Louis en 1824 n'eurent également aucun succès : quoique je fusse secondé par des hommes habiles et consommés dans ce genre de travail, il me fut impossible de découvrir cet insecte que d'autres avaient cependant aperçu. Le docteur Biett ne fut pas plus heureux que nous, quoiqu'il eût à sa disposition le microscope d'Amici, que MM. Prévost et Dumas ont fait connaître en France, et que le respectable M. Mongèz a fait exécuter à Paris.

Que conclure de tous ces faits, que l'existence de cet insecte microscopique est fort douteuse, puisque dans ces derniers temps les meilleurs observateurs n'ont pu le trouver. N'est-il pas plus raisonnable de penser que l'*acarus* naît spontanément dans les croûtes un peu anciennes de la gale, comme une foule d'êtres de la même espèce se développent dans le vieux fromage et dans toutes les substances en putréfaction, et que la différence des résultats obtenus dans quelques circonstances tient à ce qu'on a observé les vésicules de la gale à des époques et dans des circonstances différentes.

Il est donc plus rationnel de chercher la ca de la gale dans l'existence d'une humeur âc qui est de même nature que celle qui prod l'affection dartreuse; peut-être même que la génération humorale de nature galeuse est p alcaline, ce qui expliquerait parfaitement propriétés contagieuses. Quelques médecins commandables ont considéré le principe gal comme l'unique source des divers vices humor qui se développent dans l'économie. Sans l donner entièrement raison, je ne puis m'empêc de reconnaître qu'il est effectivement la ca d'une foule de maladies chroniques, qui ne montrent rebelles que parce qu'il oppose même aux remèdes la plus grande tenacité.

La gale peut exister pendant un très-gr nombre d'années dans la masse du sang, et ne développer qu'à la suite d'une circonstance to à-fait imprévue; quand elle a été mal guér elle reparaît souvent après dix, vingt, trente quarante ans; elle s'use avec le temps, mais dégénère en dartre, et porte ses ravages su poumon, sur le cerveau, sur l'estomac. l amène la surdité, des maladies de paupière quelquefois la perte de la vue. Les individus ont dans le sang un germe galeux donnent le j à des enfans rachitiques, scrofuleux, teign ou dartreux. Cette maladie épargne quelque nos enfans, et ne se développe que chez nos petits-enfans. Ce fait est sans doute étrange, mais il se présente très-souvent à l'observation.

C'est à tort que la plupart des médecins n'emploient contre la gale que des moyens externes : si on néglige l'usage des dépuratifs internes, on ne guérit jamais radicalement cette maladie, et une foule d'affections chroniques sont le résultat de ce principe acrimonieux, qui tend sans cesse à s'aggraver, et qui finit par saturer et corrompre nos fluides. Exposons quelques faits qui viendront confirmer cette assertion.

1° Un homme chez lequel on avait fait disparaître une éruption galeuse fut atteint de la cataracte : il n'y eut qu'un traitement dépuratif qui lui rendit la vue.

2° Un homme atteint de la gale se frotta avec un onguent mercuriel, et ne prit aucune boisson dépurative ; il lui survint au cou une inflammation qui le fit périr en cinq semaines.

3° Une femme affectée de la gale, après avoir fait usage d'un onguent mercuriel, fut atteinte d'une lèpre putride sur tout le corps, dont il se détachait des lambeaux entiers qui tombaient en putréfaction : elle mourut en quelques jours, au milieu des plus vives douleurs.

4° Un étudiant ne traita la gale dont il étai affecté que par des moyens externes; peu de jours après, la fièvre se déclara, les urines devinrent noirâtres. La maladie reparut; la fièvre cessa, et l'urine reprit sa couleur ordinaire.

5° Une gale disparut d'elle-même; il s'ensuivit une fièvre lente, des crachats purulens et enfin la mort; à l'autopsie, on trouva le poumon gauche plein de matières purulentes.

6° Une juive, par suite d'une gale rentrée demeura onze années stérile; au bout de ce temp elle tomba dans la misère, et fut obligée de fair un long voyage pieds nus; la gale reparut alors elle devint enceinte et accoucha heureusement.

Ces observations, que j'ai puisées dans les ouvrages de Hoffmann, de Morgagni, de Fabric de Hilden, de Baldinger, médecins célèbres de temps passés, prouvent d'une manière péremptoire que le traitement de la gale et des maladie qui peuvent en être la suite doit être à la fo externe et interne, si on veut éviter les plus funestes résultats.

Traitement. Il est le même que celui que j'ai prescrit pour combattre les maladies dartreuses j'y renvoie donc le lecteur. C'est à tort que ce tains malades mettent en doute l'indispensabilité du traitement intérieur, ceux qui le négligent accusent dans un âge plus avancé des maladies de peau fort graves ; indépendamment de l'emploi du dépuratif interne, et de quelques purgations, il est nécessaire d'avoir recours aux frictions avec la pommade anti-dartreuse. Si elle ne se montrait pas suffisamment efficace, on pourrait se servir avec avantage de la préparation suivante. *Axonge*, 8 *onces ; fleurs de soufre*, 2 *onces ; potasse purifiée*, 1 *once*. On se frictionne avec cette pommade. Les personnes auxquelles l'emploi d'un corps gras sur la peau répugnerait peuvent, à l'aide d'une éponge, laver matin et soir les parties affectées avec la lotion suivante :

Eau distillée, six onces ; acide muriatique, deux gros : mélangez. Il est nécessaire de prendre un bain de deux jours l'un.

Après la disparition complète de la gale, il reste encore à en prévenir le retour. Dans ce but, il faut prendre très-souvent des bains tièdes, désinfecter avec la vapeur du soufre tous les vêtemens dont le malade s'est servi, surtout les lainages, afin d'éviter une nouvelle contagion, changer fréquemment de linge et s'abstenir d'alimens salés ou épicés, et de liqueurs spiritueuses.

DES POUX.

Que les poux existent à la tête, sur tout le corps, ou plus particulièrement sur les parties génitales (et ils ont alors reçu le nom de morpions), ils sont toujours le résultat d'un défaut de propreté ou de la corruption des humeurs. Il est facile de concevoir que si on laisse croupir sur la tête les humeurs qui y affluent, elles se putréfient et font éclore des poux en très-grande abondance, ce qui, fort souvent, fait maigrir les enfans et les rend jaunes. Si la peau, chez les grandes personnes, n'est pas débarrassée par des bains ou par un fréquent lavage de la crasse et de l'humeur que la transpiration y accumule, il en résulte encore une multitude de poux qui amènent des maladies de peau. Ces insectes se multiplient d'une manière dégoûtante chez les prisonniers, les galériens et les matelots, gens qui vivent ordinairement au sein de la misère, ne se couvrent que de laine, et ne changent que rarement de linge.

Les poux pullulent en peu de temps d'une manière prodigieuse. Leuwenhoeck prit deux femelles et les plaça dans un bas de soie noire qu'il porta nuit et jour. Au bout de six jours, chacune d'elles, sans avoir diminué de volume, avait déposé cinquante œufs ; au bout de vingt-quatre jours, les petits en produisirent d'autres, en sorte que la génération de deux femelles pourrait s'élever à dix-huit mille poux en deux mois.

Ces insectes se multiplient chez certains individus au point qu'ils en sont bientôt complétement recouverts et qu'ils éprouvent alors de violentes démangeaisons. Bernard Valentin rapporte l'histoire d'un homme âgé de quarante ans, qui avait des démangeaisons insupportables sur tout le corps et dont la peau était pleine de tubercules. Les petites tumeurs ayant été incisées, il n'en sortit ni sang, ni sérosité, ni pus, mais une si grande quantité de poux de différentes dimensions, que le malade *faillit en mourir de frayeur.* Lieutaud prétend que les poux s'engendrent même quelquefois sous la peau du crâne. Ce qu'il y a de plus surprenant, dit-il, c'est qu'on en a trouvé à l'ouverture des cadavres, qui, après avoir *percé le crâne* et les deux enveloppes du cerveau, *s'étaient logés dans la propre substance de cet organe.*

Lorsque, malgré tous les soins de propreté possibles, les poux s'engendrent à la tête, sur le dos, à la poitrine, au ventre et dans toutes les parties velues, il est présumable qu'ils doivent leur origine à une humeur teigneuse et écrouelleuse chez les enfans; dartreuse, galeuse ou vénérienne chez les grandes personnes. Il est digne de remarque que le morpion coïncide très-fréquemment avec l'existence du virus vénérien.

Traitement.

Il faut tous les jours peigner et brosser la tête des enfans, et de temps en temps la leur laver avec une eau chaude fortement savonneuse. Si les poux attaquent la peau, il faudra prendre souvent des bains, ou se laver et changer fréquemment de linge. Si les parties velues étaient affectées, il serait nécessaire, pour détruire ces insectes, qui pullulent alors avec une extrême rapidité, et qui, en suscitant d'insupportables démangeaisons, produisent sur la peau des boutons incommodes, il serait nécessaire, dis-je, de frictionner fortement la peau et les poils avec notre pommade détersive: si elle n'était pas assez active, on pourrait se servir d'*onguent gris*. On ferait une friction tous les soirs, et le matin on prendrait un bain, continuant ainsi jusqu'à complète destruction de la vermine. Si les poux coïncidaient avec une affection dartreuse, teigneuse, galeuse ou vénérienne, il serait nécessaire de suivre le traitement indiqué pour chacune de ces maladies.

SCROFULES OU ÉCROUELLES.

(HUMEURS FROIDES.)

Il existe, ainsi que je l'ai déjà dit, une analogie incontestable entre les écrouelles, les dartres et la syphilis. En effet, ces trois maladies font naître également sur la peau des pustules, des végétations, des ulcérations ; elles produisent l'engorgement des glandes, se portent sur les membranes muqueuses qui tapissent les cavités et y produisent des écoulemens. Elles attaquent le système osseux, y occasionnent des caries, et peuvent exciter le gonflement des articulations et produire ce qu'on appelle des tumeurs blanches; enfin, un dernier trait qui vient compléter la ressemblance de ces trois affections, c'est qu'elles réclament le même mode de traitement, et qu'elles se développent sous l'influence des mêmes causes.

Parmi les maladies chroniques qui affligent l'espèce humaine, il n'en est aucune qui soit plus digne de fixer l'attention des médecins que les écrouelles. C'est un des vices originaires les plus communs et les plus rebelles aux moyens curatifs journellement employés. Il n'en est guère de plus funeste, au jugement d'Hippocrate. Quelquefois le temps lui donne des forces, et ajoute en quelque sorte à la gravité de ses symptômes. Quoiqu' n'excite pas de grandes souffrances, il empoisonn toute une existence. Ce mal dégoûtant, qui nou rend le rebut de nos semblables, fait redoute l'union conjugale; il se transmet à nos descendans frappe l'enfant dans les bras de sa mère, et trans forme les plus belles années de la vie en une séri de peines et de souffrances.

Cette maladie trouble toutes les lois de l'accrois sement; souvent elle l'arrête, et plusieurs indi vidus, par leur petitesse et leur difformité, de viennent un objet de pitié pour le reste des hommes Quelquefois c'est un phénomène tout contraire; o a vu à l'hôpital St-Louis un homme écrouelleu qui, né faible et resté maigre jusqu'à quatorze ans vit à cette époque sa taille s'accroître à un tel point qu'elle arriva presque soudainement à six pied quatre pouces; ses bras, ses mains, ses cuisses e ses pieds étaient dans la même proportion, c'est à-dire le double de la dimension ordinaire; sa f gure était allongée, sa langue d'une largeur con sidérable, sa voix rauque ressemblait à celle d'u acteur qui contrefait la voix d'un vieillard. C géant écrouelleux, âgé alors de trente-deux ans éprouvait des tiraillemens dans les jambes et de douleurs continuelles dans les reins. Il était tour menté d'une soif si vive, qu'il buvait jusqu'à dix huit bouteilles d'eau pure tous les jours. Ce homme colossal urinait parfois avec tant d'abondance qu'il produisait une sorte d'inondation dans les lieux où il se trouvait ; il avait d'autres infirmités qui sont inutiles à décrire, et n'éprouvait aucun penchant pour le sexe féminin.

Personne n'ignore que la maladie écrouelleuse dirige ordinairement ses premières atteintes vers les glandes du cou ; c'est de ce premier siége que ses progrès s'étendent et qu'elle se propage successivement jusqu'aux systèmes ou appareils dont l'économie animale se compose. Le vulgaire, qui a observé la lenteur avec laquelle cette affection parcourt ordinairement ses périodes, la désigne sous le nom d'*humeurs froides*. Cette épithète est la plus juste peut-être de toutes celles adoptées par la multitude ou créées par elle.

Les glandes les plus susceptibles d'être infectées par le vice scrofuleux se rencontrent aux deux angles de la mâchoire inférieure et au cou. Elles s'engorgent alors, augmentent de volume, deviennent très-saillantes, et contractent une dureté très-remarquable ; la peau qui les recouvre conserve d'abord sa couleur naturelle, et n'a pas une plus grande sensibilité ; mais, à mesure que les glandes s'irritent pour devenir le centre d'un travail suppuratoire, elles s'altèrent et prennent une couleur rougeâtre ou purpurine ; enfin elles s'ulcèrent dans plusieurs endroits, et laissent éch per une matière blanche, caséeuse, âcre et p ou moins fétide, selon qu'elle a plus ou mo séjourné dans le foyer où elle a pris naisance.

Les cicatrices qui succèdent aux ulcérations sont jamais régulières, la peau reste déprin dans l'endroit où elles s'opèrent, et leurs bo sont fongueux et proéminens, comme s'ils avai été réunis par une suture grossière. On en voit restent béantes ou qui se rouvrent instantaném lorsque le ciment muqueux n'a point les conditi requises pour les consolider. D'autres cicatrices recouvrent d'une croûte verdâtre et tuberculeu d'autres d'un boursouflement celluleux. Enfi il est des circonstances où la matière purulent loin de s'échapper au dehors, s'épanche au co traire sous la peau, y détruit les glandes et y forn de vastes et tortueux dépôts. Cet accident ne sa rait avoir lieu sans que le malade soit miné p une fièvre continue, qui dessèche et consum progressivement tout son corps.

Il est plusieurs maladies qui dépendent d écrouelles. Si le poumon est attaqué d'une f blesse héréditaire ou acquise, les glandes bro chiales s'engorgent, forment des tubercules q entrent en suppuration, et amènent la pulmon écrouelleuse.

Si l'usage d'une mauvaise nourriture a fatigué les glandes situées dans le ventre, c'est elles qu'atteint l'engorgement écrouelleux, et il en résulte ce qu'on appelle le *carreau*, mal d'autant plus redoutable qu'il attaque la vie dans sa source, en fermant le passage au chyle réparateur. Alors le ventre de l'enfant est dur, ballonné, les jambes maigrissent, la diarrhée est continuelle et le marasme extrême : d'autres fois, par l'effet du vice écrouelleux, les parties spongieuses des os s'engorgent spontanément ; la carie succède au gonflement, ou bien le *rachitisme* survient, et alors les os ramollis se courbent et cèdent au poids du corps ; la colonne épinière se déjette, les organes renfermés dans l'intérieur de la poitrine éprouvent une gêne extrême ; les vertèbres et les côtes s'éloignent de leur direction accoutumée et forment d'horribles saillies. Aussi voit-on qu'en général ces êtres infirmes, et dont les jambes s'allongent, se meuvent avec une lenteur extrême, et se voûtent comme des vieillards décrépits ; ils ont les glandes du cou en suppuration, et souvent leurs jambes se couvrent d'ulcères hideux.

La maladie écrouelleuse attaque souvent toutes les parties de notre organisation, elle introduit même dans toutes les sécrétions muqueuses un ferment corrupteur qui les détériore. Il n'est pas rare de voir suinter de l'intérieur des narines ui humeur plus ou moins âcre; le cérumen, ma tière qui lubréfie l'intérieur des oreilles, et chassie qui s'accumule autour des yeux, ont même âcreté, la même purulence; la sueur e d'un jaune verdâtre, les urines presque sablo neuses et sédimenteuses.

Enfin des ulcérations s'établissent quelquefo sur différentes parties du corps, et sont constan ment abreuvées d'une humeur jaunâtre et ich reuse. Cette activité corrosive semble se diriger (préférence vers la peau et les cartilages qui forme le nez : ces parties sont presque toujours ro gées ainsi que les paupières et la lèvre supérieur Quand à cet accident funeste se joint le gonfleme des joues et le boursouflement du tissu cellulai ambiant, le visage des malades perd entièreme ses caractères distinctifs et ses traits les plus esse tiels. L'hôpital Saint-Louis est peuplé de ces êtr infirmes et horriblement dégradés, dont l'aspe hideux épouvante les personnes qui ne sont p dès longtemps aguerries à la contemplation d misères humaines.

Les bornes de cet ouvrage ne me permette pas de suivre la maladie écrouelleuse dans tout es parties de l'économie; car le plus souvent el n'en épargne aucune : je me contenterai de faire ol server que les infirmités qui en résultent n'excluent pas l'exercice plein et entier des fonctions cérébrales; on remarque que presque tous les individus nés scrofuleux sont capables des plus grands efforts de l'esprit, que plusieurs se sont distingués par une haute intelligence, et par une mémoire prodigieuse. Le médecin philosophe reste étonné lorsqu'il voit ainsi les prodiges de la pensée humaine s'allier avec l'état maladif des organes. A la vérité, l'anatomie nous démontre que le cerveau a plus de volume chez tous les sujets dont la constitution est écrouelleuse. Il serait à souhaiter que les métaphysiciens étudiassent à fond l'influence des maladies physiques sur l'énergie des facultés morales; ils y puiseraient des renseignemens précieux pour l'agrandissement d'une science dont ils ne possèdent que des lambeaux.

Les écrouelles surviennent ordinairement depuis l'âge de trois ans jusqu'à sept; cependant elles se manifestent aussi plus tard, et quelquefois même dans un âge très-avancé. Elles attaquent plus particulièrement les personnes d'un tempérament lymphatique, celles qui habitent des lieux humides, qui se nourrissent mal, qui mènent une vie indolente ou qui se livrent à des affections tristes. Cette maladie est héréditaire; elle peut épargner la première génération, et ne se manifester qu'à la seconde. Il n'est pas rare de voir des enfans nés de pères dartreux ou vénérie donner dès leur naissance des signes du vi écrouelleux, et à leur tour des pères écrouelle transmettre à leurs descendans tous les sympt mes des maladies dartreuses.

Mon attention s'est souvent portée sur cette mu titude de jeunes filles qui, encore à la fleur de l'âg viennent réclamer des soins à l'hôpital Saint-Lou pour quelque accident de la maladie scrofuleus On est réellement surpris des contrastes qu'ell présentent : ici la peau est fraîche et souvent col rée d'un vif incarnat ; plus loin, et sur une seu partie du corps, vous apercevez des pustules des croûtes qui se changent en d'horibles ulcère Le mal semble s'être, pour ainsi dire, concen tré sur un point des tégumens, tandis que l autres présentent l'aspect de la santé la pl régulière et la plus brillante.

C'est surtout chez les femmes et chez les enfan que l'on remarque ces formes arrondies, ces con tours gracieux, et surtout cette fraîcheur, q tiennent à l'abondance des sucs muqueux répan dus sur la peau. Telle était une femme du mond que j'ai connue : aucune n'avait des yeux plu expressifs et plus animés, un teint plus pur d'une blancheur plus éclatante. Elle charmai également par sa grâce, par son aimable abando et par son esprit, et cependant, elle portait sur la partie latérale du cou un ulcère très-purulent, dont il fallait sans cesse masquer la présence par une fraise de gaze ou pallier la fétidité par des parfums.

Pour mieux faire connaître les symptômes qui caractérisent l'affection écrouelleuse, je crois devoir consigner ici l'histoire d'un enfant bien digne de pitié. La douleur et la mort furent le seul héritage que lui légua son père, qui perdit la vie par suite d'une dartre vénérienne qui lui dévora le nez et le front. Ce jeune garçon, âgé de quatorze ans, était rongé par des écrouelles depuis sa plus tendre enfance; sa croissance s'opéra très-péniblement. Lorsqu'on le présenta à l'hôpital St-Louis, il avait l'air d'un *déterré*; et certainement cette expression n'est pas trop forte pour exprimer la triste situation où il se trouvait : son visage était couleur de feuille morte; son nez mince, court, écrasé; son œil terne, sa physionomie sans aucune expression. Toutes les glandes du cou étaient en suppuration; le dos était courbé, les deux pieds avaient affecté des directions vicieuses; les os se ployaient sous le poids de ce corps amaigri. On observait sur les lèvres quelques croûtes sèches et noirâtres, et sur la tête quelques cheveux rares et clairsemés comme ceux qui se trouvent sur le crâne des momies ou des cadavres embaumés depuis plusieurs siècles; les dents étaient habituellement recouvertes par un enduit noirâ et le cartilage des oreilles avait contracté la séc resse du parchemin. Les mains de ce malheure paraissaient raccornies, comme si elles avaient rôties par le feu, ses ongles manquaient ou s'é vaient à peine, et les articulations de ses doi étaient comme soudées entre elles, en sorte q ne pouvait saisir les objets qui se trouvaient à portée. Sa voix était si faible et si grêle, qu'il fall s'approcher très-près de lui pour entendre les roles qu'il proférait. Ses camarades de l'hôpital sayaient quelquefois de l'exciter à la gaieté, mais r de plus sinistre que le sourire qui venait un mom errer sur les lèvres de cet être dont la peau flét offrait les couleurs et les dégradations de la mo

Je viens d'exposer les traits généraux et car téristiques des affections écrouelleuses, telles q nous les observons dans l'intérieur de nos gran villes; mais il est des malades qui diffèrent ab lument de ceux dont nous venons de parl et quant au physique et quant au moral, tels s ceux qui naissent en quelque sorte victimes circonstances locales et endémiques (1). Dans

(1) Par maladies *endémiques*, on entend celles qui sont ticulières à certains pays, à certains peuples, comme le scor dans les contrées maritimes, la peste en Orient, la fièvre ja en Amérique, les écrouelles dans les pays bas et humides, d les vallées sombres, les endroits marécageux.

pays les plus civilisés, il se trouve des lieux marécageux, dont la population entière est entachée d'une espèce particulière d'écrouelles qui mériterait une description à part, elle se complique souvent de rhumatismes qui rendent ordinairement boiteux ou absolument impotens. Cette infirmité s'accroît avec l'âge, et comme ces individus sont privés d'exercice, qu'ils ne se nourrissent que d'alimens malsains, et que le sang circule à peine dans leurs veines, ils maigrissent et se dessèchent comme des squelettes.

Chez ces écrouelleux, on n'observe ni ces formes arrondies, ni cette blancheur de la peau, ni ce teint frais et rosé, ni cette vivacité d'esprit qui donne tant d'expression à la physionomie et qui trompe souvent l'observateur sur la santé des scrofuleux de nos villes. En général, leur peau est flétrie, d'un jaune sale et terreux, leur taille grêle et raccourcie, leur corps décharné, leur visage abattu, leur regard terne, presque éteint; on en voit qui ressemblent à des fantômes, et qui, quoique d'un âge peu avancé, portent déjà sur leur visage toutes les marques de la décrépitude; leur marche est lente comme celle des vieillards, leur voix sourde et cassée, leur âme inerte comme les rochers qu'ils habitent; ils sont mornes, et presque toujours silencieux, comme les solitudes qui les environnent; il en est qui sont presque idiots, et ceux dont la tête est mieux organisée sont igno-rans et enclins à la superstition. En général, rien de plus misérable que la condition de ces villageois qui errent comme des spectres dans des lieux sau-vages où règne une nature marâtre, qui existen sans manifester aucune énergie intérieure, et don la vie enfin n'est qu'une obscure végétation de-puis la naissance jusqu'à la mort.

Des Causes des Écrouelles.

Personne ne doute aujourd'hui que les écrou elles ne soient héréditaires. Des faits nombreu militent en faveur de cet opinion. Cette caus est, je dois le dire, la plus fréquente; il suff que des parens soient infectés de ce vice pou que leur postérité s'en ressente. Alors même qu' ne se développe pas, il est facile de s'apercevo que les enfans en portent le germe funeste.

Les affections scrofuleuses tiennent donc com munément à la disposition native, et aucur maladie ne se transmet plus aisément par la g nération. Un père naturellement faible, et tro jeune encore lorsqu'il se marie, doit créer u être débile. Lorsqu'il y a chez des parens alt ration des glandes lymphatiques, cette altératio doit nécessairement passer à leur progéniture, se retrouver dans la construction et la mixtion (leurs organes.

Les enfans qui ont le malheur d'être nés de pères et de mères dont la constitution est viciée par la syphilis et l'abus du mercure, par les dartres, par le scorbut, par le rhumatisme ou par toute autre maladie chronique, sont exposés aux écrouelles. Il suffit quelquefois d'être nés de parens trop jeunes ou trop vieux pour apporter une disposition à cette maladie, qui attaque aussi plus particulièrement les enfans engendrés pendant la durée de l'écoulement des règles; elle peut encore être la suite des maladies qui affaiblissent le tempérament ou vicient les humeurs, comme la petite-vérole, la rougeole, la teigne, etc.; et lorsque des blèssures, des coups ou autres accidens extérieurs produisent des ulcères écrouelleux, on peut être sûr que le sujet avait une disposition prononcée à cette maladie.

Tout ce qui tend à vicier les humeurs favorise le développement des écrouelles. Le défaut d'exercice, un air froid et humide, la privation des rayons solaires, les alimens malsains, peu substantiels, les eaux corrompues, les maladies graves ou prolongées, la disparition subite de quelque maladie de peau, de profonds chagrins, sont autant de circonstances propres à les déterminer. Elles sont communes en Angleterre, en Hollande et dans les Pays-Bas, dans le Valais, le Dauphiné, le Vivarais et la Basse-Bretagne. Dans les grandes villes, elles sévissent de préférence s les enfans des portiers, des cordonniers, des ta leurs, des tisserands. J'ajouterai encore que la ser les enfans dans l'ordure et la malpropret que leur donner pour nourrice une femme infir et malsaine, c'est les exposer aux ravages de ce cruelle maladie.

Du Traitement des Écrouelles, et du Régime à suivre.

Un fait que sa généralité rend incontestab c'est que les enfans affectés d'écrouelles sont pr que tous minés par une fièvre lente, qui les aff blit graduellement et leur ôte toute énergie, ont aussi quelquefois des saignemens de nez tous les symptômes d'une vive irritation des org nes digestifs. L'étude de tous ces phénomèn prouve qu'un traitement à la fois calmant tonique est le seul qui puisse combattre av succès ce genre de maladies. Il est beauco d'affections où les traitemens mixtes se montre éminemment salutaires.

On soumettra le malade à l'usage de la pou dépurative, aux doses indiquées page 305, e chaque verre on ajoutera une cuillerée à sou d'une *préparation iodée* sous forme de liqueu dont on augmente ou diminue les doses, selon l'âg les forces du sujet et la gravité de l'affection. Dans quelques circonstances, je prescris les *préparations ferrugineuses*, combinées avec la *poudre de quinquina*. Mais on comprend que ce n'est que dans une consultation particulière qu'on peut reconnaître les cas où ces divers moyens doivent être employés.

Si les glandes engorgées sont dures, rouges, et que le malade soit d'ailleurs d'un tempérament sanguin, échauffé, l'application de quelques sangsues sur les glandes irritées est d'un puissant secours. L'emploi des cataplasmes d'eau de guimauve et de mie de pain, appliqués à nu sur les parties affectées, ont aussi produit les plus heureux effets. Avouons cependant que ces moyens, aidés même du traitement intérieur, n'ont jamais suffi pour opérer le dégorgement des glandes et la cicatrisation des plaies : aussi, dès que l'irritation est moins vive, ce qui arrive quelques jours après l'application des sangsues et des cataplasmes, il est nécessaire d'avoir recours à l'emploi de la pommade résolutive. Matin et soir les glandes engorgées seront frictionnées, et lorsqu'il y aura du mieux, on se contentera d'une friction tous les jours. S'il y a des plaies, elles seront pansées avec cette même pommade. (Voyez page 314.) Dans quelques circonstances, on peut hâter la cicatrisation des plaies glandulaires en les touchant légèrement avec la pierre infernale. Quelquefois aussi, et surtout quand il y a carie des os, je me suis très-bien trouvé d'arroser profondément les plaies avec *une solution concentrée d'iode.* On doit comprendre que l'emploi de ces divers moyens doit encore faire l'objet d'une consultation particulière.

Rien n'est plus pernicieux que d'administrer aux enfans dans ce cas des purgatifs trop violens : d'une part, on augmente leur faiblesse, de l'autre on irrite le canal intestinal, et la maladie s'aggrave. Sans doute qu'il est nécessaire de tenir le ventre libre et de chasser les mucosités, les glaires qui engorgent les intestins, mais il ne faut y procéder qu'avec beaucoup de précaution. Il suffira de leur faire prendre tous les mois quelques pilules purgatives.

Un ou deux bains tièdes par semaine seront salutaires ; on y restera une demi-heure. Si l'enfant ne tousse pas et qu'il soit encore assez robuste, je conseille de lui faire prendre dans la belle saison deux bains froids par semaine, en ne l'y laissant qu'un quart-d'heure. On peut y joindre tous les huit jours un lavement à l'eau simple, ou avec une décoction de racine de guimauve, s'il y a irritation.

Quelquefois, par suite des écrouelles, les yeux s'enflamment et rendent une matière purulente. Pour combattre cet accident, il est nécessaire de les bassiner plusieurs fois par jour avec de l'eau de guimauve, et si l'inflammation est très-vive et que le malade ait peine à supporter la lumière, on appliquera six sangsues derrière chaque oreille. Lorsque les symptômes inflammatoires auront disparu, c'est-à-dire huit à dix jours après l'emploi des sangsues, les yeux seront baignés plusieurs fois par jour avec la préparation suivante :

Collyre détersif.

Eau de roses,	3 onces.
Eau commune,	2 onces.
Laudanum liquide,	20 gouttes.
Sulfate d'alumine,	24 grains.

Agiter le flacon chaque fois, afin que le mélange soit parfait.

Si ce collyre, qui doit être employé froid, piquait trop les yeux, on y ajouterait égale quantité d'eau pure et même davantage s'il était nécessaire. Si les paupières étaient malades, il serait bon de les frictionner matin et soir avec la pommade résolutive, mélangée à égale quantité de saindoux ou de pommade de concombre. On pourrait aussi, pour résoudre plus promptement leur état inflammatoire, y passer légèrement la pierı infernale.

Si l'inflammation des yeux était très-grave (qu'on y remarquât des taies ou des taches, il fau drait, après l'application des sangsues, mettı un vésicatoire derrière l'oreille, du côté le plı affecté, et souffler matin et soir sur les tache une pincée de la poudre suivante :

Tuthie préparée,	2 gros.
Sucre candi,	2 gros.
Calomélas anglais,	2 gros.
Mêlez.	

Les paupières étant tenues écartées, une piı cée de cette poudre est placée dans un tuyau d plume, et soufflée sur l'œil ou les yeux qu'on ı devra laver et essuyer que trois heures aprè Lorsque la taie ou la tache n'est pas accom pagnée d'inflammation, la poudre suffit, et l collyre indiqué plus haut devient inutile. Si le taies se montrent rebelles, on fera bien de les tou cher avec un petit pinceau de charpie trempé dans du *laudanum* et même au besoin d'y passe légèrement la pierre infernale.

Lorsque le vice écrouelleux détermine de écoulemens d'oreilles, il est nécessaire de faire matin et soir, à l'aide d'une petite seringue, une injection dans l'oreille ou les oreilles avec le liquide suivant :

Injection acoustique résolutive.

Sulfate de zinc,	demi-gros.
Vin rouge,	4 onces.
Eau distillée,	1 livre.
Mêlez.	

Agiter le flacon avant de s'en servir.

Pour bien faire l'injection, il faut pousser très-doucement le liquide, qui sera employé froid. Ce que contient une seringue sera injecté en deux fois, à cinq minutes d'intervalle; on usera de deux seringues, matin et soir, aux heures qu'on voudra. Si l'on remarquait de l'irritation dans l'oreille, il faudrait couper la liqueur avec égale quantité d'eau pure et davantage au besoin. L'application d'un vésicatoire derrière l'oreille malade secondera parfaitement l'effet des injections.

Le nez des écrouelleux devient aussi quelquefois le siége d'un écoulement purulent : dans ce cas, les injections que je viens d'indiquer faites dans les fosses nasales obtiennent les plus heureux résultats. Deux seringues matin et soir, employées de la même manière, atteignent le but qu'on se propose. Lorsque cet écoulement se montre 1 belle, on doit avoir recours à la pommade réso tive anti-dartreuse; un petit morceau de b mince et allongé, recouvert de plusieurs tours linge bien enduit de pommade, doit être po dans le nez et promené quelques secondes sur parties malades. Si la pommade piquait trop, on diminuerait l'activité, comme je l'ai dit p. 484

Observations relatives aux Écrouelles.

Première observation. — Un peintre-vitrier, âgé de vii trois ans, né d'un père couvert de dartres et d'une mère m d'une maladie de poitrine, vint réclamer mes soins. Il a les glandes du cou, très-rouges, très-engorgées, et dans état complet de suppuration; il était en outre habituellem enrhumé du cerveau, avait le bout du nez rouge et cou d'une dartre croûteuse; toute la partie inférieure de la jar droite très-gonflée, très-rouge, et d'une vaste ulcérati occupant la cheville externe, s'écoulait une matière abondar âcre et fétide. Ce malade, d'une taille de cinq pieds qu pouces, paraissait fort et robuste; ses membres étaient tement développés et son visage très-coloré; cependant il pouvait supporter la moindre fatigue, et monter les escal sans être essoufflé. Mon traitement amena une améliora marquée en vingt-cinq jours: au bout de cinq mois, la c était complète, et ce qui est digne d'observation, c'est le malade n'a pas été forcé de suspendre un seul instant occupations.

Deuxième observation. — Un jeune garçon, âgé de huit a né d'un père mort à cinquante ans, me fut amené dans un vraiment déplorable : depuis quatre ans environ, ses y étaient rouges et enflammés au point qu'ils pouvaient à peine supporter la lumière, et ils coulaient abondamment : de temps en temps on lui appliquait des sangsues derrière les oreilles, ce qui le soulageait pour quelques jours. Une dartre farineuse occupait la tête ; les glandes du cou étaient très-engorgées, et celle située sous l'oreille droite était en suppuration. Les deux coudes offraient des ulcérations fistuleuses ; le pouce de la main droite était quadruplé, entièrement déformé, rouge, couvert de petites croûtes et de petits ulcères au nombre de onze. L'enfant, d'ailleurs, mangeait et dormait bien. Soumis au traitement anti-écrouelleux le 5 décembre 1829, sa guérison fut complète le 4 août 1831.

Troisième observation. — Une couturière, âgée de vingt ans, avait depuis sa plus tendre enfance les glandes du cou engorgées, son nez était gonflé et d'un rouge violet, la lèvre supérieure double de grosseur et crevassée dans plusieurs endroits. Des maux de tête fréquens ne se dissipaient qu'après un saignement de nez. Je ferai observer que cette malade était très-mal réglée. Un traitement de six mois opéra une cure radicale.

Quatrième observation. — Un enfant de onze ans, né d'un père ayant eu plusieurs fois la syphilis, était depuis sa naissance dévoré par les écrouelles : toutes les glandes du cou étaient en suppuration ; les deux joues, très-gonflées, offraient des plaies profondes ; l'oreille était détruite dans sa partie inférieure par les progrès d'une ulcération que rien n'avait pu arrêter ; d'autres organes étaient encore en suppuration ; le ventre était gonflé, et un amaigrissement considérable, suivi de diarrhée, complétait ce funeste état. La teinte cuivrée que le corps tout entier du petit malade avait revêtue ne me permit pas de douter que l'affection écrouelleuse ne dût son origine à une infection vénérienne héréditaire ; je combinai mon traitement en conséquence, et il réussit au-delà de mes espérances. Le célèbre Chaussier fut témoin de cette cı qui s'opéra en quinze mois.

Cinquième observation. — Une demoiselle âgée de neuf ans, née d'un père et d'une mère très-avancés en ; était, depuis l'âge de cinq ans, en proie aux ravages d maladie écrouelleuse : gonflement et suppuration des glaı du cou, nez d'un rouge noirâtre, couvert de boutons, éı lement d'oreilles, ulcération à la partie interne du genou dı tels étaient les symptômes qui caractérisaient cette affect Sept mois de traitement suffirent pour amener la guérison

Sixième observation. — M. D... âgé de trente-deux ans d'un père goutteux mort à cinquante et un ans, avait dans sa jeunesse une très-forte gourme sur toute la tı les glandes du cou avaient été engorgées jusqu'à l'âge douze ans. A dater de cette époque, tout avait disparu, et engelures et quelques démangeaisons aux parties génit étaient les seules incommodités qu'il ressentait, lorsqu'à l' de vingt-quatre ans, après un rhume de quelques jours, il pris d'un crachement de sang abondant; la toux continuait malgré de nombreuses évacuations sanguines et un rég sévère, le crachement de sang se renouvelait assez souvı Une expectoration abondante s'établit, et tout faisait crain pour son état, lorsqu'un jour, sans cause connue, un dépôt forma sur le coude-pied droit; il fut ouvert, mais la cica sation ne put s'opérer, et l'ensemble de la plaie prit la phy nomie écrouelleuse. Cette circonstance m'éclaira : je ne doı plus qu'il n'y eût des tubercules dans les poumons, et quı principe scrofuleux ne fût la source de tous les désordres. soumis donc le malade à un traitement convenable : en tre jours, la plaie du coude-pied était cicatrisée, et en cinq n la cure était radicale. Le seul inconvénient qu'éprouve ı jourd'hui ce malade, c'est de ne pouvoir monter les escali sans être essoufflé.

Septième observation. — Un enfant de six ans, affecté de la teigne, avait les glandes qui longent l'épine dorsale entièrement engorgés, et quelques-unes en suppuration, le ventre était ballonné, les jambes amaigries pouvaient à peine supporter le poids du corps. Sept mois de traitement suffirent pour opérer sa guérison.

Huitième observation.—Un jeune homme de vingt-deux ans avait depuis l'âge de treize ans la lèvre supérieure fortement gonflée; une multitude de boutons très-rouges couvraient le menton; les glandes des aines et des aisselles étaient engorgées et douloureuses, et cet état était chez lui héréditaire, car sa mère, écrouelleuse dans sa jeunesse, était morte d'un cancer de matrice, à son retour d'âge. En un mois il ressentit les avantages de ma méthode, et au bout de cinq mois je pus cesser de lui donner des soins. On ne pourrait apercevoir la plus légère trace de sa maladie.

Neuvième observation. — Une demoiselle de vingt-quatre ans, écrouelleuse depuis son enfance, parut entièrement rétablie à seize ans, époque à laquelle elle se régla. La seule indisposition qui lui était restée c'était de moucher avec abondance et d'être sujette aux panaris. Lorsque je la vis pour la première fois, tous les doigts étaient dans un déplorable état, les ongles détruits ou dépolis ne poussaient qu'avec peine, et de nombreuses cicatrices attestaient les souffrances passées. La moindre piqûre, la moindre compression renouvelait les accidens. (C'est une remarque que beaucoup de médecins ont faite, que le vice écrouelleux dispose aux panaris.) Détruire le principe du mal était le seul moyen de s'opposer à ses effets. Huit mois d'un traitement rigoureux nous ont donné le plus heureux résultat.

DU RACHITIS OU NOUEURE.

(BOSSUS.)

Cette maladie, qui n'est qu'une variété, qu'u forme du vice écrouelleux, a pour caractères pr cipaux, le gonflement, le ramollissement des os leur déviation de la direction naturelle. Com dans la plupart des cas les articulations sont vo mineuses et qu'elles présentent des bourrelets renflemens qui ressemblent à des nœuds, personnes étrangères à la médecine regardent enfans qui sont affectés de cette maladie com *noués ;* il est donc bon de savoir que lorsqu' dit de quelqu'un qu'il est *noué*, on veut dire q est rachitique.

Cette maladie est particulière aux enfans; e commence à se manifester depuis l'âge de huil neuf mois, jusqu'à celui de deux ou trois ans quelquefois, mais rarement plus tard; cependa on peut citer des exemples de courbure et de r mollissement des os dans l'âge adulte ou la vie lesse. Quelques enfans en sont affectés en vena au monde, mais ce cas est excessivement rar car ma pratique ne m'en a jamais offert qu'u seul exemple.

Au début de cette maladie, les chairs de l'enfant deviennent molles et flasques, ses forces diminuent, il perd sa gaieté ordinaire, et paraît plus grave, plus sérieux que ne le comporte son âge : bientôt le mouvement lui répugne, la tête et le ventre acquièrent un volume considérable, relativement aux autres parties du corps ; le visage est pâle et bouffi. Les os commencent ensuite à s'affecter, surtout dans les parties les plus molles et les plus spongieuses : les poignets et les chevilles des pieds deviennent plus gros que dans l'état naturel.

Ce n'est pas seulement sur ces parties que le rachitisme porte ses ravages, il attaque l'épine du dos, qui fléchit et se courbe en divers sens, et donne naissance à des gibbosités plus ou moins considérables. La poitrine est comme enfoncée vers les côtes, le sternum (os de la poitrine) s'élève, et la charpente osseuse monte quelquefois plus haut d'un côté que de l'autre ou se jette tout d'un côté. Les côtes s'élargissent ; il s'y forme des nœuds ; les clavicules se courbent considérablement ; quelques os s'aplatissent et se contournent, tels que l'os de la cuisse, celui de la jambe, et, quand la maladie est très-grave, les deux os de l'avant-bras se dévient également.

D'autres parties peuvent encore se ressentir des

funestes effets du rachitisme. Les os du bassin se dépriment, se dévient et en rétrécissent la capa- cité. D'autres ne prennent pas leur accroissement naturel, ce qui arrive quelquefois, ou se ramollis- sent et perdent la consistance qu'ils doivent avoir : delà vient ce raccourcissement sensible qu'on a remarqué chez quelques enfans. Les os, chez les rachitiques, deviennent quelquefois tellement fra giles que les jambes se cassent à la moindre chu te. Enfin l'enfant s'affaiblit peu à peu, au poin qu'il n'est plus en état de quitter le lit ni mêm de bouger. Il est continuellement dévoré par un fièvre lente qui redouble la nuit et qui achèv d'absorber le peu de graisse qui reste à la peau Quelques sujets ont une toux humide ou sèche indice certain que le poumon participe à l'affec tion générale. A tous ces symptômes se joint un difficulté de respirer qui augmente au point qu les malades sont près de suffoquer si on ne les m sur leur séant. La sueur sort par gouttes, les yeu pleurent, et les convulsions qui surviennent term nent cet état déplorable.

Tout ce qui tend à débiliter l'ensemble de l'é conomie peut donner lieu au développement d rachitisme : les habitations froides et humides peu aérées et rarement éclairées par le soleil, u mauvaise nourriture, une vie sédentaire et ina tive, et quelquefois l'empressement des mères faire marcher des enfans avant que leurs membres et la colonne vertébrale puissent supporter le poids du corps.

Ce qui précède explique pourquoi on remarque tant de bossus, de boiteux et de gens contrefaits, dans les villes très-populeuses, telles que Paris, Londres, Amsterdam, etc., tandis qu'on n'en rencontre presque pas dans les campagnes. Le rachitisme, plus répandu parmi les pauvres que les riches, se transmet de génération en génération; il n'est le plus souvent qu'un symptôme du mal vénérien, du scorbut, des écrouelles et de la goutte; il est aussi occasionné par des maladies dartreuses, par la masturbation et la castration.

Traitement du Rachitisme.

Dès qu'un enfant perd ses couleurs, dès qu'on remarque chez lui des symptômes de rachitisme, surtout s'il est né de parens rachitiques eux-mêmes ou écrouelleux, il faut le faire élever à la campagne, dans un air vif, sec, chaud et bien exposé au soleil. Si on le laisse croupir dans des rues étroites, au fond d'une vallée sombre, dans un pays humide, et privé de l'influence bienfaisante du soleil, sa constitution ne se réparera pas. Les enfans rachitiques doivent généralement éviter l'usage du lait, des alimens farineux; il leur faut de bonne heure une nourriture plus substantielle, telle que de bon bouillon, des œufs, des gelées de viande, etc.

Plus tard, et lorsque les enfans peuvent marcher, leur régime doit être de plus en plus nourrissant, et leurs alimens consisteront principalement en viandes rôties ou bouillies, auxquelles on joindra l'usage de quelques cuillerées de vieux vin rouge à chaque repas, mélangé avec beaucoup d'eau, qu'il faudrait discontinuer s'il irritai l'estomac ou les intestins : l'eau pure ou sucré serait alors la seule boisson convenable. Les enfans rachitiques seront tenus très-proprement et très-chaudement ; on leur fera soir et matin des frictions sur tout le corps, avec une flanell ou une brosse anglaise, en employant de préférence l'eau de Cologne, qui imprime à la peau une activité salutaire.

On ne doit pas trop se presser de faire marche les enfans rachitiques ou qui sont disposés à l devenir, parce que lorsque la maladie est récent les os sont très-mous, et que le poids du corps e augmenterait naturellement la courbure. Il es très-bon, ainsi que cela se pratique ordinairement, de les faire coucher sur la fougère o d'autres plantes aromatiques sèches, de les laisse jouer, se rouler au soleil et en plein air sur de tapis, ou de les promener dans de petits chariots. Plus tard, lorsque les os commencent à prendre de la consistance, on les laisse se livrer, si leur âge le permet, à la gymnastique, à la course, à la natation; car généralement les os reprennent d'autant plus promptement leur direction naturelle que les malades font plus d'exercice. Cependant, si les déviations sont considérables, on attendrait en vain un redressement complet des moyens hygiéniques dont nous venons de parler. De nos jours, on a inventé diverses machines qui, à l'aide de moyens ingénieux, corrigent parfaitement les difformités de la taille, les pieds-bots, les déviations des diverses parties osseuses : l'art qui s'occupe spécialement d'obtenir ces résultats s'appelle *orthopédie*. J'ai opéré plusieurs cures de ce genre fort remarquables.

C'est en vain qu'on aurait recours à tous ces moyens, si le malade n'était soumis au traitement dépuratif, combiné avec les *préparations toniques*, *amères*, *ferrugineuses*, *iodées*, dont l'emploi devient d'une absolue nécessité pour fortifier non-seulement tout le système osseux, mais encore l'organisation en général. Si l'enfant est menacé du carreau, qui est la complication la plus ordinaire du rachitisme, on suivra le traitement qui sera indiqué plus loin à l'article *carreau*; il en sera de même s'il est affecté de coqueluche, de catarrhe, de teigne, de dartres, de mal aux yeux (*voyez* ce mots); mais, tout en s'occupant de ces diverse maladies, on ne doit jamais perdre de vue le ra chitisme.

Sous le nom de *mal vertébral*, on a désigné l'in flammation chronique du tissu osseux et ligamen teux de la colonne épinière sur un ou plusieur points de son étendue; elle est ordinairement ca ractérisée par de vives douleurs dans cette région par une ou plusieurs gibbosités, par l'engourdis sement et ensuite la paralysie du tronc et de membres situés au-dessous de cette saillie; ell cause les plus grands désordres et enfin la mort Appliquer des cautères de chaque côté de la gib bosité, soumettre le malade à l'usage de la poudr dépurative et des préparations toniques, telle es la marche à suivre. Les purgatifs doivent êtr administrés avec beaucoup de prudence, et leu emploi doit faire l'objet d'une consultation par ticulière.

DU CARREAU

OU GONFLEMENT DU VENTRE.

Cette maladie a pour caractères le gonflemen et la dureté du ventre; elle n'est point particulièr à l'enfance, ainsi qu'on le croit communément car on la voit attaquer tous les âges de la vie. Cependant, comme elle dépend souvent du vice écrouelleux, on ne doit pas être étonné qu'elle soit plus fréquente dans les premières années de la vie, et c'est probablement pour cette raison qu'on en avait fait une maladie particulière seulement aux enfans.

Les causes du carreau sont en général toutes celles des inflammations du canal intestinal. Mais il faut bien reconnaître qu'il existe une disposition particulière à cette maladie, puisque l'on voit fréquemment un grand nombre d'enfans de la même famille succomber au carreau, et cette disposition est la même que celle des écrouelles. En effet, parmi les enfans qui naissent de parens scrofuleux, les uns sont sujets aux engorgemens des glandes du cou; quelques-uns ont les yeux rouges et chassieux; chez d'autres, ce sont les glandes des organes du ventre qui se gonflent, et c'est à ce gonflement que l'on a donné le nom de *carreau*. Quelquefois tous ces symptômes existent ensemble, en sorte que le même enfant peut être à la fois rachitique (noué), affecté du carreau, et avoir les glandes du cou engorgées, le teint blafard, les yeux chassieux et rouges, etc. Mais de ce que le carreau se rencontre plus communément chez les enfans écrouelleux que chez ceux qui ne le sont pas, il ne faut pas en conclure que ces derniers en soient toujours exempts. J'ajouterai que la syphilis et le scorbut, maladies communiquées par les parens ou les nourrices, deviennent encore des causes fréquentes de cette maladie.

L'habitation dans des lieux obscurs et humides, la misère, le défaut d'exercice, peuvent contribuer au développement du carreau, surtout chez les sujets qui y sont prédisposés. Une nourriture trop substantielle, trop excitante, et qui n'est pas en rapport avec l'extrême sensibilité des organes digestifs des enfans, en maintenant dans ces organes un état d'irritation, peut encore donner lieu à cette affection. Je ne saurais trop appeler l'attention des mères sur ce point, parce que leur tendresse peu éclairée les rend souvent cause d'un mal qu'elles auraient pu éviter si elles s'étaient bien convaincues que la frugalité est encore plus nécessaire aux enfans qu'aux adultes, à cause de la plus grande facilité avec laquelle leurs organes s'irritent et s'enflamment. Si une nourriture trop substantielle est dangereuse, le défaut d'alimentation l'est également; mais, il faut le dire, on voit bien plus d'exemples de maladies d'entrailles, causées chez les enfans par l'excès que par le défaut de nourriture.

Voici les signes auxquels on reconnaît qu'un enfant est affecté du carreau : dans les premiers temps, les digestions sont mauvaises, il y a dévoiement par intervalles, la langue est blanche, le petit malade a des douleurs passagères au ventre, la face est pâle et quelquefois bouffie, l'haleine est forte, la transpiration a une odeur acide, la respiration paraît gênée, l'appétit diminue, et le caractère le plus gai devient triste et mélancolique. Ensuite le ventre se gonfle, devient dur et sensible, et l'on reconnaît au toucher des tumeurs dures, arrondies, bosselées, plus ou moins nombreuses; c'est ce qu'on appelle vulgairement des *obstructions*. Il y a tantôt dégoût pour tous les alimens, tantôt faim insatiable; le dévoiement est presque continuel, l'amaigrissement devient extrême, le ventre seul grossit; les lèvres, la bouche et la langue sont d'un rouge de feu; la fièvre survient, quelquefois l'hydropisie, et enfin la mort met fin à toutes les souffrances.

Traitement du Carreau et régime à suivre.

L'enfant sera mis à l'usage de la poudre végétale, elle devra être prise dans une boisson adoucissante, telle que l'eau d'orge, la tisane de riz, édulcorée avec du sirop d'orgeat ou de gomme. Si l'inflammation est violente, ce dont il est facile de s'assurer par la rougeur plus ou moins vive de la langue, le défaut d'appétit, on retranchera toute espèce de nourriture, et on attaquera directement l'inflammation en plaçant six, huit ou dix même un plus grand nombre de sangsues sur ventre, et s'il y a dévoiement, autour de l'anu On reviendra de temps en temps à ce moyen, p exemple tous les quinze jours, jusqu'à ce que l'i flammation soit apaisée; on couvrira le ventre (cataplasmes de graine de lin ou de compress émollientes : je préfère les premiers. Le mala(prendra tous les jours un lavement à l'eau (guimauve.

Si les symptômes de l'inflammation sont p(prononcés et que l'on n'aperçoive pour ainsi di que les signes qui annoncent la disposition à maladie, on se contentera d'éloigner de l'enfant l causes qui pourraient la développer. Ainsi, (diminuera la quantité de la nourriture si elle e trop abondante; on ne donnera et en très-peti quantité à la fois, que des alimens d'une digesti(facile, tels que le lait, les potages de semoule, (fécule, de vermicelle, de tapioca, etc.; un air lib et sec, l'habitation à la campagne, seconde puissamment ce régime. Enfin, lorsque la conv lescence se prononce, on revient par degrés une nourriture plus substantielle, mais pas ass cependant pour qu'elle devienne une cause (rechute. Ainsi, on donnera des viandes blanch(de poulet, d'agneau, de veau; des végétaux frai tels que l'oseille, la laitue, les épinards, la ch corée.

Dès que les premiers symptômes de l'irritation seront passés, il deviendra nécessaire de frictionner chaque soir toute l'étendue du ventre avec la pommade résolutive, de continuer l'emploi de la poudre dépurative et de soumettre le malade à l'usage du quinquina en poudre, mélangé aux préparations ferrugineuses. Ce n'est que dans des cas fort rares que les purgatifs légers peuvent être utiles.

Si le carreau se lie aux écrouelles, au rachitisme, et qu'il soit compliqué de mal aux yeux, d'écoulement d'oreilles, de teigne, de dartres, il faut avoir recours aux moyens indiqués au traitement de chacune de ces maladies.

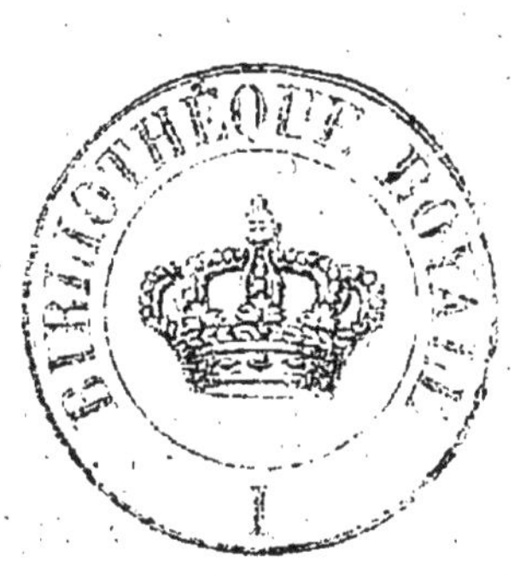

DEUXIÈME PARTIE.

INTRODUCTION

AUX

MALADIES VÉNÉRIENNES.

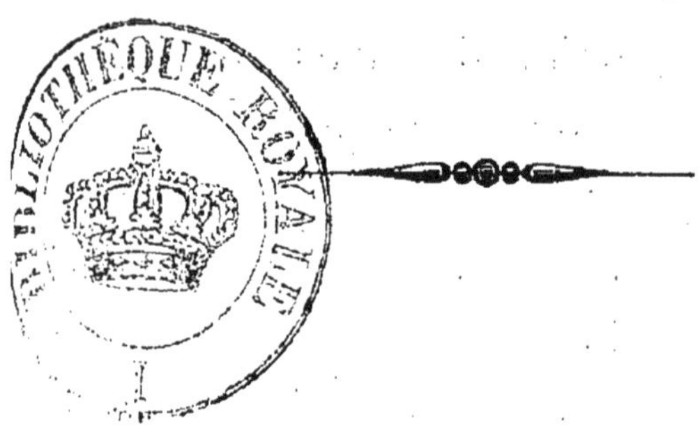

Le mal vénérien attaque la génération dans es sources les plus secrètes, porte atteinte à ses ruits, de sorte que les femmes qui conçoivent près un commerce impur ont rarement des ouches heureuses : elles font des fausses couhes; les enfans qu'elles mettent au monde, uand ils échappent, ce qui est très rare, à l'inection vénérienne, sont maigres, et apportent n naissant des dispositions à plusieurs malaies, surtout aux affections dartreuses, écrouel-euses et rachitiques. La plupart meurent en bas ge; et lorsqu'ils vivent, ils ont, à leur tour, des nfans qui sont souvent atteints de maux anaogues à ceux qui ont affligé leurs premières anées. Les filles, nées de parens qui ont été at-eints de la syphilis, ont beaucoup de peine à se régler, et leur taille tourne facilement. Enfin, mal vénérien porte une funeste influence si l'enfant qu'il arrête dans son développement, si l'homme, jeune encore, auquel il prépare u viellesse prématurée, sur le vieillard dont il hâ la décrépitude et la mort la plus déplorable.

La plus petite portion du virus vénérien suf pour produire dans tout le corps les plus gran désordres; elle paraît s'étendre par une espè de fermentation. Lorsque ce virus a été appliq au corps humain, il lui faut, comme aux autr matières contagieuses, un certain intervalle temps pour produire cette espèce d'incubation q détermine la maladie. On ne sait pas bien au jus combien de temps le principe vénérien, après êt entré dans la masse du sang, peut rester caché inactif dans le corps. Le plus ordinairement, troi cinq, dix ou quinze jours suffisent pour qu'il pr duise des ulcères, des poulains ou des écoulemen Dans quelques cas beaucoup plus rares, ses effe se montrent douze ou vingt-quatre heures apr le contact impur; et par opposition, il est res plusieurs semaines ou même plusieurs mois sa causer aucun symptôme apparent. J'ai eu occasi de voir surtout un cas dans lequel, après avoir é comme assoupi pendant six mois, il se manifes par des symptômes non équivoques; il semb même, dans certains cas, avoir besoin de quelq autre cause pour exciter ou développer son énergie. C'est ainsi que, dernièrement, j'ai vu un monsieur, affecté de la *grippe*, dont la peau s'est entièrement recouverte de boutons vénériens de couleur verdâtre. Il a été heureux pour lui que la fièvre ait poussé au dehors ce principe dont il se croyait débarrassé, et qui eût pu produire en lui les plus funestes résultats.

Il est des personnes chez lesquelles le principe vénérien, une fois introduit dans le sang, ne peut se faire jour au dehors et donner lieu au développement des symptômes qui caractérisent ce mal. Cette circonstance est affligeante, parce que le malade, se livrant à une parfaite sécurité, et ignorant qu'il recèle en son sein ce ferment corrupteur, néglige les ressources de l'art, et se prépare ainsi des maux à venir qui minent sourdement son organisation et menacent sa vie. Aussi, est-il du plus grand intérêt de pouvoir s'assurer s'il y a eu contagion. Les symptômes suivans, qui se développent peu de jours et souvent peu d'instans après un rapprochement avec une personne douteuse, peuvent nous éclairer. On éprouve une courbature générale, des envies de dormir, les digestions se dérangent, un crachottement continuel se joint à des envies fréquentes d'uriner. D'autres fois, la fièvre se développe, les yeux se cavent, se cernent, on mouche davantage, les selles se dérangent, on épro des douleurs çà et là dans différentes parties corps, le cœur bat avec plus de force, la fiè survient, la paume des mains est chaude, on triste, morose, on perd le goût du travail, l'étude; enfin, on sent que l'on n'est pas ce l'on était; on pense, on vit, on existe differ ment. Il n'est pas nécessaire d'être soumis à t ces dérangemens pour avoir la conviction qu a contracté la maladie vénérienne; quelques- suffisent pour nous éclairer, et doivent nous terminer à recourir à des moyens capables d combattre, car sans cela on s'exposerait à de ves dangers.

Quelques malades, après avoir vu dispara tous les symptômes de la maladie vénérienne, servent quelquefois un certain degré d'irrita dans les parties génitales, qui annonce qu traitement qu'ils ont subi n'a été que palli Ils éprouvent une sensation de fourmillen dans le canal, qui se prolonge quelquefois qu'à la vessie et au fondement, où ils ressen soit de la démangeaison, soit de la pesant D'autres fois, ils éprouvent un roulement ond toire des testicules, et de la douleur et des ti mens se font ressentir dans ces organes, qui très susceptibles de s'engorger. Des envies quentes d'uriner, l'écoulement d'une mat blanchâtre, quelquefois des maux d'estomac, des coliques, des épreintes plus ou moins douloureuses, et enfin un malaise général, tels sont les phénomènes qui complètent le tableau des sensations extraordinaires que j'ai voulu tracer, et qu'éprouvent beaucoup de malades après des traitemens mercuriels qui les ont irrités sans détruire leur mal.

Tous les individus ne sont pas également disposés à contracter la maladie vénérienne. Ceux qui sont faibles ou qui ont un sang impur, échauffé, acrimonieux, sont plus susceptibles d'en être infectés. Le principe vénérien est un, quelle que soit d'ailleurs la forme sous laquelle il puisse se présenter. L'observation suivante en est une preuve : « Trois jeunes gens furent ensemble chez une femme publique, et eurent « successivement commerce avec elle. L'un fut « pris d'un écoulement au bout de trois jours; « un bubon (poulain) parut chez le second, au « dixième jour, et le dernier n'éprouva pas le « moindre signe d'infection : il s'est toujours bien « porté. J'ai donné des soins aux deux malades; « et leur ayant manifesté le désir de voir la fille « qui les avait ainsi gâtés, ils la firent venir; je la « visitai trois ou quatre fois à différentes époques, « et je suis resté convaincu qu'elle n'avait qu'un

« simple écoulement sans la plus légère ulcéra-
« tion. »

Les femmes et les hommes sont en général également sensibles aux effets dévastateurs de cette maladie. Les individus d'un tempérament sanguin sont moins maltraités par la syphilis que ceux qui sont bilieux, secs et irritables. Les personnes faibles, maladives, écrouelleuses, dartreuses, ou scorbutiques, ou affectées de quelque maladie chronique de la poitrine ou du ventre, sont celles qui ont le plus à redouter les ravages du mal vénérien. J'ajouterai que les personnes qui ont les cheveux roussâtres et la peau très blanche en souffrent davantage ; et que les ulcères de la gorge et autres symptômes de cette affection sont, chez ces mêmes personnes, plus opiniâtres qu'ils ne le sont chez des personnes brunes qui sont d'un tempérament moins humoral. Toutefois, il est une vérité incontestable, c'est que la constitution la plus robuste ne peut, par elle-même, surmonter le principe vénérien, et en triompher quand une fois il est passé dans le sang. Se fier à sa *constitution*, en pareil cas, c'est un grand abus, parce qu'il est prouvé qu'il faut toujours avoir recours à un traitement qui est d'une absolue nécessité.

Le virus vénerien, une fois introduit dans

notre économie, charrié dans le torrent de la circulation, mêlé à nos humeurs, donne lieu aux désordres les plus affreux. Il est donc de la plus grande importance de toujours apprécier la véritable cause de ces maux qu'on est souvent bien loin de soupçonner lorsqu'on ne s'est point habitué de bonne heure à étudier la physionomie de la syphilis et les formes infiniment variées qu'elle est susceptible d'acquérir. Le principe vénérien dégénère en dartres, écrouelles, scorbut; des ulcères rongeurs de la gorge, du palais, des cartilages et des os du nez, sont encore des symptômes de ce mal, qui rend quelquefois les os fragiles, mous et plians comme de la cire. D'autres fois, ce vice destructeur produit des engorgemens au cou, au ventre, aux aisselles; d'autres fois, il détermine de l'inflammation, de la douleur, de la démangeaison aux yeux; il occasionne la perte de la vue, produit un tintement dans les oreilles, et détermine souvent la surdité, l'ulcération, l'écoulement et la carie des os qui forment l'organe de l'ouïe.

Par suite des progrès de ce principe, les fonctions animales, vitales et naturelles, sont viciées; des maladies du cerveau, du cœur, du foie, des intestins, de l'estomac et des reins, se développent. Quelquefois les organes génitaux acquièrent une irritabilité fatigante; d'autres fois ils sont flétris et d'une faiblesse extrême, et l'*impuissance* en est le résultat. Lorsque ce mal a jeté de profondes cines dans le sang, le visage devient pâle et livi les yeux se cernent, se cavent, des symptôme jaunisse et d'hydropisie se manifestent, la vue faiblit, les cheveux tombent, les ongles se dép sent; des irritations nerveuses, des sensations traordinaires se font ressentir; les digestions pénibles, et une toux sèche, accompagnée d' salivation abondante, indique que le pou s'altère. Enfin, le malheureux, affecté de cette ladie, devient incapable de penser et de sen inhabile au moindre mouvement, il tombe un dépérissement mortel.

Les femmes éprouvent des symptômes part liers à leur sexe : tels sont le cancer au sein règles excessives ou leur suppression, les flu blanches, l'affection histérique, l'inflammat l'abcès, le squirre, la gangrène, le cancer ou cère de la matrice. Les femmes qui ont cette ladie sont, pour l'ordinaire, stériles ou sujett avorter, ou si elles accouchent, leurs enfans s en naissant, en partie corrompus, ou tout couv d'ulcères ou de dartres. C'est lorsque les fem cessent d'être réglées que le mal vénérien pro chez elles les plus grands ravages. Alors comn cent leurs souffrances, des milliers de maux v nent les accabler; si elles ne sont promptemen énergiquement secourues, elles meurent l'état le plus affreux, le plus déplorable, et leurs corps, qui se putréfient en quelques heures, laissent échapper une insupportable fétidité.

Telle est la liste des affreux symptômes qui accompagnent cette terrible maladie quand elle est invétérée, et que le sang et nos organes sont abreuvés de ce limon corrupteur. On ne peut trop se presser de l'expulser, car chaque instant, chaque minute lui donne de nouvelles forces ; il s'identifie avec notre corps, il vit avec lui, il mine sourdement la texture de nos organes, il trouble les lois de la nutrition, il colore nos traits d'une teinte cuivreuse, jaunâtre, plombée, il trouble nos facultés intellectuelles, il jette le découragement dans le cœur, et, pervertissant à la fois le moral et le physique, il nous rend un objet de pitié, et ne nous conduit à la mort qu'à travers mille douleurs, mille tourmens !

CONSIDÉRATIONS GÉNÉRALES

SUR

LA MALADIE VÉNÉRIENNE.

La maladie vénérienne, généralement connu sous le nom de *Syphilis*, se transmet, le plu ordinairement, par le rapprochement des sexes elle se contracte aussi par l'allaitement, et beau coup d'enfans trouvent ainsi un poison destruc teur dans le premier aliment de la vie. Elle s communique aussi par des baisers voluptueux par l'application du principe virulent sur diffé rentes parties du corps. On possède plusieur exemples de la communication de la syphilis pa la saignée faite avec une lancette qui, aprè avoir servi à l'ouverture de pustules véroliques n'avait pas été ensuite suffisamment nétoyée. U rasoir malpropre peut encore la communiquer M. B., dit le docteur Richerand, présidait à l rédaction d'un compte; fatigué de la lenteur e de la difficulté d'un calcul, il prend la plume des mains de son commis, et, après s'en être servi, la porte inconsidérément à sa bouche. Ce commis avait des chancres aux lèvres et sur la langue; il était dans le cours d'un traitement mercuriel secret : la salivation était imminente. Imprégnée de cette bave envenimée, la barbe de la plume transmit la maladie, qui se développa peu de jours après.

Fabrice de Hilden rapporte un fait extraordinaire : il s'agit d'une demoiselle qui contracta la maladie vénérienne pour s'être masquée avec les vêtemens d'un homme qui en était atteint depuis long-temps.

Le virus vénérien peut rester nombre d'années dans le sang avant de produire des effets sensibles, ainsi que l'avait souvent observé Cataneus (*Tract. de morbo gallico*). Il n'est aucun médecin qui n'ait été à même de faire de semblables remarques. J'ai donné mes soins à une dame qui, après avoir cohabité avec une personne saine en apparence, fut bientôt après attaquée d'un écoulement vénérien et d'un chancre de même nature occupant le fond du gosier; et tout cela sans qu'on aperçût la moindre incommodité chez l'individu qui avait communiqué cette maladie.

Un monsieur vint me consulter pour un ul-

cère qui avait rongé une grande partie du n
de la lèvre supérieure. Son aspect me fit juger
premier coup d'œil, qu'il était de nature v
rienne, quoique le malade prétendît n'a
jamais éprouvé aux parties génitales le moi
symptôme qui pût lui faire soupçonner cette
ladie. Les médecins qui le soignèrent n'ol
rent pas la moindre amélioration, parce q
s'abusèrent sur la cause de cette affection. N
départant pas de ma première pensée, je
mis ce monsieur au traitement anti-vénér
cinq mois suffirent pour amener la cicatrisa
de cette affreuse plaie et opérer une solid
complète guérison. Ces faits, et beaucoup c
tres que je pourrais citer, prouvent que le p
cipe vénérien peut non seulement être abs
dans l'économie sans laisser au dehors la moi
trace de son existence, mais encore ne proc
ses ravages que long-temps après sa contag

Des praticiens distingués pensent, d'aprè
nombreuses observations, que la maladie v
rienne peut s'engendrer dans le corps de l'hon
Ils l'ont vue, disent-ils, se développer spo
nément chez des personnes très saines, aprè
coït immodéré, surtout pendant l'époque d
menstruation. J'ai été à même de faire quel
observations semblables. Partageant cette
nion, que la syphilis n'est autre que la

générée, il ne me répugne point de penser que s personnes affectées de dartres, d'écrouelles ou toute autre espèce d'acrimonie humorale, ssent, par l'effet de la cohabitation, donner u au développement des symptômes qui constuent le mal vénérien.

Le docteur Weizemann, médecin à Bucharest, étend qu'on voit souvent la syphilis se dévepper spontanément, et plusieurs fois il a traité ec le plus grand succès, par les anti-vénériens, s écoulemens, des chancres et des bubons qui aient été contractés, pendant la première nuit noces, avec de jeunes houris dont la santé et virginité ne pouvaient être mises en doute.

Des écrivains modernes assurent qu'on peut rendre cette maladie en couchant dans le même t avec une personne qui en est infectée. Pourit-on ne pas admettre cette opinion, lorsqu'on it qu'à l'époque de l'apparition de la vérole en urope, cette maladie se communiquait alors r l'air, par les vêtemens, par les ustensiles et moindre contact ? Le docteur Bowman nous pprend que les habitans de Saint-Paul en Caada, où la maladie n'avait été apportée que deuis très peu de temps, la gagnaient par l'air, en angeant avec la même cuiller, en buvant dans e même vase, en fumant avec la même pipe.

J'ai été à même de donner mes soins à une dam qui avait contracté la maladie vénérienne en bu vant dans le verre de sa domestique, qui en éta affectée. Le même docteur Bowman dit, dan son rapport au gouvernement anglais, que le malades, au Canada, perdent le nez, la langue, le yeux, et des portions des extrémités, par ce v rus, sans avoir souvent la moindre affection au parties génitales ; ce qui prouve qu'une person peut être affectée de la syphilis sans avoir eu gonorrhée, ni ulcère, ni aucun autre mal au organes de la génération.

Les premiers auteurs qui ont décrit les effets ce poison subtil sur l'économie, datent de la fin xve siècle, époque à laquelle ce mal, qui très prob blement a existé de tout temps sous des formes des noms différens, quoique avec des degrés d'i tensité très variables, avait pris un aspect si mer çant, et suivi une marche si violente, que tout les classes de la société en furent fortement frayées; car il paraît qu'alors sa communicati était encore plus facile que de nos jours, et qu'i avait infiniment peu de familles qui n'eussent, da un instant donné, plusieurs de leurs membres c en fussent atteints. Les opinions diffèrent bea coup sur l'origine de ce mal destructeur.

Sydenham et plusieurs autres médecins ont c

que la maladie syphilitique tirait son origine de la maladie connue en Afrique sous le nom de *Yaws* ou *Pian*.

D'autres écrivains pensent qu'elle tire son origine de l'Asie. Un ouvrage précieux, imprimé à Calcutta, et publié par une société d'hommes instruits, semble justifier cette assertion. Nous trouvons, dans le second volume de cet intéressant ouvrage, que la maladie vénérienne est connue dans l'Indostan depuis un temps immémorial sous le nom de *feu persan*, et qu'elle y existait avant les voyages de COLOMB et de VESPUCE dans l'hémisphère occidental. Oviédo, partageant des idées contraires, fait venir la maladie vénérienne d'Amérique, apportée par les soldats de Christophe Colomb, débarqués dans le royaume de Naples en mai 1495, après avoir séjourné quelque temps à Séville et à Barcelone, où ils avaient commencé à la répandre.

Enfin une dernière opinion, et qui semble la plus accréditée, c'est celle qui considère la syphilis comme une dégénération de la lèpre; les symptômes qui caractérisent ces deux affections sont presque identiques, puisque toutes deux se manifestent par des pustules, des endurcissemens de la peau, des excroissances hideuses, des ulcères rongeans, des exostoses, et des douleurs nocturnes aux os. Pouvais-je ne point voir dans ces phénomènes la génération d'une autre maladie? Pouvais-je point partager cette opinion, que le mal vénér n'est qu'une modification de la lèpre?

Sans vouloir balancer les autorités d'une mu tude d'écrivains celèbres, sans prononcer au mil des peuples qu'on a vus s'accuser réciproquem d'avoir propagé cette horrible peste, je me cont te de faire observer que M. Sprengel a puissa ment combattu l'opinion de ceux qui font p venir la maladie vénérienne des Indes Occiden les. Les annales des nations contiennent des tém gnages irrécusables qui prouvent l'existence ses symptômes long-temps avant que Chris phe Colomb ne mît à la voile pour entrepren son immortelle découverte.

Quoi qu'il en soit de l'origine de la syphilis est certain que les peuples de l'Europe ont cont bué à étendre cette affection. La propagation ce fléau est une des suites fâcheuses de leurs vo ges, de leur commerce, de leur industrie, de le guerres, de leurs victoires, de leur dominatio Ajoutons que cette maladie a dû augmenter d'i tensité à mesure qu'elle a parcouru le globe te restre, et que, transportée ainsi de climat en c mat, elle a dû s'exaspérer par les influences d'u température étrangère. Ajoutons enfin que l'ho me a singulièrement multiplié les effets de cette contagion terrible, en trompant les sages intentions de la nature, en exaltant sa sensibilité par des excès inouïs, en se créant des besoins et des penchans qui sont l'opprobre de l'espèce humaine. Mais en voilà assez sur l'histoire de l'origine du mal vénérien : signalons les désordres qui peuvent résulter de l'absorption du virus syphilitique, et de son séjour plus ou moins prolongé dans l'économie.

Cette affreuse maladie se reproduit sous tant de formes, elle a des aspects si divers, qu'elle sera long-temps encore un objet d'étude pour les médecins. Elle se manifeste le plus souvent par des écoulemens d'une matière jaune verdâtre, d'une telle acrimonie que, lorsqu'elle est appliquée à la surface du corps d'une personne saine et bien portante, elle y produit une irritation et des symptômes inflammatoires plus ou moins violens, qui sont le prélude d'une infection générale. Plusieurs voies peuvent être la source de cet écoulement, qu'accompagnent souvent les plus vives douleurs. D'autres fois, ce sont des engorgemens glandulaires, situés le plus ordinairement aux aines et aux aisselles, et qui ont reçu le nom de *bubons*.

Des boutons, qui sont le résultat de ce mal, peuvent se manifester sur toutes les parties du corps;

mais ils se montrent le plus souvent au visage, aux mains, aux pieds, et, dans ce dernier cas, quelquefois les ongles se dessèchent, deviennent rougeâtres et violacés. Ces boutons ont parfois une couleur cuivreuse, verdâtre, qui décèle leur funeste origine. Le front de certains individus en est tellement recouvert, les croûtes qui sont le résultat de leur suppuration sont tellement épaisses et sillonnées à leur surface, que leur physionomie présente l'aspect le plus hideux. Lorsqu'elles se détachent, on ne voit que des excavations profondes qui mettent à nu les papilles nerveuses, et causent de vives douleurs. D'autres fois, le virus syphilitique étend ses ravages jusqu'aux os; il ne se borne pas toujours à produire des douleurs nocturnes atroces : souvent même il les carie profondément, et arrache des cris lamentables aux malheureuses victimes de la syphilis.

C'est par les végétations de formes variées, et occupant le plus souvent les parties sexuelles, que le mal vénérien décèle encore son existence. Ces excroissances charnues ont reçu le nom de *porreaux*, de *choux-fleurs*, de *crêtes-de-coq*, de *condylômes*, de *verrues*, selon les formes qu'elles affectent, selon qu'elles occupent les parties génitales, le périnée, l'anus, etc. Ces végétations sont susceptibles de croître sur toutes les parties de la peau. On les trouve quelquefois sur les bords des paupières dans les oreilles, dans l'intérieur des fosses nasales. On les remarque au voile du palais et dans l'intérieur de la bouche. Une femme, dit le docteur Alibert, mourut d'une excroissance énorme qui se forma à la base de la langue, et qui acquit un tel développement qu'elle finit par empêcher le passage des alimens.

D'autres fois, par suite du principe vénérien, on ressent de vives douleurs dans le canal de la verge; on y éprouve une démangeaison insupportable qui donne lieu à de fréquentes érections et à une continuelle déperdition du sperme. Souvent, lorsque les malades font des efforts pour aller à la selle, une matière glaireuse s'échappe du canal, et l'urine de quelques-uns contient des flocons blanchâtres qui se déposent au fond du vase. Quelquefois en peu d'instans, les douleurs, les démangeaisons de la verge cessent, et ces symptômes se portent au fondement ; elles reviennent bientôt après à la verge et se promènent ainsi d'une partie à l'autre.

Les ulcères syphilitiques, désignés sous le nom de *chancres*, sont encore le résultat de l'affection que je décris; ils affectent le plus ordinairement les parties génitales. On en trouve journellement sur les fesses, les cuisses et le ventre des enfans malsains. Ils peuvent occuper toutes les parties du corps. On a observé plusieurs cas où les femmes

attaquées de syphilis avaient eu le vagin et la m
trice totalement rongés par un chancre très éte
du. Le canal de l'urètre, chez l'homme, peut êt
détruit par des ulcérations vénériennes. Le cu
chevelu, les yeux, les oreilles, le nez, la bouch
la gorge, sont fréquemment infectés par des cha
cres du plus mauvais caractère.

MM. Sicard et Grellier, médecins d'Angoulêm
nous ont communiqué l'observation d'un indivi
qui était tout couvert d'ulcères syphilitiques. C
ulcères étaient devenus très profonds et fistuleu
ils s'étaient agrandis à un tel point qu'ils s'étaie
tous réunis : en sorte qu'au lieu de la peau,
voyait sur l'universalité du corps une vaste croû
suppurante, exhalant une puanteur horrible.
malade mourut dans un état vraiment déplorab

Quelquefois, pour comble de malheur, le sc
but vient se joindre à la syphilis invétérée : c'
alors que les malades sont en proie aux plus v
lentes douleurs. Ils maigrissent de jour en jou
la respiration devient très difficile; ils ont le h
quet, des tiraillemens atroces dans l'estomac, d
insomnies continuelles; leur teint est cuivreux
blafard; leurs gencives sont molles, fongueuses
sanguinolentes; leur haleine est pestiférée; d
taches violacées recouvrent çà et là toute la su
face de la peau; il se manifeste des hémorrhag

nasales; l'abattement est extrême, les cheveux tombent, les ongles se rident et se dépolissent, le pouls est déplorable, et la mort vient mettre fin à tant de souffrances.

Tel est le terrible tableau de cette funeste maladie, lorsque, loin d'arrêter ses progrès, on lui laisse prendre un accroissement considérable. Combien d'individus, frappés de la contagion syphilitique, négligent les ressources de l'art et s'abandonnent à une dangereuse sécurité, tandis que le poison qu'ils recèlent prépare au loin les douleurs les plus cruelles, les symptômes les plus déplorables et l'entière désorganisation de tout leur être physique !

DESCRIPTION ET TRAITEMENT

DES SYMPTÔMES

DE LA MALADIE VÉNÉRIENNE

GONORRHÉE, OU ÉCOULEMENT DE LA VERGE.

Cette maladie, désignée sous le nom d'échau fement, de blennorrhagie, de chaudepisse, est c ractérisée par un écoulement de nature glaireus puriforme, blanc, jaunâtre ou verdâtre, venant d vagin chez la femme et du canal de l'urètre ch l'homme, accompagné d'un sentiment plus o moins vif de chaleur et de cuisson douloureu dans ce conduit, principalement lors de l'émissio des urines.

La cause la plus ordinaire de cette maladie c'est le principe vénérien qui est absorbé, pomp par la membrane muqueuse qui tapisse le cana Cet écoulement peut encore se développer, et ce est très fréquent, après avoir eu des rapports avec une femme qui a ses règles ou des flueurs blanches âcres. Le pus qui découle d'une ulcération de la matrice, le rapprochement avec des femmes qui ont le sang chaud, âcre, qui ont des dartres, la gale ou des écrouelles, telles sont les circonstances qui peuvent encore produire cette maladie. Des individus eux-mêmes dartreux, galeux, écrouelleux, ayant ou des rhumatismes ou la goutte, ont souvent été affectés d'écoulement pour s'être trop irrités ou fatigués avec des femmes fort saines d'ailleurs. Il est certain que, dans ce cas, l'humeur acrimonieuse du sang se porte sur les organes génitaux, et y détermine ces écoulemens qui peuvent se communiquer, et qui réclament toujours le même traitement.

La gonorrhée ou chaudepisse se déclare ordinairement depuis le deuxième jusqu'au huitième jour, après le coït avec une femme infectée de maladie vénérienne ou d'âcreté humorale. Quelquefois l'écoulement met quinze jours ou un mois avant de se développer, et quelquefois davantage. Lorsqu'il ne se fait pas jour au dehors, ce qui arrive quelquefois, on est exposé à de très grands dangers. La gonorrhée ne suit pas toujours une marche simple et régulière. Dans certains cas, par exemple, elle est bénigne et indolente, au point de n'occasionner ni cuisson, ni aucun autre signe d'irritation, les malades ne s'en apercevant que par les traces qu'elle laisse sur le linge. D'au fois, cette maladie ne manifeste son existence par un simple chatouillement ; il n'y a ni doul ni écoulement. Le plus souvent elle s'accompa de symptômes plus graves; la douleur est vive; elle se propage tout le long du canal; la tie des urines ne se fait que goutte à goutte; présentent des filets de sang; quelquefois le s coule pur et vermeil; des érections fatigante douloureuses tourmentent les malades jour nuit; les aines et les testicules irrités annon une chaudepisse cordée. Cet état, que beauc d'individus, dans le but de s'abuser, qualifien simple échauffement, exige toujours, sans ex tion, l'emploi du traitement végétal.

Quelquefois la chaudepisse est bâtarde, c'e dire qu'au lieu d'avoir son siége dans le ca elle est située entre le gland et la peau de la ve qui le recouvre; elle consiste en un écoulen blanchâtre, jaunâtre et verdâtre. Quel que soi siége de cet écoulement, le traitement est touj le même.

Traitement. Le malade se mettra de suit l'usage de la poudre végétale pendant ving vingt-cinq jours. Tout le temps qu'il y aura de ritation, il sera nécessaire de prendre cette pou *quatre fois par jour* au lieu de trois fois seulem et d'ajouter à chaque verre une ou deux cuille de sirop d'orgeat, s'il y avait possibilité de le fa

Si l'irritation est vive, et qu'on soit obligé de trop marcher, ce qu'on doit éviter autant que possible, on portera un suspensoir, on prendra quelques bains entiers, ou bien on baignera la verge dans de l'eau tiède, du lait ou de l'eau de guimauve. Chaque bain entier devra durer une heure et plus; un bain local quinze à vingt minutes. Si la chaudepisse est très douloureuse, on devra ajouter à chaque verre de poudre végétale *six gouttes de laudanum liquide*; le pharmacien délivre cette préparation, qui devra être continuée jusqu'à ce que les fortes douleurs soient passées; et si, malgré cela, l'inflammation ne cessait pas, et que l'émission des urines fût trop douloureuse, on devrait appliquer quinze à vingt sangsues au périnée (endroit situé entre le fondement et les bourses); des cataplasmes de mie de pain et d'eau, appliqués à nu sur la verge, et pas trop chauds, concourent à calmer son irritation. Chez quelques sujets, cependant, ils produisent quelquefois un effet tout contraire; aussi, doit-on, dans ce cas assez rare à la vérité, ne pas les employer. Une deuxième application de sangsues est quelquefois nécessaire pour faire disparaître entièrement l'inflammation. C'est lorsqu'elle a cessé, ou du moins en très grande partie, qu'on se bornera à ne prendre la poudre que trois fois par jour, et qu'on s'occupera d'arrêter l'écoulement.

Manière de terminer les écoulemens.

Dès que l'inflammation s'est très affaiblie, qu'il n'y a que peu ou point d'irritation, que l'écoulement tire à sa fin, et que le virus vénérien a été combattu par la poudre végétale pendant vingt-cinq à trente jours et quelquefois davantage, selon l'intensité de la maladie, on remédie alors à la faiblesse locale, et on supprime entièrement l'écoulement par l'injection suivante, qui est à la fois tonique et calmante, et est très propre par conséquent à faire cesser les douleurs nerveuses que l'on ressent dans une partie plus ou moins étendue du canal de l'urètre :

Prenez,	sulfate de zinc.	40 grains
	eau commune.	12 onces
	laudanum liquide.	1 gros.
	acétate de plomb.	1 gros.

Pour les premières injections, on mélange cette préparation à égale quantité d'eau pure, et davantage si ce liquide produit des picotemens.

Au bout de trois jours, on peut essayer l'injection pure ; et si enfin la sensibilité des parties affectées ne permettait pas de l'employer ainsi, on n'en userait que mélangée à égale quantité d'eau pure et davantage au besoin, ainsi que je l' déjà indiqué. Comme dans cette préparation, une partie des ingrédiens est sujette à se précipiter, il est est nécessaire de bien l'agiter avant de s'en servir. Voici la manière de procéder à son emploi.

On se procure une petite seringue d'étain à canule courte et arrondie, et dont le piston joue avec une certaine liberté. Cet instrument étant rempli, le malade qui a dû rendre par avance ses urines, s'il a besoin de pisser, applique exactement la canule dans l'ouverture du canal, tient la seringue entre le pouce et le doigt du milieu de la main droite, tandis que l'indicateur se place dans l'anneau du piston; la main gauche assujétissant la verge, et l'alongeant, il fait agir l'instrument avec lenteur, ayant soin de ne lancer que le tiers environ du liquide qu'il contient, ou la moitié si la seringue est très petite. Lorsqu'il a séjourné environ une minute dans le canal, on le rejette en cessant d'en comprimer l'ouverture avec les doigts; on replace la seringue, et on pousse le restant de l'injection. On remplit une seconde fois la seringue, et le liquide en est encore chassé en deux ou trois coups de piston, en laissant entre eux environ une minute d'intervalle. Cette opération, qui est très facile et sans douleur, doit se pratiquer trois fois par jour; c'est-à-dire qu'on emploiera deux seringues matin et soir, et deux dans la journée, en tout six seringues par jour.

Lorsqu'enfin on est parvenu à arrêter l'écou
ment par le secours des injections et de la poud
végétale, qui au commencement des injections
devra plus être prise que *trois fois par jour*, il
nécessaire, pour prévenir toute espèce de rechut
de continuer encore dix à quinze jours la poud
végétale et les injections, mais alors on ne fe
qu'une seule injection matin et soir, c'est-à-di
qu'on n'emploiera qu'une seule seringue chaq
fois, toujours en deux ou trois temps. Cette co
tinuation de traitement est indispensable af
d'empêcher le retour de l'écoulement qui a u
très grande tendance à renaître sous l'influence
la moindre irrégularité dans le régime. A dat
du moment où on commencera les injections,
devra se purger trois fois à huit jours d'inte
valle.

Ma préférence pour les injections est fondée s
les avantages que j'en obtiens tous les jours et s
les inconvéniens que présentent les diverses pr
parations internes qu'on met généralement e
usage. Elles contiennent toujours du copahu o
du poivre cubèbe, substances qui irritent l'esto
mac, les intestins, et qui le plus ordinairemen
n'ont d'autre effet que de dégoûter les malade
sans aucun résultat avantageux. Ces médicamen
ne peuvent parvenir dans le canal de l'urètre, o
leur action est nécessaire, qu'après avoir parcour
toute l'organisation, et par conséquent perdu leur

propriétés ; tandis, au contraire, que les injections sont d'un effet plus rationnel, puisqu'elles portent d'une manière facile et sans intermédiaire le remède sur le mal.

Le reproche qu'on a fait aux injections de produire des rétrécissemens du canal de l'urètre n'est pas fondé ; c'est une erreur grave répandue dans le public et encore chez quelques médecins. Un liquide poussé dans un canal ne fait que le dilater au lieu de le rétrécir. Mais ce qui est réellement la cause des rétrécissemens du canal, c'est l'emploi, l'abus des préparations mercurielles, c'est la fréquence des écoulemens, c'est la négligence qu'on apporte quelquefois à les traiter, et c'est surtout lorsqu'un écoulement se prolonge par trop, qu'il épaissit, engorge la membrane qui tapisse le canal et y détermine ces rétrécissemens auxquels les injections n'ont pas la moindre part, et que je regarde au contraire comme étant le seul moyen capable de combattre avec efficacité ces écoulemens qui offrent souvent une très grande ténacité.

GONORRHÉE ANCIENNE OU SUINTEMENT HABITUEL.

On donne communément le nom de *gonorrh ancienne* ou *suintement habituel* à un écouleme qui persiste après que les symptômes inflamm toires ont disparu. Cet écoulement, qui vient canal chez l'homme et du vagin chez les femme est tantôt purulent, épais, d'autres fois blanc clair, très rarement jaunâtre; il n'est accompag d'aucune ardeur ni douleur dans le canal. C écoulement, abandonné à la nature, continue so vent avec opiniâtreté pendant des mois et mêr des années; et, lorsqu'il est considérable, ce qui e assez rare, il affaiblit sensiblement la constituti du malade, et surtout la faculté d'engendre Dans d'autres cas, cet écoulement, après avc disparu pendant quelques jours, quelques sema nes, ou même quelques mois, commence à rep raître, soit après avoir vu une femme ou après u exercice un peu violent, ou après une débaucl de table. Cet écoulement, qui ne se manifeste so vent que par une seule goutte le matin, a lieu pl abondamment quand le malade va à la selle. Cet maladie tient ou à une faiblesse du canal et de constitution en général, ou bien à un princi vénérien qui n'a pas été entièrement détruit, et q exerce encore son action non seulement sur l organes génitaux, mais encore sur toute l'écon mie; car beaucoup d'affections dartreuses, d'ulcères de mauvaise nature sont le résultat de cette infection permanente. Les enfans qui naissent de personnes affectées de semblables écoulemens ont des maladies humorales, des dartres, des écrouelles, la teigne, le rachitisme; ils deviennent facilement bossus.

Traitement. Le malade fera usage de la poudre trois fois par jour. Il se purgera tous les douze jours, en tout six purgatifs. Il fera des injections trois fois par jour, jusqu'à la disparition de l'écoulement; elles seront même encore continuées matin et soir seulement, pendant environ quinze jours, pour empêcher le retour de cette matière et consolider l'intérieur du canal. (*Voy.*, page 30, la manière de faire les injections.) La nourriture sera de bonne qualité, le vin excellent et pris avec beaucoup de modération. Ce traitement est en tout applicable aux femmes.

CHAUDEPISSE TOMBÉE DANS LES BOURSES.

Le testicule *vénérien*, ou la chaudepisse tombée dans les bourses, est un gonflement inflammatoire de l'un ou des deux testicules, coïncidant avec la diminution ou la suppression totale d'un écoulement. Cet accident est assez fréquent et affecte plutôt le testicule gauche que le droit; on le voit parfois se porter d'un côté à l'autre. Les bains froids, l'exposition à une température froide et humide, les efforts violens, les coups, les sauts, l'escrime, les longues marches sans suspensoir, toute pression forte sur les bourses ou les cordons spermatiques, et beaucoup d'autres causes analogues, peuvent produire cet effet, lorsque le canal est le siége d'un écoulement vénérien, ou même seulement *acrimonieux*.

Traitement. On remédiera à cet accident, en faisant usage de la poudre végétale quatre fois par jour; si l'irritation est très vive, on ajoutera alors à chaque verre de poudre huit gouttes de laudanum liquide. On posera quinze à vingt sangsues au périnée (endroit situé entre le fondement et les bourses), et on appliquera des cataplasmes de mie de pain et d'eau de guimauve à nu et non entre deux linges, cataplasmes qu'on laissera cinq à six heures avant de les renouveler, et qui ne devront pas être trop chauds, car ils irriteraient les parties malades. Après l'application des sangsues le malade se purgera trois fois à huit jours d'intervalle. Lorsque l'inflammation est très légère le repos, le régime, les cataplasmes, les purgatifs et la poudre végétale suffisent, et on peut se dis penser des sangsues. Mais avouons cependant que tirer du sang est le moyen de faire avorter une inflammation, qui est souvent bien douloureuse. Quelquefois, à la suite de cette inflammation, il reste au testicule un peu d'engorgement; on le dissipe en le frictionnant matin et soir, pendant une ou deux minutes, avec gros comme une petite noisette de pommade résolutive (*Voy.* page 314, 1re partie); mais, pour cela faire, il faut attendre que l'inflammation ait totalement disparu, qu'il n'y ait plus de douleur, et ce n'est environ que deux mois après la cessation des accidens qu'il faut recourir à ce moyen.

Nota. Lorsqu'une inflammation du testicule est excessivement opiniâtre, et qu'elle ne cède pas à l'emploi des moyens indiqués, il est bon d'introduire dans le canal, et plusieurs fois par jour, une sonde de gomme élastique, dans le but d'y porter l'irritation et de dégager le testicule; mais, je le répète, c'est le dernier moyen à employer.

OPHTALMIE OU INFLAMMATION VÉNÉRIENNE DES YEUX

Elle se manifeste communément après la suppression d'une chaudepisse. Les causes les plus ordinaires de cet accident sont l'impression brusque du froid, surtout lorsque les parties génitales y sont exposées.

Quelquefois l'inflammation des yeux est le résultat d'une inoculation directe, et alors elle se développe avant que l'écoulement ait éprouvé l[a] moindre diminution : cette inoculation a lie[u] lorsqu'un doigt ou tout autre corps, chargé de l[a] matière de l'écoulement ou de la suppuration d'u[n] chancre ou d'un poulain, a été porté sur l'œil. Le[s] symptômes qui caractérisent cet état sont l'impossibilité de supporter la lumière, le gonflement de[s] paupières, la rougeur du blanc de l'œil, le suintement d'une matière jaune ou verdâtre. Si on n[e] s'empresse de combattre cet état, l'œil peut s[e] désorganiser, et la perte de la vue est inévitabl[e].

Traitement. Le malade prendra la poudre végétale quatre fois par jour. On bassinera l'œ[il] ou les yeux avec de l'eau de sureau tiède et trè[s] souvent, car la propreté de ces parties est un poin[t] essentiel; on les soustraira à l'influence du jou[r]. Si le malade est sanguin, on lui fera une saigné[e] du bras. Ou appliquera derrière chaque oreille dix à douze sangsues. Le plus souvent on peut se dispenser de la saignée, et on n'a recours qu'aux sangsues. On prendra tous les jours un bain de pieds avec quatre onces de farine de moutarde; on y restera jusqu'à ce que les pieds soient très rouges, huit ou dix minutes environ. Après les sangsues, le malade sera purgé tous les quatre jours pendant cinq ou six fois. Lorsque l'inflammation aura beaucoup diminué, après environ quinze à vingt jours de traitement, plus ou moins, selon l'intensité de la maladie, on bassinera l'œil ou les yeux avec le *collyre détersif* indiqué au traitement des écrouelles, 1re partie.

Quand, après le traitement indiqué, il reste de la rougeur, du gonflement, de petites ulcérations aux paupières ou quelques taches sur l'œil, il faut établir un vésicatoire à la nuque, qu'on portera ensuite sur le bras du côté malade, et dont la suppuration sera entretenue quelque temps encore après la guérison complète: on aura soin de se purger deux fois au moins, en même temps qu'on le laissera sécher. S'il y a gonflement des paupières, on les oindra avec la pommade résolutive; s'il y a des taches sur les yeux, on usera de la poudre indiquée au traitement des écrouelles. Le régime sera doux et la diète assez sévère, s'il y a fièvre, et que la maladie soit grave: dans ce cas quelques potages suffiront. On n'en continuera pas moins, jusqu'à complète guérision, la poudr végétale et le *collyre détersif.*

Nota. Un moyen très propre à ramener l'écou lement vénérien de la verge, dont la suppressio a occasionné l'inflammation des yeux, c'est d'in troduire dans le canal plusieurs fois par jour un sonde de gomme élastique assez fine et enduite d la matière que fournit l'œil enflammé. On a re cours à ce moyen lorsque l'affection est grave.

CHANCRES OU ULCÈRES VÉNÉRIENS.

Les ulcères que produit le virus vénérien, e quelque endroit du corps qu'ils soient situés, pre nent le nom d'*ulcères vénériens*, ou plus comm nément de *chancres,* qu'on leur a donné sans dou pour désigner leur naturel rongeur. Ils affecte le plus ordinairement le gland, l'intérieur du pr puce, l'urètre, les grandes lèvres, la bouche, l lèvres, les mamelons; mais on les voit parfois l'anus, aux yeux, au nez, au palais, au périné aux bourses, aux aisselles, aux doigts, aux orteil tous endroits où la peau est rarement très sèche.

Les chancres débutent communément par petites taches rouges, inflammatoires, accomp gnées de démangeaisons incommodes, dont le ce tre s'élève rapidement, devient un peu blanc, vé culeux, transparent, et laisse échapper une matière roussâtre et corrosive. Bientôt le sommet de ce bouton se creuse, les bords se durcissent, et la surface ulcérée fournit une matière purulente, fétide et abondante. D'autres fois, l'activité du principe contagieux est si grande que les ulcérations deviennent profondes et peuvent détruire les organes affectés, comme cela se voit souvent. Lorsqu'ils attaquent le palais ou les fosses nasales, ils en carient quelquefois les os. Souvent les chancres et surtout ceux de la verge sont peu douloureux; d'autres fois, ils sont tellement irrités qu'ils causent l'étranglement inflammatoire du prépuce au devant du gland, appelé *phimosis*, et qui fait qu'on ne peut découvrir la verge, ou l'étranglement derrière le gland formant un bourrelet rouge et très douloureux appelé *paraphimosis*, qui empêche de pouvoir le recouvrir.

Traitement. Le malade sera mis à l'usage de la poudre végétale. Si les chancres sont bénins, de peu de gravité, ils seront simplement pansés matin et soir avec de la charpie fine, recouverte avec une légère couche de cérat ou de pommade de concombre. Souvent, après quelques jours de traitement, les chancres restent stationnaires; ils n'augmentent ni ne diminuent. Dans ce cas, ils devront être pansés avec la *pommade résolutive*. (*Voyez* page 314, 1re partie.)

Lorsque les chancres sont très inflammatoires, douloureux, le repos, le régime, des bains entiers ou locaux, dans lesquels on restera une heure matin et soir, deviendront nécessaires. Si les douleurs sont excessives, il sera utile de prendre la poudre végétale quatre fois par jour au lieu de trois, et à chaque verre on ajoutera *six gouttes de laudanum liquide*. Le malade devra se purger au début de la maladie, et puis tous les vingt jours; en tout, trois fois environ.

Malgré les soins les plus prompts et les mieux entendus, on n'est pas toujours assez heureux pour arrêter l'inflammation qui complique les chancres, et cela tient dans la majorité des cas à l'irritabilité et au tempérament sanguin du malade, ou à des excès. Dans cet état de choses, la partie malade se gonfle, et il y a alors *phimosis* ou *paraphimosis*, accident qui empêche de décaloter ou de caloter, et dont j'ai parlé plus haut. Cet état mérite de prompts secours, car la gangrène peut s'emparer de l'organe malade; dans ce cas, on appliquera quinze à vingt sangsues au périnée (endroit situé entre la verge et le fondement); on prendra des bains locaux à l'eau de guimauve, ils dureront une heure; on les renouvellera souvent, l'eau devra être tiède, car si elle était trop chaude, elle irriterait. La nuit et le jour, si cela est possible, des cataplasmes de mie de pain et d'eau seront appliqués sur la verge à nu et non entre deux linges; on devra faire quelques injections à l'eau de guimauve entre le gland et le prépuce (peau qui recouvre la verge); celle-ci devra être tenue dressée contre le ventre, afin de favoriser le retour du sang et de diminuer l'inflammation. Il est essentiel de ne jamais appliquer les sangsues sur la partie malade; le périnée, je le répète, est l'endroit convenable; la racine de la verge serait encore le seul endroit où l'on pût en permettre l'application. Chez quelques individus sanguins, on a été quelquefois obligé de pratiquer une saignée du bras: ces cas sont assez rares. Lorsqu'il n'y a plus d'inflammation, les chancres devront être pansés avec la *pommade résolutive* ; et, quelques parties de la peau que puissent occuper des ulcères ou chancres vénériens, ils seront toujours pansés avec cette pommade s'il n'y a pas inflammation; car, dans le cas contraire, on userait, ainsi que je l'ai déjà dit, du cérat ou de la pommade de concombre.

J'ajouterai que quelquefois après la cicatrisation d'un ulcère vénérien, les bords en restent durs et engorgés; dans ce cas, une friction légère, faite matin et soir sur la partie avec la pommade résolutive, en opère le dégorgement.

Quelquefois après la guérison des chancres, la peau de la verge reste gonflée; dans ce cas, il faut la tremper plusieurs fois par jour dans une *dissolution d'alun* froide, et opérer quelques frictions avec la pommade résolutive sur ladite partie.

D'après tout ce qui vient d'être dit, il est facile de voir qu'on ne doit commencer le traitement que par les moyens les plus simples, et n'arriver aux plus énergiques que lorsque la maladie est plus grave.

DE QUELQUES AUTRES ACCIDENS RESULTANS DE LA SUPPRESSION D'UN ÉCOULEMENT VÉNÉRIEN.

La matière d'un écoulement de la verge se supprimant se porte sur les articulations, et ce cas est assez fréquent. Les genoux sont le plus ordinairement affectés, et deviennent le siége d'engorgemens inflammatoires. Cette maladie, qui s'observe dans les deux sexes également, attaque moins souvent les coudes, les pieds et l'articulation supérieure de la cuisse. Chez les femmes, elle attaque plus particulièrement cette dernière partie Toutes les causes capables d'arrêter ou de diminuer notablement un écoulement vénérien, coïncidant avec la négligence apportée au traitement interne, peuvent déterminer ce transport humoral sur les articulations, lorsque celles-ci surtout y sont disposées par l'impression d'un froid vif ou de l'humidité, par des coups, d'anciennes blessures, de grandes fatigues, la goutte, le rhumatisme, les écrouelles, ou d'anciennes affections vé nériennes caractérisées par des douleurs dans les os.

D'autres fois, la matière de l'écoulement se porte sur la membrane qui tapisse le nez, la bouche, la gorge, détermine, dans ces parties, de l'irritation, et donne lieu à la sécrétion d'une humeur semblable à celle qu'on rendait par les parties génitales.

Des éruptions dartreuses de la peau, des affections graves du cerveau, l'apoplexie, des aliénations mentales et la paralysie peuvent encore être la conséquence de la suppression d'un écoulement.

Traitement. Les articulations affectées d'engorgement seront recouvertes de cataplasmes de mie de pain et d'eau appliqués à nu; et quand l'engorgement est plus considérable et que les douleurs sont vives, on doit appliquer dix à quinze sangsues sur le point affecté, application à laquelle on est quelquefois obligé de revenir. Le malade sera purgé quatre à cinq fois, à huit jours d'intervalle, si toutefois il n'y a pas de l'irritation dans les intestins. Le malade prendra la poudre végétale quatre fois par jour.

Il est des cas où il n'y a ni douleur, ni rougeur, mais simplement gonflement, ou bien cet état succède à l'inflammation; dans cette circonstance, il est bon de frictionner ces parties avec la pommade résolutive. (*Voyez* page 314, 1re partie, la manière de s'en servir.)

Quand le nez ou la bouche se trouvent affectés, il faut se purger souvent; tous les quatre à cinq jours, user de la poudre végétale quatre fois par jour, se gargariser avec de l'eau de guimauve tiède, ou prendre des fumigations d'eau de sureau plusieurs fois par jour, la tête enveloppée d'une serviette.

S'il y a des dartres, suivre le traitement prescrit pour ces maladies.

S'il y a apoplexie, aliénation mentale, paralysie, *voyez* ces mots et le traitement indiqué.

Dans tous ces cas, il sera utile de passer plusieurs fois, dans le courant de la journée, une sonde de gomme élastique dans le canal, afin de l'irriter et de ramener ainsi l'écoulement vénérien vers son siége primitif.

ÉCOULEMENT VÉNÉRIEN DE L'ANUS.

Les deux sexes peuvent être affectés d'écoulemens vénériens par l'anus; ils sont très souvent la suite d'une vérole ancienne qui se déclare vers cet organe; d'autres fois, ils sont le résultat d'un commerce honteux.

Traitement. Les soins de propreté, des bains entiers, une purgation tous les douze jours, l'emploi de la poudre végétale quatre fois par jour et un régime doux, tels sont les moyens les plus convenables pour tarir la source de ces écoulemens. Quelquefois, ils offrent une telle ténacité qu'il faut insister davantage sur ce traitement, et qu'il est nécessaire d'avoir recours à des injections avec une décoction de tan (écorce de chêne) ou de noix de Galles, injection qui sera prise froide et trois fois par jour. Chaque seringue contiendra un verre de décoction; et afin que ce liquide tonique puisse séjourner plus long-temps sur l'intestin, il devra être poussé doucement; c'est le moyen d'assurer son effet.

INFLAMMATION VÉNÉRIENNE DE L'OREILLE.

Il existe des exemples assez nombreux qui prouvent que la suppression d'un écoulement de la verge peut produire sur l'une ou l'autre oreille une inflammation plus ou moins violente qui attaque l'intérieur du pavillon de l'oreille ou la cavité même de cet organe. Le symptôme le plus constant de cette maladie, c'est la perte momentanée de l'ouïe du côté affecté, l'écoulement d'une matière purulente jaunâtre et des douleurs plus ou moins vives.

Traitement. Emploi de la poudre végétal la dose de quatre cuillerées à café par jour. plication de douze à quinze sangsues derrière reille; une saignée du bras si le malade est s guin et si l'affection est grave. Des injectio l'eau de guimauve, des cataplasmes émolliens (de pain et eau de mauve) appliqués à nu sur les p ties, des bains de pieds avec quatre onces de far de moutarde, un régime doux et le repos. Le mal sera purgé tous les six jours, en tout six pur tifs. Et dans le cas où la maladie se montrerait belle, il faudrait passer dans le canal trois ou q tre fois par jour une sonde fine enduite de la r tière qui découle de l'oreille. C'est le dernier mo à employer.

CHAUDEPISSE BATARDE DU GLAND.

L'écoulement, dans ce cas, au lieu de venir canal, vient de l'espace compris entre le gland le prépuce (peau de la verge); sa couleur est même, et l'inflammation, de légère qu'elle p être, peut arriver à un très haut degré d'intensi et se termine par des excoriations d'où sort la r tière virulente que la plus légère pression re très manifeste.

Cette affection, qui ne s'observe presque jam que chez les individus dont le gland est habitu

lement couvert, survient ordinairement sans qu'il y ait écoulement par le canal, et elle reconnaît à peu près les mêmes causes que ce dernier.

Traitement. Les règles du traitement sont absolument semblables pour la chaudepisse du canal ou du gland. La poudre végétale prise quatre fois par jour, des bains entiers et locaux, au besoin des cataplasmes, des sangsues, tels sont les moyens à employer ; des injections à la guimauve, et, à son défaut, à l'eau pure tiède, seront faites entre le gland et le prépuce (peau de la verge), pour empêcher le croupissement de la matière vénérienne. On ne doit pas essayer de décaloter, à moins que l'inflammation ne soit passée, car ce serait accroître le mal. Mais, dès qu'on le pourra sans inconvénient, on prendra matin et soir un bain local pendant un quart d'heure, dans la préparation indiquée plus haut (décoction d'écorce de chêne), page 45. Le malade se purgera trois fois aux époques indiquées dans le traitement de la chaudepisse du canal.

ÉCOULEMENT VÉNÉRIEN DES FEMMES.

Dans quelques cas, les symptômes de cet écoulement vénérien sont si légers que beaucoup de femmes le regardent comme des *flueurs blanches*, auxquelles d'ailleurs beaucoup d'entre elles sont

sujettes. Lorsque cette affection est récente, ‹
occasionne d'abord une démangeaison incommo
et, plus tard, un sentiment pénible de tensio
de cuisson à la vulve, qui augmente sensiblem
pendant l'émission des urines. Les malades épr
vent aussi beaucoup de peine à marcher et à s'
seoir, ce qui est dû à l'irritation dont il vient d'é
parlé et au gonflement des parties enflammé
gonflement qui est quelquefois tel qu'on épro
de la peine à introduire le doigt dans le vag
D'ailleurs, tous ces symptômes d'irritation s
encore souvent augmentés par l'âcreté de la r
tière de l'écoulement, qui est d'un jaune verdât
qui occasionne même parfois des excoriations a
grandes et petites lèvres, et jusqu'à la partie
périeure et interne des cuisses. A tous ces symp
mes se joignent quelquefois des douleurs dans
vessie, dans la matrice, dans les aines, dans le
et dans les reins. Lorsque la gonorrhée des femn
est accompagnée d'une violente irritation locale
se développe quelquefois, dans l'épaisseur
grandes lèvres, un ou plusieurs abcès (dépôts),
volume d'une noix à peu près. Il n'est pas rare
voir une de ces sortes de tumeurs succéder à u
autre, et se développer dans un point de la lè
saine, précisément correspondant à celui qu'occ
pait, au côté opposé, celle qui l'a précédée.
général, ces tumeurs aboutissent presque tc
jours.

Traitement. Il est le même que celui employé pour les hommes : poudre végétale quatre fois par jour, des bains entiers ou des bains de siége, des cataplasmes émolliens et des sangsues entre l'anus et le fondement, si l'affection est grave; des injections avec le lait, l'eau de graine de lin, de guimauve, de mauve ou de tête de pavot, pratiquées trois ou quatre fois par jour avec une seringue destinée aux femmes, produisent d'heureux résultats ; l'hiver, on les fera tiédir, et, l'été, elles seront employées à la température de l'atmosphère ; des lavemens adoucissans, le repos et un régime doux seconderont parfaitement les moyens que je viens d'indiquer. Après que les symptômes inflammatoires ont cessé, et que l'écoulement a beaucoup diminué, c'est-à-dire après vingt-cinq à trente jours de traitement, la malade sera purgée trois fois, à huit jours d'intervalle ; il n'y aurait qu'une irritation des intestins qui pût empêcher de remplir cette indication en totalité ou du moins en partie. Souvent, dans ce cas, on se borne à un ou deux purgatifs seulement pour combattre le peu d'écoulement qui subsiste. Après ce traitement, il sera bon d'en venir aux injections toniques ; elles se pratiquent avec une seringue à pomme d'arrosoir qui contient un verre de liquide environ ; deux seringues, matin et soir, seront poussées dans le vagin. A chaque verre d'eau pure et froide, ou faiblement dégourdie en hiver, on ajoutera une cuillerée à bouche de la composition suivante :

Sulfate de zinc.	1 once.
Acétate de plomb.	1 once.
Vin d'opium.	4 gros.
Eau commune.	1 livre.

Ce mélange d'une cuillerée à bouche de cette préparation à un verre d'eau formera l'injection; on en prendra quatre seringues par jour. Les femmes devront se coucher sur le dos pour que l'injection réussisse mieux ; elle se fera d'ailleurs comme je l'indique pour les hommes. (*Voyez* page 30.)

Nota. Pendant que les femmes seront réglées, elles ne devront pas se purger, ni faire usage de l'injection ; elles s'abstiendront de ces deux moyens deux jours avant les règles et deux jours après leur cessation ; mais elles pourront continuer l'emploi de la poudre végétale.

DES BUBONS OU POULAINS.

Le bubon est une grosseur formée par l'engorgement des glandes, des aines, des aisselles ou du cou. Ils se manifestent quelquefois d'emblée, c'est-à-dire sans qu'il y ait d'autre maladie à la verge ;

et c'est souvent peu de jours, et même vingt-quatre heures après avoir communiqué avec une femme malade, qu'ils commencent à se développer. Cependant il est des cas où ils ne se montrent qu'après un temps plus long ; d'autres fois, les poulains ne se manifestent qu'après l'apparition d'ulcères vénériens, de chaudepisse ou de boutons rouges et humides qui affectent la verge ; d'autres fois ils se manifestent tout d'un coup chez des individus vérolés depuis long-temps. Ces grosseurs se développent donc le plus souvent par la seule influence du principe vénérien, qui, après être resté plusieurs mois, et quelquefois des années sans action, s'est tout d'un coup et sans cause connue porté sur les glandes des aisselles, des aines, du cou ou d'autres parties du corps ; ils sont alors la preuve d'une vérole ancienne : on voit quelquefois ces grosseurs aux angles de la mâchoire. Ces poulains ou bubons sont doués de plus ou de moins de sensibilité ; aussi peut-on les diviser en deux grandes classes : la première comprend ceux qui sont essentiellement douloureux, accompagnés de rougeur à la peau, assez souvent de fièvre, et qui ont une marche rapide et une tendance évidente à la suppuration : on les nomme avec raison *inflammatoires* ; ceux de la seconde classe se développent avec lenteur, sont peu ou point douloureux, sans changement de couleur à la peau, et suppurent fort rarement : ce sont les *bubons indolens*. Ces derniers sont le plus souv le résultat d'une vérole ancienne, tandis que ce inflammatoires sont fréquemment accompag d'écoulemens ou d'ulcérations aux parties gé tales.

L'apparition du poulain est ordinairement noncée par un sentiment de gêne, de tiraillem et de douleur à l'aine, et que le malade attril d'abord à des marches forcées ou à toute au espèce de fatigue. Mais bientôt une glande s'(gorge et devient sensible; elle roule sous les doig bientôt après l'engorgement se communique a parties environnantes, aux glandes voisines; grosseur grandit, devient dure; elle gêne la m che; la peau rougit, les douleurs s'accroissent p à peu; elles deviennent quelquefois insuppor bles; une espèce de battement se fait ressentir, un amas de pus indique que le poulain ne tarde pas à aboutir.

Quelquefois le bubon n'est accompagné d'a cune douleur; la peau conserve sa couleur or(naire; le malade n'est pas gêné dans sa march les glandes roulent sous les doigts assez lon temps, et cet état peut durer plusieurs semaine plusieurs mois, ainsi que j'ai été à même de voir souvent; et, si la suppuration a lieu, ce n'e que rarement ou fort tard. On voit cependa quelques exemples de poulains qui, après s'ét montrés froids et sans douleur, prennent to d'un coup un caractère inflammatoire et se terminent par suppuration. Il est des cas dans lesquels, de très rouges qu'ils étaient, ils deviennent blancs, se durcissent, et restent long-temps dans cet état; d'autres fois, et sans cause connue, ils disparaissent, et l'humeur vénérienne se porte ailleurs.

Traitement. Si le bubon est sans douleur et nullement rouge, il faut chercher à le faire dissoudre; à cet effet, il sera frictionné, matin et soir, avec la *pommade résolutive* (*Voyez* page 314, 1re partie). Le malade prendra la poudre végétale trois fois par jour, et se purgera tous les cinq jours pendant cinq à six fois. Si le corps est échauffé, il prendra des lavemens à l'eau simple, et continuera la pommade et la poudre végétale jusqu'à la disparition complète de la grosseur.

Lorsque le poulain est inflammatoire, qu'il y a douleur, rougeur, qu'il y a difficulté à remuer la cuisse, et que le moindre mouvement est une douleur, on doit appliquer quinze à vingt sangsues sur la grosseur, faire bien couler le sang, recouvrir les parties affectées de cataplasmes de mie de pain et d'eau pure ou de guimauve appliqués à nu et non entre deux linges; on les renouvelle toutes les six ou huit heures environ; on rend les cataplasmes plus calmans en les arrosant *avec vingt-cinq à trente gouttes de laudanum liquide*; quelquefois on revient aux sangsues. Le malade pr dra des bains, s'il y a possibilité de le faire; prendra des lavemens à la graine de lin. Après sangsues, le malade se purgera, et répétera ce purgation quatre fois, à six jours d'intervalle prendra la poudre végétale quatre fois par jo au lieu de trois, en raison de l'irritation existan Quelquefois ces divers moyens font dissoudre bubon; mais, plus souvent, il vient à suppu tion; dans ce cas, on doit continuer toujours cataplasmes, les purgatifs, la poudre végétale; lorsqu'il aura percé, on le pressera légèremen matin et soir, pour en faire sortir le pus; ensui on introduira dans la plaie de la charpie endu de cérat, pour empêcher qu'elle ne se ferme; pousse doucement cette charpie avec un inst ment pointu, et on en introduit en assez gran quantité; car il faut éviter, je le répète, que le tr ne se bouche trop vite. On peut ouvrir les bub avec le bistouri, pour en terminer plus vite; m un médecin peut seul pratiquer cette opérati qui n'a rien de très douloureux.

Quelquefois un bubon indolent, sans rouge ne peut se dissoudre; d'autres fois, à la suite ceux qui ont été inflammatoires et qui ont sup ré, il reste une grosseur dure, qui nécessite, com je l'ai dit, l'emploi de la pommade résolutive, t jours associée à la poudre végétale et aux pur tifs. Lorsque, malgré ces moyens, ces grosse se montrent rebelles, on doit avoir recours à la pierre à cautère, qui, appliquée sur elles, détermine une plaie qui, pansée avec du cérat, suppure et amène le dégorgement de la partie affectée. On n'a recours à ce moyen qu'à la dernière extrémité, et encore ne doit-on l'employer qu'après l'avis du médecin.

DES BOUTONS VÉNÉRIENS.

Ces boutons, qui sont humides, plats et arrondis, surviennent ordinairement à la face interne des grandes lèvres chez les femmes, sur le gland chez les hommes, aux environs de l'anus ou fondement, et au mamelon chez les nourrices qui allaitent des enfans infectés; quelquefois ces boutons se développent sur le scrotum (enveloppe des testicules), à la face externe des grandes lèvres, à la partie supérieure interne des cuisses, au périnée et sur la peau qui recouvre la verge. Ces boutons paraissent six ou huit jours après un rapprochement impur; mais quelquefois ce n'est qu'après quinze jours ou même un mois. Ils sont ordinairement peu nombreux; ils sont d'un rouge plus ou moins foncé, surtout à leur circonférence; ils fournissent une humeur gluante qui a une odeur particulière.

Traitement. Emploi de la poudre végétale;

au bout de douze jours se purger; revenir à purgation tous les douze jours pendant trois fo bassiner plusieurs fois dans la journée les bout avec de l'eau blanchie par l'*extrait de satur* prendre quelques bains, et frictionner les bout avec la *pommade résolutive* s'ils résistent; sont les moyens à employer pour obtenir une c radicale.

EXCROISSANCES VÉNÉRIENNES.

Ces excroissances vénériennes ou végétatio qu'on désigne sous les différens noms de *porrea verrues, choux-fleurs, condylomes* ou *crêtes-coq*, ont ordinairement leur siége sur le gland la face interne de la peau qui le recouvre, aux virons du filet; il en paraît quelquefois dans le nal de l'urètre. Chez les femmes, elles peuven développer sur le col de la matrice, dans l'i rieur du vagin, sur les grandes lèvres, au po tour du canal de l'urine; on en rencontre par au périnée, à la face supérieure et interne cuisses, près du pli de l'aine, sur la motte, à l'a ou fondement, dans l'intérieur de ce canal. Il n pas sans exemple d'en rencontrer un très gr nombre au palais, à la gorge. Plusieurs personn et entre autres une jeune fille, en avaient une qu tité prodigieuse sur la langue. L'intérieur du peut en être affecté, ainsi que le mamelon nourrices qui allaitent des enfans vérolés. Ces excroissances indiquent une infection vénérienne ancienne, et se manifestent plusieurs mois ou plusieurs années après avoir eu des chancres, des boutons, des écoulemens ou tout autre symptôme de la maladie vénérienne. Il n'est pas cependant sans exemple d'en voir survenir quinze jours ou un mois après un rapprochement impur. Ces diverses excroissances sont blanchâtres lorsqu'elles forment *verrues*; d'autres fois, elles sont d'un rouge semblable aux fraises, aux mûres ou framboises; dans le plus grand nombre des cas, elles sont d'un rouge vif; et, lorsqu'elles sont anciennes, elles se flétrissent et se décolorent. Ces excroissances laissent échapper une matière jaunâtre, parfois sanguinolente et toujours assez fétide. Elles sont rarement douloureuses; mais, cependant, dans quelques circonstances, elles acquièrent une grande sensibilité.

Traitement. Le malade se mettra à l'usage de la poudre végétale; il se purgera quatre à cinq fois à huit ou dix jours de distance. Si ces excroissances se trouvent, à leur début, compliquées par un certain degré d'inflammation, et qu'il y ait surcroît de sensibilité, il est nécessaire alors, pour calmer cette irritation, d'avoir recours à des bains entiers et locaux, d'appliquer des cataplasmes à nu sur les parties affectées, de les oindre avec du cérat opiacé. Parfois même l'inflammation est assez vive pour nécessiter l'application de cinq à six sangsues sur les parties affectées; elles procurent un dégorgement sanguin essentiellement salutaire. Lorsque l'irritation, l'inflammation ont cessé, on doit avoir recours, pour détruire ces végétations, à la préparation suivante, que j'appelle *eau caustique*, et qu'on agitera avant de s'en servir :

Esprit de vin.	3 gros.
vinaigre.	3 gros.
sublimé corrosif. . . .	18 grains.
alun.	9 grains.
camphre.	9 grains.
céruse.	9 grains.

A l'aide d'un petit pinceau de charpie elles seront touchées matin et soir avec ce liquide, jusqu'à complète destruction. Si un peu d'irritation se manifestait sur les parties affectées, on discontinuerait l'usage de l'*eau caustique*, et on n'y reviendrait qu'au bout de quelques jours. Chez quelques individus, la peau est douée de tant de sensibilité, qu'il est nécessaire alors de mélanger deux parties de cette préparation à une d'eau pure. Si les parties affectées ne sont pas enflammées, on peut se dispenser de recourir aux cataplasmes, aux sangsues; on peut en venir de suite à l'*eau caustique*, les bains entiers et locaux ne se montrant alors utiles que comme moyen de propreté. Quelquefois, ce qui est assez rare, et ce qui tient à une disposition particulière du malade, cette eau n'est pas assez efficace contre certaines excroissances très opiniâtres; dans ce cas, on peut les recouvrir d'un petit plumasseau de charpie, enduit de *pommade détersive* et saupoudré avec la sabine bien pulvérisée.

DOULEURS VÉNÉRIENNES DANS LES CHAIRS, LES NERFS, LES TENDONS ET LES OS.

Le virus vénérien, après avoir séjourné plus ou moins long-temps dans l'économie animale, annonce souvent sa présence en attaquant les os, les chairs, les tendons et les nerfs, qui deviennent le siége de douleurs et de gonflemens plus ou moins considérables.

Les douleurs vénériennes attaquent particulièrement les os des membres dans leur milieu ou dans leurs extrémités articulaires, ainsi que ceux de la poitrine et du crâne. Les malades sont quelquefois tellement tourmentés qu'ils ne peuvent se mouvoir en aucune manière; toutes les régions du corps, les chairs, les tendons, les nerfs sont en proie à des douleurs atroces, qui leur rendent la vie insupportable.

Ces douleurs, quoique fixées, se déplacent faci-

lement pour se porter vers d'autres parties e
ternes, et même sur des organes intérieurs, (
elles causent des palpitations de cœur, de viv
anxiétés, des affections du foie, de l'estomac, (
cerveau, du poumon, de la vessie et autres ac(
dens plus ou moins graves. Ces douleurs ne so
pas toujours et seulement dues au virus vénérie
elles sont souvent mercurielles, et tiennent à l'ab
que l'on a fait de ce métal.

Que ces douleurs soient vénériennes ou merc
rielles, elles sont si légères, si vagues, si peu se
ties pendant le jour, que les malades s'en ape
çoivent à peine, et se livrent, sans beaucoup (
difficulté, à leurs occupations; plusieurs même tro
vent que le mouvement et l'action du froid tende
momentanément à effacer le peu qu'ils en épro
vent au sortir de leur lit; mais, aussitôt que le sol
se couche, parfois un peu plus tard, les douleu
commencent à s'éveiller et prennent un accroiss
ment progressif jusque vers minuit à peu prè
alors elles sont lancinantes, déchirantes, et fo
éprouver un sentiment semblable à celui d'u
vrille qui percerait les os, et qui arrache au m
lade des cris de désespoir pendant plusieurs heure
L'aurore amène une diminution dans les sou
frances, et le sommeil revient avec les premie
rayons du soleil, instant où elles sont commun
ment presque inaperçues. Du reste, tous les cas
sont pas aussi graves, et les époques où les do

leurs arrivent ordinairement peuvent beaucoup varier.

Traitement. Le malade sera mis à l'usage de la poudre végétale qui neutralise le principe vénérien, et expulse du sang le mercure qui peut aussi causer les douleurs. Si elles sont vives, on ajoutera à chaque verre dix gouttes de *laudanum liquide*, et on appliquera le soir des cataplasmes émolliens, arrosés avec ce même laudanum liquide; on en met quarante, cinquante, soixante et même quatre-vingts gouttes; il n'y a aucun inconvénient ı employer ces doses extérieurement. L'emploi des cataplasmes et de l'opium peut et doit être précé-lé par une ou deux applications de sangsues sur 'endroit même de la douleur, si la sensibilité est xaltée. Tous les matins, les parties affectées seront rictionnées avec la *pommade détersive*, et assez ortement; le soir et dans la journée, si on le eut, on appliquera des cataplasmes avec addi-ion d'opium.

Le malade se purgera en commençant son raitement, et devra se repurger tous les cinq ours pendant six fois; au bout de ce temps, il e purgera encore trois ou quatre fois à douze jours 'intervalle. Dans les cas les plus ordinaires, les angsues et les cataplasmes sont inutiles; la poudre égétale, les purgatifs, la pommade détersive et quel-uefois l'opium pris intérieurement suffisent, soit pour calmer les douleurs, soit pour guérir les exos toses ou gonflement des os, et opérer une cure ra dicale.

CARIE VÉNÉRIENNE.

La carie est une véritable ulcération des os, ma ladie dans laquelle leur tissu s'altère sur un poin quelconque de leur surface, et donne lieu à la sup puration d'une matière fétide. Toutes nos partie osseuses peuvent se carier. Lorsque la carie atta que la tête, elle peut déterminer la surdité et l cécité; elle cause souvent des cancers qui ronger le nez et le gosier. J'ai vu un individu dont l'os d bras était carié, et qui endurait les souffrances le plus déchirantes par suite de cette cruelle maladie qui est presque toujours l'indice d'une affectio vénérienne fortement invétérée, et qu'on peut ap porter en naissant.

Traitement. Les plaies qu'occasionne la carie se ront pansées matin et soir avec la *pommade réso lutive* dont j'ai déjà parlé. Le malade se purger tous les dix jours, et usera de la poudre végé tale jusqu'à complète guérison.

ULCÈRES VÉNÉRIENS DE LA GORGE, DE LA BOUCHE, DU NEZ, DES YEUX, DE L'ANUS ET DU VAGIN.

Ces ulcères dépendent d'une infection vénérienne répandue dans le sang. C'est quelques semaines, quelques mois et même quelques années après avoir éprouvé des accidens vénériens aux parties génitales, qu'on voit se développer à la gorge, à la bouche, aux lèvres, sur le nez ou dans son intérieur, sur le globe de l'œil et à l'anus, des ulcères qui sont quelquefois d'une telle gravité, qu'ils peuvent compromettre l'existence des malades. Quelquefois, mais ce cas est rare, le principe vénérien a été absorbé, et a circulé long-temps dans nos humeurs sans qu'il y ait eu maladie aux parties génitales, et des ulcères arrivent tardivement à la gorge, à la bouche, au nez, aux yeux. De ces ulcères, les uns sont inflammatoires et douloureux, d'autres ne font éprouver aucune sensation pénible; les uns sont superficiels, les autres profonds, rongeans; ils débutent comme les chancres ordinaires dont j'ai donné la description. L'apparition des ulcères du gosier est ordinairement précédée, pendant quelques jours, par un sentiment de gêne dans l'arrière-bouche, que le malade prend souvent pour un mal de gorge ordinaire, de peu de durée, et produit par l'exposition au froid; mais, quand après ce temps, la persévérance de la dou-

leur porte à examiner la gorge, on est surpris
voir une ou plusieurs ulcérations. Quelquefo
cependant, il y a inflammation vénérienne s
ulcère ; sa marche est toujours chronique, la g
ge est d'un rouge bleuâtre, c'est-à-dire cuivrée
laisse suinter une humeur filante, quelque
semblable à du fromage blanc ; la nuit semble
croître la sensibilité des parties malades. La l
gue, les lèvres, l'intérieur des joues, les genciv
la luette et les amygdales sont le siége le plus f
quent de ces ulcères, qui finissent quelquefois
carier les os du palais. Je possède un exemple
cette nature assez remarquable. Un conducteur
diligences avait eu plusieurs maladies vénérien
qu'il négligea ; un petit ulcère se manifesta ver
fond de la gorge ; exaspéré par un régime écha
fant et par l'abus des mercuriaux, il s'étendit,
truisit une partie du voile du palais ; le palais
même fut promptement envahi, et, lorsque je
ce malheureux, une partie des os de la voûte pa
tine était cariée, la salive et les alimens pé
traient en partie dans le nez, qui, par une ouv
ture assez étendue, communiquait avec la bouc
Un traitement, long-temps continué, a radica
ment guéri le malade, qui n'éprouve aujourd'
qu'un peu de difficulté dans le langage, par su
de la destruction d'une partie du voile du pal
qui est cicatrisé.

Les ulcères vénériens, rendant une matière

rulente et fétide, portent souvent leurs ravages sur le nez et même dans l'intérieur de cet organe; ils prennent quelquefois le caractère rongeant; et lorsque la mort n'est point la suite d'une telle désorganisation, et que l'art a pu s'opposer à de tels ravages, de larges cicatrices et des traces hideuses sillonnent le visage, et produisent aux yeux de nos semblables une pénible et désagréable impression. D'autres fois, des ulcérations vénériennes se manifestent sur le globe de l'œil, et, lorsqu'elles sont négligées, entraînent la perte totale de cet organe.

Lorsque ces ulcères se montrent à l'anus ou fondement, ils se placent dans les plis de la peau, au rebord de cette ouverture; ils sont longs et étroits, et le mot *gerçure* exprime mieux leur physionomie. Quelquefois ces gerçures sont peu douloureuses, superficielles, et ne rendent qu'un pus de bonne qualité; d'autres fois, profondes, douloureuses, elles rendent une matière âcre, sanguinolente, qui corrode, ulcère les parties environnantes. Elles gênent les malades au point de ne pouvoir marcher, s'asseoir, monter à cheval, ni même rendre les excrémens sans souffrir. La cure de ces ulcères est toujours lente, parce que chaque garde-robe opère presque toujours un nouveau déchirement, qui retarde les progrès que pourrait avoir faits la cicatrice, depuis la précédente évacuation. D'autres fois, ces ulcérations rampent ou existent dans l'intérieur de l'intestin, où elles peuvent produire de grands ravages. Le vagin, chez les femmes, peut être tapissé de ces ulcérations, et des *cancers de la matrice* en sont souvent le funeste résultat.

Traitement. Les malades affectés d'ulcère vénériens, résultats d'ancienne vérole, se soumet tront long-temps à l'usage de la poudre végétale ils se purgeront six à huit fois, à dix jours d'inter valle. Si les ulcères sont à la gorge, au palais, dan la bouche, et s'ils sont douloureux, rouges et en flammés, on se gargarisera avec du lait tiède, d l'eau d'orge ou de guimauve. Par deux verres d liquide, ou pourra ajouter une cuillerée de miel e quarante gouttes de *laudanum liquide.* Lorsquel grande irritation aura cessé, on se servira, dans l journée, de ce *gargarisme détersif* qu'on emploier froid :

Infusion aqueuse de roses de Provins.	20 once:
sulfate d'alumine. . . .	1 gros
miel rosat.	3 once:

Si les ulcères n'étaient pas trop irrités, on pou rait en venir de suite à cette préparation ; ma elle semble mieux agir lorsqu'on s'est gargari plusieurs jours avec des liquides adoucissans.

Lorsque ces ulcères se montrent rebelles au tra tement intérieur et à l'emploi des gargarismes, c doit les toucher deux ou trois fois avec la pierre infernale, en laissant deux jours de repos entre deux applications. On ne se servira pas moins du *gargarisme détersif*. On peut essayer de remplacer la pierre infernale par le chlorure d'oxide de chaux, de Labarraque, que l'on porte pur sur les ulcères à l'aide d'un pinceau de charpie.

Lorsque enfin la maladie se montre rebelle, on applique avec succès dix à quinze sangsues sous chaque mâchoire; on prend des bains de pieds avec addition de quatre onces de farine de moutarde; on applique un vésicatoire à la nuque (partie postérieure du cou); on entretient sa suppuration pendant quelque temps, et on rapproche l'emploi des purgatifs. Les bains entiers, chauds, sont toujours favorables, quel que soit le degré de l'affection.

Les chancres se manifestent-ils dans le nez et y a-t-il irritation, on prend dans la journée plusieurs fumigations avec l'eau de sureau bien chaude. Lorsqu'ils ne sont pas douloureux, ou que l'irritation a cessé, des injections répétées cinq à six fois par jour avec du chlorure de chaux, allongé avec huit fois son poids d'eau commune, sont un moyen convenable pour corriger l'odeur infecte qu'exhale presque toujours le pus des anciens ulcères vénériens qui siégent dans le nez. Un vésicatoire à la nuque est indiqué si le mal est opiniâtre; et lorsque les ulcérations ne sont pas très éloignées de l'orifice extérieur des narines on doit y porter dessus, à l'aide d'un petit pinceau, de la *pommade détersive*. Si l'ulcère est externe, le pansement doit être effectué comme je l'ai déjà dit à l'article chancres. Qu'ils soient internes ou externes, on se trouve fort bien de le toucher avec la pierre infernale comme les ulcère de la gorge.

Si les ulcères affectent le globe des yeux ou le paupières, on suivra le traitement indiqué au traitement des écrouelles. (*Voyez* 1re partie.)

Si les ulcères ont lieu à l'ouverture de l'anus on les panse avec la *pommade détersive* étendu sur de la charpie ou du linge fin. Si l'ulcération est interne, de très longues mèches de charpie chargées de cette même pommade, doivent être introduites dans le fondement : ce pansement lieu matin et soir. Le malade doit prendre tous le jours des lavemens à la guimauve, afin d'entretenir la liberté du ventre. Dans ce cas, il sera nécessaire de ne pas user des purgatifs, et c'est là u point très essentiel; il n'y aurait qu'une constipation très forte qui pût permettre leur emploi, encore à des doses très minimes : deux à trois pilules, par exemple. Des bains tièdes entiers ou d siége seulement sont d'une grande utilité, et concourent efficacement à la cure radicale.

Les ulcères qui surviennent aux grandes lèvres chez les femmes, doivent être pansés avec du cé rat; et s'ils ne se cicatrisent qu'avec peine, ils doivent être pansés avec la *pommade détersive*. S'ils sont internes et qu'ils soient douloureux, on fera des injections à l'eau de guimauve; plus tard, on introduira, matin et soir, de très fortes mèches de charpie, enduites de pommade détersive; et dans le cas où le pus offrirait une odeur infecte, on ferait tous les jours deux ou trois injections avec l'eau chlorurée, allongée de huit fois son poids d'eau ordinaire. Le malade se purgera tous les dix jours.

Quel que soit d'ailleurs le siége des ulcérations vénériennes dues à une infection ancienne, le malade n'en continuera pas moins, jusqu'à complète guérison, la poudre végétale dépurative.

CHUTE DES CHEVEUX, CARIE DES DENTS, ALTÉRATION DES ONGLES.

La maladie vénérienne négligée cause très fréquemment la chute des cheveux, des sourcils, des cils, de la barbe; elle carie les dents, gonfle les gencives, les ulcère, les rend saignantes et produit une odeur insupportable de la bouche. Elle altère aussi les ongles, qui deviennent secs et se cassent facilement; d'autres fois, ils ont l'air d'avoir été jaunis par la fumée du tabac; dans beaucoup de cas, ils deviennent spongieux, se dépolissent, et donnent à la main un aspect cadavéreux; enfin, ongles prennent quelquefois une couleur violac ils tombent, et ne se reforment qu'avec beauco de lenteur, pour retomber de nouveau, souv pour ne plus renaître, à cause des ulcérations et c caries qui affectent le bout des doigts. Tous ces vers accidens peuvent être dus aussi à une ac monie du sang, à un principe dartreux, écrou leux, scorbutique ou rhumatismal.

Traitement. Le malade prendra la poudre gétale trois fois par jour, et se purgera tous dix à quinze jours selon la gravité de l'affecti Si les cheveux, les cils, les sourcils et la ba tombent, les parties où ils naissent seront fi tionnées matin et soir avec la pommade résoluti (*Voyez* la manière de s'en servir, 1re partie.)

Si les gencives sont affectées, on se gargaris avec de l'eau de guimauve tiède; et dès que l'i tation sera passée, on se servira du gargaris indiqué page 66. S'il y a ulcération et puant de la bouche, ces ulcérations seront touchées d fois par jour avec le chlorure de chaux pu l'aide d'un petit pinceau. On se lavera la bou avec ce même chlorure de chaux, mêlé à la d de deux cuillerées à bouche dans un verre d' pure et froide. Les ongles sont-ils altérés, frictions avec la pommade résolutive doivent ê opérées matin et soir sur le dessus des doig car c'est aux dépens de cette peau que les ongles se forment. Les doigts sont-ils ulcérés, ils doivent être pansés avec cette même pommade.

DARTRES VÉNÉRIENNES, PUSTULES OU MAUVAIS BOUTONS.

Ces affections doivent fréquemment leur origine au principe vénérien, ayant jeté de profondes racines dans toute l'économie. La poudre végétale, la pommade anti-dartreuse et la poudre purgative sont les moyens à employer pour combattre ces maladies de la peau. Pour plus amples détails, *voyez* l'article *Dartres*, 1re partie.

IMPUISSANCE, STÉRILITÉ.

L'incapacité dans le rapprochement, l'impossibilité d'exercer le coït, constituent chez l'homme l'impuissance; l'inaptitude à féconder, à procréer, constitue la stérilité. L'impuissance et la stérilité doivent très souvent leur origine aux maladies vénériennes, à l'emploi des préparations mercurielles; des acrimonies dartreuses, écrouelleuses, galeuses, rhumatismales, peuvent donner lieu à leur développement; des chagrins profonds, des pertes de sang considérables, des maladies graves, un état de débilité générale, la paralysie et des excès avec les femmes peuvent flétrir les organes génitaux, et leur ravir cette force nécessaire à l'accomplissement de leurs fonctions. Les individus ains frappés de nullité deviennent faibles, pusillanimes; la vie leur est à charge, et tout se colore à leurs yeux d'une teinte sombre et mélancolique.

Traitement. Le malade prendra la poudre végétale, se purgera tous les quinze jours, e ajoutera à chaque verre de poudre dépurativ quatre cuillerées à bouche de *vin de quinquina* qu'il y ait des dartres aux parties génitales o qu'il n'y en ait pas, elles devront être frictionnées matin et soir avec la *pommade résolutive* la friction se fera sur la verge et plus particulièrement à sa racine, près du ventre, au périnée (partie située entre les bourses et le fondement). Si l faiblesse est extrême, des morceaux de glace seroı appliqués sur la verge, à sa racine et au périnée on les y laissera fondre. Le malade prendra d bains froids en été; en hiver, les organes génitau seront plongés dans de l'eau froide, de l'eau (puits; elle sera renouvelée; car, devenue chaud elle ne produirait pas l'effet tonique que l'on che che. Des frictions sèches sur tout le corps, à l'ai d'une brosse douce, tendraient sympathiqueme à ranimer la vie de ces organes.

RÉTENTION D'URINES.

La suppression complète ou incomplète des urines, l'envie fréquente de les rendre, accompagnée d'efforts inutiles, de douleurs vives dans la partie inférieure du bas-ventre et des reins; de la chaleur dans le canal, une pesanteur au fondement et au périnée, le plus souvent de la fièvre, une soif interne et une pénible anxiété, tels sont les symptômes les plus ordinaires qui constituent ce qu'on appelle *rétention d'urines*.

Une inflammation violente dans quelque endroit du canal de l'urètre ou dans le col de la vessie, occasionnée par le luxe de la table, par l'abus du vin ou de la bierre, par des exercices violens, par l'acte vénérien trop souvent répété, par le froid aux pieds, par la suppression de la transpiration, par une acrimonie du sang, ou, le plus fréquemment, déterminée par une *chaudepisse* très inflammatoire, développent cet accident. Ajoutons qu'un état nerveux de ces parties, des petites pierres ou des graviers arrêtés dans les voies urinaires, des caillots de sang retenus dans la vessie, la suppression d'hémorrhoïdes, et le *rétrécissement du canal de l'urètre*, sont encore des causes de cet état, auquel il faut promptement porter remède.

Traitement. On doit avoir pour but, dans

cette circonstance, d'enlever promptement l'inflammation et de procurer la sortie des urines ; à cet effet, le malade sera plongé dans un bain : il y restera plusieurs heures ; il usera de lavemens adoucissans, et prendra d'heure en heure deux cuillerées de la potion indiquée à la fin de ce chapitre. Si le malade n'urinait pas, on appliquerait vingt-cinq sangsues au périnée ; des cataplasmes seraient placés sur la partie inférieure du bas-ventre (région de la vessie). Pour le désaltérer, on lui permettrait de sucer quelques tranches d'orange seulement ; car, s'il usait de la poudre végétale ou de quelque autre tisane dans cette période de la maladie, ce serait l'exposer à de grands dangers par l'augmentation d'urines qu'elles procureraient, qui, s'accumulant dans la vessie et ne pouvant en sortir, en augmenteraient le volume, l'inflammation, et ne feraient qu'accroître les accidens que l'on veut combattre. En place d'orange, le malade pourrait aussi, pour se désaltérer, prenbre seulement quelques cuillerées d'eau de groseille, de citron ou d'orange.

Lorsque, malgré les soins les mieux administrés, le malade ne peut uriner, et que la vessie affaiblie et trop distendue, n'a plus le ressort nécessaire pour l'expulsion des urines, il faut tenter *l'introduction d'une sonde en gomme élastique à œil.* Aussitôt qu'on a pénétré dans la vessie, le malade rend ses urines qui s'échappent par le ca nal de la sonde, et un prompt soulagement en est la suite.

Au chapitre suivant, j'indiquerai la manière de pratiquer cette opération.

Potion camphrée pour faciliter les urines.

Camphre.	20 grains.
Gomme arabique. . . .	1 gros.
Laudanum de Rousseau. .	15 gouttes.
Sirop de capillaire.	1 once.
Eau de tilleul.	4 onces.

Deux cuillerées toutes les heures.

Nota. Vingt-quatre heures après avoir uriné, le malade fera usage de la poudre végétale trois fois par jour, et quatre fois s'il y a chaudepisse.

DES RÉTRÉCISSEMENS DU CANAL DE L'URÈTRE.

Par ce mot de rétrécissement on désigne une affection du canal qui a pour effet ordinaire de rendre la sortie des urines plus ou moins difficile. Ces rétrécissemens peuvent être *passagers*, c'est lorsqu'ils sont spasmodiques ou inflammatoires. Ils sont produits chez les gens irritables par des excès de table, par l'abus des femmes ou de la masturbation, par une chaudepisse très inflammatoire. Ils peuvent dépendre d'une affection dartreuse, rhumatismale ou goutteuse. On a vu quelques individus sujets à la goutte présenter à chaque nouvel accès les symptômes qui caractérisent un rétrécissement inflammatoire ; et, dès que les douleurs goutteuses et le gonflement quittaient le gros orteil, la difficulté d'uriner cessait.

Ces rétrécissemens sont *permanens* lorsqu'ils sont dus à un engorgement, à un épaississement de la membrane qui tapisse le canal, et à l'endurcissement de la glande *postate* qui entoure le col de la vessie, et qui, lorsqu'elle est malade, fait plus ou moins saillie au périnée (endroit situé entre les bourses et le fondement). Ces rétrécissemens succèdent le plus souvent à des écoulemens lorsqu'ils ont été mal traités, qu'ils ont duré trop longtemps, et ont été entretenus et fréquemment exaspérés par des écarts de régime. Une contusion, une chute sur le périnée, des excès de femmes et de table, les fatigues de l'équitation peuvent donner lieu à leur développement.

Lorsqu'il existe un rétrécissement peu considérable du canal de l'urètre, l'urine sort par un jet délié, plus court qu'à l'ordinaire, souvent bifurqué; ce jet s'interrompt quelquefois. La sortie de l'urine se fait avec lenteur : elle est accompagnée d'un sentiment de cuisson dans le canal, de pesanteur dans le périnée et dans le bas-ventre. Ces symptômes éveillent ordinairement l'attention des malades qui ne font dater leur maladie que du moment de leur apparition, et cependant le mal date depuis long-temps, et ses progrès n'ont été qu'insensibles. Si on ne lui oppose pas les secours de l'art, ils s'aggravent; l'urine sort par plusieurs jets comme d'un arrosoir, le mal empire encore; le malade n'urine que goutte à goutte, la vessie se distend, perd de son ressort et ne peut plus chasser le liquide qu'elle contient; les douleurs deviennent vives, cuisantes ; le malade se fatigue en vains efforts; différentes parties des organes génitaux s'enflamment, s'infiltrent d'urine, et des dépôts fistuleux en sont la suite. Lorsque le mal s'aggrave encore, les reins éprouvent de très vives douleurs, s'enflamment, suppurent, et tous ces désordres se terminent par une mort douloureuse.

Traitement. S'il y a inflammation, douleur, impossibilité totale d'uriner, le traitement est celui que j'ai indiqué au chapitre précédent, qui traite de la rétention d'urines. S'il n'y a que difficulté d'uriner par suite d'obstacles qui existent dans une plus ou moins grande étendue du canal, il faut avoir recours à l'emploi des sondes qui ont pour objet de le dilater.

Deux méthodes sont employées pour combattre les rétrécissemens du canal de l'urètre. La première consiste à *dilater* par des bougies graduées;

la deuxième à *cautériser* à l'aide de la pierre infer nale. La première de ces méthodes est la plus an cienne et celle qui compte le plus de partisans parce qu'elle est la plus douce, la plus facile et qu'ell est à l'abri de tout inconvénient. Des bougies e gomme élastique (1) douces, souples, flexibles, dro tes et coniques, suffisent pour détruire les plu grands obstacles, lorsque le malade, qui a l'avan tage de pouvoir se traiter lui-même, veut metti de la persévérance dans le traitement à suivre. I deuxième méthode par *cautérisation*, que j'ai v cependant quelquefois réussir, est entourée (tant de dangers que je me ferais un cas de co science de la conseiller. Il n'y a qu'une circonstan où elle doive être employée, c'est lorsque le can est presque ou entièrement bouché ; dans ce cas, faut cautériser, mais le juste nécessaire pour obt nir le passage d'une sonde, moyen qui doit con nuer et terminer la cure. La cautérisation est u opération douloureuse, suivie quelquefois d'infla mation violente et de mort, ainsi que le docte Blanc et plusieurs autres médecins l'ont prouv D'ailleurs, lors même qu'on pourrait brûler l rétrécissemens sans inconvénient, la cicatrice q

(1) Les douze bougies graduées convenablement, et prépar par un nouveau procédé, sont du prix de 60 francs. Le p souvent un seul assortiment suffit. On devra m'écrire direc ment pour se les procurer, attendu que je suis quelquefois ol gé de les modifier selon que la situation du mal l'exige.

serait le résultat de cette brûlure serait rugueuse, inégale, et laisserait des brides qui seraient encore un obstacle à la sortie de l'urine. En résumé, les ouvertures du canal sont quelquefois tellement étroites, que l'instrument destiné à porter la pierre infernale ne peut pas y pénétrer, tandis qu'une bougie pénétrera partout où cet instrument peut passer. Quel serait donc l'avantage de la cautérisation, puisque, partout où elle est applicable, les bougies peuvent en tenir lieu. Ces argumens n'ont pu être réfutés victorieusement, et ne pouvaient l'être par les partisans de la cautérisation. Sans doute que les inventions d'Arnott et de Ducamp sont ingénieuses, mais je doute qu'elles puissent se conserver dans la pratique. Les bougies permettent d'atteindre constamment le même but que leurs instrumens, et méritent, par leur simplicité, la préférence qu'elles conserveront probablement toujours. Et puisque je rejette la cautérisation, pour donner la préférence aux bougies, préférence appuyée sur de nombreuses observations, il me reste à indiquer la manière de s'en servir.

Manière d'employer les bougies.

Pour pratiquer cette opération, le malade peut rester debout, s'asseoir, ou se placer sur son lit, couché sur le dos et les jambes fléchies sur les cuisses. Il n'y a pas de position fixe, la plus commode pour lui est la meilleure. La verge est tenue de la main gauche et un peu relevée, et la boug est poussée de la main droite; on a soin d'abo de l'oindre avec du beurre ou de l'huile, a qu'elle puisse glisser plus facilement; on l'intı duit dans l'ouverture du canal, on la pousse do cement, et on la fait tourner dans ses doigts comı une vis afin de faciliter son introduction; il bon de tenir la verge assez tendue, afin d'effac les plis qui existent dans le canal et qui accroch raient le bec de la sonde. On la pousse, dis-je, tc doucement, et s'il se trouve quelque légère ı sistance, on la retire de quelques lignes, et la fait tourner entre ses doigts comme un axe continuant de la pousser près de l'obstacle. Enfi on entre dans le rétrécissement, ce qu'il est fac de constater, car, en ne voulant plus avancer, sonde ne tend plus à ressortir et se trouve comı comprimée par sa pointe. On peut être certain contraire tant qu'elle ressort, dès qu'on cesse la maintenir, et qu'elle n'offre pas de résistance la main qui veut la retirer; l'habitude indique ass facilement la différence qui existe entre la boug *engagée dans le rétrécissement* et celle qui n'e qu'*arrêtée par un obstacle momentané.* Si cherchant à faire entrer la sonde, le canal para trop irrité ou trop douloureux, s'il saigne en abo dance ou se contracte spasmodiquement, on do suspendre toute manœuvre pour y revenir pl tard; dès que les accidens seront calmés, l'inutili d'une première tentative ne dit rien pour la seconde. Mille particularités, que l'habitude seule apprend à distinguer, peuvent s'opposer à un succès d'abord et le permettre après. On doit commencer par se servir des bougies les plus fines, le n° 1, pour arriver aux numéros les plus élevés; il y a quelques numéros doubles, parce qu'il est des grosseurs dont on se sert plus long-temps. On en prend d'un peu plus volumineuses (numéro au dessus), toutes les fois que la dernière sonde commence à cheminer, à pénétrer librement dans le canal; et enfin, on arrive insensiblement à employer les numéros qui remplissent toute l'ouverture du canal de l'urètre. Ce n'est que lorsqu'on emploie les plus grosses bougies, qu'il est nécessaire de les courber légèrement pour faciliter leur introduction. Les petites bougies entrent mieux employées droites; elles sont tellement souples qu'elles prennent elles-mêmes la courbure convenable. Enfin, je suppose que la bougie a franchi l'obstacle, le *rétrécissement*, il faut la fixer; et pour cela faire, on la replie à angle droit dans l'étendue d'un pouce ou demi-pouce environ, et on coiffe le tout d'une bande de toile qui doit être suffisamment serrée pour maintenir la sonde dans le canal.

Le temps qu'il convient de laisser les bougies dans le canal varie selon une infinité de circonstances, selon que le canal est plus ou moins irritable ou sensible, qu'il est plus ou moins malade, que le rétrécissement est plus ou moins ancien plus ou moins prononcé. Dans le commencement la bougie sera gardée une heure matin et soir, et le moins, une demi-heure chaque fois. Chaqu jour que la bougie est introduite et qu'on s'y hab tue, on doit la laisser davantage, et, enfin, fini par la garder trois ou quatre heures matin et soi mais bien rarement plus long-temps, à moins d'u rétrécissement plus considérable.

J'ai trouvé que ce temps suffit généralement (part quelques cas particuliers) pour obtenir un guérison radicale et sûre, quoique un peu plu lente. Depuis un grand nombre d'années, j'a abandonné entièrement la méthode de laisser le bougies pendant dix ou douze heures, ou mêm toute la nuit, comme on le conseille généralemer pour obtenir une guérison plus prompte. Outr leur incommodité, à laquelle on expose le malad par cette méthode forcée, il arrive souvent qu quelques semaines ou quelques mois après, le ré trécissement et ses suites fâcheuses reviennent e obligent le malade d'avoir recours à un nouvea traitement; au lieu qu'en traitant cette affectio plus lentement et plus graduellement, comme j viens de l'indiquer, on n'a pas lieu de craindr une rechute semblable, et le malade peut, pendan que le traitement dure, vaquer à ses affaires comme s'il était bien portant.

L'intervalle de chaque application ne peut avoi

rien de fixe. On est quelquefois forcé, dans le commencement, d'attendre deux ou trois jours, tandis que, dans d'autres cas, on s'y habitue si rapidement qu'on peut y revenir le lendemain et tous les jours jusqu'à complète guérison, que l'on apprécie assez facilement par la libre sortie des urines et par la cessation de l'obstacle.

Il n'est pas nécessaire que la bougie soit enfoncée dans la vessie, parce qu'il en résulterait des envies fréquentes d'uriner; il suffit qu'elle dépasse un peu le rétrécissement; ensuite on la laisse en place, en ne l'ôtant que lorsque le malade a besoin d'uriner, et on peut même la laisser alors, si l'émission de l'urine est possible, malgré la présence de l'instrument dans le canal. Cette émission s'effectue alors entre la bougie et le canal. Dans chaque assortiment de bougies, il y en a une de grosseur moyenne qui porte des yeux à son bec; on s'en sert comme des autres, et elle a l'avantage, dans le cas où on ne pourrait pas uriner, d'aider à l'évacuation des urines, qui des yeux s'échapperaient par le canal de la bougie; et, lorsqu'on est arrivé à se servir de cette sonde à *œil*, on peut pisser sans la retirer.

La difficulté d'uriner ne vient pas seulement du canal de l'urètre: la *glande prostate*, qui entoure le col de la vessie, et qui correspond au périnée (endroit situé entre les bourses et le fondement), s'oppose quelquefois, par son engorgement et sa dureté, à l'émission facile des urines. Dans ce cas il y a le plus ordinairement écoulement de matièr jaunâtre, parfois teinte de sang ; et le moindre ex cès dans le régime, l'impression subite du froid l'abus du coït, peuvent donner à l'engorgement u nouvel accroissement, amener une inflammatio dans la partie, d'où peut résulter la rétention com plète des urines. Dès lors, les règles de traitemen rentrent dans ce qui a été dit au chapitre préc dent, qui traite de la *rétention d'urines*. La cur de ce rétrécissement de la *glande prostate* san inflammation, mais avec engorgement seulement doit s'opérer, par l'emploi des bougies, de la ma nière indiquée. Il est bien entendu qu'alors le bougies doivent pénétrer aussi profondément qu possible, et qu'elles doivent traverser cette espèc de saillie que la glande engorgée forme quelque fois au périnée, endroit où on devra applique quelques sangsues avant d'user des bougies ; leu effet sera parfaitement secondé par l'emploi de l poudre végétale, prise quatre fois par jour, par u purgatif tous les quinze jours et par des bains tiè des pris très fréquemment.

Je me résume et crois devoir me répéter pou être mieux compris :

1° Pour faire passer une bougie à travers u rétrécissement, il faut la pousser légèrement, l'a vancer doucement, la ramener à soi, en varie l'inclinaison, la tourner entre les doigts, et, pou en favoriser le passage dans la glande prostate ou dans la vessie, si nécessité il y a, appuyer le doigt sur le périnée et pencher la verge légèrement en avant.

2° S'il y a possibilité de le faire sans grande douleur, on passera dans le canal des bougies tous les jours, matin et soir; si ce ne peut être en commençant, du moins plus tard. On les laissera tous les jours séjourner, matin et soir, demi-heure le moins et trois ou quatre heures le plus. Tout cela tient à la sensibilité des parties, à la force de l'obstacle.

3° On commencera par les plus petites bougies, et on arrivera insensiblement aux plus grosses, c'est-à-dire du numéro 1 aux numéros plus forts. On les oindra avant de s'en servir avec de l'huile ou du beurre; on les nettoiera avec de l'eau après s'en être servi. On reste souvent 8, 10, 12, 15, 20 jours au même numéro. Le malade seul peut juger s'il y a possibilité d'introduire de plus fortes bougies; il doit le faire le plus tôt possible, car plus il dilate le canal, plus il approche de la guérison.

4° Pour uriner, il faut retirer la bougie, excepté celle qui a des yeux. Il en est une grosse, conique, qui dilate d'autant plus qu'on l'enfonce. Il suffit de la retirer de quelques lignes pour pouvoir pisser.

5° Un peu de malaise, de la faiblesse, le gonflement des testicules et d'autres légères affections du canal qui se manifestent quelquefois par suite de l'emploi des bougies ne doivent pas nous in quiéter, car ils disparaissent dès que le malad s'est habitué à leur usage; d'ailleurs, des bain entiers et l'usage de la poudre calment bientôt l'i ritation développée.

6° Tous les jours, matin et soir, la verge ser frictionnée avec la pommade résolutive. Cette fri tion aura lieu au périnée, comme je l'ai déjà dit si la *prostate* est engorgée. Le malade se purger tous les quinze jours, prendra souvent des lav mens pour se tenir le corps libre, et usera de poudre végétale quatre fois par jour; car urin beaucoup, effet que produit la poudre, est déjà u moyen de dilatation.

7° Le régime sera doux; et comme on obser que tous les malades affectés d'obstruction dans canal de l'urètre se trouvent constamment mieu en été qu'en hiver, et pendant les vents du sud d'ouest que pendant ceux du nord ou d'est, il e essentiel qu'ils soient toujours assez couverts pou ne pas avoir froid; la chaleur leur est essentiell ment nécessaire.

8° Les fistules urinaires, qui ne sont que des u cères profonds, qui se manifestent à la verge, a périnée ou aux bourses, et à travers desquels s' chappe l'urine, se traitent également par la pou dre végétale, les purgatifs et les sondes, que l'o garde alors *à demeure*, afin d'empêcher que l'urin ne s'échappe sans cesse par les ulcères. Les bougi dont on doit se servir dans ce cas doivent être à œil, afin que l'urine puisse passer dans leur cavité. Elles doivent remplir exactement le canal, et ont besoin d'être changées tous les huit jours, afin qu'elles ne s'encroûtent pas des sels de l'urine, ce qui les rendrait friables et susceptibles de se briser dans la vessie. Les ulcères fistuleux doivent être pansés matin et soir avec la *pommade résolutive* étendue sur du linge ou de la charpie; ils doivent être touchés tous les deux ou trois jours avec la pierre infernale, pour détruire leurs bords endurcis et hâter les progrès de la cicatrisation.

9° Ce que je viens de dire sur l'usage des bougies et sur la manière graduée de les employer dans les rétrécissemens du canal de l'urètre s'applique également aux rétrécissemens du vagin, auxquels les femmes sont quelquefois sujettes après des ulcères qui ont formé des brides, ainsi qu'aux rétrécissemens de même nature qui arrivent quelquefois à l'anus. On empêche le retour des rétrécissemens du vagin, en portant un pessaire en gomme élastique.

Telle est la marche à suivre pour obtenir la guérison radicale des rétrécissemens du canal de l'urètre. Ce traitement varie pour sa longueur selon que le malade est plus ou moins irritable, et que son affection est grave; il ne se termine ordinairement qu'au bout de trois ou quatre mois. J'ai acquis la conviction, par un grand nombre de faits, qu'on peut arriver à de grandes améliorations e vingt-cinq ou trente jours. Mais je le répète, faut insister long-temps sur ce traitement; et lor que la guérison est radicale, il n'est pas moins n cessaire que le malade passe de temps en tem une bougie dans le canal, et se soumette à l'usag de la poudre végétale, pour empêcher toute espè de récidive.

MALADIES VÉNÉRIENNES DÉGUISÉES.

Il est des sujets qui, ayant eu des maladies v nériennes, se croient radicalement guéris parc que les symptômes externes s'en sont prompt ment dissipés. Il en est d'autres qui, après un f neste rapprochement, recèlent dans leur sang et leur insu ce principe corrupteur qui ne se fa point jour vers les organes génitaux, et qui, so un masque insidieux, produit souvent les pl grands ravages dans toute l'économie. Aux pag 5 et 6 j'ai relaté les signes qui peuvent fai croire à la contagion du mal vénérien. Les maladi principales qui peuvent devoir leur origine à c principe, lors même qu'on est souvent bien loin d s'en douter, sont :

1° Des ulcères de la bouche, de la langue, d voile du palais, des amygdales, ainsi que des mau de gorge;

2° La sécheresse et le gonflement de la membrane pituitaire qui tapisse l'intérieur du nez, et cause la gène de la respiration, ou bien des croûtes qui s'y forment de temps en temps;

3° Des maux de tête violens et souvent affreux, des douleurs violentes dans différentes parties du corps, ressemblant souvent aux douleurs rhumatismales ou goutteuses, des douleurs vagues dans les os;

4° L'amaigrissement général du corps sans cause apparente; d'autres fois, toux sèche et fièvre lente;

5° Impuissance ou manque de désir vénérien sans cause évidente, difficulté d'uriner; d'autres fois, abondance d'urine, chaleur dans le canal;

6° Lassitude générale, insomnie, agitation, fièvre intermittente;

7° Teint maladif et les yeux cernés, physionomie abattue et harassée.

Voyez, à la table des matières, ces diverses maladies et le traitement qui leur convient.

DE QUELQUES RÈGLES A SUIVRE DANS LE TRAITEMENT DES MALADIES VÉNÉRIENNES.

1° Il ne suffit pas de faire usage de la poudre végétale, du purgatif et des moyens indiqués; il faut encore se soumettre au régime suivant : se priver de café, de liqueur, d'eau-de-vie, de bière;

boire le vin bien trempé, et ne boire que de l'ea pure ou sucrée, si l'inflammation est vive. Le la tage, les œufs, les plantes potagères, les légum sont favorables.

2° Les malades ne doivent pas trop se fatigue ils peuvent se promener et vaquer à leurs affair pendant l'administration de ce traitement; car u exercice modéré, en favorisant la transpiratio est un moyen d'expulser le principe vénérien. I doivent être attentifs à se garantir des vicissitud atmosphériques; le froid, surtout le froid humid peut leur être très nuisible; ils devront sort principalement aux heures où le soleil a le plus force; ils éviteront la fraîcheur des nuits.

3° Les parties malades seront toujours tenu dans un très grand état de propreté. On se lave avec de l'eau tiède, si l'inflammation est vive et on est en hiver; l'eau sera froide en été, si l'i flammation n'est que légère. Des bains entie tièdes, des bains locaux émolliens, des lavemens l'eau de guimauve, ce sont là des moyens qui s conderont parfaitement l'emploi du traitement v gétal.

4° Comme, par suite d'écoulemens, la chemi des malades est toujours remplie de matière, qui la durcit et excite souvent sur les parties affe tées une action irritante, on peut obvier à cet i convénient, en plaçant sur l'ouverture du can une boule de charpie que l'on peut changer faci ment, qui est maintenue par l'écoulement et par la chemise qui, par ce moyen, n'est nullement tachée. Que de fois ces taches ont fait connaître un mal que l'on aurait voulu cacher ! Le moyen que j'indique est très facile et très commode.

5° Les malades, en se conformant avec exactitude aux règles que j'ai tracées dans tout ce qui a rapport aux maladies vénériennes, obtiendront assez promptement leur guérison radicale ; mais il ne faut pas croire que l'on ait atteint ce but dès que les symptômes extérieurs sont dissipés. L'expérience de tous les jours nous apprend que, malgré la disparition de ces signes apparens d'infection, il faut, si l'on veut détruire complètement le vice intérieur, continuer le traitement dépuratif quarante à cinquante jours dans les affections récentes, et plus long-temps dans celles qui sont anciennes. On n'a malheureusement que trop d'exemples de personnes qui, par impatience ou par d'autres motifs moins excusables encore, ayant renoncé, malgré mon avis, au traitement intérieur dès la cessation des symptômes apparens, ont été reprises, après un certain temps, par de nouveaux accidens beaucoup plus graves et plus rebelles aux moyens curatifs.

6° Je termine en ajoutant qu'il est des personnes qui sont placées dans une telle position, qu'un écoulement ou chaudepisse peut compromettre leur tranquillité. Dans ce cas, voici ce qu'il y a à faire.

pourvu toutefois que l'écoulement n'ait pas pl de douze, quinze, vingt heures d'existence : (s'injecte de suite comme je l'ai indiqué pages 29 30. L'écoulement se supprime, et on ne peut pl rien communiquer; mais on est obligé de subir i traitement plus long, de continuer la poudre v gétale, au moins trois mois, aux doses indiquée et de se purger tous les quinze jours régulièr ment, afin de chasser du sang la moindre parcel du virus vénérien. Je ferai observer que, s'il avait déjà vive douleur, inflammation, ces inje tions deviendraient dangereuses. Il faut, je le r pète, que l'écoulement n'ait paru que depuis p d'heures, pour pouvoir pratiquer ces injectio sans le moindre inconvénient; car, dans le c contraire, il vaut mieux laisser la maladie suiv son cours, et la traiter comme je l'ai indiq page 27.

DESCRIPTION ET TRAITEMENT

DES

MALADIES CHRONIQUES INTERNES.

MÉLANCOLIE ET FOLIE.

La mélancolie est un état d'aliénation ou de iiblesse de l'esprit, qui nous rend incapables de »uir des plaisirs de la vie, et d'en remplir les »nctions et les devoirs. Les mélancoliques sont ıjets à des idées extravagantes : les uns craignent être empoisonnés; les autres, pleins d'aversion »ur la société des hommes, se retirent dans la »litude, se livrent à toutes sortes de superstitions à de vaines terreurs. Les mélancoliques ont, en ːnéral, la face livide, le corps maigre, le caracre très irascible, et sont d'une défiance ombraːuse; leur sommeil est agité et troublé par des ıjets de terreur et des images lugubres; ils posdent une passion dominante. Chez eux, l'amour t porté jusqu'au délire; la pitié, jusqu'au fanatisme; la colère, jusqu'à une fureur frénétique; désir de la vengeance, jusqu'à la cruauté la p barbare. En avançant vers une vieillesse préco leur corps se flétrit, se dessèche, et, en proie a émotions les plus vives, les plus tumultueuses, tombent dans une complète aliénation d'esprit.

Pour compléter le tableau de cette maladie n rale, faisons revivre d'un trait les mélancoliq fameux que nous a légués l'histoire. Une taciti nité sombre, les âpres inégalités d'un caract plein de caprices et d'emportemens, la recher de la solitude, un regard oblique, le timide emb ras d'une âme artificieuse, trahissaient, dès la j nesse, la disposition mélancolique de Louis] Que de traits frappans de ressemblance entre prince et Tibère ! Avant de régner, ils s'exilent l' et l'autre volontairement de la cour, et vont p ser plusieurs années dans l'oubli et les languer d'une vie privée, l'un dans l'île de Rhodes, l'au dans une solitude de la Belgique. En proie à le noirs soupçons, aux présages les plus sinistres des terreurs sans cesse renaissantes vers le ter de la vie, ils vont cacher leur dégoûtante tyrann l'un dans l'île de Caprée, l'autre dans le châte de Plessis-les-Tours, séjours d'atrocités non mo que d'une débauche impuissante et effrénée.

Pascal annonça presque dès le berceau la cé brité précoce dont il devait jouir. Dans sa méla colie studieuse il rêvait déjà la solitude, lorsqu'i vive frayeur, accompagnée d'une longue syncope, finit par égarer son imagination. Vers la même époque il éprouva, durant la nuit, une espèce de vision, dont il conserva la mémoire dans un papier qu'il portait toujours sur lui. Il croyait toujours voir un abîme à son côté gauche, et y faisait placer un siége pour se rassurer. Les propos consolans de l'amitié ne pouvaient dérober à ses yeux le précipice créé par son imagination. Toujours effrayé par ce même fantôme, il mourut à sa trente-neuvième année.

Gilbert le poète, doué d'une âme ardente, d'une pensée exaltée, dévoilait, dans sa *satire du dix-huitième siècle*, l'ombrageuse mélancolie à laquelle il était en proie. *Il se croyait sans cesse poursuivi par les philosophes qui voulaient lui enlever ses papiers*. Pour soustraire ses manuscrits à la prétendue rapacité de ses persécuteurs, il les serra dans une cassette dont il avala la clé. Il en fut suffoqué, et mourut à l'âge de vingt-neuf ans, après de cruelles souffrances.

Le Tasse, auteur de *Renaud* à dix-sept ans, à vingt-deux, de la *Jérusalem délivrée*, éprouve l'amour le plus ardent pour Eléonore, sœur du duc de Ferrare, à la cour duquel il recevait un accueil distingué. Cette passion fut le prétexte de persécutions affreuses qu'exaspérèrent les dispositions qu'il avait pour la mélancolie. Bientôt défiance ombrageuse, terreurs pusillanimes, passion invin-

cible et portée à l'excès pour la jeune princess
délire exclusif. *Il se voyait toujours environné*
poisons et de supplices, et poursuivi par un lut
avec lequel il prétendait avoir des entretiens tr
suivis. Son jugement était d'ailleurs très sain. l
veille du jour où il devait aller en triomphe cue
lir au Capitole une couronne due à son illustratio
il tomba malade; et, comme si la fortune av
voulu le tromper jusqu'au dernier instant, il mo
rut au moment même le plus beau de sa vie :
était âgé de cinquante-un ans.

J.-J. Rousseau manifeste assez, dans les de
dernières parties de ses *Confessions* et dans l
Rêveries du Promeneur solitaire, combien il
persuadé que *tous les hommes* sont ses ennemi
et, dans sa noire mélancolie, il est tourmenté p
des défiances et des craintes continuelles.

La folie, ou la manie, paraît être le dernier d
gré de la *mélancolie* : elle est produite par les m
mes causes, fortifiée par le même tempérament,
par une disposition héréditaire.

La nostalgie, qu'on appelle le *mal du pays*,
encore une variété de la mélancolie. Au mili
d'une tristesse profonde, d'un amour passion
pour la solitude et d'un dépérissement de tous l
instans, l'étranger, éloigné des lieux qui l'ont
naître, demande ses montagnes, ses vallées, l'a
qui lui donna la vie, le soleil qui réchauffa sa je
nesse. La patrie ! ce sentiment que la nature

gravé dans le cœur de l'homme, est le rêve de tous ses instans : aux jardins les plus somptueux, aux plaisirs délirans des cités, aux tourbillons du monde, il préfère le berceau de son enfance. Patrie! patrie! c'est le vœu de son cœur. Il mourrait sur une terre étrangère, il vivra dès qu'il aura revu le sol natal !

Traitement. Que la cause première de la mélancolie soit un embarras de l'estomac ou des intestins, ou que cette plénitude humorale soit le résultat du trouble apporté aux digestions par les chagrins, l'abus des femmes, l'excès des boissons spiritueuses, ou par la suppression d'une humeur dartreuse qui se faisait jour au dehors, il n'en est pas moins nécessaire d'évacuer vigoureusement le malade, si on veut le rendre promptement à la santé. Il sera mis à l'usage de la poudre dépurative, qui préparera pendant quatre à cinq jours les matières à être évacuées ; au bout de ce temps, il sera purgé quatre ou cinq fois de suite ; après cela, on le purgera trois fois par semaine, jusqu'à ce que le malade aille bien ; il n'en continuera pas moins, quelques mois encore après la guérison, l'emploi du dépuratif et des purgatifs, afin d'empêcher toute récidive. On devra insister d'autant plus sur les purgatifs et les rapprocher, que la mélancolie sera plus tenace. Le malade prendra tous les deux jours un lavement d'eau de graine de lin. Si un vésicatoire ou un cautère a causé ce maladie par l'effet de sa suppression, il devra ê ouvert de nouveau. Si le malade était très sa guin, on devrait, avant d'en venir aux purgati pratiquer une saignée du bras, ou faire appliq vingt à vingt-cinq sangsues à l'anus. On soustra le malade à toute émotion vive ; on l'éloignera tout travail de l'esprit, et il devra faire beauco d'exercice. Le traitement de la folie est le mê que celui de la mélancolie. Je le répète, on insi d'autant plus sur les purgatifs, que l'affection plus grave. On pourra employer des bains tiè avec quelque avantage.

Observation. Un monsieur âgé, de quarante-deux ans, fecté depuis nombre d'années d'une mélancolie profon était malgré lui poussé au suicide. Une fois il se coupa gorge avec un rasoir ; une autre fois, évitant encore to surveillance, il se jeta d'un deuxième étage, se cassa cuisse et se meurtrit horriblement le corps sur une mura hérissée de verre. Échappé par miracle à ces moyens d tructeurs, il vivait malheureux, ne parlant que de mort, rêvant que suicide. Tous les moyens employés avaient inutiles. Il fut mis à l'usage de la poudre dépurative et vigoureusement purgé cinq fois de suite, il poussa en t au moins quarante selles ; ce n'était qu'un mélange de b de glaires et d'une matière poisseuse, gluante. Il fut pron tement soulagé ; au bout de dix jours il demanda à aller spectacle, il s'y amusa beaucoup ; ramené vers des id plus riantes, la vie lui était devenue chère. Il me disa « Je sens tous les jours ma tête plus légère ; il me sem que le voile qui pesait sur mes idées, sur mon imaginati se déchire et me donne une nouvelle existence.» Il continua pendant quelques mois l'usage du dépuratif et se purgea de temps en temps afin d'empêcher toute récidive. Ce monsieur jouit aujourd'hui d'une bonne santé ; il s'est établi à Boston, où il réside. Si on pouvait mettre en doute l'influence des embarras du canal digestif sur le cerveau et les sensations qui en découlent, cette observation en serait une preuve frappante.

HYPOCONDRIE.

Parmi les symptômes qui caractérisent cette maladie, les uns ont leur siége dans le ventre : tels sont des tensions, et, par intervalles, le gonflement de l'estomac et du conduit intestinal, et quelquefois une espèce de battement dans quelques parties du ventre, des envies de vomir, du dégoût avec des alternatives d'un appétit vorace, de l'aversion pour certains alimens, des douleurs dans l'estomac après le repas, des vents incommodes, des rapports acides, des coliques vagues, un état de constipation ou de diarrhée, et, par intervalle, une urine abondante et limpide D'autres symptômes se manifestent dans diverses parties du corps ; de là, des resserremens spasmodiques de la poitrine, la difficulté de respirer, des palpitations de cœur, des sentimens irréguliers de chaleur au visage, un crachement fréquent, des maux de tête, des tintemens d'oreilles, des vertiges, des inquiétudes, une tristesse profonde, la défiance la plus ombrageuse, des terreurs pour les causes plus légères ou même sans cause, des caprices s vant la variation de l'atmosphère, un trouble gace dans les idées. Qui pourrait méconnaitı dans tous ces symptômes, un embarras très m qué des voies digestives et une grande irritabi du système nerveux?

Traitement. Le traitement de l'hypocond doit être le même que celui de la mélancolie et la folie, attendu que toutes ces affections tienn au même principe. Évacuer par les purgatifs, fraîchir et calmer le système nerveux par le dé ratif végétal, telle est la seule marche à suivre.

ÉPILEPSIE OU MAL CADUC.

L'aspect hideux, horrible, effrayant du mal pendant l'attaque de ce mal, les convulsions et lividité de sa physionomie, le grincement des den la bave écumante qui inonde sa bouche, l'oppr sion de la poitrine, la fixité des yeux, les cont sions de tous ses membres, l'abolition passag de son intelligence, l'espèce de stupidité qui s immédiatement l'attaque, l'invasion subite accès, souvent sans phénomènes précurseurs avec tout cela les apparences d'une santé flor sante, n'y avait-il pas là de quoi en imposer aut fois à des âmes superstitieuses, et justifier, en quelque sorte, les noms de *haut-mal*, de *mal de Saint-Jean* donnés à cette affection, que l'on considérait alors comme un effet de la colère céleste. Les accès de cette maladie peuvent durer depuis quelques secondes, quelques minutes, jusqu'à un quart d'heure, demi-heure, même plusieurs heures ou plusieurs jours. Ces accès peuvent revenir tous les jours ou tous les mois, ou deux fois par année; il n'y a rien de fixe à cet égard.

Traitemen'. Comme on ne peut douter que cette épouvantable maladie ne tienne à une sérosité âcre qui, poussée avec le sang vers le cerveau, va irriter cet organe et les nerfs qui en viennent, ce qui explique les affreuses convulsions de tous les membres; comme on ne peut douter aussi que les voies digestives, gorgées de matière putride, ne soient souvent la cause première de ce mal, il s'ensuit que, pour y mettre un terme, il faut s'empresser de faire évacuer le malade. Avant d'en venir là, je conseille l'application de quinze sangsues derrière chaque oreille; en même temps, le malade sera mis à l'usage de la poudre dépurative. Le lendemain des sangsues, le malade sera purgé; il prendra quatre à cinq purgatifs par semaine, pendant un mois au moins; plus il évacuera, plus tôt il sera guéri. Comme cette maladie est une des plus tenaces et des plus opiniâtres, et qu'elle re-

vient facilement, il est nécessaire, après la gu
rison, de se purger deux ou trois fois par m
pendant quelque temps, et d'user long-temps
la poudre dépurative, si nécessaire pour épu
le sang et calmer l'agitation du système nerveu

Observations. Un jeune homme, âgé de vingt-sept a
épileptique depuis sa naissance, avait des accès territ
tous les huit jours; depuis sept ans qu'il a été traité p
moi, sa maladie n'a pas reparu : j'ai lieu de penser que
cure est radicale.

Un marin, âgé de quarante-huit ans, éprouvait des at
ques d'épilepsie tous les mois régulièrement. Elles durai
trois heures, pendant lesquelles il vomissait le sang.
été radicalement guéri par l'effet du traitement. Les ac
finirent par ne revenir que tous les trois mois; peu à p
ils disparurent entièrement. Ce malade, que j'ai vu
y a deux ans, va très bien : il avait commencé mon trai
ment en 1827.

APOPLEXIE OU COUP DE SANG.

On appelle apoplexie une attaque subite da
laquelle le malade, privé de l'exercice de ses sen
devient paralytique, et tombe dans un assoupiss
ment accompagné de difficulté de respirer. Cet
maladie doit son origine à l'épaississement d
sang, à son abondance et à un embarras des voi
digestives.

Traitement. Il faut de suite saigner le malad

du bras; et, dans le cas où il n'y aurait pas de chirurgien, on appliquera vingt-cinq sangsues derrière chaque oreille; on posera en même temps des vésicatoires aux jambes, et on donnera au malade dix pilules purgatives délayées dans un verre d'eau froide. Au bout de douze à quinze heures, on lui donnera encore semblable dose, et on continuera jusqu'à ceque le malade ait recouvré ses sens. Lorsqu'il ira bien, on ne le purgera plus que tous les deux ou trois jours. La force du traitement doit dépendre de la gravité de la maladie. S'il n'y avait pas possibilité à ce que le malade pût avaler le purgatif, on lui donnerait un lavement purgatif, auquel on ajouterait quatre grains d'émétique et une forte cuillerée à bouche de sel. Lorsque le malade sera rétabli, il laissera dessécher ses vésicatoires; il se purgera de temps en temps, et usera de la poudre dépurative pour faciliter les urines et éviter ainsi toute rechute.

Nota. Les personnes qui ont des étourdissemens, la tête grosse, de l'embonpoint, et éprouvent de la constipation, sont celles qui sont les plus disposées à l'apoplexie. Un purgatif de temps en temps, et l'emploi du dépuratif interne, continué quelques mois, peuvent, en dégorgeant le ventre et le cerveau, empêcher une nouvelle *attaque.*

PARALYSIE ET TREMBLEMENS NERVEUX.

La paralysie est la perte ou la diminution sentiment et du mouvement, ou seulement l'une de ces deux fonctions dans une ou plusie parties du corps. Si elle attaque tout le corps, l'appelle *paraplégie* ou *paralysie universelle*; lo qu'elle n'attaque qu'un seul côté du corps, on l' pelle *hémiplégie*; enfin, lorsqu'elle n'affecte qu' partie à la fois, telles que le bras, la jambe, paupières, la langue, la gorge, la vessie, nus, etc., elle prend le nom de *paralysie partie* Cette maladie, qui est le plus fréquemment la su de l'apoplexie, dépend d'un amas d'humeurs comprime le cerveau, et s'oppose au libre co du fluide nerveux. L'embarras du tube dige joue un grand rôle dans la production de ce maladie.

Traitement. Le malade sera purgé six fois suite; il se reposera et sera purgé de deux jo l'un jusqu'à ce qu'il aille bien; peu à peu il é gnera les doses purgatives; il continuera l'em de la poudre végétale dépurative jusqu'à compl guérison. Toutes les parties paralysées seront, s et matin, frictionnées fortement avec un *linim volatil*, à l'aide d'un morceau de flanelle. Si le lade était sanguin, une saignée du bras ou vin cinq sangsues à l'anus devraient précéder l'em des purgatifs; si le malade n'était pas d'un fort tempérament, je préférerais l'emploi des sangsues.

Les tremblemens nerveux tiennent au transport d'une matière âcre sur les nerfs ou les membranes nerveuses; les affections d'entrailles donnent lieu au développement de cette maladie. Les malades, affectés de tremblemens, devront se purger tous les cinq à six jours environ, et davantage si l'affection est grave. Chaque cuillerée à café de poudre végétale devra être délayée dans une infusion de fleurs de tilleul et de feuilles d'oranger. On ajoutera à chaque verre, qui sera pris tiède, six gouttes de laudanum de Rousseau. (*On s'en procurera un petit flacon qui en contiendra demi-once.*)

Observations. Un monsieur, âgé de cinquante-deux ans, était affecté depuis quinze ans d'une paralysie des deux jambes, venue à la suite d'une apoplexie ; il ne pouvait bouger de son fauteuil. Après vingt-cinq jours de mon traitement, il allait à sa croisée ; sa guérison fut radicale au bout de trois mois environ.

Un monsieur, âgé de trente-sept ans, par suite d'une paralysie de langue, était privé de la parole ; après quatre mois de traitement, il parlait comme s'il n'avait jamais été malade. Cette paralysie était due, chez ce monsieur, à la rentrée d'une humeur dartreuse.

MIGRAINE ET TIC DOULOUREUX.

Ces maladies sont très fréquemment entretenues par un embarras du canal intestinal, ou par des vers, et d'autres fois par un amas de lymphe viciée et amassée dans les membranes de l'intérieur du crâne. La migraine est caractérisée par des douleurs très vives, sourdes ou lancinantes, à la tête, qui est chaude et pesante; on éprouve des battemens et des bouillonnemens; il semble quelquefois que la tête va se fendre, et qu'on vous enfonce des pointes dans le cerveau, ou qu'on vous casse la tête avec un marteau; souvent aucun repos n'est permis aux personnes affectées de cette maladie, et quelquefois leur mémoire et leurs autres facultés intellectuelles finissent par s'affaiblir. La fréquence et la durée des accès n'ont rien de régulier; tantôt ils arrivent tous les jours et ne vous quittent que le soir; d'autres fois ils vous laissent plusieurs jours de calme et ne se développent que la nuit. Quelquefois périodiques, les accès arrivent à heure et jour fixes.

Le tic douloureux est une douleur nerveuse qui se manifeste par des souffrances inouïes: tantôt elle occupe le front à sa réunion avec l'œil; tantôt elle existe au dessous de la paupière inférieure; d'autres fois elle se manifeste à la joue et produit d'épouvantables douleurs à la mâchoire, aux tempes et à l'oreille. Ces maladies douloureuses, dont la migraine n'est qu'une variété, peuvent produire la folie et l'épilepsie lorsqu'elles sont poussées à l'excès.

Traitement. Le malade prendra la poudre végétale, ainsi que je l'ai indiqué au chapitre précédent qui traite des *tremblemens*. Quinze sangsues seront appliquées sur le point douloureux; après l'application des sangsues, on se purgera tous les jours pendant cinq à six fois ; dès qu'on ira mieux, on ne se purgera que tous les deux jours, et peu à peu on éloignera davantage les purgatifs. Si la maladie est survenue après une suppression de règles chez les femmes, ou chez les deux sexes par la disparition des hémorrhoïdes, dans le premier cas, les sangsues seront alors appliquées aux parties génitales et à l'anus; dans le second cas, un vésicatoire au cou secondera parfaitement l'emploi des moyens indiqués. Si la migraine est périodique, on devra, après les sangsues et cinq à six purgatifs, prendre, *immédiatement après l'accès*, un bol tonique, composé avec *sulfate de quinine, six grains; rhubarbe et sel ammoniac, de chaque un demi-gros; sirop de fleurs de pêcher, quantité suffisante*; on répétera cette dose quinze jours de suite. On devra appliquer tous les jours, pendant deux heures, de la glace sur le point douloureux; à son défaut, de l'eau froide. Il est aussi très essentiel de ne pas se couvrir la tête ni le jour ni la nuit; la chaleur, attirant le sang dans la partie, ne peut qu'accroître la force des accès. Il faudra insister long-temps sur le dépuratif interne, et se purger de temps en temps pour éviter toute récidive.

Le traitement du tic douloureux est le même que celui de la migraine, avec cette différence que dans le tic douloureux, maladie plus grave, il faut insister davantage sur l'emploi des purgatifs.

MALADIES DES YEUX.

Une humeur âcre, portée sur les yeux, peut produire l'inflammation chronique des paupières qui se recouvrent d'une humeur dartreuse; d'autres fois, on remarque sur l'œil des taies ou taches d'autres fois, la vue n'est qu'affaiblie, et dans de cas plus graves, elle est entièrement perdue. Dans ce dernier cas, il n'est pas douteux qu'une humeur âcre n'ait paralysé le nerf optique, *nerf par lequel on voit.*

Traitement. Poudre végétale, vésicatoire au cou, se purger tous les jours pendant quatre cinq fois, et après, éloigner l'usage des purgatifs Pour l'inflammation des paupières et pour les taches des yeux, voyez l'article *Traitement des écrouelles*, 1re partie. Si la perte de la vue est complète, il faut se purger tous les jours pendant dix à douze fois de suite, se reposer deux ou trois jours, revenir aux purgatifs, et en éloigner l'emploi à mesure qu'on va mieux. Si la vue est simplement affaiblie, on se purgera deux à trois fois seulement, à dix jours d'intervalle; on prendra la poudre végétale, et on baignera les yeux avec le collyre indiqué au traitement des écrouelles.

MALADIES DES OREILLES.

Qu'une humeur dartreuse, écrouelleuse, vénérienne ou rhumatismale, se porte dans l'oreille, aussitôt il y a ou douleur avec inflammation, ou écoulement de matière, ou surdité plus ou moins complète; quelquefois les os se carient, et la maladie est mortelle.

Traitement. Y a-t-il inflammation, douleur, quinze sangsues devront être appliquées derrière l'oreille, et des injections d'eau de guimauve seront pratiquées plusieurs fois par jour avec une petite seringue. Y a-t-il écoulement, on se conduira comme je l'ai indiqué au traitement des écrouelles, 1re partie. Ces moyens ne doivent pas empêcher le malade de se purger tous les trois jours pendant quelque temps et d'user de la poudre végétale.

S'il y a surdité, il faut insister davantage sur l'emploi des purgatifs, se purger, par exemple, tous les deux jours, jusqu'à ce qu'il y ait amélioration, époque à laquelle on ne se purgera alors qu'une fois par semaine. Dans le cas de surdité, on devra injecter l'oreille avec de l'eau froide en été, et dégourdie en hiver; on se servira d'une seringue d'enfant, et on poussera le liquide *très vigoureusement* dans l'oreille, de manière à la déboucher; une cuvette placée sur l'épaule du malade, pendant l'injection, recevra le liquide et les matières endurcies qui s'échappent quelquefois de l'oreille. On devra faire une injection matin et soir. Pendant la nuit qui précédera la première injection, il sera utile de remplir l'oreille d'huile et de la boucher avec du coton, afin que les matières amollies puissent être évacuées plus facilement par l'injection.

APHTES, ULCÈRES DE LA BOUCHE ET DU GOSIER, MAUX DE GORGE CHRONIQUES, GONFLEMENT DES GENCIVES.

Ces diverses maladies sont le produit d'une matière âcre qui se porte sur ces diverses parties. Que cette humeur soit de nature dartreuse, écrouelleuse ou vénérienne, elle doit être combattue de la même manière. (*Voyez* pages 67 et 68.)

PULMONIE ET CRACHEMENT DE SANG.

Parmi le nombre immense des fléaux qui assiégent l'humanité, je n'en connais pas de plus cruel dans ses effets que cette maladie physique et morale à la fois, qui, embrassant dans ses invasions meurtrières et le sentiment et la force, en même temps qu'elle épuise le foyer de la vie, émousse l'activité de l'âme, jette la raison dans la langueur et le caprice, l'énerve sans la troubler, la dégrade sans l'égarer, et nous conduit au dernier terme à travers les douleurs et les ennuis. Transmise quelquefois avec le sang, cette maladie germe et se développe à notre insu. Cachée sous les fleurs de la jeunesse et de la santé, elle se montre tout à coup furieuse, terrible; à ses approches, un sentiment profond de terreur a déjà glacé la victime. Le système nerveux se dessèche; la graisse, cette liqueur huileuse destinée à conserver à la physionomie des contours agréables, au corps sa chaleur, se tarit dans ses innombrables cellules. Des douleurs à la poitrine, au dos, aux reins, se font ressentir. Le poumon s'ulcère ou s'engorge par la présence ou la stagnation d'une humeur empoisonnée. Une toux violente, souvent suivie de vomissement de sang, donne passage à des crachats hideux et fétides. La voix s'altère et s'éteint, la respiration est pénible et entrecoupée, les yeux et le visage se creusent, les cheveux tombent, les ongles s'allongent et deviennent crochus et livides. Par su d'abondantes sueurs et d'un dévoiement bilie glaireux et quelquefois mêlé de sang, les mala maigrissent à vue d'œil; le corps, en quelque s te, se dessèche et se momifie. A une autre péri de la maladie, le visage et les extrémités se bouf sent, indice certain d'une décomposition compl du sang. Une insurmontable mélancolie vient mêler à tant de maux pour en faire mieux sen toute l'amertume. On se sent mourir, et, par triste caprice, on craint à la fois la mort et l'on pousse la vie. L'instant du repos arrive enf mais par combien de douleurs il a fallu l'achet

Ce mal affreux, dont je n'ai qu'imparfaitem exprimé les ravages, c'est la pulmonie, affect qu'on appelle aussi phthisie, et qui est produite une humeur corrosive qui dévore le poumon.

Traitement. Le malade sera mis à l'usage de poudre dépurative; il la prendra dans du suc carottes. (*Voyez* page 220, 1re partie, l' ticle qui traite de sa préparation.) Il sera saig du bras s'il est encore assez fort, et si, d'ailleu on ne lui a pas encore tiré du sang; dans le cas le malade serait faible, on s'en dispenserait. Ch une femme, on devra plutôt appliquer quinze vingt sangsues autour des parties génitales, si juge, d'ailleurs, que la malade puisse support cette évacuation. Un vésicatoire sera appliqué bras, et un sur chaque côté de la poitrine si l'affection est très grave et très avancée. Après les sangsues, si on a cru convenable de les appliquer, le malade devra prendre deux jours de suite trois grains de tartre stibié (*émétique*) dissous dans deux verres d'eau tiède ; on prendra d'abord un premier verre, et demi-heure après l'autre ; on aidera, par quelques tasses d'eau tiède, l'effet du vomissement lorsqu'il se manifestera. Le lendemain, ainsi que je viens de le dire, on reprendra une deuxième dose en deux verres également. Pour un enfant très jeune, la dose sera d'un grain, et de deux grains s'il est plus âgé. Après deux jours de repos, le malade sera purgé tous les trois jours et puis tous les cinq jours, jusqu'à ce qu'il y ait amélioration prononcée. A mesure qu'on ira mieux, on éloignera les doses évacuantes. Le malade doit toujours continuer l'usage de la poudre dépurative ; à chaque verre de suc de carottes, dans laquelle sera toujours prise cette poudre, on ajoutera une cuillerée à bouche de la dissolution suivante : *eau distillée, deux livres* ; *tartre stibié* (*émétique*), *trois grains*.

Ce médicament, qu'on emploiera jusqu'à complète guérison, n'a pas pour objet de faire vomir, mais de pénétrer par les voies de la circulation dans le tissu du poumon, pour le dégorger, résoudre son état inflammatoire, et hâter la cicatrisation des ulcères qui se manifestent au troisième degré de cette affection. C'est au moment même où l'on commence le traitement, qu'il faut faire de suite usage avec la poudre de la dissolution désobstruante dont je viens de parler.

Le crachement ou vomissement de sang précède souvent la pulmonie ou marche avec elle. Le traitement à suivre est le même, et si le crachement ou vomissement précède la pulmonie, et qu'il ne soit pas grave, on se bornera à la poudre végétale, à la saignée et à quelques purgatifs, à huit jours de distance.

Nota. Les personnes disposées à ces maladies ont la poitrine étroite, le cou long, une grande facilité à s'enrhumer; elles ont des crachottements continuels, des douleurs dans l'organe malade, et souvent des palpitations de cœur; elles sont essoufflées en montant ou en marchant. C'est en se soumettant très long-temps au dépuratif interne, et en se purgeant tous les quinze à vingt jours, qu'on peut détruire le germe de ce mal, qui est ou acquis ou héréditaire. Avec l'âge il se fortifie; aussi est il nécessaire de le combattre lorsqu'on est jeune, et que la nature peut seconder encore les ressources de l'art.

Observations. Une pauvre femme, âgée de quarante cinq ans, avait contracté, sous l'influence de la misère du chagrin et d'un froid excessif, un rhume qui avait dégénéré en pulmonie. Elle habitait une mansarde qui avait à peine six pieds carrés, donnant sur une cour infecte, et où le jour et la lumière ne pénétraient qu'à regret; un tapisserie mouillée et en lambeaux laissait apercevoir un mur humide et salpêtré. Toutes ces circonstances avaient aggravé ou peut-être même développé sa douloureuse position. Je la vois encore du souvenir, étendue sur un grabat; elle était d'une excessive maigreur, son nez affecté d'une dartre était rouge, ses yeux étaient éteints, son visage jaune et cave disait toutes ses souffrances. Pas un instant de repos, car elle toussait horriblement, et crachait avec abondance une matière purulente. Une sueur huileuse recouvrait son front décharné, et une fièvre brûlante consumait ses dernières forces. Les sœurs du bureau de charité, ces êtres compatissans qu'on trouve partout où est la douleur, lui apportaient de la tisane pectorale et du bouillon pour soutenir ses forces : elle n'avait pas quinze jours à vivre. Je désespérais de la rendre à la santé; elle était au bord de l'abîme; cependant je n'oubliai point que la nature, aidée de l'art, offrait souvent des ressources inattendues, et je tentai la guérison. Après deux ou trois jours, pendant lesquels elle fut fortement évacuée, il se manifesta une amélioration très marquée; elle marcha si rapidement vers sa guérison, qu'au bout de deux mois je cessai de lui donner des soins. Cette cure est, en quelque sorte, miraculeuse, et je la consigne ici comme étant une source d'espoir pour les poitrinaires et une preuve de tout ce que peut la nature, lorsque l'art de guérir lui prête un solide appui.

Un jeune homme, âgé de vingt-six ans, portait sur différentes parties du corps quelques taches dartreuses; il toussait et crachait avec abondance une matière verdâtre; il maigrissait horriblement, et, sans un traitement de cinq mois qui lui rendit la santé, il eût succombé aux ravages d'une pulmonie d'autant plus dangereuse qu'elle était accompagnée d'un crachement de sang qui se renouvelait fort souvent.

Une jeune dame, âgée de vingt-huit ans, a été guérie en

six mois, et par mes soins, d'une maladie de poitrine qu
les médecins avaient jugé être arrivée au troisième degr
Je dois faire remarquer que son père était mort des suit
d'un anévrisme.

ASTHME.

C'est ordinairement vers une ou deux heures d matin, quelquefois plus tôt, que l'accès de cett maladie s'annonce par une sorte de gêne dans l poitrine; la respiration devient laborieuse et si flante; le malade est obligé de se lever sur-le champ ou de s'asseoir sur son lit pour respirer, n pouvant le faire lorsqu'il est couché. La toux qui au commencement de l'accès, était extrêmemen pénible et sèche, devient plus libre à la fin, et es accompagnée d'un abondant crachement de matiè res; alors il y a diminution de tous les symptômes l'accès est terminé après avoir duré quelquefois di à douze heures. Les retours de cette affection son périodiques; ils reviennent quelquefois plusieur jours consécutifs et à peu près aux mêmes heures mais ces accès laissent parfois entre eux de long intervalles d'une santé parfaite. Chez quelques in dividus ils n'ont lieu qu'au bout d'un an ou mêm de plusieurs années; ils viennent quelquefois tou les quinze jours, tous les mois; fort souvent o éprouve plusieurs accès dans la journée. Quelque fois cette maladie ne se manifeste que par un lége essoufflement ou resserrement de poitrine, état auquel on ajoute peu d'importance, et cependant c'est le commencement d'un mal qui ne peut que s'accroître. Cette affection est produite par une matière âcre et glaireuse, déposée par le sang sur le poumon et sur le canal de la respiration. En raison des phénomènes de crispation et de resserrement qui se manifestent, on peut dire que cette maladie est à la fois nerveuse et humorale.

Traitement. Le malade sera saigné du bras si la poitrine est fortement engorgée. Chez les femmes, s'il y a suppression des règles, on appliquera vingt-cinq sangsues autour des parties génitales. Ce préalable rempli, si on a jugé convenable de tirer du sang, le malade sera émétisé avec trois grains d'*émétique* délayés dans deux verres d'eau tiède; on en prendra la moitié d'abord, et le reste demi-heure après; on aidera l'effet du vomissement par quelques tasses d'eau tiède; le lendemain on répétera cette opération. Après un ou deux jours de repos au plus, le malade sera purgé cinq à six fois, à trois jours d'intervalle; plus tard, on ne le purgera qu'une fois par semaine, et enfin, à mesure qu'il ira mieux, on éloignera davantage les doses évacuantes.

Il est sans dire qu'il aura été mis à l'usage de la poudre dépurative avant l'emploi de la saignée; il la prendra dans du suc de carottes. (*Voyez* page

220, 1re partie, la manière de le préparer.) Un vésicatoire sera appliqué au bras gauche immédiatement après la saignée ; il prendra tous les jours un bain de pieds très chaud avec quatre onces de farine de moutarde, et y restera dix minutes, et, afin d'éviter une récidive, le malade devra se purger pendant quelque temps, au moins tous les quinze jours une fois, et user de la poudre dépurative, afin d'éviter le retour de cette maladie, qui se reproduit avec beaucoup de facilité.

Observation. Un ancien militaire souffrait depuis trois ans d'un asthme qu'on peut attribuer à une humeur dartreuse portée sur le poumon. Il avait eu des dartres à la peau; il toussait fréquemment et crachait une matière gluante et verdâtre. Sa respiration, qui n'était jamais entièrement libre durant la journée, était fortement gênée pendant la nuit. Presque toujours sur son séant, une sueur froide couvrait son front ; même au milieu de l'hiver, sa croisée restait ouverte, et il se plaignait de n'avoir pas d'air. La suffocation devenait souvent imminente, et deux heures d'un sommeil agité formaient ses nuits depuis deux années. Toutes les ressources de l'art avaient été inutiles : on avait méconnu son mal, et il était urgent d'y remédier, car ce malade maigrissait à vue d'œil, quoiqu'il conservât toujours un appétit excellent. Plein de confiance en ma méthode, par suite d'une guérison opérée sous ses yeux, il se livra à mes soins ; il eut lieu de s'en féliciter, car il commença à dormir après sept jours de traitement. Au bout de deux mois sa respiration était presque libre, et la cure était radicale au bout de quatre mois environ. Ce qui est digne de remarque, c'est qu'il a beaucoup engraissé et qu'il urine beaucoup plus abondamment qu'il n'en avait l'habitude avant d'être malade.

CROUP ET COQUELUCHE.

C'est parce que ces deux maladies particulières à l'enfance ont entre elles la plus grande analogie, que je les ai placées dans ce même chapitre. Il n'est pas sans exemple qu'elles se soient développées chez des adultes et même chez des vieillards. Ces deux maladies tiennent à un amas de matière glaireuse qui obstrue les voies de la respiration.

Le *croup* se manifeste par un pouls fréquent, une respiration prompte et laborieuse, accompagnée d'une espèce de *râlement* qui se fait entendre à une distance considérable; la voix est rauque et glapissante; les joues sont rouges, quelquefois livides et d'autres fois d'une extrême pâleur. Le croup débute quelquefois par un simple rhume, et prend promptement un caractère alarmant si on ne l'arrête dans sa marche; il y a dans cette maladie une inflammation violente de la gorge et du canal respiratoire (bronches), qui donne lieu à la formation d'une humeur glaireuse, qui s'épaissit au point de provoquer la suffocation des enfans.

Coqueluche. Il y a dans cette maladie, non seulement accumulation de glaires dans les voies de la respiration, mais encore une irritabilité nerveuse très prononcée. Les accès de toux sont quelquefois tellement violens, que le malade éprouve des secousses de toux au nombre de cinquante, soixante, cent, et même plus, sans interruption; il s'accroche à tout ce qu'il rencontre autour de lui; la face devient rouge, les yeux s'obscurcissent; les urines et les excrémens mêmes s'échappent quelquefois, par les efforts de la toux; une quinte cesse, mais une autre ne tarde pas à lui succéder. Cela a lieu plusieurs fois consécutivement; puis enfin, l'accès se termine par un vomissement de glaires et de mucosités, et laisse le malade dans un état d'accablement et de faiblesse extrêmes. Il est essentiel de ne pas laisser se prolonger long-temps cette affection, qui peut donner lieu à une fluxion de poitrine, à une pulmonie ou à un anévrisme du cœur, ainsi que j'ai été à même de l'observer.

Traitement. Dans le croup, on appliquera de suite au cou, sous chaque angle de la mâchoire inférieure, deux, trois, quatre, cinq, six, dix, quinze et même vingt, vingt-cinq sangsues, suivant l'âge de l'enfant. De demi-heure en demi-heure, on lui donnera une cuillerée à bouche de la potion suivante: *Eau distillée, trois onces; et tartre stibié (émétique), un grain; sirop d'écorce d'orange, demi-once.* Dès que l'enfant aura vomi sept à huit gorgées, on devra cesser la potion émétique, et lui donner de suite trois pilules purgatives, et tous les jours on le purgera jusqu'à complète guérison. L'enfant prendra pour boisson une tisane d'orge chaude gommée, avec addition de la poudre végétale dépurative. S'il n'y a pas de convulsion, on lui appliquera des sinapismes aux jambes, qu'on lèvera dès qu'ils auront rougi la peau, et un vésicatoire à la nuque, partie supérieure du cou. Si, malgré l'emploi de la poudre végétale, qui pousse aux urines et à la transpiration ; si, malgré l'emploi de l'émétique et du purgatif, le malade était menacé de suffocation, on lui administrerait d'heure en heure une cuillerée à bouche de la potion suivante, qu'on aura soin d'agiter : *Eau de menthe, quatre onces ; sirop d'écorce d'orange, deux onces ; sulfure de potasse, un grain*. L'enfant doit être tenu très chaudement.

Traitement de la coqueluche. On appliquera à l'enfant, de chaque côté de la fossette du cou, au dessus des clavicules, huit sangsues. Ce préalable rempli, on le fera vomir avec la potion émétisée ; le lendemain et jours suivans, pendant quatre jours, il sera purgé avec trois ou qnatre pilules. Il prendra la poudre dépurative dans une tisane de guimauve, édulcorée avec du sirop de gomme ; un vésicatoire sera appliqué au bras gauche. Si la maladie est tenace, on prolongera l'emploi des purgatifs, de la poudre végétale, et, immédiatement avant chaque verre de tisane, on donnera au malade, deux fois par jour seulement, *une pi-*

lule d'extrait de belladone, d'un grain. L'enf sera couvert de flanelle, car le moindre froid d nerait plus d'intensité à sa maladie. Sa nourrit sera légère. On le changera d'air, s'il y a possi lité de le faire, ou de chambre seulement; comme cette maladie est quelquefois contagieu il sera bon de laisser dégager du *chlorure chaux* pour désinfecter l'air et les vêtemens, d il sera souvent changé.

RHUME, ENROUEMENT, TOUX, CATARRHE, PITUITE OU POITRINE GRASSE.

Ces diverses expressions indiquent toujour quelques différences près, une même malad c'est-à-dire l'*engorgement glaireux* du poumor des bronches. Il est des personnes qui, souv avec l'apparence d'une bonne santé, sont oblig de cracher beaucoup, non seulement avant pouvoir trouver le sommeil, mais encore dès qu les se réveillent, attendu que des matières pit teuses se sont accumulées dans le poumon pend la nuit. Pour exprimer cet état, les malades dis avoir la *poitrine grasse*, *remplie de pituite*. Il essentiel de mettre un terme à toutes ces aff tions humorales, qui pourraient produire la p monie.

Traitement. On se purgera trois fois par

maine, et, à mesure qu'on ira mieux, on éloignera les doses évacuantes ; on prendra la poudre végétale, délayée dans du suc de carottes (*Voyez* la manière de le préparer), ou si le mal est tenace, on appliquera au bras gauche un vésicatoire que l'on gardera quelques mois, et qu'on ne supprimera qu'en se purgeant deux ou trois fois.

PALPITATIONS ET ANÉVRISME DU COEUR.

C'est parce que l'anévrisme du cœur est presque toujours la suite des palpitations, et que, d'ailleurs, la ligne de démarcation entre ces deux maladies est souvent inappréciable, que je les ai placées dans un seul et même chapitre. Ces divers états se manifestent par un mouvement convulsif et désordonné du cœur. Le changement subit du pouls, une difficulté inaccoutumée de respirer, une grande gêne à la région du cœur, le trouble des idées et des sens, et parfois une sorte de vapeur qui se dirige des parties inférieures vers le cœur, précèdent souvent les palpitations ; très souvent la douleur de tête, le vertige, le tintement d'oreilles, les accompagnent. Le malade se sent faiblir et près de perdre connaissance ; les membres sont froids et brûlans alternativement, la poitrine est douloureuse, la respiration difficile ; les battemens se font ressentir jusqu'au creux de l'estomac, il a des rapports ; les intestins se co tractent avec bruit, les membres sont douloure et tremblans ; le pouls est petit, fréquent, inéga intermittent, ou plein et fort, selon le cas.

Une humeur âcre portée sur le cœur et l nerfs, qui s'y distribuent, développent ses mo vemens irréguliers ; un embarras du tube diges réagissant sympathiquement sur lui ; une abo dance de sang qui s'amasse dans ses cavités, engorgement du poumon, toutes ces circonstance jointes à un état de faiblesse et d'une sensibili extrême du système nerveux, sont des causes fr quentes de palpitations, de spasmes du cœur, q le plus souvent, dégénèrent en anévrismes.

Traitement. Si le malade est d'un tempérame sanguin, il est nécessaire qu'une saignée du br soit pratiquée ; si l'état pléthorique est moins pr noncé, on pourra appliquer vingt sangsues l'anus : je préfère, chez les femmes, ce derni mode d'évacuation. Je dois faire observer qu'a tant une évacuation sanguine est utile lorsqu'el est légère et qu'elle est indiquée, autant elle e nuisible et peut accroître les palpitations du cœ lorsqu'elle est trop abondante. Comme une gran irritabilité nerveuse accompagne toujours les m ladies du cœur, on doit sentir la nécessité de soumettre promptement à l'usage de la poudre v gétale rafraîchissante : les évacuations urinair qu'elle produit sont essentiellement salutaires. Si on considère que la constipation et que tout embarras humoral du canal intestinal accroissent et occasionnent cette maladie, en irritant sympathiquement le cœur et en y refoulant le sang, on concevra les avantages que l'on doit retirer des purgatifs, qui, en désobstruant, facilitent le cours du sang. C'est ici que se fait surtout remarquer la puissance du nouveau purgatif qui, tout en évacuant, produit une impression tonique qui se montre très favorable. On devra se purger deux fois par semaine jusqu'à ce que l'on aille bien, époque à laquelle on les éloignera pour ne se purger qu'une fois tous les dix jours jusqu'à complète guérison. Si l'affection du cœur était le résultat d'une grande faiblesse ou la suite de l'abus des femmes, il serait utile d'ajouter à chaque verre de boisson dépurative quatre cuillerées à bouche de vin de quinquina.

JAUNISSE.

La couleur jaune de la peau et du blanc des yeux, la démangeaison de tout le corps, la bouche amère, la perte de l'appétit, les lassitudes, la mélancolie, la constipation, des excrémens décolorés caractérisent assez la jaunisse à laquelle les médecins donnent le nom d'*ictère*. La salive, les sueurs,

les urines et les crachats ont quelquefois la mêm
couleur que la peau ; quelquefois aussi les malad
voient tous les objets comme s'ils étaient jaune
Le vomissement, des maux d'estomac, des do
leurs sous les côtes, la difficulté de respirer, l
défaillances sont des symptômes qui accompagne
souvent cette maladie. On lui donne le nom
jaunisse noire lorsque la couleur tire sur le ve
dâtre, le livide, l'obscur ou le plombé; les ye
sont alors d'un jaune foncé, et les urines sont
la couleur du café.

La cause immédiate de la jaunisse est un engo
gement de bile dans ses propres couloirs. Ne po
vant s'épancher facilement dans les organes dig
tifs, elle est absorbée et portée dans la masse
sang ; elle s'infiltre sous la peau et lui donne cet
couleur jaune. Des passions violentes ou triste
des coups, et surtout à la tête, une inflammati
du foie, un embarras humoral dans les voies
gestives, la rentrée d'une humeur dartreuse
vénérienne, telles sont les causes les plus ordin
res qui troublent la sécrétion biliaire et produise
la jaunisse.

Traitement. On appliquera vingt sangsues s
le creux de l'estomac. S'il y a douleur à la rég
du foie, c'est là où on devra les appliquer. Si
jaunisse est le résultat de suppression d'hémo
rhoïdes, c'est à l'anus qu'elles devront être posé

Dans cette maladie, il ne faut pas se hâter de purger; il faut d'abord distendre la fibre, délayer les matières par l'emploi de la poudre végétale, qui sera prise quatre fois par jour au lieu de trois fois seulement; chaque cuillerée sera délayée dans un verre de suc de carottes. (*Voyez* page 220, 1re partie, la manière de le préparer.) En même temps que cette boisson apéritive sera continuée jusqu'à ce que la bile coule, le malade devra prendre un bain tiède tous les deux jours et un lavement à la guimauve tous les jours. S'il y a fièvre, la diète sera sévère; dans le cas contraire, on se bornera à quelques potages maigres tous les jours. Dès que l'irritation aura cessé, ce qui a lieu ordinairement au bout de douze à quinze jours, on purgera le malade trois fois, à dix jours de distance. Ce ne serait que dans le cas de jaunisse ancienne qu'on pourrait purger plus souvent le malade et à des distances plus rapprochées.

OBSTRUCTIONS DU FOIE.

Cet état du foie succède souvent à l'inflammation aiguë de cet organe, à des fièvres intermittentes ou bien à la rentrée d'une humeur âcre. Les symptômes des obstructions du foie sont assez variables; cependant on rencontre ordinairement les suivans : douleur sourde, pesanteur et gonflement vers la région du foie (côté droit), coulei jaunâtre de la peau et du blanc des yeux quelqu fois, difficulté de se coucher du côté gauche, la gue jaunâtre, digestion plus ou moins laborieus rapports fétides par la bouche, excrémens gris tres et cendrés. Peu à peu l'embonpoint diminu après un temps plus ou moins long, il survient d sueurs nocturnes; une fièvre lente, hectique, développe, et le malade succombe. La congesti d'un sang âcre et bilieux dans les vaisseaux foie et l'endurcissement de son tissu sont la cau réelle des obstructions. Le pancréas, la rate plusieurs autres organes du bas-ventre peuve être engorgés; ils réclament le même mode traitement.

Traitement. On prendra la poudre végéta quatre fois par jour, délayée dans du suc de car tes, comme dans la jaunisse; on ajoutera à chaq verre une cuillerée à bouche *d'une liqueur dés struante.* On appliquera vingt-cinq sangsues l'anus; on prendra un bain tiède tous les trois quatre jours et un lavement à la guimauve to les jours. Après les sangsues, on se purgera deux jours l'un, et ce n'est que lorsque le mala ira beaucoup mieux qu'on devra éloigner les do purgatives. La région du foie devra être frictio née matin et soir, et assez fortement, avec la po made résolutive. Si l'affection était grave, tenac on devrait appliquer un vésicatoire sur la région du foie; il serait de la grandeur de la paume de la main, et sa suppuration serait fortement entretenue. Le régime sera doux et végétal; on fuira les occupations trop sérieuses : les distractions sont essentiellement salutaires.

Observations. Un monsieur, âgé de cinquante-deux ans, était affecté depuis dix années environ, d'une maladie du foie qui attristait profondément son existence. Lorsque je le vis pour la première fois, en 1829, je le trouvai très maigre; un commencement d'enflure se manifestait aux jambes ; il ne digérait qu'avec douleur et difficulté, tandis que la région du foie était gonflée, et qu'un battement inaccoutumé indiquait la présence d'un foyer purulent. J'ouvris ce dépôt d'un coup de bistouri; il en sortit une humeur verdâtre très gluante; cette évacuation produisit un effet salutaire. La suppuration fut entretenue assez long-temps afin d'opérer un dégorgement complet. Aidé du dépuratif interne, et secondé par l'emploi des évacuans, nous obtînmes une guérison radicale au bout de cinq mois environ.

Une dame, âgée de quarante-six ans, parvenue à l'âge critique, n'apporta aucune attention à sa position; aussi fut-elle bientôt aux prises avec une grave affection du foie; sa peau était de couleur plombée, et une toux légère, coïncidant avec une maigreur extrême, indiquait assez que le poumon commençait à s'altérer. Il n'y avait pas un instant à perdre. Une application de quarante sangsues eut lieu sur la région du foie ; elle fut vigoureusement purgée pendant six fois de suite. La boisson dépurative, avec addition de l'eau désobstruante, opéra une complète guérison au bout d'environ six mois de traitement.

DOULEURS CHRONIQUES DE L'ESTOMAC ET DES INTESTI

Les douleurs de l'estomac et des intestins sc désignées par les médecins sous le nom de *gastr* et de *gastro-entérite chroniques* lorsqu'il y a i flammation des organes digestifs. Ils donnent nom de *gastralgie* aux affections nerveuses crampes de l'estomac, et le nom de *cancer maladie du pylore* à une désorganisation plus moins complète de cet organe. Ces divers éta maladifs se manifestent, pour l'ordinaire, par u vive douleur lancinante, déchirante ou obscu vers la région de l'estomac. Un malaise, un sen ment de faiblesse, de délabrement, de pesante de distension, de tiraillement, d'anxiété et de ch leur, se manifeste vers cet organe : ces divers sensations durent peu, cessent et reparaisse tour à tour. La paume des mains est chaude; il a de la fatigue dans tous les membres, douleur tête, tendance au sommeil et quelquefois constip tion opiniâtre. On éprouve quelquefois des do leurs sourdes dans la poitrine, aux épaules, au coudes; on éprouve souvent un vif besoin de pre dre des alimens; d'autres fois on recherche d alimens de mauvaise nature, âcres ou indigeste des substances alimentaires dégoûtantes ou insip des. D'autres fois on éprouve un dégoût insurmo table pour toute espèce d'alimens; des batteme se font ressentir dans la région de l'estomac, quelquefois d'une telle force qu'on se croirait affecté d'anévrisme. On éprouve quelquefois des étourdissemens ; la langue est picotée de rouge et quelquefois sèche ; on éprouve souvent des envies de vomir, l'estomac est comme ballonné, et a des rapports d'une odeur désagréable ; quelquefois certains alimens sont vomis. Sous l'influence de tous ces phénomènes, qui se renouvellent tous les jours, le malade maigrit, se décolore, et, en proie à des inquiétudes, à des défiances , à des tristesses continuelles, il déteste la vie et redoute la mort.

Lorsqu'il y a *cancer* ou *maladie du pylore*, on éprouve des douleurs lancinantes dans le côté droit, et on sent une grosseur allongée dans cette région, d'autant plus appréciable que l'amaigrissement fait plus de progrès. On vomit presque tous les alimens quelques heures après les avoir pris. Le pouls et la chaleur s'accroissent après chaque repas; la peau se sèche et devient aride; le visage prend un aspect terreux et devient jaune comme la cire; les vomissemens finissent par devenir continus, et tout est rejeté, jusqu'aux boissons les plus légères.

Lorsque l'affection est dans les intestins, une douleur fixe et constante dans un point du ventre est ordinairement le premier symptôme dont se plaint le malade. Cette douleur, qui augmente par la pression, est quelquefois accompagnée d'une chaleur brûlante; la région douloureuse, explorée avec attention, présente souvent sous les doigts du médecin une grosseur arrondie ou ovalaire. De ce point affecté partent des douleurs qui se répandent dans tout le reste du ventre, dont le volume augmente par degrés. On rend des vents par le fondement, et souvent des matières glaireuses, bilieuses et quelquefois sanguinolentes; les digestions sont excessivement difficiles, et c'est quelques heures après avoir mangé, et quelquefois immédiatement, que les malades éprouvent de vives douleurs, Souvent, au milieu de ces phénomènes, la respiration est gênée, et le malade porte un visage plombé et amaigri.

Les malades n'éprouvent pas toujours tous les symptômes dont je viens de parler; ils suffit qu'ils en ressentent seulement quelques-uns pour qu'on ne puisse mettre en doute l'existence d'une affection de l'estomac ou des intestins.

Si l'on considère que l'estomac et les intestins sont sans cesse en rapport avec des substances végétales, animales et minérales, qui lui sont appliquées à titre d'alimens, d'assaisonnemens et de boissons; si l'on considère que ces organes sympathisent avec presque toutes les parties du corps, et que ses relations avec le cerveau sont des plus intimes, on ne sera pas étonné de la fréquence de leurs maladies et de celles dont ils sont la source. Irrités par toutes les substances qu'ils reçoivent, ces organes le sont encore par l'influence de nos passions, qui, allant retentir en écho dans leurs cavités, y déterminent les phénomènes nerveux les plus extraordinaires. A toutes ces causes, capables de produire l'inflammation du tube digestif, on doit joindre le transport d'une humeur âcre, dartreuse, glaireuse, bilieuse ou rhumatismale, sur la membrane muqueuse qui le tapisse.

Traitement. Le malade sera mis à l'usage de la poudre rafraîchissante ; elle sera prise dans du suc de carottes. (*Voyez* page 220, 1re partie, la manière de le préparer.) Comme une trop grande quantité de liquide prise à la fois irrite quelquefois l'estomac, il sera convenable de prendre chaque verre en deux ou trois fois à dix minutes de distance ; on appliquera vingt-cinq sangsues dans le creux de l'estomac, si cet organe est la partie affectée. Si ce sont les intestins, elles devront être posées à l'anus ou sur le point douloureux du ventre. Il sera nécessaire de répéter ces évacuations sanguines deux ou trois fois à vingt jours d'intervalle. Le soir, des cataplasmes à la graine de lin seront appliqués à nu sur l'estomac ou sur le ventre, selon la région affectée, et le matin, une forte friction sera pratiquée sur la même partie avec la *pommade résolutive*. (*Voyez* page 314, 1re partie, la manière de s'en servir.)

S'il y a sur quelque région du ventre une dureté ou une obstruction visible, il sera nécessaire de faire une seconde friction le soir avant d'appl quer le cataplasme dont je viens de parler. On d vra tenir le ventre libre par l'usage d'un dem lavement à l'eau de guimauve pris tous les jour Des bains tièdes, où on reste une heure, de heures et même davantage, produisent sur la pe une détente qui, allant se répéter sympathiqu ment dans la profondeur des organes digestifs, produit un effet calmant essentiellement salutair Si la maladie des organes digestifs se montra opiniâtre, on devrait prendre, le soir en se co chant, une pilule composée avec *un cinquième grain d'acétate de morphine*; dans ce cas, le tr sième verre de poudre serait pris dans la journé Si on avait lieu de supposer un embarras du can digestif, on pourrait se purger deux ou trois foi à vingt jours de distance, à l'aide d'un laveme purgatif. La régime sera doux. On fera un usa exclusif des fécules, du laitage, des légumes, d herbes cuites, des fruits rouges, du poisson, d huîtres et plus tard des viandes blanches. La boi son ordinaire sera de l'eau pure ou sucrée; les r pas doivent être pris à des heures fixes et être p copieux; on devra s'abstenir de tous les stimulan tels que vin, café, liqueurs, eau-de-vie, viand noires, gibier, ragoûts, bouillons, etc.

Lorsque l'affection est chronique et opiniâtr il est nécessaire de débuter d'abord par une diè absolue de six, dix ou quinze jours, suivant l'â et la force du sujet. Dans le cancer de l'estomac, on est quelquefois obligé de ne se nourrir que de laitage. Les personnes affectées de maladies chroniques du canal digestif doivent faire un exercice modéré, se préserver du froid et de l'humide, faire usage de frictions sèches sur tout le corps, habiter la campagne s'il y a possibilité de le faire, et fuir les occupations sérieuses pour ne rechercher que les distractions agréables.

Observations. Un monsieur, âgé de trente-trois ans, était affecté, depuis trois années, d'une gastrite qui avait résisté à tous les moyens employés. Il vomissait trois heures après avoir mangé, et était arrivé à un degré de faiblesse physique et morale qui donnait les plus vives inquiétudes à toute sa famille. Quatre mois d'un traitement suivi avec une rare ponctualité ont opéré une cure complète.

Une dame de trente-neuf ans avait une affection si grave de l'estomac, qu'elle fut considérée par un grand nombre de médecins comme ayant une *maladie du pylore* ; elle était abandonnée. Elle se soumit à mon traitement, fut habiter le Havre pendant cinq mois ; lorsqu'elle revint, sa guérison était presque opérée. Neuf mois après elle accoucha heureusement; et depuis nombre d'années sa santé ne s'est nullement altérée.

J'ai guéri une jeune dame qui souffrait cruellement de douleurs d'estomac et des intestins. Lorsque, quatre ou cinq heures après, elle allait à la selle, elle éprouvait dans le fondement des élancemens insupportables. Ce qui est digne de remarque, c'est qu'elle digérait mieux une croûte de pâté que tout autre chose. Ce fait très curieux prouve que l'estomac est un organe très capricieux, et qu'il doit être étudié chez chaque malade.

AIGREURS D'ESTOMAC, PERTE D'APPÉTIT, GLAIRES.

Ces diverses maladies, qui prennent leur origine dans un vice des digestions et dans la dégénération des humeurs qui coulent dans les premières voies, attaquent plus particulièrement les jeunes filles, les enfans et les personnes vaporeuses. Cependant les adultes et les vieillards ne sont pas exempts de ce trouble des voies digestives.

Traitement. L'emploi de la poudre végétale, l'usage de trois ou quatre purgatifs, à dix jours de distance, quelques lavemens émolliens et un régime modéré sont les seuls moyens capables de rétablir les digestions et l'appétit, en chassant les matières acides et glaireuses qui engouent le tube digestif.

COLIQUE NERVEUSE.

Cette affection, qui se manifeste dans une ou plusieurs parties du ventre, par une si vive douleur qu'on croirait que les intestins se déchirent et s'entortillent, est très souvent le résultat d'une mauvaise digestion, ou d'une constipation opiniâtre, ou d'un froid au pied ou dans toute autre partie du corps. Lorsque ce mal est poussé à l'excès, il prend le nom de *colique de miserere*, mot latin qui signifie *ayez pitié*, comme pour exciter la compassion. Cet état est alors accompagné de vomissemens continuels et de douleurs atroces.

Traitement. On fait prendre au malade trois ou quatre verres d'une infusion chaude de tilleul, à chacun desquels on ajoutera une cuillerée à café de poudre végétale rafraîchissante. Il pourra prendre cette infusion par demi-verrées dans le cours de la journée. On lui appliquera sur le ventre des serviettes chaudes, et on lui donnera un demi-lavement émollient, avec addition de *quinze gouttes de laudanum liquide et trente gouttes d'éther*. On pourrait, au besoin, administrer, au bout de trois ou quatre heures, un second demi-lavement si le premier n'avait pas calmé les douleurs, ce qui est d'ailleurs fort rare. Un bain de pied très chaud s'est montré très favorable, tandis qu'un bain entier et assez chaud a quelquefois dissipé, comme par enchantement, les plus graves symptômes.

Il est des personnes qui ont très fréquemment des coliques. Le moyen de se débarrasser pour toujours de cette fatigante indisposition, c'est de se soumettre deux ou trois mois à l'usage de la poudre végétale, toujours prise dans une infusion de tilleul, qui pourra être employée froide, surtout si on est en été. Un lavement semblable à celui dont je viens d'indiquer la composition, pris tous les quinze jours, secondera parfaitement l'usage de quel-

ques bains tièdes et d'une nourriture douce (
presque entièrement végétale. Dans quelques ca
graves invétérés, j'ai vu l'emploi de deux ou tro
purgatifs, pris à distance, être suivi de succès; i
agissent alors, non seulement en évacuant les m
tières contenues dans le canal digestif, mais encor
ils impriment à cet organe un mouvement qui m
difie la sensibilité du système nerveux, et le d
tourne en quelque sorte d'une *manière d'être* qu
avait adoptée. Pour user de ces moyens, c'est ag
sagement que de s'éclairer des avis d'un médec
expérimenté.

CATARRHE DE LA VESSIE, PISSEMENT DE SANG, ÉCOULEME
HUMORAL DU CANAL DE L'URÈTRE, COLIQUE NÉPHR
TIQUE OU DOULEUR DE REINS, GRAVELLE, PIERRE, E
VIES FRÉQUENTES D'URINER.

Du catarrhe de la vessie. C'est le nom que l'or
donné à une inflammation de la vessie lorsqu'el
est accompagnée d'un écoulement glaireux. l
malade, dans cet état, n'urine qu'avec douleu
souvent involontairement et quelquefois avec d
ficulté. L'urine, d'abord incolore, devient ensui
rouge, accompagnée de sédiment glaireux et pa
fois sanguinolent. Il y a douleur dans la région (
la vessie, s'étendant quelquefois aux reins, au p
rinée et à l'extrémité du canal de l'urètre. Cet

affection est souvent due à la présence d'une humeur vénérienne, dartreuse ou rhumatismale, répercutée sur la vessie, ou à la présence de la gravelle ou d'une pierre dans cet organe.

Du pissement de sang. Les causes qui produisent le catarrhe de la vessie peuvent également produire le pissement de sang, maladie qui est souvent très douloureuse. Il faut mettre encore au nombre de ces maladies les excès dans tous les genres, des chutes, des coups, des ulcères dans la vessie, des petites pierres logées dans les reins, une inflammation et une ulcération du canal, la suppression du flux hémorrhoïdal, et, en un mot, toutes les causes capables d'irriter les voies urinaires.

Écoulement humoral du canal. Ce n'est pas de chaudepisse dont je veux parler ici, c'est d'un écoulement de matière âcre, soit dartreuse, soit écrouelleuse, soit rhumatismale, qui s'est porté sur le canal. Deux faits, que je rapporterai plus bas, caractérisent le mal que je veux tracer.

Colique néphrétique ou douleurs des reins. Elle se reconnaît à une douleur aiguë et à une chaleur qui occupe la région lombaire (*chute des reins*). Les urines, qui coulent en petite quantité, sont hautes en couleur ; des envies de vomir, la rétraction de l'un des testicules, l'engourdissement de la jambe et de la cuisse, ainsi que de la fièvre, complètent le tableau de cette maladie, qui peut être produite par une chute ou par le transport d'une matière âcre sur les reins, où par l'existence de la gravelle dans ces organes.

Gravelle et pierre. On appelle gravelle des petites concrétions dures, des graviers qui se forment dans les reins, et que l'on rend avec les urines; elle est ordinairement accompagnée des symptômes suivans: chaleur, douleurs sourdes et quelquefois lancinantes dans le trajet que les graviers parcourent pour se rendre des reins dans la vessie. Les signes les plus décisifs, ce sont des urines sablonneuses et les graviers que l'on rend avec plus ou moins de douleurs. La *pierre* se forme dans la vessie; son origine est souvent due à un petit gravier, qui s'est d'abord formé dans les reins, et qui a été ensuite amené dans la vessie par les conduits de l'urine qui communiquent avec les reins. Les sels, dont l'urine est formée, se déposent peu à peu autour de ce noyau primitif, qui finit par acquérir dans certain cas un volume considérable. Tout corps étranger, tombé dans la vessie, peut aussi donner lieu au même accident. Il est manifestement prouvé que certains principes constituans de l'urine peuvent produire des dépôts pulvérulens qui, plus tard, se convertissent en *calculs*. M. Civiale a démontré que la matière glaireuse qui se forme sous l'influence d'un catarrhe vésical est toujours de nature calcaire. Aussi, de là, la nécessité, après l'extraction de la pierre, de combattre le principe du mal, afin d'éviter la reproduction d'une autre pierre.

Traitement. A quelques exceptions près, le traitement de ces diverses affections est le même. Il faut d'abord se soumettre à l'emploi de la poudre dépurative, prise quatre fois par jour dans de l'eau de graine de lin. C'est ici où ce médicament manifeste toute sa puissance fondante et diurétique; car c'est avec facilité qu'il débarrasse les voies urinaires des glaires et des graviers qui les obstruent et leur imprime un effet rafraîchissant essentiellement salutaire; car il m'est bien démontré que toutes les affections de la vessie ne guérissent radicalement que par la continuation d'un traitement doux et apéritif. Si le *catarrhe de la vessie* se manifeste par beaucoup de douleur, on fera une application de vingt-cinq sangsues sur la partie inférieure du bas-ventre (région de la vessie). On ne doit pas négliger les demi-lavemens à la guimauve et les bains tièdes fréquens, s'il y a possibilité de le faire, ainsi que les cataplasmes sur la région douloureuse. Dans la *colique néphrétique*, quarante sangsues seront appliquées sur la région des reins. On prendra deux fois par jour un demi-lavement à la graine de lin, avec addition de dix gouttes de laudanum liquide à chaque lavement. Des cataplasmes émolliens seront appliqués sur les reins. On prendra des bains tièdes tous les jours jusqu'à cessation des plus fortes douleurs ; on y restera le plus long-temps qu'il sera possible ; la diète sera sévère. Au bout de quelques jours, c'est-à-dire lorsque les vives douleurs qui accompagnent la colique néphrétique ou le pissement de sang seront passées, le malade devra se purger trois ou quatre fois, à dix jours de distance, et continuer toujours l'emploi de la poudre végétale. Dans le *catarrhe vésical*, maladie plus lente, plus chronique, moins inflammatoire, on devra se purger trois à quatre fois par semaine, jusqu'à ce qu'il y ait un mieux très prononcé ; lorsque cet instant sera arrivé, on ne se purgera que deux fois par semaine et puis une seule fois jusqu'à complète guérison.

Le traitement de la *gravelle* est de deux sortes Il s'agit d'abord de rétablir les reins dans leur état naturel, en faisant cesser l'irritation dont ils sont atteints, et, en second lieu, de favoriser l'expulsion des graviers qui existent, et des matières glaireuses ou sédimenteuses qui concourent à leur formation. On obtient ces résultats par l'emploi du dépuratif, qui calme l'irritation, dissout les glaires, et favorise leur sortie, ainsi que celle des graviers qui se forment et s'amassent soit dans les reins ou dans la vessie. Le régime aidera beaucoup l'effet des médicamens ; aussi, devra-t-on bannir sévèrement le vin et toutes les boissons sp ritueuses, et ne se nourrir que de légumes frais et de fruits aqueux et doux. C'est après l'extraction de la pierre qu'il est bien nécessaire de se soumettre, au moins une année, à l'usage du dépuratif et à un régime très doux, afin d'empêcher qu'une nouvelle pierre ne se reforme. J'ajouterai que l'on doit avoir soin, le matin en se levant, ou après un long repos quelconque, de ne pas uriner avant d'avoir fait un peu de mouvement, afin que les graviers soient entraînés avec les urines, et ne forment pas un dépôt au fond de la vessie. Ce moyen est si simple que je le conseille même aux personnes qui ne sont nullement menacées de la pierre.

Observations. Un monsieur, âgé de trente-cinq ans, avait eu une dartre croûteuse située vers le milieu du dos, de la dimension de la paume de la main. Elle disparut et se porta sur le canal de l'urètre ; de là démangeaison insupportable dans cette partie, envie fréquentes d'uriner, et écoulement d'une matière purulente. Traité sans succès depuis trois années, il vint me consulter ; je le soulageai en quinze jours ; je le guéris en quatre mois.

Un Américain était affecté d'une dartre boutonneuse occupant le front. Lorsqu'elle disparaissait, elle se portait sur le canal de l'urètre, et y produisait un écoulement, qui disparaissait aussitôt que la dartre revenait au visage.

J'ai vu un vieillard être affecté d'un catarrhe vésical avec pissement de sang, par suite de la disparition d'une dartre occupant le nez, et d'un rhumatisme qui siégeait à l'épaule droite. La guérison de ce malade n'a eu lieu qu'après quinze mois de traitement.

POLLUTION NOCTURNE, PRIAPISME OU EXCITABILITÉ DES ORGANES GÉNITAUX.

Si, comme j'ai déjà eu l'occasion de le faire ob server, une acrimonie humorale produit la fai blesse des organes génitaux, d'autres fois, sou: l'influence de ce même principe et de l'abus de: femmes, ils acquièrent une très grande irritabi lité. Ces phénomènes bien différens tiennent à l: constitution de chaque individu et à des circons tances souvent inappréciables. Il en est de cel: comme de l'opium, qui irrite les uns et calme le: autres.

Traitement. On prendra le dépuratif trois foi: par jour; on ajoutera à chaque verre six goutte: de laudanum liquide; on se purgera tous les hui jours, et on prendra des lavemens et des bain: tièdes. Dans le cas d'opiniâtreté de la maladie, o ferait bien d'ajouter à chaque verre une cuilleré à bouche d'*une potion camphrée laudanisée*; alor: on supprimerait les gouttes, et on n'userait d cette potion qu'une quinzaine de jours seulement Il est bien entendu qu'on s'éloignera de toute caus capable d'exciter les passions qui ont rapport au sexe.

Observations. Un monsieur, âgé de cinquante ans envi ron, était affecté, depuis dix ans, d'une dartre farineus sèche occupant toute la partie supérieure et postérieure d la tête. Lorsqu'il vint me consulter (c'était vers le mois d'avril 1829), il avait presque entièrement perdu ses cheveux. Ses digestions étaient difficiles, et, par suite de pollutions nocturnes et d'un priapisme continuel pendant la nuit, il était arrivé à un extrême degré de maigreur. Il était temps de mettre un terme à cette affection dartreuse qui lui occasionnait d'insupportables démangeaisons, et qui désorganisait tout son être physique par suite des symptômes nocturnes qui en étaient la conséquence. Soumis au traitement que j'ai indiqué plus haut, il éprouva un très prompt soulagement, et sa guérison fut complète au bout de trois mois et demi.

RHUME DE CERVEAU HABITUEL.

Cette maladie, à laquelle quelques individus sont presque toujours sujets, et surtout en hiver, et qui est caractérisée par un écoulement nuancé de différentes couleurs, ou par la sécheresse de la membrane muqueuse qui tapisse l'intérieur du nez, est très fréquemment le résultat d'une humeur âcre, dartreuse ou vénérienne qui, de l'extérieur, a rampé dans cet organe, ou s'y est directement portée. Cette indisposition, entretenue par un principe acrimonieux, est, non seulement bien gênante, puisqu'elle s'oppose au libre exercice de la respiration, surtout pendant la nuit, mais encore elle peut produire des ulcérations, la carie profonde des os du nez et sa destruction complète, ainsi que j'ai été à même de le voir plusieurs fois.

Traitement. On prendra la poudre végét trois fois par jour ; on se purgera tous les h jours régulièrement, et à mesure que l'on i mieux, on éloignera l'emploi des purgatifs. I pieds seront tenus très chaudement ainsi que to le corps. On prendra tous les jours une fumigati avec une infusion de fleurs de sureau bien chauc Des bains de pieds très chauds seront égaleme favorables. Si des croûtes se formaient au bord d narines, on les frictionnerait tous les jours av la pommade résolutive.

DU SQUIRRE ET DU CANCER DU TESTICULE OU SARCOCÈLE.

C'est particulièrement chez les adultes et l vieillards que l'on remarque cette affection; el n'attaque le plus ordinairement qu'un des test cules, et il semble que ce soit plus fréquemme le droit. Ce gonflement du testicule arrive ord nairement à la suite d'une contusion, d'une chut d'une *chaudepisse tombée dans les bourses*, d'u hydrocèle, ou d'une humeur âcre fixée sur cet o gane. Lorsque cette maladie commence, le touch révèle au malade l'existence d'un léger engorg ment, d'une petite dureté qui augmente peu à pe et finit par envahir la totalité de l'organe, q devient dur, pesant, et quelquefois bosselé à s surface. Peu à peu la douleur s'accroît et devient le siége d'élancemens douloureux, vifs et passagers, que le plus léger attouchement exaspère ; la tumeur acquiert plus de volume, prend une teinte violacée, la peau se déchire, il en découle de la sérosité et bientôt un ulcère cancéreux. Dans cet état, le malade dépérit de jour en jour, souvent le poumon s'affecte ainsi que le foie; son visage devient jaune, ses jambes s'engorgent, l'ulcère grandit et ronge les parties environnantes; ses souffrances sont horribles, et ce n'est que dans les bras de la mort qu'il trouve le terme de tous ses maux.

Traitement. La plupart des chirurgiens ont presque toujours recours à l'opération qui consiste à extirper le testicule malade ; et cependant, dans le plus grand nombre des cas, les suites en sont funestes; aussi ne devra-t-on jamais s'y décider qu'après avoir employé le traitement que je propose et qui m'a presque toujours réussi. Voici la marche à suivre. Dans le but de favoriser l'écoulement des urines, le malade sera mis à l'usage de la poudre végétale ; à chaque verre on ajoutera dix gouttes de *teinture d'iode ;* on augmentera tous les trois jours d'une goutte par verre, et on arrivera ainsi graduellement à vingt gouttes trois fois par jour, dose à laquelle on restera jusqu'à complète guérison. Qu'il y ait ulcération ou non, on appliquera sur la partie affectée un cataplasme de pulpe de carottes; on le renouvellera deux fc par jour, matin et soir. (*Voyez la manière de préparer dans un chapitre spécial.*) Tous les d jours on appliquera sur le testicule huit sangsue le malade devra se purger tous les huit jou et se tenir le ventre libre avec des laveme émolliens. Pendant un mois ou quarante jou environ on suit cette marche. A cette époqu on cesse les cataplasmes, et on opère une fr tion matin et soir sur le testicule avec la *pon made résolutive;* et s'il y a plaie, on la panse av cette même pommade. Le malade n'en contin pas moins la poudre et l'iode, ainsi que les purg tifs pris quinze à vingt jours de distance et alo à dose entière.

J'ai guéri, par cette méthode, je ne sais coı bien de personnes affectées du sarcocèle, où ı avait jugé l'opération nécessaire.

FLUEURS BLANCHES.

Il n'est pas de maladie qui mine davantage santé des femmes que la leucorrhée ou flueu blanches. Elle se manifeste par un écoulement pl ou moins abondant, variable en couleur, en co sistance et en qualité; tantôt blanchâtre, cet matière devient jaune ou verte; des douleurs des démangeaisons se manifestent aux parties a fectées, et l'ulcère de la matrice est souvent le résultat de cet écoulement purulent. Les malades éprouvent des tiraillemens habituels de l'estomac; les fonctions digestives une fois dérangées, il en résulte la faiblesse dans les membres, la paresse, la pâleur, la bouffissure de la face, qui se couvre quelquefois de petits boutons blancs; les yeux se cernent, il y a une certaine langueur dans les regards; le corps maigrit, les jambes s'enflent, la tête est fréquemment pesante; il y a des éblouissemens, des syncopes; on est essoufflé par le moindre exercice, le pouls est petit, et on est très sensible à l'impression du froid. Lorsque le mal est grave, il y a un éloignement pour tous les plaisirs, tristesse profonde et dégoût de l'existence.

De jeunes filles portent quelquefois en naissant une semblable affection, funeste héritage transmis avec le sang qui leur donna la vie! C'est dans ce cas que la maladie est grave, et qu'elle nécessite un traitement long-temps continué.

Les flueurs blanches sont souvent occasionnées par le dérangement des menstrues, par l'abus du coït, par la suppression de la transpiration. Un principe dartreux, écrouelleux, galeux ou vénérien, surtout lorsqu'il a dégénéré, est souvent la source de cette affection. Elles sont encore produites par une vie sédentaire, par un lait répandu, par des exercices trop pénibles, par des excès dans le régime, par l'abus d'eaux minérales, par la suppression des menstrues et des hémorrhoïdes; e un mot, par toutes les causes capables d'irrit et de produire une âcreté dans le sang.

Traitement. Si cette maladie est accompagn d'une vive irritation, il sera nécessaire d'appliqu quinze ou vingt sangsues autour des parties gén tales ou bien sur le bas-ventre. Si on a lieu supposer qu'il y a inflammation à l'estomac, que la rougeur des bords de la langue déno assez, et ce que confirment encore davantage besoin de boire souvent et la chaleur dans la pa me des mains; dans ce cas, dis-je, on applique vingt sansues au creux de l'estomac. S'il n a pas inflammation, on se dispensera de tirer sang; toutefois, on prendra la poudre végétale a doses indiquées. On se purgera tous les dix jour et lorsqu'on ira mieux, on éloignera davanta l'emploi des purgatifs. On prendra quelques bain des lavemens à la graine de lin; et après de mois de traitement, pendant lesquels on se se dépuré le sang, soit par la poudre végétale, s par les purgatifs, on usera des injections qui o pour objet d'arrêter l'écoulement en fortifiant vagin, siége de cette maladie. (*Voy.*, pages 29 30, la manière de les faire.) Je dois faire observ que les flueurs blanches ont une très grande te dance à renaître; aussi, doit-on insister long-tem sur l'emploi de la poudre dépurative et des inje tions. Un purgatif, de loin en loin, peut alors suffire pour s'opposer à la constipation qui accompagne et accroît souvent l'intensité de cette maladie. Respirer un air pur, celui de la campagne lorsqu'on le pourra, se préserver de l'humidité, porter une ceinture de flanelle, s'éloigner de toute cause excitante, soit morale, soit physique, soit alimentaire, c'est compléter le traitement d'un mal dont les femmes ne sauraient trop vite se débarasser, tant les résultats en sont funestes.

ULCÈRE DE LA MATRICE.

Cette maladie est ordinairement le résultat des flueurs blanches ou des maladies vénériennes négligées; elle est souvent produite par l'usage immodéré des plaisirs vénériens, et par les vices vénériens, écrouelleux, galeux ou dartreux, qui se fixent sur le col de la matrice. C'est à l'époque de la cessation des règles que le cancer de la matrice est plus fréquent; et ce sont les femmes blondes, délicates et nerveuses, qui y sont les plus disposées.

Voici comment s'annonce cette maladie. La femme éprouve un sentiment de gêne, de pesanteur et de douleur dans le bas-ventre; le cours des règles est irrégulier ou interrompu ; il y a quelquefois difficulté d'uriner, douleurs sourdes dans les hanches, dans les aînes et les cuisses; écoulemer blanc, muqueux ou sanguinolent, élancemei plus ou moins fréquens dans le col de la matrice le toucher y fait apercevoir une tumeur dure très sensible; les mamelles sont parfois gonflées douloureuses à mesure que le mal fait des progrè Tous les symptômes dont je viens de parler d viennent plus intenses; le col de la matrice, q n'était qu'endurci, s'ulcère et fournit un écoul ment plus abondant, de plus en plus fétide et co tenant des caillots de sang. Toute l'économie r çoit alors l'impression de l'organe malade; l fonctions digestives sont troublées et presque nu les, l'embonpoint disparaît; la peau est d'un jau sale, molle, blafarde, et semble à peine tenir e core aux chairs; la tristesse du regard, l'abatt ment général de la malade, tout annonce une pr fonde altération dans sa constitution; la fièvre e continuelle, et la mort vient heureusement term ner cette scène de douleurs.

Traitement. Il faut employer la poudre vég tale dans une décoction légère de graine de lir Lorsque la malade n'est pas très faible, on doit l saigner du bras une ou deux fois, à un mois d distance; dans quelques circonstances, on répèt cette évacuation sanguine avec avantage. L'appl cation des sangsues autour des parties ne me pa raît indiquée que dans le cas ou la femme est jeune et où les règles sont supprimées ou diminuées ; alors on les applique à plusieurs reprises au nombre de quinze à vingt chaque fois. Quand la femme, au contraire, a passé l'âge critique, on doit éviter les sangsues, dans la crainte de rappeler le sang vers un organe qui ne doit plus lui offrir d'issue; elles ne feraient alors qu'accroître le mal au lieu de le guérir. On ne devra nullement négliger l'emploi des bains entiers de préférence à ceux de siége, qui ont l'inconvénient d'accumuler le sang dans la matrice; les lavemens à la graine de lin et les injections émollientes avec une décoction de feuilles de morelle, pratiquées plusieurs fois par jour, sont nécessaires, soit pour calmer l'irritation de la partie malade, soit pour l'entretenir dans un état complet de propreté. Tous les quatre à cinq jours la malade sera purgée, et lorsqu'il y aura un mieux très marqué, on éloignera l'emploi des purgatifs. Des vésicatoires de la grandeur de la paume de la main seront appliqués au haut des cuisses et seront entretenus plusieurs mois. Tous les soirs une friction sera pratiquée sur le bas-ventre (*région de la vessie*), avec la *pommade résolutive*. Si les douleurs étaient violentes, et qu'il y eût privation de sommeil, on devrait prendre le soir une pilule d'*acétate de morphine* (*voyez* page 138, 2e partie); on finira par porter la dose à deux pilules prises en même temps. On devra se tenir couché sur un lit ou sur un canapé plusieurs heures par jour. Le crin est préférable à la plume; les siéges trop chauds attirent le sang dans la matrice, ce qu'il faut éviter. Le régime devra être doux et végétal; à ses repas on ne boira que de l'eau pure et sucrée.

Nota. Au moyen d'un instrument très ingénieux, que l'on nomme *speculum uteri*, on peut porter des sangsues sur le col même de la matrice; et plusieurs exemples m'ont prouvé qu'en les appliquant ainsi à plusieurs reprises, au nombre de dix ou quinze, on parvient à obtenir le ramollissement de la tumeur. Il n'y a qu'un médecin qui puisse pratiquer cette opération, qui n'occasionne pas la moindre douleur. Il est bien entendu qu'on ne négligera aucun des moyens que j'ai indiqués.

Observations. Une dame, âgée de quarante-huit ans, avait tous les symptômes qui caractérisent un cancer de la matrice. Soumise à ma méthode, elle a été guérie radicalement après sept mois de traitement.

Une dame anglaise, âgée de trente-huit ans, douée d'un tempérament nerveux, fut confiée à mes soins par le docteur Peyre. Le col de la matrice était dur et ulcéré; des pertes considérable de sang et d'humeur, accompagnées de douleurs lancinantes, indiquaient une affection des plus graves. Soumise à mon traitement, elle obtint une amélioration notable au bout d'un mois; et treize mois après, sa guérison était complète. Cette observation a été l'objet d'un rapport médical du plus haut intérêt.

CANCER DU SEIN.

Il débute ordinairement d'une manière obscure et insidieuse. On commence par avoir au sein la sensation d'une tumeur peu volumineuse, mobile et à peine sensible. Cette tumeur fait, avec le temps, des progrès plus ou moins rapides; elle devient quelquefois inégale, bosselée; la peau qui la recouvre est luisante et tendue. Lorsqu'elle a acquis un volume considérable, on ressent d'abord des douleurs sourdes qui deviennent lancinantes; et si rien n'arrête les progrès de la maladie, la tumeur se ramollit, s'ulcère, et il en découle un pus sanguinolent, noirâtre et fétide. Lorsque le mal est arrivé au plus haut degré de gravité, toute la peau a une teinte jaune et cirée, et la malade est tourmentée par la fièvre, la constipation ou le dévoiement. En même temps l'ulcère grandit; les chairs pourries tombent et laissent quelquefois les côtes à nu; l'odeur de ce mal est infecte, l'aspect en est horrible et dégoûtant, et la malade succombe.

L'âge critique, des coups sur le sein, un vice humoral, dartreux, écrouelleux, galeux ou vénérien, l'usage des corsets trop serrés, la suppression des règles, telles sont les causes les plus ordinaires du cancer du sein.

Traitement. C'est lorsqu'un mal de sein commence qu'il faut promptement s'en débarrasser, car il fait incessamment des progrès. Tout les huit à dix jours, quinze sangsues seront appliquées sur le point douloureux; des cataplasmes avec la pulpe de carotte seront appliqués matin et soir sur la tumeur. (*Voy.* l'article qui traite de sa préparation.) On se purgera tous les dix jours; et quand on ira mieux, on éloignera l'emploi des purgatifs. La poudre végétale sera prise régulièrement, et on y ajoutera la teinture d'iode aux doses indiquées page 147. Après vingt-cinq à trente jours, on fera, matin et soir, avant l'application du cataplasme, une friction avec la pommade résolutive; les plaies, s'il en existe, seront pansées matin et soir avec de la charpie enduite de cette pommade, et par dessus, toujours, le cataplasme à nu.

Je possède un très grand nombre d'observations qui constatent les succès de ma méthode dans cette maladie, qui fait le désespoir de la médecine, et qui, je puis le dire, a été traitée jusqu'à ce jour en dépit du bon sens et contre toutes les lois d'une médecine éclairée par l'observation.

HÉMORRHOÏDES.

On appelle hémorrhoïdes un écoulement ou même un simple suintement de sang fourni par de petites tumeurs qui ne sont que des veines gonflées et gorgées de sang. Elles se développent au fondement ou dans son intérieur, ce qui les a fait distinguer en hémorrhoïdes externes et internes. Tantôt elles rendent du sang, quelquefois une matière âcre, et d'autres fois elles sont sèches. On éprouve du mal de tête; un malaise général ou bien de la pesanteur, des élancemens ou de la démangeaison vers les parties affectées.

Les bilieux et les mélancoliques sont plus sujets à cette maladie. La constipation, les efforts pour aller à la selle, la grossesse, les obstructions et les engorgemens du foie et d'autres organes contenus dans le ventre, la suppression des menstrues et le transport sur ces parties d'un sang âcre et d'une humeur dartreuse ou vénérienne, telles sont les causes les plus ordinaires des hémorrhoïdes, qui attaquent de préférence les adultes, les vieillards, et qui se montrent héréditaires dans les familles.

Traitement. Se tenir le ventre libre et dépurer le sang est une première condition à remplir; aussi le malade se mettra-t-il promptement à l'usage du dépuratif, dont l'emploi devra être long-temps continué. Il se purgera trois fois à six jours d'intervalle, et puis, de quinze jours en quinze jours, jusqu'à complète guérison. Il prendra un lavement à la guimauve tous les deux jours. Il opérera des frictions sur les parties affectées avec la pommade résolutive; et, si les hémorrhoïdes se montraient rebelles, elles seraient bassinées et humectées plusieurs fois par jour, à l'aide d'une éponge, avec la lotion suivante employée froide : *Eau pure, seize onces; sulfate d'alumine, trois gros.* L'usage des bains entiers est salutaire; ils sont utiles comme moyen de propreté et comme étant susceptibles de calmer l'irritation des parties affectées ; je les préfère aux bains de siége, qui ont le grave inconvénient d'attirer le sang dans les vaisseaux hémorrhoïdaires déjà trop engorgés. On se privera de café, de liqueur, d'eau-de-vie ; on ne boira le vin que bien trempé. On évitera les alimens échauffans, et on fera fréquemment usage de légumes et du laitage.

Nota. Si l'inflammation et la douleur étaient très vives, avant d'user de la pommade résolutive et de la lotion indiquée plus haut, on devrait étendre, plusieurs fois par jour, sur la partie douloureuse et engorgée, de l'onguent populéum avec addition *d'un gros d'opium en poudre par deux onces d'onguent.* Si le malade souffrait beaucoup, et que les parties fussent fortement engorgées, on y appliquerait dix à douze sangsues.

FISTULE A L'ANUS.

Cette affection commence à l'anus par une petite dureté qui augmente insensiblement, mûrit, s'ouvre et forme un ulcère souvent entouré de callosités. Les malades remarquent fréquemment des taches de matière sur leur linge ; et, lorsque l'ouverture externe communique avec l'intestin rectum (anus), ce qui arrive assez souvent, les matières fécales passent à travers l'ulcère fistuleux, et viennent se faire jour à l'ouverture externe, ce qui est une cause continuelle de malpropreté.

Les causes les plus ordinaires de cette maladie sont : les clous, les dépôts galeux ou vénériens, les dartres, les hémorrhoïdes et une constipation opiniâtre; en un mot, toutes les causes capables de porter de l'irritation à la marge de l'anus.

Comme cette maladie ne peut guérir que par une opération chirurgicale, il m'a suffi de rappeler les causes qui peuvent la produire, afin que, par un traitement dépuratif interne, on puisse les détruire. (*Voyez* les mots dartres, gale, dépôts, hémorrhoïdes, constipation et le traitement qui convient à ces maladies.)

CONSTIPATION.

La constipation est l'état d'une personne qui ne va que difficilement à la selle. Cette incommodité, à laquelle les adultes et les vieillards sont plus sujets que les jeunes gens, est souvent le résultat d'un engorgement de foie, de l'usage des vins austères et d'autres liqueurs astringentes, d'un exercice immodéré, surtout à cheval, d'un lon usage d'alimens froids ou échauffans. Elle vier aussi quelquefois de la privation de la bile qui n coule pas dans les intestins, comme on le remai que dans la jaunisse; d'autres fois, elle tient ou la paralysie des intestins, ou bien au spasme, à l rigidité et à la sécheresse des fibres qui entrer dans la texture du canal intestinal. La constipa tion, portée à un certain degré, peut occasionne des maux de tête, des dartres, des feux, des bou tons au visage, le vomissement, des coliques, de hémorrhoïdes, la tension et la pesanteur du ver tre. Elle cause encore le dégoût, l'amertume de l bouche, l'oppression, le vertige, l'accablement l'inflammation du bas-ventre et quelquefois la fi vre putride. La constipation est particulièremer nuisible aux personnes hypocondriaques et mélan coliques, parce qu'elle leur occasionne des vent et d'autres symptômes douloureux. S'il est de personnes qui, par habitude, peuvent rester six huit, dix ou douze jours sans aller à la selle, san que leur santé en soit altérée, on ne peut nier qu' n'y ait des circonstances où la constipation offr des dangers. Ainsi, chez le vieillard, elle peut cau ser l'apoplexie, en faisant refluer le sang vers l cerveau; et chez les femmes, qui arrivent à leu époque critique, elle devient une source de beau coup d'affections. En un mot, la rétention prolon gée des matières fécales vicie les humeurs, qui fi nissent par produire des maladies nerveuses, des dartres et autres âcretés humorales.

Traitement. Comme, en général, l'évacuation des matières fécales une fois toutes les vingt-quatre heures est la plus conforme à la nature, et qu'elle est une des meilleures preuves de bonne digestion et du bon état du canal intestinal, il est bien nécessaire de régulariser cette fonction chez les personnes habituellement constipées. Rien ne remplit mieux cette indication que l'emploi de la poudre végétale rafraîchissante ; elle assouplit les intestins et calme leur échauffement. Il sera nécessaire de se purger tous les cinq jours, pendant quelque temps, avec quelques pilules toni-purgatives chaque fois. Pour régulariser les selles, il faudra se lever de bonne heure et se promener en plein air ; il sera nécessaire aussi de se présenter tous les matins à la garde-robe, que l'on ait besoin ou non. On obtient, en général, un très bon effet de cette méthode, à laquelle il faut se soumettre plusieurs mois ; elle finit par changer l'habitude du canal intestinal, et on arrive enfin à avoir des selles régulières. On ne devra pas négliger l'emploi fréquent des lavemens à l'eau simple ; en commençant même, on en prendra un tous les jours, afin que la nature s'habitue à une évacuation toutes les vingt-quatre heures. Les personnes constipées feront usage d'alimens doux et légers ; le pain de seigle leur sera favorable; elles feront également usage de végétaux frais, de fruits aqueux et de boissons rafraîchissantes. Elles n'useront que modérément de viande, et leur vin, qui devra être de bonne qualité, sera mélangé à beaucoup d'eau. La décoction de pruneaux ou le petit lait serait un véhicule convenable pour prendre *la poudre rafraîchissante.*

DIARRHÉE, DYSSENTERIE, TÉNESME OU ÉPREINTES.

Ces diverses dénominations ne représentent que plusieurs degrés d'une seule et même maladie, c'est-à-dire l'inflammation du canal intestinal. S'il n'y a que des déjections par le bas de matières claires et peu consistantes, avec douleurs d'entrailles légères, accompagnées de vents, de frisson et de fatigue dans les membres, c'est cet état que l'on appelle *diarrhée*. Lorsque les envies d'aller à la selle sont plus fréquentes, et qu'on rend des glaires mêlés avec du sang, ainsi que des lambeaux de membranes, et que, d'ailleurs, les douleurs du ventre, qui est quelquefois gonflé, sont plus vives et accompagnées de fièvre, on ne peut méconnaître l'existence de ce que l'on appelle *dyssenterie*. Il y a *ténesme* ou *épreintes* lorsqu'on a des envies fréquentes d'aller à la garde-robe sans presque rien rendre. L'usage des fruits verts, des boissons échauffantes, des marches longues et pénibles, l'impression du froid et surtout celui des pieds, la rentrée d'une humeur dartreuse, goutteuse, rhumatismale ou galeuse, telles sont les causes les plus ordinaires de la diarrhée, de la dyssenterie et du ténesme.

Traitement. Il faut soumettre les malades à l'emploi de la poudre végétale, dont les qualités rafraîchissantes se montrent si salutaires dans les maladies d'entrailles. Si la maladie est tenace, cette poudre devra être prise dans du suc de carottes (*Voyez* l'article qui traite de sa préparation, page 220, 1re partie), en même temps que vingt à vingt-cinq sangsues seront appliquées à l'anus. Je conseille un demi-lavement tous les jours avec une décoction de têtes de pavots. Les bains de pieds et les bains généraux, en rétablissant les fonctions de la peau, font cesser l'état inflammatoire du canal intestinal.

Si la maladie est tenace, et qu'il y ait des symptomes inflammatoires très prononcés, la diète devra être complète. Dans le cas de symptômes moins graves, on se nourrira de potages au maigre, de laitage et de fruits cuits. Lorsque l'état du malade s'améliorera, il mangera des viandes blanches et des légumes. Sous prétexte de donner des forces au malade, il ne faut pas le gorger de bonnes viandes et de vin ; il ne lui faut que de l'eau pure ou sucrée pour toute boisson pendant ses repas ; tout moyen excitant ne ferait qu'accroître l'irritation du canal digestif.

Nota. Il faut se garder de purger le malade; le médecin seul peut juger s'il est convenable de le faire. Les cas où il est nécessaire d'avoir recours à cette médication sont excessivement rares : cependant j'ai vu deux malades affectés de diarrhée depuis plusieurs mois, et qui n'ont pu guérir que par l'emploi de quelques pilules purgatives.

HYDROPISIE.

L'*hydropisie* est une enflure contre nature de tout le corps ou seulement de quelques-unes de ses parties, produite par l'amas d'une humeur aqueuse. Elle a différens noms selon les différentes parties qui en sont affectées.

On l'appelle *anarsaque*, ou *hydropisie générale*, quand l'eau se trouve répandue dans toute l'étendue du corps, entre la chair et la peau, qui cède alors à la pression du doigt.

Œdème, lorsque les pieds, ou les mains, ou d'autres parties sont seulement affectées.

Ascite ou *hydropisie du bas-ventre*, quand l'eau est répandue dans la capacité ou ventre, qui forme alors une élévation extraordinaire.

Hydropisie de poitrine, quand l'eau est contenue dans la poitrine; dans cet état, il y a gêne de la respiration.

Hydrocéphale ou *hydropisie de cerveau*, quand l'eau est dans la tête.

Hydropisie de matrice, quand il y a accumulation d'eau dans cet organe.

Hydrocèle, lorsqu'il y a accumulation d'eau dans le scrotum (*enveloppe des testicules*).

Les causes les plus ordinaires de l'hydropisie sont: des obstructions du foie et des divers organes contenus dans le ventre, l'anévrisme du cœur, l'abus du vin et des liqueurs fortes, la suppression subite de la transpiration, les saignées trop copieuses, la mauvaise nourriture, un air humide et malsain, une acrimonie vénérienne, dartreuse ou galeuse, en un mot, toutes les causes capables de produire la décomposition du sang. L'hydropisie est une maladie qui est souvent héréditaire, et dont les principaux symptômes sont une faiblesse générale, la décoloration de la peau, une soif vive, et la rareté des urines, qui s'épaississent et se colorent fortement.

Traitement. Comme les reins sont une voie naturelle par laquelle s'évacue une grande partie des fluides aqueux contenus dans les vaisseaux sanguins, il n'est pas douteux qu'en augmentant à un degré considérable l'action de ces organes, on puisse évacuer facilement les liquides qui causent l'hydropisie. Aucun moyen n'est plus propre à remplir cet effet que la poudre végétale, qui a une *propriété diurétique* des plus prononcées. Le malade devra s'y soumettre, et la prendre à la dose de *cinq cuillerées à café* par jour au lieu de trois; ces cinq cuillerées seront délayées dans environ huit verres d'une tisane de racine de chiendent. Cette tisane, qui sera prise froide et sucrée si le malade le désire, devra être bue par demi-verres, d'heure en heure. Le malade sera purgé tous les jours, jusqu'à ce qu'il y ait évacuation complète des eaux infiltrées sous la peau, ou accumulées dans les diverses cavités du corps. C'est dans cette maladie surtout que les purgatifs sont héroïques; ils désobstruent les organes du ventre, attirent vers les intestins toute l'eau qui afflue vers d'autres organes, et produisent son évacuation si promptement que souvent un temps fort court suffit pour guérir des malades qui étaient à deux doigts de leur perte. Le purgatif, qu'une longue expérience m'a fait adopter, est à la fois, très évacuant et tonique, dernière qualité si nécessaire pour ranimer la fibre qui est molle, flasque, et privée de cette énergie sans laquelle il ne peut y avoir de retour vers la santé. Si dix pilules purgatives produisaient moins de dix à douze selles, il serait nécessaire d'en augmenter la dose, jusqu'à ce qu'on pût arriver à ce nombre d'évacuations. Il est d'observation que pour obtenir la sortie prompte et complète des eaux épanchées, il faut purger avec la plus grande énergie, du moins, autant que le malade peut le supporter. Lorsqu'il va bien, on éloigne l'emploi des purgations, et on diminue la dose de la poudre végétale qui faisait la boisson ordinaire. Des potages au maigre, répétés plusieurs fois par jour, suffisent pour toute nourriture; c'est au fur et à mesure que l'on va mieux, qu'on doit rendre les alimens plus substantiels. Je conseille l'exercice comme un moyen très favorable pour hâter la guérison. Je conseille aussi des frictions sur tout le corps avec de l'huile, devant un feu léger; après les avoir faites, on enveloppe le malade dans une couverture de laine, et on le couche dans un lit bien chaud.

Nota. Par le traitement que je viens de tracer, les malades affectés d'hydropisie du ventre sont dispensés d'avoir recours à la *ponction*, opération qui n'a qu'un effet palliatif, et qui laisse exister la cause du mal.

L'*hydrocèle*, qui est une accumulation d'eau dans l'enveloppe du testicule, se guérit quelquefois, mais rarement par le traitement évacuant. Dans le plus grand nombre des cas, la *ponction* est nécessaire; cette opération est facile et nullement douloureuse. Chez les vieillards, plutôt que de tenter une cure radicale par des injections vi neuses, comme on le pratique après avoir évacu l'eau, ce qui peut occasionner de très vives in flammations du testicule et souvent la mort, ains que j'ai été à même de l'observer, je trouve plu prudent de pratiquer, de loin en loin, une ponc tion, et de se mettre à l'usage du dépuratif ra fraichissant, afin d'évacuer par les urines les eau qui s'accumulent dans le *scrotum*. L'emploi d cette poudre diurétique, en s'opposant, du moin en partie, à cette accumulation d'eau, diminu nécessairement de beaucoup le nombre des petite opérations qu'on serait obligé de pratiquer.

Observations. Je possède un très grand nombre de ca où ma méthode évacuante a triomphé des hydropisies le plus graves. J'ai présenté, en 1825, à diverses sociétés mé dicales de Paris, vingt-sept observations où mon traite ment a été couronné des plus heureux succès. Le profes seur Hallé fut témoin d'une cure, en quelque sorte miracu leuse, c'est celle d'une dame qui habite la Belgique. Ell avait une hydropisie du ventre pour laquelle elle avait ét opérée dix-sept fois : on désespérait de ses jours. Je lu rendis la santé dans un espace de temps fort court.

Un monsieur, âgé de quarante-cinq ans, affecté d'un hydropisie de poitrine, avec crachement de sang et pal pitations du cœur, a été radicalement guéri en moins d trois mois.

PALES COULEURS.

Cette affection, particulière aux femmes, surtout aux jeunes filles et aux veuves, se manifeste par les symptômes suivans : pâleur excessive, couleur verdâtre, jaunâtre, et bouffissure de la face; lèvres blanches, paupières livides et gonflées, expression triste des yeux, sécheresse, teinte terne, plombée, terreuse, de la peau ; chairs flasques; gonflement des pieds; diminution et quelquefois perte complète de l'appétit; désir bizarre de manger des substances incapables de nourrir, telles que le plâtre, le charbon, la suie, le café grillé, etc.; quelquefois envies de vomir, gêne de la respiration, palpitations du cœur, faiblesse et engourdissement des membres, aversion pour le mouvement. Les malades aiment la solitude, sont tristes, et laissent quelquefois échapper des larmes involontaires. La menstruation est irrégulière, et, à l'approche des règles, le mal s'exaspère.

Les causes les plus ordinaires de cette maladie sont : le défaut ou le désordre de la menstruation, un état de faiblesse générale, l'usage d'alimens peu nutritifs, l'habitation dans des lieux mal aérés, des évacuations de sang excessives, un embarras de l'estomac et des intestins, un sang âcre et décomposé, une humeur dartreuse, écrouelleuse ou vénérienne, acquise ou héréditaire. Les chagrins, la jalousie, les suites d'un amour malheureux, telles sont encore les causes qui, en troublant les digestions, appauvrissent le sang et développent les *pâles couleurs*.

Traitement. Si les règles sont irrégulières, ou bien qu'elles ne puissent se faire jour, on devra appliquer dix, quinze, vingt sangsues aux parties génitales ; leur nombre dépend de la force et de l'âge de la malade. Elle sera mise à l'usage de la poudre végétale dépurative et d'une préparation tonique. Lorsqu'il y aura une amélioration marquée, on éloignera les doses purgatives. Un exercice modéré, des frictions sèches sur tout le corps avec un morceau de flanelle, des vêtemens chauds, un air pur, du bon vin coupé avec de l'eau, une bonne nourriture, les bains froids de mer ou de rivière pendant la belle saison, tels sont les moyens qui seconderont parfaitement l'emploi de quelques pilules purgatives, si nécessaires pour rendre au sang sa pureté, au corps sa vigueur.

HYSTÉRIE.

Cette affection, particulière aux femmes, et qui a le plus grand rapport avec l'hypocondrie, est caractérisée par les symptômes suivans :

L'attaque est ordinairement subite ; quelquefois, néanmoins, elle est précédée d'un malaise général, de bâillemens, de défaillances, d'envies de pleurer ou de rire, ou de quelques autres symptômes nerveux. La femme éprouve le sentiment d'une boule qui roule plus ou moins vite dans le ventre, et s'élève en se dirigeant vers la poitrine et la gorge, qu'elle serre quelquefois au point de faire craindre la suffocation. Elle est tourmentée par des vents, qu'elle rend souvent par haut et par bas ; elle pousse des soupirs, elle a des hoquets, elle se sent gonflée, elle étouffe, et elle cherche l'air avec empressement. Le ventre se resserre, s'élève ou s'abaisse. Il y a des palpitations violentes ; la femme s'agite convulsivement à la manière des épileptiques ; il y a alors de la contorsion dans les membres, dans le visage, et une foule de mouvemens convulsifs extraordinaires qui varient à l'infini. Quelquefois, au lieu des convulsions, la malade perd l'usage de ses sens ; sa respiration est suspendue, et on la croirait morte. L'attaque d'hystérie se termine ordinairement par des cris, des pleurs, des éclats de rire et par des urines abondantes ; elle peut durer quelques minutes, quelques heures ou quelques jours.

L'irritation des nerfs de l'estomac ou des intestins, produite par des vents, des vers ou par des humeurs âcres, bilieuses ou glaireuses, l'irritation, le spasme de la matrice, produit par la suppression des règles, des passions violentes qui irritent le cerveau, des humeurs âcres qui irritent l'ensemble du système nerveux, telles sont les causes les plus ordinaires de l'hystérie.

Traitement. La malade prendra la poudre végétale dans une infusion de tilleul et de feuilles d'oranger. Elle sera régulièrement purgée tous les trois jours pendant six ou huit fois. Si la suppression des règles ou la difficulté de la menstruation sont la cause de la maladie, dix, quinze, vingt sangsues seront appliquées autour des parties génitales, et leur nombre sera en rapport avec l'âge du sujet. Des bains de pieds, des bains entiers chauds se montreront très favorables. A l'aide d'un lavement avec une décoction de tête de pavot, qu'on prendra tous les jours, on tiendra les intestins libres, et on calmera leur irritation. Si l'affection se montrait tenace, on devrait ajouter à chaque verre de poudre une cuillerée à bouche de la potion suivante : *Eau de mélisse, six onces; sirop d'éther, une once ; laudanum liquide, trente gouttes; eau de fleurs d'oranger, demi-once.* La nourriture sera douce et de bonne qualité; l'air devra être pur ; l'exercice sera modéré.

Le mariage a quelquefois guéri cette affection nerveuse, surtout lorsqu'elle a son siége dans la matrice.

SUPPRESSION DES RÈGLES.

Les causes de la suppression des règles sont très nombreuses. Pour bien comprendre la manière dont elle peut avoir lieu, il faut faire attention que tous les mois la matrice est sujette à une irritation, à un surcroît d'activité qui appelle le sang vers cet organe, afin que le nouvel être qui pourrait s'y former trouve, par ce moyen, les matériaux nécessaires à son alimentation. Cette surabondance de sang devenant inutile s'il n'y a pas grossesse, elle est rejetée, comme superflue, jusqu'au moment où le but de la nature sera rempli. Puisque c'est à l'irritation de la matrice que l'on doit attribuer les règles, et que c'est une loi de la nature que le sang se porte toujours vers les organes les plus irrités en abandonnant ceux qui le sont le moins, n'est-il pas facile de concevoir que si le cerveau, les poumons, le foie, le cœur, l'estomac ou les intestins sont irrités, enflammés, le sang doit s'y porter, au lieu de se porter à la matrice, ce qui donne lieu à la suppression des règles ? Cette manière simple d'envisager la cause de cette maladie nous indique clairement la marche à suivre pour la combattre.

Traitement. La première indication à suivre pour combattre l'irritation, c'est de faire usage de la poudre végétale, qui rafraîchit et combat l'épaississement du sang, qui est aussi une cause fré quente de la suppression des règles. Comme il es nécessaire de balancer et de détruire l'irritatio qui peut se trouver dans le cerveau, la poitrine, l foie, etc., on atteint ce but en se purgeant deu fois par semaine. Les purgatifs, en irritant le voies basses, y appellent le sang et dégorgent ain les organes supérieurs; d'ailleurs, ils ont l'avan tage d'évacuer les matières bilieuses et glaireuse qui peuvent obstruer le canal intestinal. Je trouv très convenable aussi d'appliquer quinze à ving sangsues autour des parties génitales, et surtou à l'approche de l'époque où les menstrues de vraient avoir lieu. Les bains de pieds très chauds avec addition de quatre onces de moutarde, secon dent parfaitement l'emploi des moyens indiqués Lorsque les maladies du poumon, du foie, de l tête, du cœur, de l'estomac, sont assez graves pou s'opposer au retour des menstrues, il faut agir su ces organes par des saignées, soit avec la lancette soit avec les sangsues. (*Voy.* l'article qui concern ces diverses affections et le traitement qui leu convient.) L'emploi de la poudre végétale, de purgatifs et des sangsues aux parties géni tales, convient aux jeunes filles qui ne peuven se régler, ou bien, comme on le dit vulgai rement, *qui ne peuvent devenir grandes filles* Lorsque les circonstances permettent d'y avoi recours, l'usage du mariage est un excellen moyen de rétablir les règles supprimées, ou de les provoquer lorsqu'elles ne paraissent que difficilement.

ABONDANCE DES RÈGLES, OU PERTES DE SANG.

La malade qui éprouve des règles trop abondantes devient faible et pâle ; elle perd l'appétit ; les digestions sont mauvaises ; l'enflure des pieds, l'hydropisie, la consomption en sont souvent les suites. Quoique toutes les femmes puissent être exposées à ces accidens, l'âge de quarante-cinq à cinquante ans les dispose davantage à des règles immodérées. Toutes les causes capables d'irriter la matrice, telles que l'usage d'alimens salés, de haut goût ou âcres ; l'usage des liqueurs spiritueuses, une fatigue excessive, de violentes passions de l'âme, l'abus du coït, des fausses couches, une dissolution dans le sang et une âcreté humorale sont susceptibles de produire des règles trop abondantes.

Traitement. La première indication à remplir, c'est de faire coucher la malade sur un lit peu mollet et à l'air frais. Sa boisson habituelle sera de l'eau froide sucrée, dans laquelle on prendra la *poudre végétale* rafraîchissante aux doses indiquées. On commencera par lui donner de suite deux cuillerées à bouche de la potion suivante, et puis, de deux heures en deux heures, une cuillerée jusqu'à ce que l'hémorrhagie soit arrêtée : *Infusion de tilleul, cinq onces; sulfate d'alumine, un gros et demi; sirop simple, une once*; agiter le flacon chaque fois. Si le cas était grave, et que la perte de sang fût assez considérable pour donner des inquiétudes, on appliquerait, sur le bas-ventre de la malade, des compresses imbibées d'eau très froide et sans cesse renouvelées. La glace pilée et enfermée dans une vessie serait encore plus efficace. Au besoin et plus tard, on pourrait recourir à des injections froides dans la matrice; et, dans un cas désespéré, on donnerait à la malade une dose de pilules purgatives. Mais, en règle générale, on doit commencer par les moyens les plus simples, qui sont le repos, la poudre rafraîchissante, la potion astringente et l'application d'eau froide sur le bas-ventre. Des potages seront la seule nourriture que devra prendre la malade; peu à peu on pourra la rendre plus substantielle. J'ajouterai que chez les femmes qui ont beaucoup de sang, qui sont fortes et robustes, une saignée du bras a quelquefois subitement arrêté une perte considérable.

DE L'AVORTEMENT OU FAUSSE COUCHE.

Par avortement ou fausse couche on doit entendre toute expulsion prématurée et non naturelle du fœtus. L'avortement peut avoir lieu dans tous les temps de la grossesse; mais il est plus ordinaire dans les second et troisième mois; quelquefois cependant des femmes avortent dans le quatrième ou le cinquième. Lorsque l'avortement arrive dans les deux premiers mois, on l'appelle communément *fausse conception*, ou, comme les femmes disent, *faux germe*. S'il arrive après le septième mois, l'enfant peut vivre, en y apportant les soins convenables.

Sans parler de toutes les causes capables de produire l'avortement, telles que le relâchement des fibres de la matrice, le vomissement, la toux, des chutes, des coups sur le ventre, l'abus des liqueurs fortes et les passions violentes, on ne peut s'empêcher de reconnaître qu'il est beaucoup de femmes qui ont une disposition très marquée aux fausses couches, et qui ne peuvent jamais accoucher à terme. Capuron cite l'observation d'une femme qui eut vingt-deux fausses couches, et toujours à la même époque. L'expérience fait connaître que toutes ces femmes portent un sang âcre, et qu'elles sont affectées d'un vice vénérien, dartreux, écrouelleux, galeux ou scorbutique.

Traitement. L'indication à remplir pour vaincre ces dispositions aux fausses couches, c'est de fortifier la matrice, de calmer sa trop grande irritabilité et dépurer la masse du sang. On atteint ce but en se soumettant pendant trois mois environ à l'emploi de la poudre végétale, qui a le double avantage de chasser du sang les impuretés humorales qui l'assiégent, et de calmer la grande susceptibilité du système nerveux. Elle sera prise dans trois verres d'une décoction froide de racine de ratanhia : *Prenez ratanhia, une once, eau pure, cinq verres, faites réduire à trois.* Cette boisson, à la fois tonique, calmante et dépurative, pourra être sucrée avec du sucre ou du sirop de gomme. On se tiendra le ventre libre en prenant de dix en dix jours, quelques pilules purgatives. On fera un emploi très modéré des bains et des lavemens; la nourriture sera saine et substantielle. On respirera un air pur, et on fera un exercice modéré.

On peut se soumettre à ce traitement avant et pendant la grossesse.

MALADIES LAITEUSES (LAIT RÉPANDU).

Les femmes qui n'allaitent pas leurs enfans, et qui n'ont pas la précaution de faire passer leur lait, peuvent être sujettes à de très graves accidens auxquels on a donné le nom de *lait répandu.* Par ce mot, le vulgaire a voulu exprimer l'épanchement d'un lait corrompu sur différentes parties du corps. Il n'est pas de maladies auxquelles il ne puisse donner lieu. Comme les passer toutes en revue deviendrait long et fastidieux, il me suffira de dire qu'un épanchement laiteux produit le plus ordinairement des dépôts, des maladies du cerveau, des douleurs rhumatismales à la tête et dans diverses articulations; qu'il développe des douleurs nerveuses fort graves; qu'il produit des engorgemens du poumon, du foie et de la matrice; qu'il carie les dents, et détermine le gonflement, la douleur et le cancer du sein. Je crois que c'est constater un fait pratique que de dire que le lait a une tendance à se porter vers la tête, et à y produire des ravages souvent fort graves.

Traitement. Pour prévenir les ravages du lait, les femmes qui viendront d'accoucher, et qui ne voudront pas nourrir, devront se soumettre deux mois au moins à l'usage de la poudre végétale, afin de dépurer le sang; elles devront en faire usage aussitôt après la délivrance. Lorsqu'elles seront relevées de couches et qu'elles seront assez fortes, elles devront se purger deux fois, à quinze jours d'intervalle chaque fois, et diminuer le nombre des pilules si l'accouchée était délicate, nerveuse et faible. Au bout de deux mois, pendant lesquels elle aura dû prendre la poudre végétale, elle devra se purger une troisième et dernière fois.

Si par une négligence coupable, une accouchée n'avait rien fait pour faire passer son lait, et qu'elle fût en proie à des affections dues à un transport laiteux sur quelque organe intérieur ou extérieure, elle devrait se soumettre de suite à la poudre dépurative, et se purger trois ou quatre fois par semaine jusqu'à la cessation des symptômes qu'elle éprouverait. (*Voyez*, dans cet ouvrage, la maladie dont on est affecté et le traitement qu'on est obligé de suivre.)

Dans tous les cas, l'accouchée devra user fréquemment de lavemens à la guimauve.

Observation. Une dame qui avait négligé de faire passer son lait fut prise de douleurs très vives à la mâchoire inférieure ; plurieurs dents se carièrent, et lorsqu'il fut nécessaire de les arracher, un lait verdâtre et pourri jaillit des ouvertures alvéolaires. Par défaut de soin, un ulcère rongeant se développa et dévora une partie de la face. Livrée à mes soins, elle guérit ; mais il lui est resté sur le visage des cicatrices qui attestent les ravages d'un mal affreux.

AGE CRITIQUE.

On appelle *âge critique, époque du retour*, ce temps de la vie où les règles cessent. C'est de quarante à cinquante ans que s'opère, dans nos climats, cette crise que les femmes regardent avec raison comme un temps orageux, qu'on ne passe qu'en courant les plus grands dangers. En effet, elles sont en proie à une infinité de maladies, parmi lesquelles on observe plus fréquemment les affections nerveuses, les convulsions, les dépravations du goût et de l'odorat, les bouffées de chaleur suivies de sueurs générales ou partielles, les indigestions, le vomissement, les coliques, les maux de reins, l'hydropisie, les obstructions du foie et des divers organes du ventre, les maladies du poumon, et quelquefois le cancer des seins et de la matrice.

Traitement. Les femmes qui ont *perdu* ou qui sont sur le point de *perdre* doivent faire usage, pendant quelques mois, de la *poudre dépurative*, afin de suppléer à l'action dépurative des règles qui entraînaient tous les mois des matières plus ou moins acrimonieuses. C'est en se soumettant trois ou quatre mois de l'année, pendant deux ou trois ans, à l'usage de ce médicament, qu'on peut habituer la nature à se débarrasser, soit par les urines, soit par la transpiration, des principes acrimonieux qui l'assiégent, et qui, adoptant une route naturelle, ne peuvent plus compromettre la santé des femmes qui atteignent l'époque du retour. L'emploi de quelques doses purgatives, prises de mois en mois, dans les premiers temps qui suivent la cessation des règles, aidera aussi la nature à se débarrasser de toutes les matières humorales qui peuvent croupir dans le canal intestinal et devenir une source d'affections chroniques. Si la femme est d'une constitution sanguine, et si elle se sent incommodée par le sang, il sera nécessaire de pratiquer une saignée du bras, de préférence aux sangsues appliquées aux parties génitales, attendu qu'il n'est pas rationnel d'attirer le sang dans une partie d'où la nature le chasse. On est quelquefois obligé de réitérer de temps en temps l'emploi de la saignée, afin de se débarrasser d'un superflu du sang qui pourrait devenir une source d'engorgement. Les bains entiers, qui se montrent utiles, sont encore préférables aux bains de pieds et de siége, qui ont l'inconvénient d'accumuler le sang vers les parties basses. Les lavemens à l'eau simple sont très salutaires. On devra bannir avec sévérité toutes les préparations ferrugineuses, les amers, les toniques, les infusions vulnéraires, et tous ces élixirs auxquels on a tant de confiance, qui, dans ce cas, sont des moyens stimulans, échauffans, qui peuvent avoir les plus funestes résultats. Un régime alimentaire, doux, humectant, peu succulent, convient parfaitement. Des vêtemens suffisamment chauds favoriseront une transpiration insensible, en quelque sorte continuelle, et qui se montrera si salutaire à cette époque de la vie. On fera un exercice modéré, on respirera un air pur, on évitera les fatigues, et on s'abstiendra de tout rapprochement, ou du moins on se montrera très modéré sur ce point, car je ne doute point que cela ne soit une cause très fréquente de cancer à la matrice chez les femmes de quarante à cinquante ans.

CLOUS, DÉPÔTS OU ABCÈS, GLANDES ENGORGÉES, PANARIS OU MAL D'AVENTURE.

Il est beaucoup de personnes qui, par suite d'une âcreté de sang de nature dartreuse, galeuse ou vénérienne, sont affectées de clous et quelquefois en si grande quantité que toute position est intolérable. D'autres fois, ce sont des dépôts ou *amas d'humeurs* qui se forment sur différentes parties du corps, et plus particulièrement aux aisselles, aux aines, aux fesses ou à l'anus. Il en est d'autres chez lesquelles les glandes du cou, des aisselles et de beaucoup d'autres parties, s'engorgent, durcissent et se terminent par la suppuration. D'autres enfin ont des panaris qui se manifestent par suite de la moindre piqûre et souvent sans cause connue. Toutefois, cette disposition, que certains individus ont à contracter ces diverses affections, indique l'existence d'une âcreté humorale.

Traitement. Il est utile de se dépurer le sang pendant quelques mois par l'usage de la poudre dépurative. Il sera nécessaire aussi de se purger de huit jours en huit jours, pendant cinq à six fois plus ou moins, selon l'intensité du mal. Quand un clou ou furoncle est petit, on se contente de le recouvrir avec un cataplasme de mie de pain et d'eau appliqué à nu ; s'il est volumineux, on pose quelques sangsues autour de la tumeur, et on continue l'emploi des cataplasmes. Dès que le pus d'un clou s'est écoulé, il est nécessaire de le presser, afin de hâter la sortie du bourbillon ; on le panse avec un morceau de toile de *diachilon*. S'il existe des clous sur tout le corps, il faut prendre des bains tous les jours et y rester plusieurs heures ; et pour les plus gros de ces clous, on agit comme je viens de l'indiquer. Lorsqu'il se forme une tumeur dont la peau commence à rougir, on peut en empêcher le développement par l'application de quelques sangsues, qui, en donnant issue au sang, empêchent qu'il ne tourne en pus. Les cataplasmes de mie de pain et d'eau, appliqués à nu et renouvelés toutes les quatre heures, tendent à calmer l'irritation; on ne doit pas les appliquer trop chauds. Malgré ces moyens, on ne peut souvent empêcher la suppuration ; ou les dépôts percent d'eux-mêmes, ou bien on est obligé d'avoir recours au bistouri; dans tous les cas, il faut presser la partie afin de favoriser la sortie du pus ; et dans le but d'empêcher que l'ouverture ne se ferme trop tôt, on y introduira, à l'aide d'un petit instrument pointu, des mèches de charpie enduites de cérat ; et si l'inflammation continue, on usera toujours des cataplasmes. Les glandes engorgées seront traitées par l'application de quelques sangsues et par les cataplasmes; et, si on ne pouvait parvenir à les dégorger, on les frictionnerait matin et soir avec la pommade résolutive. (*Voyez* page 314, 1re partie, la manière de s'en servir.) Si par suite d'un clou, d'un dépôt ou d'une glande engorgée, les douleurs étaient vives, on les calmerait en arrosant chaque cataplasme avec *trente gouttes de laudanum liquide*. La nourriture sera douce et légère, et si la fièvre était forte, on ferait diète ou bien on ne ferait usage que de potages maigres. Dans tous les cas dont je viens de parler, il faut insister sur le dépuratif interne, seul moyen capable de purifier le sang, source de toutes ces congestions humorales.

Nota. Le moyen de prévenir un panaris commençant, c'est d'appliquer six sangsues sur le point douloureux et des cataplasmes arrosés avec quinze gouttes de laudanum chaque fois, d'user de la poudre végétale, et de se purger tous les jours jusqu'à ce que le mal ait avorté.

ÉRYSIPÈLE.

Quels que soient les endroits que puisse occuper cette inflammation de la peau, son apparition à certaines époques indique le plus ordinairement un vice galeux ou dartreux existant dans l'économie, et qui ne demande qu'une circonstance pour faire explosion.

Traitement. Il n'y a que l'emploi de la poudre végétale dépurative et quelques purgations, prises de trois jours en trois jours, qui puissent combattre cette disposition humorale. Si l'inflammation est forte et qu'elle soit au visage, on appliquera dix à douze sangsues au cou ou derrière les oreilles. Lorsque l'érysipèle existe sur toute autre partie, on place les sangsues autour de cette partie, mais jamais sur l'endroit malade. Lorsque le malade est très sanguin, il est souvent nécessaire, lorsque l'inflammation est grave, de pratiquer une saignée au bras avant d'appliquer des sangsues. La partie affectée sera recouverte avec des compresses imbibées d'eau de sureau tiède : elles seront souvent renouvelées. Des bains de pieds avec addition de quatre onces de farine de moutarde, le repos, la chaleur, une nourriture douce et légère, et, au besoin, la diète, compléteront l'ensemble des moyens propres à combattre l'érysipèle. J'ajouterai que si l'affection est simple, la poudre végétale, les purgatifs et les compresses imbibées d'eau de sureau pourront suffire.

ULCÈRE DES JAMBES.

Toutes les fois qu'une plaie des jambes ne tend point à se guérir, on doit la considérer comme étant entretenue par une âcreté du sang, de nature dartreuse, écrouelleuse, galeuse, vénérienne ou scorbutique. Des coups sont, le plus fréquemment, il est vrai, la cause déterminante de ces plaies, qui prennent souvent un aspect hideux et ont une odeur fétide ; mais elles se guériraient naturellement, si un principe âcre n'avait été mis en jeu et n'entretenait ce mal, qui, au lieu de se guérir, s'accroît et carie quelquefois les os de la jambe.

Traitement. On devra se dépurer le sang avec la poudre végétale dépurative. On se purgera de six jours en six jours, et on éloignera les doses purgatives dès qu'on ira mieux. Les plaies seront pansées, matin et soir, avec la *pommade résolutive.* (*Voyez* page 314 ; 1re partie, la manière de s'en servir.) S'il n'y a pas trop d'irritation, les plaies seront lavées le matin, à l'aide d'une éponge, avec du gros vin, avec addition d'eau chlorurée, huit cuillerées à bouche par verre de vin ; il sera froid en été et tiède en hiver. C'est après s'être épongé et essuyé les jambes qu'on usera de la pommade. Une bande roulée maintiendra le tout, et un bas lacé de toile ou de peau de chien remplacera la bande lorsque la cicatrisation sera opérée. Je conseille le repos et l'éloignement de toute nourriture trop échauffante.

Observation. Un capitaine marin, auquel on devait couper la jambe par suite d'un ulcère qu'il portait depuis quinze ans, a été guéri par mes soins. L'odeur qui s'exhalait de cette plaie horrible était tellement fétide que sa fille qui le pansait habituellement mourut d'une fièvre putride. Je possède grand nombre d'observations qui constatent les succès de ma méthode dans le traitement de l'ulcère des jambes.

ENGELURES.

Cette maladie, qui semble particulière à l'enfance, quoique cependant elle attaque les adultes et les vieillards, a pour siége les mains, les pieds, les oreilles et le bout du nez. Les engelures commencent à se former vers la fin de l'automne, s'accroissent pendant l'hiver, diminuent ou guérissent pendant le printemps, pour reparaître de nouveau au retour du froid. L'engorgement rouge-violet de la peau, une démangeaison incommode; dans des cas graves, un engorgement profond, de la gène dans les mouvemens; des crevasses, des ulcérations gangréneuses, tels sont les symptômes qui caractérisent cette maladie, qui attaque de préférence les individus faibles, lymphatiques, écrouelleux, et qui portent le germe d'une acrimonie dartreuse.

Traitement. Le moyen de combattre le principe acrimonieux qui cause les engelures, c'est de se soumettre à l'usage du dépuratif et de se purger sept à huit fois, à dix jours de distance. Des compresses trempées dans de *l'eau-de-vie camphrée, avec addition d'un gros d'extrait de saturne par once*, et renouvelées plusieurs fois par jour, produisent les plus heureux effets. Ce mélange, qui doit être employé froid, sera agité chaque fois qu'on s'en servira. S'il y a des crevasses, elles seront pansées matin et soir avec la *pommade résolutive* (*Voyez* page 314, 1re partie), et le tout sera recouvert de compresses imbibées avec le mélange indiqué. Il faudrait que l'inflammation fût très vive pour qu'on dût se déterminer à appliquer quelques sangsues sur le point le plus engorgé. Dans ce cas, il serait nécessaire d'appliquer, pendant quelques jours, des cataplasmes de mie de pain et d'eau avant d'en venir soit à l'eau-de-vie camphrée, soit à la pommade résolutive. On doit sentir toute l'importance de suivre régulièrement le traitement intérieur, afin d'éviter les funestes résultats d'une humeur rentrée.

DÉMANGEAISONS.

Une âcreté du sang, de nature dartreuse ou galeuse, est la cause des affreuses démangeaisons qui se manifestent au fondement, aux parties génitales, à la tête ou dans d'autres parties du corps. On ne remarque souvent rien à la peau ; elle est très nette, et cependant des malades se grattent jusqu'au sang et sont en proie à de pénibles insomnies. Il est bien urgent de se soumettre au traitement dépuratif anti-dartreux ; car, sans cela, la matière acrimonieuse, qui ne peut se faire jour à la peau, pourrait produire des ravages intérieurs fort graves. (*Voyez* à l'article *Traitement des dartres*, 1re partie, la marche qu'il convient de suivre.)

SUEUR EXCESSIVE.

Il est des personnes qui, avec l'apparence d'une santé parfaite, ont des sueurs si fortes, si fétides, si abondantes, qu'elles pourrissent leur linge. La tête, les pieds, les aisselles sont les parties les plus exposées à cette dégoûtante infirmité. Il est des individus qui, dans les saisons les plus froides, ont toute la peau recouverte d'une sueur souvent huileuse ; dans quelques cas, la sueur est jaune, rougeâtre, bleue ou noire ; elle prend souvent l'odeur des alimens que l'on mange et de l'air qu'on respire. J'ai vu à l'hôpital de la Charité un palfrenier dont la sueur exhalait une forte odeur d'écurie.

On ne peut douter qu'une âcreté dartreuse ou écrouelleuse ne soit très souvent la source de cett espèce d'infirmité, qui réclame un traitement long-temps continué.

Traitement. Tout ce qui tendra à purifier le sang et à favoriser l'écoulement des urines diminuera la sueur, et, à ce titre, aucun médicament ne remplit mieux ce but que la poudre végétale, qui devra être prise quatre fois par jour au lieu de trois. Les purgatifs, employés de six jours en six jours, en ramenant les fluides vers le canal intestinal, débarrasseront la peau des fluides impurs qui l'assiégent. On prendra, le soir, en se couchant, dans le but de fortifier l'organisation, une pilule composée de *trois grains de sulfate de quinine et de quantité suffisante d'extrait de gentiane*. On continuera ces pilules pendant deux mois; et, au lieu de prendre le verre de poudre végétale le soir, on le prendra dans la journée. Des bains froids en été, secondés d'une nourriture de bonne qualité et d'un exercice très modéré, ramèneront les fonctions de la peau à leur état normal. J'ajouterai qu'après un mois de traitement on ne se purgera plus que de quinze jours en quinze jours, afin de ne pas fatiguer le canal intestinal.

Observations. Un militaire, âgé de vingt-cinq ans, d'une bonne constitution, était toujours couvert d'une sueur infecte. Ses camarades l'appelaient *le plus grand sueur de l'armée française*, expression à la fois pittoresque et originale, qui dépeint parfaitement la position de cet individu, qui était profondément affligé de son état. L'ayant soumis à un traitement dépuratif long-temps continué, je suis parvenu à le guérir radicalement.

Un étudiant en droit suait des aisselles et des pieds avec abondance; rien n'avait pu améliorer sa position. Quatre mois de traitement ont suffi pour triompher de cette incommodité.

SAIGNEMENT DU NEZ.

Lorsque cette hémorrhagie est modérée et qu'elle est passagère, elle est souvent utile à l'individu qui en est affecté; elle est même un moyen de guérison que la nature emploie pour guérir certaines maladies, surtout chez les enfans. Lorsque, au contraire, le saignement du nez est abondant, et qu'il arrive, en quelque sorte, à des époques fixes, il peut, non seulement produire des maladies graves en jetant le sujet dans un grand affaiblissement, mais encore il peut produire la mort lorsqu'on ne peut parvenir à l'arrêter. Cette maladie est souvent héréditaire; je connais un homme qui, depuis son enfance, est sujet à des saignemens de nez qui durent quelquefois cinq à six jours. Son père et son grand-père, affectés de cette même maladie, lui ont transmis, ainsi qu'à son frère, ce triste et funeste héritage.

Lorsque cette affection n'est pas héréditaire, elle tient à un tempérament sanguin; elle peut être produite par un air trop chaud, par l'usage des boissons échauffantes, telles que le café, l'eau-de-vie, les liqueurs, les veilles, les passions, les études prolongées, par des coups, des chutes, et en un mot, par toutes les causes capables d'irriter le nez et d'y porter le sang. Le saignement du nez est une maladie de l'enfance et de la jeunesse; aussi, lorsqu'il arrive dans un âge plus avancé, il indique une disposition aux maladies de poitrine ou aux obstructions du foie, ou bien aux anévrismes du cœur, surtout lorsqu'on éprouve des palpitations.

Traitement. Si le saignement du nez est modéré, il ne faut pas l'arrêter, car il est salutaire; mais s'il est trop abondant, on le supprimera par les moyens suivans: on appliquera sur le front, aux tempes, autour du nez, aux cuisses et aux parties génitales, des compresses imbibées d'eau froide, fortement chargée de vinaigre, et renouvelées à chaque instant. Le malade sera exposé au frais, debout et la tête non penchée. Il boira de la limonade froide et mieux encore glacée. Il est rare que le saignement du nez ne cède pas à ces deux ordres de moyens combinés. Si l'individu était sanguin, on pratiquerait une saignée du bras ou du pied afin de dégager la tête. Des bains de pieds très chauds, en même temps que le front et les parties génitales seraient recouverts de linges imbibés d'eau froide, tendraient à supprimer cette hémorrhagie. Enfin, lorsque ces moyens sont infructueux, il est nécessaire de bourrer les narines très profondément avec de la charpie saupoudrée d'alun ou de colophane.

Le moyen d'empêcher le retour périodique de ces hémorrhagies, c'est de se soumettre quelques mois à l'usage de la *poudre végétale rafraîchissante*, afin de calmer l'effervescence du sang. Il faut aussi se purger pendant sept à huit fois à quatre ou cinq jours d'intervalle. Les purgatifs, en portant le sang vers les voies basses, dégagent la tête et produisent un effet très salutaire. Une application de quinze sangsues tous les mois, à l'anus, pendant trois mois, brisera cette habitude qu'a la nature de porter le sang vers le nez. On prendra tous les soirs, en se couchant, une pilule composée avec *trois grains de sulfate de quinine et quantité suffisante d'extrait de gentiane*. C'est après s'être purgé deux fois qu'on commencera l'usage de ces pilules, qu'on ne continuera que deux mois; ainsi, on prendra en tout soixante pilules. Le verre de poudre végétale, qu'on devrait prendre le soir sera pris dans la journée. Je conseille le repos, l'emploi de quelques bains de pieds très chauds et l'éloignement de toute nourriture échauffante.

RHUMATISME, SCIATIQUE, GOUTTE.

Il est aujourd'hui bien prouvé que ces trois maladies sont absolument de même nature, différan seulement par leur siége, et reconnaissant pour cause unique une matière âcre et visqueuse qui, se portant sur les muscles et sur les tendons, sur les articulations et leurs ligamens, ainsi que sur certains nerfs, y produit un état inflammatoire dont la force, la persistance et les douleurs plus ou moins vives qui en sont la suite établissent divers degrés d'une seule et même affection. Toutefois, pour me conformer à l'usage, je décrirai ces maladies sous leur nom vulgaire; mais, je le répète, ces trois dénominations ne doivent représenter à l'esprit de mon lecteur qu'une seule et unique affection. Ainsi, le rhumatisme que je place sous le n° 1, la sciatique sous le n° 2 et la goutte sous le n° 3, forment une échelle arithmétique qui mesure parfaitement le degré de force et de violence du mal dont je vais tracer les symptômes.

Rhumatisme. Dans cet état, l'acrimonie humorale se fixe de préférence sur les muscles (chairs), sur leurs membranes et leurs tendons. Les douleurs qu'on y éprouve sont vives, et souvent les parties affectées s'engorgent et deviennent rouges. Il y a de la fièvre, de l'insomnie, et les urines sont rouges et échauffées. Les douleurs se propagent des articulations vers le gros des chairs, et passent souvent d'une articulation à l'autre. Les parties les plus ordinairement affectées sont : la hanche, les genoux, les épaules, les coudes, le poignet et les chevilles; les articulations plus petites semblen réservées à la goutte, car elles sont rarement atta quées par le rhumatisme. Cette maladie (le rhuma tisme) est quelquefois bornée à une seule partie e en affecte très souvent plusieurs. La nuit, la fièvr et la douleur sont plus violentes. La maladie conti nue souvent plusieurs semaines avec les symptô mes dont j'ai parlé, et qui constituent ce que l'on appelle *rhumatisme aigu*. Lorsque la fièvre a cessé que le gonflement et la rougeur des jointures son entièrement dissipés, mais que les douleurs conti nuent encore à affecter certaines articulations qu restent raides et sont doulourouses dans leurs mou vemens, surtout lorsque le temps vient à changer la maladie se nomme alors *rhumatisme chronique* et continue long-temps et même souvent toute la vie. La douleur occupe-t-elle les reins, on l'appelle *lumbago*; se fait-elle sentir au cou, on lui donne le nom de *torticoli*; affecte-t-elle l'articulation su périeure de la cuisse, on la nomme *sciatique*: j'en parlerai bientôt.

Souvent le rhumatisme chronique succède au rhumatisme aigu dont je viens de tracer l'his toire; mais très souvent aussi les douleurs du rhumatisme chronique s'établissent insensible- ment, envahissent les articulations, et on arrive souvent à cet état où les membres se tordent, se paralysent, se contractent, se raccourcissent, sans qu'il y ait même la moindre fièvre.

Sciatique. Dans cette affection, la matière humorale se porte sur le nerf qu'on appelle *sciatique*, qui, de la hanche, se distribue à la partie externe et postérieure de la cuisse, ainsi qu'au pied. La douleur qu'éprouve le malade est vive et déchirante; il a quelquefois des élancemens et des tiraillemens s'étendant depuis le gros de la fesse jusqu'à la partie postérieure de la cuisse, quelquefois se propageant aux côtés externes du genou, de la jambe et de la plante du pied. Lorsque le *nerf crural* est affecté, la douleur se fait ressentir à la partie antérieure et interne de la cuisse, au jarret, et quelquefois au côté interne de la jambe et au dos du pied. Cette maladie affecte souvent une marche aiguë; dans ce cas, elle est souvent précédée d'un frisson. Il y a fièvre, gonflement dans la partie, douleur déchirante, mouvemens convulsifs. Ce mal acquiert plus d'intensité le soir et la nuit sous l'influence de la chaleur du lit. La douleur sciatique n'est pas toujours aussi vive que nous venons de le dire dans l'état chronique; elle ne consiste souvent que dans un simple engourdissement douloureux de la cuisse, et ne se fait sentir plus aiguë que lorsque le malade veut exécuter un mouvement. A la longue, cette maladie laisse dans le membre un état de faiblesse ou un tremblement continuel; et dans quelque cas, elle finit par en déterminer la paralysie et l'amaigrissement.

Goutte. La goutte commence ordinairement par attaquer la jointure du gros orteil, ou le talon, ou la cheville du pied, ou quelques autres jointures des doigts de la main. Au bout de vingt-quatre heures d'une douleur vive, accompagnée de chaleur, il survient un gonflement, de la rougeur à la peau, de l'élévation et de l'engorgement dans les veines; il y a chaleur, pesanteur et impuissance de remuer la partie affectée. L'inquiétude, l'insomnie, des frissons légers, du mal de tête, de la fièvre, du dégoût pour les alimens, accompagnent souvent l'état que je viens de décrire Le mal arrivé à son dernier période, il s'élève une douce moiteur sur la partie, le gonflement commence à se dissiper, la douleur cesse, et cela arrive au bout de vingt-quatre ou trente-six heures plus ou moins. Quelquefois l'inflammation recommence dans l'autre orteil ou dans une autre partie, y dure deux ou trois jours et se promène d'articulation en articulation, souvent revenant à la première qui était affectée. Enfin, après avoir souffert huit, quinze, vingt jours, tantôt plus tantôt moins, le malade se trouve délivré. Chez quelques individus, on n'observe qu'un gonflement passager, sans fièvre et peu douloureux Au reste, la goutte, comme toute autre inflammation, est susceptible d'une infinité de nuances et peut s'élever depuis le plus faible degré inflammatoire jusqu'au plus intense. Toutefois après la cessation des symptômes inflammatoires, l'épiderme jaunit, se sèche peu à peu, tombe par écailles, et la partie finit par reprendre son état accoutumé. Il y subsiste néanmoins une grande faiblesse pendant assez long-temps, avec une couleur violette ou bleue, ressemblant à une meurtrissure. Il y a des cas où l'enflure est longue à se dissiper.

Les premières attaques de goutte sont loin d'être toujours aussi violentes que celles que je viens de décrire, car elles sont ordinairement légères. Quelquefois les malades restent deux ou trois ans sans éprouver de récidive. Les attaques subséquentes sont plus graves, plus douloureuses, plus inflammatoires que la première. Souvent l'inflammation quitte l'articulation, se porte à la tête, à la poitrine, à l'estomac, et c'est ce qu'on appelle *goutte rentrée*. Souvent, lorsque la douleur articulaire cesse, on voit paraître un érysipèle ou une dartre. Lorsque la goutte, qui attaque les petites articulations de préférence aux grandes, se porte sur ces dernières, on appelle cet état *rhumatisme goutteux*. La goutte se manifeste ordinairement au printemps ou au commencement de l'hiver; elle atteint de préférence l'âge mûr et la vieillesse. Les hommes y sont plus exposés que les femmes; le tempérament nerveux et sanguin semble y disposer davantage. Cette maladie, qui est le plus fréquemment héréditaire, est souvent précédée, pendant un certain temps, par des malaises d toute espèce, par des étourdissemens, des dou leurs de tête, des tintemens d'oreilles, des palp tations, des oppressions, des hémorrhoïdes; o dirait que la goutte se prépare de longue mair Lorsque cette maladie est ancienne, une matière comme de la craie, s'accumule autour de l'art culation malade et même dans son intérieur; el augmente tous les jours; elle forme des concrétion pierreuses qu'on appelle *thophus*, qui, devenai une cause d'irritation continuelle, et finissant pa exciter le gonflement des parties affectées, y d terminent des ulcères qui rendent un pus cons dérable et peuvent carier les os.

J'ai déjà dit que toutes les maladies articulair devaient leur origine à une humeur ou à une lyn phe âcre et visqueuse; indiquons quelle est cause productive, et signalons les moyens de combattre.

Nul doute, comme le rappelle *Scudamore*, q le canal digestif ne soit un foyer où se prépa cette humeur glaireuse et âcre qui cause les mal dies dont je viens de parler. L'efficacité des pu gatifs, dans ce cas, confirme cette assertion fondée sur l'expérience. Une température froi et humide, des vêtemens trop légers, en suppi mant la transpiration, sont des circonstances q favorisent le développement de ces affections. l repos et l'oisiveté, une nourriture succulente, l' bus des boissons spiritueuses, la suppression d'une évacuation habituelle, telles que les règles, la saignée, une plaie, un vésicatoire, un cautère, la disparition d'une affection hémorrhoïdale, l'abus des plaisirs vénériens, les travaux, les veilles prolongées, les peines morales, des chutes, des coups, une gale rentrée, un principe dartreux, scorbutique, écrouelleux ou vénérien, telles sont les causes qui peuvent produire le rhumatisme, la sciatique ou la goutte. Ajoutons qu'une disposition acquise ou héréditaire est souvent nécessaire pour contracter ces maladies; car beaucoup d'individus s'exposent vainement à toutes les causes capables de les produire.

Traitement. Puisque nous avons prouvé que ces trois affections sont de même nature, nul doute que le traitement qui leur convient ne doive être le même, à quelques légères exceptions près. Lorsqu'il y a de la fièvre, que les articulations sont gonflées, et qu'il y a un état inflammatoire prononcé, on devra appliquer sur les parties affectées dix, quinze, vingt, trente, quarante, cinquante sangsues, suivant le siége et le degré de l'inflammation. On en mettra six, huit ou dix pour le pouce ou l'orteil; quinze ou vingt pour le pied; trente ou cinquante pour le genou; quarante ou soixante pour les os du bassin et pour ceux de l'épine du dos. On revient à ces applications une ou deux fois. Si l'inflammation persiste, on favorisera la sortie du sang par des cataplasmes de farine de graine de lin appliqués à nu, toujours bien chauds et souvent renouvelés ; ils n'en devront pas moins être continués pendant toute la durée de l'état inflammatoire. Afin d'éviter le refroidissement de ces topiques, on pourrait les remplacer avec avantage, après que le sang aura bien coulé, par des tissus de laine imbibés d'eau de graine de lin. Je dois faire remarquer, néanmoins, qu'il est des malades qui ne peuvent supporter, dans ces cas, aucune humidité ; qu'ils souffrent dans les bains, et que l'application des laines sèches seules les soulage ; mais, lorsque des malades pourront supporter les bains, je les conseille comme se montrant d'autant plus favorables qu'on y reste long-temps, deux ou trois heures, le plus qu'on pourra. Les chairs, en quelque sorte macérées par cette immersion prolongée, échappent à l'irritation qui les assiége, et l'affection diminue rapidement.

Il ne suffit pas de combattre la maladie localement, il faut combattre sa cause productrice. A cet effet, on devra favoriser la sécrétion transpiratoire et urinaire, afin d'expulser l'humeur âcre et visqueuse qui est la source de tous ces désordres. On atteint ce but par l'emploi de la *poudre végétale dépurative*, prise à la dose de cinq cuillerées à café par jour, au lieu de trois ; chaque dose délayée dans une infusion de sureau sucrée, et surtout prise aussi chaude que possible par demi-verres, d'heure en heure. Le malade sera tenu très chaudement, afin de pousser encore à la transpiration.

En même temps on déblaiera le canal intestinal à l'aide des purgatifs. Le lendemain de l'application des sangsues, le malade prendra huit à dix pilules purgatives, et répétera cette dose tous les jours, jusqu'à ce qu'il y ait une amélioration marquée. A cette époque, qui arrive souvent après trois ou quatre purgations, on ne devra plus se purger que tous les trois jours, et puis à distances plus éloignées ; tout cela dépend de la gravité du mal. Deux ou trois potages au maigre suffiront pour la journée, et la diète sera complète, si l'affection est très violente et accompagnée de beaucoup de fièvre. J'ajouterai que, chez des sujets jeunes, forts et vigoureux, il faudrait, avant d'en venir aux sangsues, pratiquer une saignée du bras. J'ajouterai encore que, si l'affection articulaire était due à la rentrée d'une affection hémorrhoïdale, il faudrait débuter d'abord par vingt-cinq sangsues à l'anus.

Si l'inflammation quittait subitement l'articulation et se portait à l'intérieur, on rappellerait le mal au dehors par des cataplasmes de farine de moutarde ou des vésicatoires volans ; dans ce cas, on discontinuerait les purgatifs. Voilà le traitement à suivre lorsque le rhumatisme, la sciatique ou la goutte se montrent à l'état aigu, c'est-à-dire avec fièvre et inflammation prononcée.

Lorsque ces affections, au contraire, sont lentes, sans fièvre, sans gonflement des parties malades, et qu'elles sont chroniques, anciennes, le traitement à suivre doit différer de celui que je viens d'indiquer. Le malade ne prendra la poudre végétale qu'à la dose de quatre cuillerées par jour. Il se purgera de deux jours l'un, jusqu'à ce qu'il y ait amélioration marquée, époque où il éloignera les doses purgatives. Matin et soir, les parties affectées seront frictionnées vigoureusement avec de l'eau-de-vie camphrée chaude, à l'aide d'une flanelle : il faut que cette friction, de quelques minutes, rougisse la peau. Aussitôt qu'elle a été opérée, on essuie la peau, et on pratique de suite, par dessus, une deuxième friction avec la pommade résolutive. (*Voyez*, page 314, 1re partie, la manière de s'en servir.)

Nota. Les personnes qui présentent les symptômes précurseurs des maladies que je viens de décrire en préviendraient le développement en se faisant saigner du bras de temps en temps, en se dépurant le sang toutes les années pendant quelque mois, à l'aide de la poudre végétale rafraichissante, en ayant soin de se tenir le ventre libre par quelques doses purgatives, et en ne faisant d'excès en aucun genre.

Quand on a éprouvé un ou plusieurs accès, on peut considérablement les éloigner et même opérer une cure radicale par les précautions suivantes : 1° On devra appliquer, tous les mois ou tous les deux mois au moins, des sangsues sur le point qui a été primitivement affecté, et au nombre indiqué page 201 ; 2° de temps en temps une friction sera opérée sur le point primitivement affecté avec la pommade résolutive ; 3° on prendra, pendant quelques mois, tous les ans, la poudre dépurative, et on se tiendra le ventre libre avec quelques doses purgatives : il ne faut pas oublier que le canal digestif est un foyer où se prépare l'humeur rhumatismale ou goutteuse ; 4° le régime sera doux et modéré, et on évitera le froid et l'humide : la flanelle est le vêtement qui convient le mieux.

TÉTANOS.

Cette affection se manifeste tout à coup ou débute lentement. La mâchoire se resserre ; on n'avale qu'avec une grande difficulté ; tantôt le corps reste droit et raide ; quelquefois il se renverse en arrière, ainsi que la tête ; d'autres fois en avant ; il y a des secousses convulsives, des douleurs vives, atroces, arrachant au malade des cris perçans. L'insomnie, le délire, la gêne de la respiration, la fixité du regard, le larmoiement, tels sont encore les symptômes de cette maladi nerveuse.

Cette maladie est due, soit à des matières âcre et bilieuses contenues dans le canal intestinal, o bien à une irritation du cerveau. Des coups, de blessures, des plaies profondes, des vers, des pe nes morales, un grand froid ou une chaleur exce sive, la rentrée d'une humeur dartreuse, rhuma tismale, vénérienne ou scorbutique, et, en u mot, tout ce qui peut irriter le système nerveux telles sont les causes les plus ordinaires de cett maladie, qui attaque plus particulièrement le femmes et les enfans, et qui est très fréquente e Amérique, surtout parmi les nègres.

Traitement. Le moyen le plus efficace pour com battre cette maladie, quelle qu'en soit d'ailleurs cause, c'est de purger vigoureusement le malad Il prendra deux doses purgatives, une matin soir, tant que durera son mal. Lorsqu'il aura gra dement évacué, on éloignera les doses purgative Si la contraction nerveuse empêchait qu'il pût ava ler, on lui donnerait un lavement composé d'un once de sel de glauber et cinq grains d'émétiqu Dès qu'il pourra boire, il prendra la poudre v gétale délayée dans une infusion de tilleul et feuilles d'oranger.

CONVULSIONS OU ATTAQUE DE NERFS.

Cette affection, qui est caractérisée par une secousse ou une contraction violente, alternative et involontaire de tout le corps, est souvent accompagnée de cris perçans, d'une gêne dans la respiration, et ne se termine ordinairement que par une abondance de larmes. Toutes les causes capables d'irriter le système nerveux, et que j'ai désignées à l'article *Tétanos* (*Voy.* page 205), peuvent produire cet état spasmodique, qui est souvent périodique.

Traitement. L'emploi d'une potion éthérée et opiacée, prise par cuillerées à bouche, de demi-heure en demi-heure, et puis à distances plus éloignées, suffit quelquefois pour faire cesser l'attaque nerveuse. Lorsque les dents sont fermées, un demi-lavement, avec addition de *quinze gouttes de laudanum liquide et demi-gros d'éther*, remplit le même objet. Si, comme j'ai été à même de l'observer, ces moyens ne produisaient pas un effet favorable, il faudrait en venir de suite à l'emploi d'un lavement purgatif, composé avec deux gros de feuilles de sené et demi-once sulfate de soude.

Le moyen de prévenir cette maladie chez les personnes qui y sont sujettes, c'est de se soumettre à l'usage de la poudre rafraîchissante pendant quelques mois, de se purger d'abord tous les cinq jours pendant six mois, et puis tous les quinze jours pendant deux mois, durant lesquels on continuera l'usage du dépuratif.

DANSE DE SAINT-GUY.

Les personnes attaquées de cette maladie sont dans un mouvement continuel, involontaire, d'une partie ou de la totalité du corps. Elles gesticulent sans cesse d'une manière bizarre ; elles font des grimaces et ont des contorsions extraordinaires. Quelquefois le visage, le bras ou la jambe sont seuls affectés de ces mouvemens singuliers. Cette maladie, qui s'observe plus communément chez les jeunes filles que chez les garçons, et qui est très rare chez les adultes, doit le plus ordinairement son origine à une matière âcre et irritante qui se trouve dans le corps, telle que vers, éruption dartreuse ou teigneuse rentrée, etc., et dont l'effet est d'irriter le système nerveux.

Traitement. Il faut donner à la personne malade la poudre végétale, trois fois par jour, dans une infusion de tilleul et de feuilles d'oranger. On la purgera d'abord trois fois par semaine, et puis une fois tous les huit jours lorsqu'elle ira mieux. On continuera ce traitement jusqu'à complète guérison.

CRAMPES.

C'est le nom qu'on donne à une crispation nerveuse qu'on éprouve principalement au gras des jambes; souvent elles ont lieu aux cuisses, à la plante des pieds et aux doigts. Si cette maladie n'est souvent qu'une légère incommodité, d'autres fois elle doit être considérée comme l'avant-coureur de la paralysie, et on doit s'empresser d'y remédier. Dans ce cas, on a lieu de penser qu'une matière âcre et irritante qui agace le système nerveux est la cause de cette maladie spasmodique, qui, chez quelques personnes, est fort douloureuse.

Traitement. On devra se purger d'abord trois fois à trois jours de distance, puis une fois tous les cinq jours, et après tous les huit jours jusqu'à complète guérison. Comme il ne s'agit pas seulement de vider le canal intestinal, mais qu'il faut encore dépurer le sang, le malade devra se soumettre à l'usage de la poudre végétale rafraîchissante.

ÉTOURDISSEMENT.

Cet état se manifeste ordinairement par le trouble subit des sensations, et principalement de la vue et de l'ouïe. Le malade croit voir les objets changer de couleur, tourner autour de lui et se confondre. Il éprouve des tintemens d'oreille, des vertiges, des éblouissemens, et tombe quelquefois avec perte de connaissance pendant quelques instans. L'étourdissement que je viens de décrire est souvent un signe précurseur de l'apoplexie; dès lors on doit sentir la nécessité d'y mettre un terme. Quand, au contraire, les étourdissemens arrivent par suite d'une saignée ou d'une hémorrhagie, dans ce cas, il n'y a qu'à arrêter le sang, par des aspersions d'eau froide sur le visage, et à respirer du vinaigre ou de l'eau de Cologne.

Traitement. Lorsque l'étourdissement est le prélude d'une apoplexie ou d'un coup de sang, on devra appliquer quinze à vingt sangsues à l'anus ou se faire saigner du bras. On se purgera quatre fois par mois pendant deux mois, et on usera de la poudre dépurative qui, en poussant aux urines et à la transpiration, dégagera la tête. Je conseille quelques lavemens pour tenir le ventre libre, et l'usage de quelques bains de pieds avec quatre onces de moutarde.

ÉVANOUISSEMENT, SYNCOPE OU DÉFAILLANCE.

Cet état est très fréquemment dû à un amas de matière saburrale dans le canal intestinal. On y remédie par l'emploi de trois ou quatre purgatifs pris à dix jours de distance, et par l'emploi de la poudre dépurative, qui détruit la viscosité du sang, qui, ne pouvant circuler librement, devient une cause d'évanouissement. Les lavemens, en tenant le ventre libre, se montrent très favorables.

EXTINCTION DE VOIX.

La voix se *voile*, *s'enroue*, devient *rauque* par suite de l'engorgement de la membrane muqueuse qui tapisse l'arrière-gorge et le larynx (*organe ou canal de la respiration où se produit la voix*). L'exercice prolongé de la parole, de la déclamation et du chant; le passage d'un air chaud et sec au froid et à l'humide; les boissons spiritueuses, les boissons froides, les bains froids, la suppression de la sueur, l'abus du mercure, l'existence d'une humeur dartreuse, vénérienne ou scorbutique, telles sont les causes les plus communes de l'enrouement. Les personnes qui ont le poumon affecté, ou qui ont un ulcère dans le larynx, ont la voix très voilée.

Traitement. La poudre végétale sera prise trois fois par jour dans du suc de carottes. (*Voyez* l'article qui traite de sa préparation.) On se purgera trois fois par semaine jusqu'à complète guérison, et on prendra des bains de pieds. Lors même que l'extinction de voix aurait cessé, il n'en faudrait pas moins continuer l'usage de la poudre végétal et d'un purgatif de loin en loin, afin d'empêcher l retour de cette affection, qui a de la tendance à s reproduire. On devra se tenir très chaudement e éviter le froid des pieds. Dans l'extinction de voix les purgatifs agissent non seulement en évacuan les matières glaireuses qui se portent sur le cana de la respiration, mais encore en établissant dan les voies basses une irritation qui enlève l'irritatio des voies aériennes.

Je dois faire observer que si la voix était altéré par suite d'une humeur dartreuse, galeuse, vén rienne, scorbutique ou rhumatismale, qui se serai fixée sur les organes de la voix, on devrait insiste davantage sur le traitement dépuratif. (*Voyez* d'ailleurs, le traitement qui convient aux dartres à la gale, au scorbut et au mal vénérien.)

DES VERS.

Les vers qui se rencontrent le plus ordinaire ment dans le canal intestinal de l'homme sont 1° Les vers *lombricaux;* ils ont une forme rond et allongée, et ressemblent aux vers de terre; 2 les *cucurbitains*; ils sont plats, courts et blancs et semblables à la semence de courge; 3° les *asca rides* ou *petits vers blancs*, semblables à ceux d fromage; 4° le *tænia* ou *ver solitaire*, dont la lon gueur, qui varie, peut aller jusqu'à quatre-vingt aunes. Ce ver, qu'on a appelé ver solitaire, parce qu'on avait cru qu'il pouvait exister seul, ce qui est contredit par l'expérience, puisqu'on en a trouvé cinq à six à la fois, ce ver, dis-je, est composé de différens anneaux ou articulations, chacun de la longueur d'un jusqu'à deux pouces, qu'il peut perdre l'un après l'autre sans cesser de vivre, pourvu que la tête lui reste.

L'origine des vers est très-obscure; cependant il serait difficile de douter qu'ils ne fussent pas le produit de la corruption de nos humeurs. Les matières saburrales qui croupissent dans le canal intestinal, les matières glaireuses et pituiteuses qui sont susceptibles de se vivifier sous l'influence du principe vital ne deviennent-elles pas une cause fréquente de la production de ces insectes malfaisans, ainsi que l'expérience l'a confirmé? Les personnes qui se nourrissent de crudités, de fruits malsains ou véreux, de viandes ou de fromages qui tournent à la putréfaction; qui boivent des eaux stagnantes; l'usage du cidre, le lait fermenté, telles sont les causes les plus ordinaires des vers. Les femmes et les enfans, plus glaireux de leur nature que les adultes et les vieillards, y sont plus disposés. Les personnes d'une constitution faible et maladive, celles affectées d'écrouelles, de dartres ou de toute autre espèce d'âcreté humorale, sont très souvent en proie au ravage de ces animaux parasites, qui s'approprient les sucs qui doivent nous nourrir, et deviennent une source de maigreur. Si l'on considère que l'on trouve des vers chez l'enfant qui tette et même chez le fœtus qui n'a point encore vu le jour, peut-on nier que l'affection vermineuse ne soit quelquefois *héréditaire*. Des observations nombreuses prouvent d'ailleurs que des familles, des générations entières, ont été tourmentées par ces insectes avides, qui deviennent une source fréquente de beaucoup de maladies. Une pâleur, une maigreur continuelle, des maux de tête, des lassitudes générales, des palpitations de cœur, des convulsions, des évanouissemens, des irritations nerveuses dans quelque partie du corps, des douleurs d'estomac, du ventre, la gêne de la respiration, et une foule d'autres affections, peuvent devoir leur origine à la présence des vers. Ce n'est pas seulement dans le canal intestinal où ils se logent, on les rencontre encore dans diverses cavités du corps. Quelques faits le prouveront.

Un enfant de cinq ans se plaignait d'une douleur aiguë vert la racine du nez; une fièvre lente le dévorait, il expira dans les convulsions. A l'ouverture du crâne on trouva un ver qui avait cinq pouces de long.

Baglivi rapporte qu'un homme de quarante ans, tourmenté de douleurs atroces dans l'estomac et la poitrine, et éprouvant des convulsions de quart d'heure en quart d'heure, mourut. Avant d'expirer, le malheureux disait qu'il lui semblait avoir le cœur et le ventre rongé par des chiens. On ouvre le cadavre, et on trouve dans l'enveloppe du cœur un ver noirâtre, couvert de poils et en vie; son corps avait quatre doigts de long. Le cœur était d'une couleur livide.

Une femme, âgée de quarante-cinq ans, ayant cessé d'être réglée, avait une obstruction du foie; elle était maigre et jaune, et rendait par fois des vers par pelotons. Elle mourut, on l'ouvrit, et on trouva le foie pourri et rempli d'une immense quantité de petits vers. J'ajouterai qu'il n'est pas de parties du corps où on ne puisse trouver des vers; ils percent quelquefois l'estomac et les intestins, et tombent dans la cavité du ventre. Ils percent la vessie, s'y introduisent et produisent les plus grands ravages. On a vu des femmes rendre ces insectes par la matrice. Je ne finirais pas si je voulais signaler tous les désordres, toutes les incommodités auxquelles peuvent donner lieu ces animaux, qui influent sur le système nerveux d'une manière souvent tellement singulière, que nos facultés morales en sont troublées.

Les signes qui peuvent faire soupçonner l'existence des vers sont les suivans : On éprouve quelquefois une faim vorace revenant par accès irréguliers, des dégoûts pour certains alimens, de la salivation, des hoquets, des envies de vomir et des renvois d'une odeur aigre. Quelquefois on rend des matières acides; l'haleine est aigre et d'une fétidité particulière. On est sujet à des coliques, à des dévoiemens, à des épreintes, à des démangeaisons à l'anus; le ventre est ballonné, empâté, et on ressent des douleurs dans quelque point du canal intestinal, des bourdonnemens d'oreilles, des démangeaisons aux ailes du nez, et la pupille des yeux est dilatée, surtout chez les enfans. La face est livide, les yeux sont cernés, on grince des dents, et on a des mouvemens brusques pendant le sommeil. Quelquefois on éprouve une petite toux sèche; on a des frissons, des douleurs aux poignets; souvent on ressent un bien-être marqué après avoir bu un verre d'eau froide. Les nombreuses sympathies que le canal intestinal entretient avec toutes les parties du corps, par l'intermédiaire du système nerveux, expliquent la multiplicité de sensations plus ou moins douloureuses ou incommodes, auxquelles on peut se trouver en proie par suite de la présence des vers.

Traitement. Tuer les vers, les expulser et empêcher qu'il ne s'en développe de nouveaux, telle est l'indication à remplir. Voici comment on y procède. Le malade ayant été préparé pendant sept à huit jours par l'usage de la poudre rafraîchissante, on lui donne la décoction suivante, qu'on peut sucrer: *Mousse de Corse, demi-once*;

eau pure, cinq onces; faites bouillir pendant dix minutes et coulez. On peut prendre cette décoction froide ou chaude, c'est au choix. On pourra remplacer la mousse de Corse par *deux gros de de racine de fougère mâle en poudre*, incorporée dans du miel ou dans un peu d'eau sucrée. Deux heures après avoir pris un de ces deux moyens, dont l'effet est de détruire les vers, on les expulsera par l'emploi d'une dose purgative. Si on avait lieu de supposer qu'une ou deux doses des deux moyens combinés ne pussent suffire pour expulser tous ces insectes malfaisans, on pourrait en répéter l'emploi plusieurs fois, à quelques jours de distance. Le malade n'en devra pas moins continuer la poudre végétale pendant quelque temps, et se purger de loin en loin, afin de détruire entièrement le germe de cette disposition vermineuse.

Traitement du ver solitaire. On se prépare par l'emploi de la poudre végétale pendant vingt jours; au bout de ce temps, on use de la boisson suivante, préparée ainsi qu'il suit : *Écorce de la racine du grenadier, deux onces ; faites bouillir dans quatre verres d'eau réduits à trois par l'ébullition ;* prenez un verre d'heure en heure. Une heure après avoir pris le dernier verre, on avalera une dose purgative afin de hâter l'expulsion du ver. Si elle n'avait pas lieu le premier jour, on répéterait pendant deux ou trois jours ce même traitement.

Quelques purgatifs de loin en loin et l'usage du dépuratif interne, pendant quelque mois, empêcheront toute récidive. Le traitement que je viens de proposer n'a jamais manqué son effet. J'ai guéri des malades qui ont rendu des vers solitaires qui avaient quinze, vingt, trente, quarante, soixante et quatre-vingts aunes de longueur.

DES VENTS.

Ils se développent dans l'estomac et les intestins. Lorsqu'on ne les rend qu'avec difficulté, ils produisent des coliques et des envies de vomir; leur odeur est acide, amère ou fétide. Il est des cas où ils s'accumulent en si grande abondance, que le ventre en est tendu, élastique, et retentit comme un tambour quand on le frappe. Cette maladie est ce qu'on appelle *tympanite*. Toutes les personnes attaquées d'affections nerveuses, sans exception, sont tourmentées par des vents qui sont une source de douleurs et d'incommodités. Souvent les vents se logent sous la peau, et sont la cause des points douloureux qu'on éprouve vers certaines parties. D'autres fois, ce n'est que sympathiquement que les vents contenus dans l'estomac et les intestins produisent des douleurs dans différentes parties du corps.

L'abus des alimens crus et venteux, comme les

viandes séchées, les fèves, les choux, les haricots, les boissons excitantes, la constipation, un embarras du canal intestinal, et, un un mot, toutes les causes capables d'échauffer, deviennent une source de vents, quel que soit l'endroit qu'ils puissent occuper.

Traitement. Les diverses substances qu'on met en usage pour chasser les vents, telles que les infusions de camomille, de menthe, de sauge, de coriandre, d'anis, produisent un soulagement momentané; mais comme toutes ces substances sont irritantes, elles ne peuvent qu'accroître le mal au lieu de le guérir. Je ne trouve pas de moyen plus convenable pour soulager et guérir que de faire usage de la *poudre végétale dépurative.* Comme elle est rafraîchissante et calmante, elle détruit l'effet et la cause du mal. Elle devra être continuée quelques mois, car ce n'est qu'insensiblement que l'on ramène l'estomac et les intestins à leur état normal ou primitif. S'il y a constipation, on devra se purger une fois tous les huit jours avec *six à huit pilules purgatives* ou davantage au besoin. Je conseille aussi l'emploi des lavemens. Le malade devra s'abstenir de provoquer volontairement la sortie des vents, parce qu'on développe ainsi un état nerveux des organes digestifs, qui est essentiellement préjudiciable. Il deviendra avantageux de se frictionner de temps en temps le ventre avec une flanelle imbibée d'eau de Cologne, et de prendre pendant un mois, deux fois par jour, avant chaque repas, deux cuillerées de vin de quinquina. Ce sera compléter le traitement que d'être sobre, de faire de l'exercice et de se distraire. Lorsque cette maladie est héréditaire, ce dont j'ai vu beaucoup d'exemples, on doit sentir la nécessité d'insister plus long-temps sur le traitement que je viens d'indiquer.

AMAUROSE OU GOUTTE-SEREINE.

Ce chapitre n'est que la suite et le complément de celui intitulé *Maladie des yeux*, page 108.

L'amaurose, qu'on appelle encore cécité, est ordinairement caractérisée par la perte totale ou presque totale de la vue. Ses symptômes avant-coureurs sont l'affaiblissement de la vue sans causes manifestes, des mouches, des flocons et des filamens qu'on croit voir voltiger, et quelquefois des douleurs profondes dans la tête.

Les causes qui produisent cette maladie, qui est très souvent héréditaire, sont très nombreuses. Je me contenterai d'en signaler les principales : ce sont des évacuations sanguines supprimées; des éruptions cutanées rentrées, la fièvre putride ou maligne, l'apoplexie, des chutes, des coups à la tête, les rayons du soleil dardés directement dans les yeux, le froid, le serein, les autres intempéries de l'air et quelquefois la grossesse peuvent y donner lieu. Des hémorrhagies, des saignées ou d'autres évacuations abondantes, la suppression de la transpiration, le coït immodéré, une cicatrice de l'œil peuvent encore en être les causes; mais la plus fréquente de toutes, c'est un principe vénérien, galeux, scorbutique, et, plus souvent encore, dartreux et écrouelleux. Toutes ces causes agissent en comprimant le nerf optique, en le paralysant ou en modifiant sa sensibilité. Ce nerf, organe principal de la vision, en proie à une modification maladive due à une humeur dartreuse ou écrouelleuse, acquise ou héréditaire, ne peut recouvrer le libre exercice de ses fonctions que par son dégorgement complet, qui ne peut jamais avoir lieu que par un traitement dépuratif énergique. Je trouve que les médecins modernes ont trop perdu de vue toute l'influence qu'une disposition humorale peut avoir sur l'organe de la vue; et si les médecins anciens obtenaient plus de succès que nous dans le traitement de l'*amaurose*, c'est qu'ils avaient recours à l'emploi des dépuratifs et des évacuans. J'ai marché sur leurs traces; et, mieux éclairé du flambeau de l'anatomie pathologique, j'ai apporté d'importantes modifications au traitement d'une maladie qui fait le désespoir de la médecine.

Traitement. Si les bornes de cet ouvrage ne

m'imposaient l'obligation d'être concis, je signalerais toutes les modifications dont le traitement de la *cécité* est susceptible ; modifications relatives au tempérament, à l'âge du sujet; relatives aussi à la cause de la maladie. Mais aurais-je encore rempli entièrement ma tâche ? Non, car il faut étudier attentivement le malade, l'effet des médicamens sur son organisation, saisir les plus légères nuances d'améliorations, afin d'agir souvent vigoureusement et de hâter le prompt dégorgement, soit du nerf optique, soit des membranes environnantes. Toutefois, traçons quelques règles générales, afin de donner une idée de notre méthode, qui compte de nombreux succès.

C'est parce que je suis pénétré de cette vérité que toutes les substances qui poussent à la peau et aux urines tendent à dégorger nos organes intérieurs, que je soumets toutes les personnes affectées de cécité à l'usage de la poudre dépurative. Sous l'influence de ce moyen, les selles sont plus faciles, la tête devient plus libre, et le sang se régénère par l'expulsion des principes âcres qui l'assiégent.

Ce n'est pas par les seules voies de la transpiration et de l'urine qu'on évacue les matières humorales qui nuisent à notre économie; et, comme l'impression des purgatifs sur le canal intestinal y fait aborder les humeurs avec plus d'abondance, on sent que ces substances évacuantes doivent être d'un grand avantage dans plusieurs affections du cerveau, telles que l'apoplexie et l'épilepsie, dans certaines altérations de l'ouïe et plus particulièrement de la vue. Bordeu avait parfaitement apprécié cette correspondance que les entrailles entretiennent non seulement avec la tête, mais encore avec toutes les parties du corps; et c'est ainsi qu'il rendait raison des bons effets que produit le dévoiement dans les maladies des yeux. Cet illustre médecin observe que la nature elle-même suit souvent ce procédé pour remédier à des maux de tête, à des douleurs de poitrine; de là, le danger des constipations opiniâtres, dont les inconvéniens s'étendent à toutes les autres parties de l'économie animale, constipations qui, particulièrement dans les maladies des yeux, réclament non seulement l'emploi fréquent des lavemens, mais encore des purgatifs qu'on devra répéter tous les jours pendant trois, quatre, cinq, six fois de suite, selon que la maladie est plus ou moins grave. C'est lorsqu'on en obtient des améliorations marquées qu'on peut éloigner les doses purgatives.

Souvent les paupières sont affectées de dartres; elles réclament alors l'emploi de la *pommade résolutive*. D'autres fois, j'ai recours à l'emploi des vésicatoires au cou, derrière les oreilles ou vers la partie postérieure de la tête qui a, je m'en suis convaincu, une relation très grande avec les yeux. Enfin, je suis parvenu à combiner un mode de traitement qui doit subir des modifications selon les circonstances, et qui, je puis le dire, est le seul qui ait obtenu jusqu'à ce jour les plus heureux résultats.

Observations. Un monsieur, âgé de quarante-trois ans, était affecté, depuis cinq ans, d'une cécité complète des deux yeux ; il portait sur le front des boutons qui étaient de nature dartreuse. Soumis à mon traitement pendant quatre mois, il y voit aujourd'hui parfaitement de l'œil droit ; le gauche seulement n'a que très imparfaitement recouvré ses facultés.

Une dame de vingt-sept ans, affectée, depuis huit ans d'un gonflement des paupières avec perte des cils et écoulement purulent, ainsi que d'un tel affaiblissement dans la vue qu'elle ne se conduisait que très difficilement, a été guérie radicalement par ma méthode. Elle fut confiée à mes soins par le docteur Peyre, médecin en chef de l'établissement des eaux de Tivoli, qui a été le témoin de quelques guérisons remarquables.

Un enfant, âgé de quatorze ans, avait eu dans sa jeunesse les glandes du cou engorgées ; elles percèrent ; le mal fit des progrès, et jusqu'à l'âge de vingt ans, tout son cou n'était qu'une plaie dégoûtante. A cette époque de la vie la cicatrisation s'opéra, et il paraissait jouir d'une santé parfaite. Cependant sa vue s'affaiblissait de jour en jour ; et tandis que les paupières devenaient rouges et s'abreuvaient d'une matière purulente, le mal fit de tels progrès que le malade perdit entièrement la vue. Tous les oculistes avaient vainement tenté de combattre cette maladie. N'agissant que localement, ils avaient oublié qu'il y avait un principe écrouelleux à détruire ; aussi n'obtinrent-ils pas le moindre succès. Appelé à donner mes soins à ce jeune homme, qui était venu du fond de l'Écosse pour chercher un remède à ses maux, j'eus le bonheur d'améliorer sa pénible position au bout de deux mois, et de le guérir radicalement après un traitement suivi pendant huit mois avec ponctualité.

Le duc d'Aumont, premier gentilhomme de la chambre sous le règne de Charles X, avait une maladie des paupiè- avec affaiblissement total de la vue. Par mes soins il obtint une guérison radicale.

MALADIE DES DENTS.

La première digestion se fait dans la bouche. Cet axiome est vrai ; car les alimens bien broyés fatiguent moins l'estomac et se digèrent plus facilement ; de là, la nécessité d'entretenir les dents et de soigner celles qui sont malades, afin de les conserver le plus long-temps possible. Les dents sont sujettes à beaucoup d'affections ; mais, ne voulant m'occuper que des plus fréquentes, je dirai les moyens de combattre les douleurs de dents, lors même qu'elles ne sont pas cariées ; j'indiquerai les soins qu'elles exigent lorsqu'elles le sont ; je ferai connaître les moyens d'enlever le tartre qui s'incruste sur les organes dentaires.

Par la même raison qu'on peut hériter de ses parens d'un poumon, d'un foie, d'un cerveau, d'un estomac portant un germe de maladie, on peut de même apporter en naissant une disposition aux maladies des dents. Bien plus, il suffit qu'on ait reçu le lait d'une nourrice dont la bouche était dans un mauvais état, pour qu'on soit

disposé à avoir de mauvaises dents; aussi les p
rens ne devraient-ils confier leurs enfans qu'à d
nourrices dont la bouche est saine.

Il est digne de remarque que toutes les pe
sonnes qui ont dans le sang un vice écrouelleux
dartreux, scorbutique, vénérien, rhumatismal o
goutteux, sont plus sujettes à voir leurs dents s
carier et devenir le siége de douleurs souven
atroces.

Traitement. La membrane qui tapisse la racin
de la dent est quelquefois enflammée, ce qui
souvent lieu par suite des courans d'un air froid
par des lotions sur la tête avec de l'eau froide, pa
la rentrée de la transpiration; dans ce cas, o
éprouve une douleur sourde et puis aiguë, la gen
cive ne tarde pas à se gonfler, à devenir rouge e
douloureuse, et souvent le gonflement se propag
à la joue; dans cet état; la dent paraît saine, et ce
pendant le malade est en proie aux plus vive
souffrances; souvent l'inflammation disparaît, e
d'autres fois il se forme un dépôt qui perce de lu
même ou qu'il faut ouvrir. Cet état doit être com
battu par des gargarismes composés avec des de
coctions d'eau de guimauve et de tête de pavot
par des cataplasmes de mie de pain et d'eau appl
qués à nu sur la partie de la joue correspondan
au point douloureux. On boira une tisane de gu
mauve tiède et sucrée, et on prendra quelque

bains de pieds très chauds, avec addition de *quatre onces de farine de moutarde*. Si, malgré ces moyens, l'inflammation se montre opiniâtre, on devra appliquer huit à dix sangsues sous la mâchoire et en venir au traitement dépuratif, parce qu'on doit supposer, avec quelque raison, que le mal est entretenu par une *âcreté du sang*. Dans ce cas, le malade sera soumis à l'usage de la *poudre dépurative*, et sera purgé de deux jours l'un, jusqu'à ce que la mâchoire soit débarrassée. Après, on se purgera de quinze en quinze jours pendant trois ou quatre fois, et on continuera le traitement dépuratif, afin d'empêcher le retour de la même maladie, ce qui arrive très fréquemment.

Lorsqu'une dent est cariée, et qu'on commence à éprouver quelques douleurs, on a lieu de supposer que le nerf (qui existe dans chaque dent) est à nu et en contact avec l'air atmosphérique; dans ce cas, il faut s'empresser de faire plomber la dent, et à chaud; par ce moyen, le nerf, soustrait à toute influence extérieure, n'est plus une cause de douleur, et on peut conserver la dent malade nombre d'années. Lorsqu'on éprouve des douleurs tellement vives qu'on ne pourrait que les accroître par le plombage, il faut recourir à d'autres moyens. Chez quelques personnes, l'application d'une eau émolliente, d'un peu de coton imbibé de laudanum, sont des moyens suffisans pour calmer l'irritation. D'autres n'éprouvent du soulagement que par des applications excitantes qui modifient la sensibilité nerveuse, et engourdissent en quelque sorte le nerf dentaire. Un moyen dont je me suis servi avec avantage, c'est le suivant : *Teinture de girofles, demi-gros; esprit de cochléaria; demi-gros*; *essence de menthe, demi-gros*; mélanger cette préparation, et en imbiber un morceau de coton ou d'amadou plucheux qu'on introduit dans la dent cariée. L'emploi journalier de ce moyen use la sensibilité du nerf, et permet plus tard de plomber la dent.

Quelquefois il existe sur les dents du tartre, matière jaune, grise, verdâtre ou noirâtre, qui les déchausse, irrite les gencives, en produit la suppuration, et y développe un état scorbutique qui répand une odeur infecte. La première indication à remplir, c'est d'enlever le tartre; on y parvient à l'aide de l'instrument dirigé par une main habituée à cette opération. On empêche la formation de ces matières, en dirigeant, tous les matins, sur les dents, une brosse imbibée d'eau et chargée de la poudre suivante : *Os de sèche porphyrisé, une once*; *quinquina en poudre, deux gros*; *ratanhia en poudre, six gros* : *mêlez*. Si les gencives sont gonflées et dégagent une odeur fétide, on se rincera la bouche, matin et soir, avec de l'eau-de-vie de Gayac pure ou mélangée à égale quantité d'eau pure. Si l'infection était grande, on pourrait ajouter à ce mélange deux cuillerées à bouche d'*eau chlorurée*. C'est encore une erreur que de croire que, dès qu'on a porté un instrument dans la bouche, il faut sans cesse avoir recours à ces mêmes moyens. Peut-on véritablement se dispenser d'y avoir recours, lorsqu'il s'agit d'arracher une dent dont l'existence pourrait quelquefois compromettre la santé des dents voisines? peut-on encore s'en dispenser, lorsqu'il faut enlever le tartre, matière dure, en quelque sorte pierreuse, qui détruit l'émail des dents? Non. On ne peut quelquefois éviter l'emploi de ces moyens mécaniques; mais ce dont on ne doit jamais faire usage, ce sont les préparations acides, qui blanchissent, il est vrai, momentanément les dents, mais aux dépens de leur émail, qu'elles détruisent, ce qui est une cause fréquente de carie. Toutes les fois qu'un moyen dentifrice aura des qualités acides, il devra être rejeté comme essentiellement nuisible. Enfin, lorsque les dents ont une très grande tendance à se carier, qu'on a lieu de supposer un transport humoral vers la bouche, et qu'on a quelque motif de penser qu'on est en proie aux ravages d'une acrimonie dartreuse, galeuse, écrouelleuse, rhumatismale ou vénérienne, il faut se soumettre à un traitement dépuratif d'autant plus prolongé, qu'on a lieu de soupçonner que la maladie des dents et des gencives est héréditaire.

OBÉSITÉ OU EMBONPOINT EXCESSIF.

Cet état est occasionné par une abondance de graisse qui s'accumule sous la peau et augmente prodigieusement la masse du corps. Il ne commence guère à se montrer que de trente à quarante ans, présente une foule de degrés, et ne peut être considéré comme maladif que lorsque la graisse s'accumule dans certaines parties du corps, en telle quantité qu'elle y trouble les fonctions. Les personnes affligées d'un embonpoint outre mesure ne peuvent accélérer leur marche, ou monter un escalier sans être essoufflées. Hippocrate a dit, avec raison, que les individus trop gras étaient plus exposés à périr subitement que ceux qui sont maigres. Il est digne d'observation que les personnes trop chargées d'embonpoint sont plus disposées aux apoplexies et aux maladies du cœur.

Parmi les nombreux exemples d'obésité, il e est un tellement remarquable, qu'il mérite d'êtr mentionné. Une jeune Allemande en est l'objet elle pesait treize livres à l'époque de sa naissance quarante-deux à six mois, cent cinquante à quatr ans et quatre cent cinquante à vingt ans. A l'âg de six ans, elle pouvait porter sa mère, et annon çait un très grand développement dans la taille e les forces physiques; à vingt ans, elle avait cin pieds cinq pouces de hauteur et autant de circon férence. Ses bras avaient dix-huit pouces de circonférence, et la graisse y formait des bourrelets; elle était très sensible au froid. Elle pouvait porter, de chaque main, un poids de deux cent cinquante livres. Elle fut réglée à neuf ans. Elle mangeait beaucoup de laitage pendant son enfance; et, depuis plusieurs années, elle ne consommait pas plus d'alimens qu'une personne ordinaire; elle buvait beaucoup de thé. Sa santé n'avait jamais éprouvé le moindre dérangement, et elle était fort gaie.

Les individus affectés d'obésité ont une tendance continuelle au sommeil; ils sont apathiques, n'ont que des sensations obtuses, et ont l'intelligence paresseuse. Il est digne de remarque que les maladies auxquelles ils sont en proie sont généralement peu douloureuses; et souvent il s'opère chez eux un travail maladif tellement insensible, qu'ils perdent la vie par une affection qui se développe tout d'un coup, et qui, à leur insu, se préparait de longue main.

Quoiqu'on ne connaisse que fort peu la cause de l'obésité, on sait cependant qu'une très grande activité des organes de la digestion, l'usage des mets succulents, des boissons chaudes et sucrées, le repos, l'oisiveté ou l'exercice modéré de l'équitation, le séjour au milieu des émanations animales, comme dans les boucheries, la perte d'un membre, la castration, l'usage continu des bains chauds, l'abus des saignées, le sommeil trop prolongé, surtout après le repas, et le calme des passions peuvent la produire; mais il faut en outre une prédisposition dans l'individu, prédisposition souvent héréditaire, et qui paraît consister dans une grande activité du tissu cellulaire (*membrane qui est sous la peau et qui contient la graisse*).

Traitement. On parvient à arrêter le développement de l'embonpoint et à le diminuer lorsqu'il existe, en renonçant à une nourriture trop abondante ou trop substantielle, en substituant aux viandes succulentes les végétaux frais, les fruits aqueux et l'eau pure. A ce régime tempérant on joindra les exercices fréquens; on ne restera au lit qu'un temps strictement nécessaire pour le sommeil, c'est-à-dire six ou sept heures. Dans le but d'exciter les urines et la transpiration insensible, fonctions dont le trop d'activité est une cause de maigreur, on devra user de la poudre végétale, qui pousse fortement aux urines. On atteindra le but désiré par l'emploi des purgatifs pris à intervalles de dix à quinze jours; leur action, en faisant affluer les fluides nutritifs vers le canal intestinal, s'opposera au développement de l'état graisseux de la peau. Lorsque le ventre et les mamelles ont acquis un trop grand développement, on doit exercer une compression légère sur ces parties, à l'aide des corsets.

DE LA MAIGREUR.

Cet état maladif où la graisse disparaît entièrement, et où la peau décolorée et ayant un aspect terreux est en quelque sorte collée sur les os, est quelquefois poussé à un tel degré chez certains malades, que l'on croirait voir marcher des squelettes vivans. Ma pensée est encore frappée d'un pénible souvenir. J'ai vu un enfant, âgé de seize ans, qui, par suite de la dangereuse habitude de la masturbation, était arrivé à un tel degré de maigreur et de desséchement, qu'en éclairant la partie postérieure de son corps, on apercevait les organes du ventre comme s'ils avaient été placés sous un verre transparent. C'est avec une douloureuse émotion que j'ai étudié et vu de mes yeux l'action des organes, le travail de la vie, chez cette infortunée victime d'un funeste penchant. Si la maigreur est presque toujours la conséquence d'un état maladif d'un organe, d'autres fois elle a lieu par suite de la jalousie ou de toute autre passion violente. Elle peut être déterminée par des travaux excessifs, par des veilles prolongées, par de longues maladies, par de longues abstinences, par une diète trop sévère, par l'abus des liqueurs spiritueuses.

La maigreur arrive encore par suite d'une grande vieillesse, par l'appauvrissement du sang et par l'âcreté de nos humeurs. Peut-on méconnaître cette vérité, lorsqu'on voit des individus couverts de dartres, de boutons et de plaies, être dévorés d'une fièvre brûlante, et devenir d'une excessive maigreur ?

S'il faut reconnaître qu'il est dans la nature de quelques individus d'être maigres, puisqu'ils n'en jouissent pas moins d'une bonne santé, il faut reconnaître aussi que quelquefois le corps se dessèche, sans qu'on puisse toujours apprécier la cause d'un tel dépérissement. Je ne croirais pas cependant m'éloigner de la vérité en l'attribuant à une décomposition du sang et à ce manque des qualités réparatrices nécessaires à ce fluide, pour l'accomplissement de la santé et de la vie.

Traitement. Si l'amaigrissement est dû à une affection du poumon, du foie, de l'estomac, ou de tout autre organe, on devra avoir recours au traitement indiqué dans ces divers cas. (*Voyez* la table des matières.) S'il est dû à une longue maladie, à une abstinence prolongée, à une diète trop sévère, on devra avoir recours à des préparations toniques, à une nourriture substantielle, à laquelle on arrivera peu à peu, en commençant par des bouillons, des légumes, des gelées animales, et arrivant insensiblement aux viandes blanches. Si la maigreur était particulièrement due à une maladie de l'estomac, on retirerait les plus grands avantages du lait pris en boisson, en potages ou en crêmes, pour toute nourriture. Si on a lieu de supposer qu'une âcreté humorale, une décomposition du sang peuvent être la source d'un dépérissement continuel, il sera nécessaire de se soumettre à l'usage de la *poudre végétale* pendant quelques mois, de faire usage d'une bonne nourriture, et de respirer un air pur.

Les fonctions de la vie ont quelquefois affecté une marche tellement vicieuse, qu'il est nécessaire de leur imprimer un mouvement qui remonte en quelque sorte la machine animale, et la mette dans une voie plus convenable. A ce titre, l'emploi de cinq à six purgatifs, pris à cinq jours de distance, a produit les plus heureux effets ; car j'ai vu nombre de malades recouvrer par ce moyen une santé florissante. Les purgatifs agissent ici comme le feraient des maladies graves, qui changent quelquefois tellement l'organisation de certains individus, qu'ils acquièrent une force, une vigueur à laquelle ils ne pouvaient espérer d'atteindre. Si le dépérissement est dû à des passions, il faut chercher à les vaincre. Mais sont-ils nombreux ces êtres qui ont le pouvoir de mettre un frein à ces mouvemens impétueux de l'âme ? Non. La faiblesse pour nos penchans est notre apanage, et je trouve plus de philosophie dans les livres que dans le cœur de l'homme.

BOUTONS, ROUGEURS ET FEUX DU VISAGE.

Ces diverses affections de la peau, quelque légères qu'elles puissent être, ne doivent pas être négligées, parce qu'elles prennent facilement le caractère dartreux. Elles sont un indice certain d'un échauffement du sang, et ont un caractère tellement désagréable, par les chaleurs ou les démangeaisons qu'elles occasionnent, et surtout par l'éloignement qu'elles inspirent, qu'on doit s'empresser d'y mettre un terme.

Traitement. On usera de la poudre végétale; on prendra souvent des bains, des lavemens, ainsi que quelques bains de pieds; et, le soir, en se couchant, on pratiquera une légère friction sur le visage, à l'aide de la *pommade résolutive*. Un purgatif, de loin en loin, et un régime doux, seconderont parfaitement l'emploi des moyens que je viens d'indiquer.

DE LA FIÈVRE EN GÉNÉRAL, DES FIÈVRES EN PARTICULIER ET DES FIÈVRES D'ACCÈS.

Toutes les fois que les battemens du pouls sont plus fréquens, qu'il y a augmentation de chaleur, et trouble dans une ou plusieurs de nos fonctions, il y a ce que l'on appelle fièvre. Elle est toujours la conséquence de l'état d'irritation ou d'inflammation d'un ou de plusieurs de nos organes externes ou internes. C'est là une vérité aussi claire que le jour ; car la fièvre n'est pas, ainsi qu'on l'avait pensé, une maladie *par elle-même*, mais bien au contraire le signe, l'indice qu'un organe est malade. Voici ce qui se passe dans ce cas. Tous nos organes sympathisent avec le cœur, soit par les vaisseaux, soit par les nerfs; il s'ensuit de là que l'irritation de l'organe malade se transmet au cœur, foyer principal de la circulation, qui, battant alors avec plus de force, détermine, par conséquent, l'accélération du pouls, et, dans un temps voulu, un plus grand développement de chaleur (1); que l'organe affecté cesse d'être irrité, et la fièvre disparaît, puisqu'elle n'en est que la conséquence. Le froid que l'on éprouve, lors même qu'on a la fièvre, tient à ce que, le sang se portant plus à l'intérieur, la peau se trouve privée de la chaleur, qui, comme je l'ai dit plus bas, émane du sang.

Si la fièvre arrive fréquemment, surtout chez des individus irritables, par suite d'un panaris, d'un clou ou furoncle, d'un érysipèle, d'une plaie récente, d'une inflammation des yeux, des oreilles, etc., il faut reconnaître qu'elle doit plus

(1) Comme c'est le sang qui dégage la chaleur dans toutes les parties de notre corps, il est facile de concevoir que si son mouvement est augmenté, la chaleur qui se dégage doit s'accroître dans les mêmes proportions.

souvent son origine à l'état maladif des organes intérieurs, affectés d'une inflammation aiguë, lente ou chronique. Et ce que les auteurs ont désigné sous les noms divers de *fièvre inflammatoire, pituiteuse, bilieuse, putride, maligne* et *jaune*, n'est que l'inflammation de l'estomac et des intestins, ayant des degrés différens de force et de gravité, selon les tempéramens. Que l'on ne croie pas que la bile soit, dans ce cas, la cause de ce que l'on appelle *fièvre bilieuse;* elle n'est, au contraire que l'effet de l'irritation de l'estomac, qui, se propageant au foie, prépare et verse, dans un temps voulu, une plus grande quantité de bile dans l'estomac. Prendre l'émétique dans ce cas, c'est ajouter à l'irritation, et il est plus rationnel de la diminuer par des moyens adoucissans. Dans un rhume du cerveau, par exemple, où l'on rend en abondance par le nez des matières jaunes et vertes, ne cessent-elles pas d'elles-mêmes, lorsque l'irritation a cessé? Puisque les fièvres ne sont que l'indice de l'inflammation, d'un ou plusieurs organes, comment expliquer l'état de faiblesse, l'état d'anéantissement des forces où la fièvre conduit presque toujours les malades, lorsqu'elle arrive à un haut degré? Qui dit inflammation dit augmentation des forces dans la partie irritée; or, comment arrive-t-il que plus l'inflammation est violente, plus les forces sont anéanties? La réponse est facile. En effet, si la faiblesse est dans les muscles (chairs), dans les organes du mouvement, c'est parce que la force et l'activité sont concentrées à l'intérieur sur les points enflammés, ainsi que le démontre évidemment l'ardeur qui consume les malades.

Qu'on me permette un raisonnement arithmétique pour mieux me faire comprendre. Si les forces vitales de l'homme représentent n° 10, et que, pour qu'il y ait santé parfaite, il faille n° 5 à l'intérieur et n° 5 à l'extérieur, il s'ensuit que si, par l'irritation, qui n'est que l'exagération des forces vitales, n° 7 se trouve à l'intérieur, il ne devra rester extérieurement que n° 3 ; de là, nécessairement, fatigue, faiblesse, courbature. Si, dans ce cas-là, on a recours aux toniques, aux stimulans, au bon vin, aux alimens succulens, on accroîtra la fièvre et la faiblesse, puisqu'on augmentera l'irritation intérieure, et qu'on accumulera ainsi les forces vitales à l'intérieur au détriment de l'extérieur. Le seul moyen de ramener les forces, c'est de calmer le foyer d'irritation intérieur et de répartir les forces vitales dans les proportions voulues, c'est-à-dire n° 5 à l'intérieur et n° 5 à l'extérieur. C'est à cette ignorance de la direction vicieuse des forces que l'on doit encore, de nos jours, la prolongation des fièvres, en suivant les erreurs des anciens médecins, dont la seule méthode était d'échauffer au lieu de rafraîchir. Cette théorie des fièvres, fondée sur l'expérience, est éclairée par le flambeau de l'anatomie pathologique; car les ouvertures cadavériques nous ont toujours montré chez les individus morts par suite des fièvres, des inflammations plus ou moins étendues du canal digestif. Ainsi, toutes les fois qu'une personne sera affectée de ce que l'on appelle *fièvre inflammatoire, bilieuse, pituiteuse, putride, maligne, jaune*, etc., on ne devra jamais perdre de vue que l'on a à combattre une *inflammation de l'estomac et des intestins*; et, partant de ce point, on soumettra le malade à une boisson d'orge ou de guimauve édulcorée avec du sirop de gomme : elle sera prise tiède et en petite quantité à la fois, car il faut humecter, mais non fatiguer l'estomac. Souvent le repos, la diète et cette boisson suffisent lorsque l'inflammation est peu grave; mais lorsque, au contraire, elle est plus intense, il est nécessaire d'appliquer au creux de l'estomac dix, quinze, vingt, vingt-cinq, trente sangsues, selon l'âge, la force et le tempérament du malade. Il est même souvent nécessaire, selon la gravité du mal, de revenir à une seconde et à une troisième application de sangsues, afin de calmer l'irritation et de ramener les forces à l'extérieur. On donnera tous les jours au malade un ou deux demi-lavemens à la guimauve, et on le soumettra à une diète sévère. A l'aide de tous ces moyens, on verra la fièvre disparaître, la langue cesser d'être rouge, bilieuse ou blanche, les forces revenir, et le malade atteindre une parfaite guérison.

Nota. Quoique dans le plus grand nombre des cas on puisse se passer de la poudre végétale ; on ne peut se dissimuler qu'elle ne soit très souvent d'un emploi favorable dans les fièvres, en raison de ses qualités rafraîchissantes et diurétiques ; car, dans ces maladies, les urines ne coulent souvent qu'avec peine, et favoriser cette évacuation est chose essentielle, but qu'atteint parfaitement ce médicament, qui devra être pris à la dose de quatre cuillerées à café, tous les jours, dans la boisson de toute la journée, et dont j'ai parlé plus haut.

Sans doute qu'on ne devait pas s'attendre à trouver dans cet ouvrage, spécialement destiné à la description et au traitement des maladies chroniques, un aperçu général sur les fièvres ; mais ces maladies sont si mal connues et si mal traitées par beaucoup de médecins, que j'ai cru remplir un devoir en émettant quelques idées qui, je l'espère, se montreront utiles à tous mes concitoyens, pour lesquels je professe le plus grand dévouement. D'ailleurs, les fièvres prennent souvent le caractère chronique ; et tout ce que je viens de dire n'est, en quelque sorte, qu'une introduction à la description et au traitement de ce que l'on appelle *fièvre d'accès*. Voyons ce que nous devons entendre par ce mot.

Les *fièvres d'accès* sont encore appelées *fièvres intermittentes*, parce qu'elles reviennent à des intervalles plus ou moins irréguliers, et que, dan l'espace d'un accès à l'autre, le malade jouit en tièrement ou presque entièrement de sa sant ordinaire. Elles prennent leurs noms des diffé rentes périodes dans lesquelles les *accès* revien nent.

La *fièvre quotidienne* est celle qui revient tou les jours.

La *fièvre tierce* revient le troisième jour, c'est à-dire que le malade a un jour où il n'a pas d fièvre.

Dans la *fièvre quarte,* l'accès revient le qua trième jour, et le malade a deux jours libres. Il a encore des fièvres intermittentes qui reviennen le cinquième, le sixième, le septième, le huitièm jour, tous les mois, toutes les années; mais elle sont très rares.

Les symptômes des fièvres intermittentes son les suivans: le malade ressent des douleurs à l tête, dans les reins; il éprouve une lassitude géné rale dans tous les membres; il y a sentiment d froid dans les extrémités, bâillemens accompagné d'anxiétés, de nausées et quelquefois de vomisse mens. A tout cela succède le frisson; mais bientô la peau devient moite, la sueur coule abondam ment et termine l'*accès.*

Il existe une varieté des fièvres intermittentes on les appelle *rémittentes.* Dans celles-ci, les ma lades n'ont pas de momens entièrement calmes

Indépendamment des accès qui reviennent périodiquement comme dans les fièvres intermittentes, ils sont minés par une fièvre lente, ils dépérissent de jour en jour; leur peau, qui devient jaune, est l'indice que le foie s'engage; et, si on ne s'empresse de dissiper cet état, l'hydropisie et la pulmonie peuvent en être les suites. J'ai vu des fiévreux arriver à une maigreur extrême et ressembler à des squelettes vivans.

Les fièvres intermittentes sont quelquefois accompagnées de symptômes extrêmement graves, dont l'apparition annonce un prochain danger; aussi ont-elles pris le nom de *pernicieuses*, et avec quelque raison; car, si l'on n'y porte un prompt remède, elles peuvent emporter le malade dès les premiers accès.

Les fièvres intermittentes sont dues aux vapeurs qui s'exhalent des eaux stagnantes et corrompues. Cette vérité est démontrée, parce qu'on en observe un plus grand nombre dans les saisons pluvieuses et dans les contrées où le sol est marécageux. Elles peuvent encore être produites par des alimens de difficile digestion, par l'usage d'une trop grande quantité de fruits à noyaux, pas assez mûrs, par l'humidité des maisons, par le sommeil pris sur un terrain humide. Les veilles, les fatigues, les passions accablantes, la rentrée d'une humeur dartreuse, vénérienne, galeuse; la suppression d'un vésicatoire ou d'un cautère, la cessation des hémorrhoïdes, sont encore des causes qui peuvent occasionner les fièvres intermittentes.

Dans ces maladies, il y a à la fois inflammation à combattre, embarras intestinal à vaincre, irritabilité nerveuse à détruire; car c'est cette disposition du système nerveux qui est la cause de la périodicité des accès.

Traitement des fièvres intermittentes.

Comme il est nécessaire de combattre d'abord l'état inflammatoire du tube digestif, je conseille l'emploi de la poudre végétale pendant quelques jours. Si l'irritation de l'estomac est marquée, il est nécessaire d'y appliquer quinze à vingt sangsues. Ce préalable rempli, on purge le malade deux fois, à quatre jours d'intervalle, et on en vient à l'emploi du *sulfate de quinine*, qu'on donne à la dose de *six grains*, incorporés dans de la *conserve de roses*; chaque dose doit être donnée durant l'intervalle d'un accès à l'autre. On devra continuer cette dose jusqu'à la cessation des symptômes. Mais, je le répète, ce n'est que dans les intervalles des accès que le sulfate de quinine doit être employé, si on veut en obtenir du succès. Pendant l'accès, le malade prendra la poudre végétale dans une tisane d'orge tiède.

Le malade ne prendra que des potages, se préservera du froid et de l'humidité.

Nota. On aura lieu de penser qu'on a affaire à une *fièvre intermittente pernicieuse*, si à un premier accès, le malade a une affection grave du cerveau, du poumon ou du foie, et qu'il y ait d'ailleurs des symptômes qui se manifestent sans qu'on puisse, en quelque sorte, en apprécier la cause. Comme ce mal subit peut enlever le malade au deuxième ou troisième accès, il est nécessaire d'agir avec énergie. Après cet accès, ou pendant l'accès et même dans sa force, on devra tirer du sang s'il y a congestion dans quelque organe. On préférera l'emploi de la saignée si la tête ou le poumon sont affectés. Si c'est l'estomac, et qu'il ait d'ailleurs des vomissemens, on devra appliquer de vingt à vingt-cinq sangsues sur sa région (creux de l'estomac). Ce préalable rempli et l'accès étant passé, le malade prendra de suite *quinze grains de sulfate de quinine*, incorporés dans de la *conserve de roses*. Cette dose sera prise trois jours de suite; le régime sera modéré.

Le moyen d'empêcher le retour des fièvres intermittentes, quel que soit d'ailleurs leur type, c'est de se soumettre quelque mois à la poudre dépurative, et de se purger quatre ou cinq fois de quinze en quinze jours.

DU SCORBUT.

Le scorbut est une putréfaction chronique des humeurs. Ses premiers symptômes s'annoncent par une pesanteur particulière du corps et par un abattement de l'esprit, par la sécheresse de la peau et la démangeaison des gencives. On reconnaît ses progrès aux gencives qui se gonflent, saignent et deviennent molles et bleuâtres. En même temps que les dents tombent et se carient, l'haleine devient d'une fétidité repoussante; la respiration devient difficile, les articulations se montrent douloureuses, et la peau se recouvre peu à peu de taches successivement bleuâtres, pourpres, noires, puis livides, qui s'étendent toujours et finissent par s'ulcérer. Lorsque le mal fait de plus grands progrès, il survient des hémorrhagies par le nez, le poumon et le fondement; tout le sang et les chairs se décomposent, les os se ramollissent, et le malade, en proie à des faiblesses continuelles, finit par mourir dans l'état le plus déplorable.

Le scorbut est occasionné par l'air froid et humide, par un long usage d'alimens salés, fumés et séchés; par la suppression de quelque évacuation accoutumée, comme celle des règles ou des hémorrhoïdes. Le chagrin, la peur, le défaut d'exercice, le manque de propreté, l'air renfermé, la dégénération d'un principe dartreux, galeux ou vénérien, sont encore des causes qui peuvent produire ou aggraver le scorbut.

Traitement. Tout ce qui tendra à faciliter l'écoulement des urines, et à favoriser la transpiration insensible, se montrera utile dans le traitement du scorbut. Et, attendu que la première indication à remplir, c'est de purifier le sang, le malade devra être soumis à l'emploi de la poudre végétale rafraîchissante. L'expérience m'a prouvé que, prise à la dose de quatre cuillerées à café par jour, délayée dans quatre verres d'eau de groseille, de limonade ou d'orange, elle produisait les effets les plus salutaires. On devra respirer un air pur, se tenir chaudement et sainement. La nourriture devra en quelque sorte être végétale. Les fruits frais, les légumes, le laitage, les viandes blanches, et plus tard les viandes rôties, se montrent favorables. Le vin devra être de bonne qualité et étendu avec beaucoup d'eau.

J'ajouterai que pour remédier à l'état maladif des gencives, on devra se gargariser plusieurs fois par jour avec une forte décoction de quinquina ; on y ajoutera, par verre, *six cuillerées à bouche d'eau chlorurée.* Les plaies qui pourront se manifester sur différentes parties du corps seront pansées matin et soir avec de la charpie imbibée avec ce même liquide. Si ces plaies étaient trop irritées, on diminuerait la force de ce mélange, en y ajoutant de l'eau pure par moitié ou en plus grande proportion. De quelque manière que soit employée cette décoction de quinquina, elle devra être froide.

CHOLÉRA-MORBUS.

Un fléau qui désole la pensée, afflige le cœur, et qui, des bords du Gange, est venu épouvanter l'Europe et sévir si âprement sur notre belle patrie, dut fixer vivement l'attention des médecins français. Cette époque fatale, tout en mettant leur dévouement à une grande et noble épreuve, fit jaillir un savoir profond et une expérience consommée, qui disputa pied à pied, à un mal cruel, la vie de nos frères, de nos amis, de nos concitoyens. Si dans cette lutte douloureuse, ils furent trop souvent vaincus, souvent aussi un succès éclatant couronna leurs généreux efforts. Et si un avenir malheureux nous était encore destiné! on retrouverait en eux, au jour du danger, même dévouement, et, de plus, une expérience éclairée, agrandie par le passé. Moi aussi, à cette époque calamiteuse, remplissant mes devoirs d'homme et de médecin, j'ai apporté quelques armes à la défense de l'humanité. L'ouvrage que j'ai publié sur le choléra (1), et qui a paru le premier en France, contient

(1) Cet ouvrage, qui a paru le 15 avril 1830, est intitulé *Rapport adressé à M. le comte d'Argout*, pair de France, ministre du commerce et des travaux publics, *sur les moyens de*

l'exposition d'une méthode qui compte de nombreux succès. C'est de cet écrit, qui a obtenu d'honorables suffrages, et qui, favorablement accueilli par l'Institut, a été destiné à occuper une place dans les bibliothèques de ce corps savant, que j'ai emprunté quelques documens relatifs à la description et au traitement du choléra. Je ne prétends pas qu'on puisse, par ce faible aperçu, se traiter seul et sans le secours d'un médecin, d'une maladie grave et difficile à guérir; mais j'ai voulu plus particulièrement tracer quelques règles pour s'en préserver ou du moins diminuer sa gravité.

Les préludes du choléra sont annoncés par un malaise vague, par des coliques, des selles fréquentes, liquides et bilieuses. On éprouve un sentiment extraordinaire par les courans d'air frais ; on ressent des frissons passagers ; on rend des vents par haut et par bas ; on éprouve du dégoût pour les alimens ; on se sent échauffé, la peau est chaude, et on ressent une fatigue et une faiblesse générales.

Si, dans quelques cas, fort rares d'ailleurs, des personnes ont été affectées du choléra sans éprouver aucun des symptômes que je viens de signaler, il n'en faut pas moins reconnaître que, dans la majorité des cas, cette maladie est précédée de

traiter et de prévenir le choléra-morbus, suivi d'un plan-modèle pour la prompte organisation d'un bureau de secours.

quelque trouble dans une ou plusieurs de nos fonctions, fait très important à constater; car les secours de la médecine sont d'autant plus efficaces, qu'on se hâte d'y avoir recours dès l'invasion d'un mal qui fait de rapides progrès.

Lorsque la maladie est complètement formée, elle est caractérisée par les symptômes suivans: Dévoiement liquide sans aucune trace de bile; vomissement d'une matière de même nature. La matière des vomissemens et celle des selles ont la plus grande ressemblance avec l'eau de *riz* ou de *gruau*, à cause des flocons blancs qu'elles contiennent. La douleur de l'estomac devient plus vive, et souvent intolérable. L'écoulement de l'urine cesse; des crampes se manifestent dans les membres et s'étendent à tout le corps; le pouls s'efface, il devient petit comme un fil, il s'enfuit sous les doigts. La température du corps s'abaisse; la peau est froide et livide, et les mains deviennent bleuâtres. Les yeux, immobiles, profondément excavés, rouges, secs et comme meurtris, donnent à la physionomie une expression toute particulière. La voix est cassée, rauque, et ressemble à celle d'un vieillard. La langue devient blanchâtre et froide; et, dans une époque plus avancée, le poumon rejette un air glacé. Enfin, le malade, en proie à des angoisses inexprimables, meurt quelquefois sans avoir rien perdu de ses sens et de ses facultés intellectuelles.

Traitement. La cause du choléra est, jusqu'à ce jour, restée ignorée ; mais on ne peut douter qu'elle n'agisse en produisant l'inflammation de la membrane muqueuse qui tapisse l'estomac et les intestins, inflammation accompagnée, dans la plupart des cas, de symptômes nerveux et de gêne dans l'acte respiratoire. Je ne pense pas qu'il soit possible de nier cette assertion, car les évacuations par haut et par bas, la douleur à l'estomac, la chaleur qu'on y ressent, la soif continuelle, les coliques indiquent assez qu'il y a inflammation. Aussi, loin d'administrer des moyens excitans, il faut s'empresser d'avoir recours à l'emploi d'un traitement tout rafraîchissant. Pour procéder avec ordre, voici la marche que l'on doit suivre :

1° Comme les malades meurent toujours par suite de l'engorgement du poumon, ce que dénotent assez la voix rauque, la gêne de la respiration, la teinte bleue de la peau et son état froid, par suite du non dégagement de la chaleur, qui ne peut arriver que par le libre exercice de la circulation, il faut s'empresser, pour s'opposer à cet état d'engorgement pulmonaire, de pratiquer une très forte saignée du bras, afin d'établir le vide dans les organes circulatoires et d'élever le pouls. Lorsqu'il y a fièvre, chaleur et activité dans l'économie, on a moins à redouter pour la vie du malade. Quels que soient son âge et son tempérament, il faut toujours le saigner sans perdre une minute ;

car il vient un instant où on ne peut plus obtenir du sang, et sa perte est assurée. La saignée, je le répète, est presque le seul moyen sur lequel on puisse fonder quelque espérance; aussi est-on quelquefois obligé de la réitérer pour obtenir un dégorgement complet.

2° Si les vomissemens dominent, on devra appliquer quinze à vingt sangsues au creux de l'estomac; si c'est le dévoiement qui tourmente davantage les malades, on devra les appliquer à l'anus, afin de détruire l'état inflammatoire des gros intestins. C'est pour atteindre ce but qu'on devra donner au malade, deux fois par jour, des demi-lavemens à l'amidon, avec addition de quinze à vingt gouttes de laudanum liquide. On ne négligera pas l'emploi de l'opium, pris par la bouche. Ce moyen, qui agit particulièrement sur le système nerveux, s'est montré héroïque par son emploi simultané avec les évacuations sanguines. La potion suivante, dont une cuillerée à bouche est prise de demi-heure en demi-heure, est d'une grande efficacité. Prenez : *Eau de laitue et de fleurs d'oranger, de chaque deux onces; sirop de guimauve, une once; acétate de morphine, un grain.*

3° On donnera au malade une tisane de riz édulcorée avec du sirop de gomme ou d'orgeat: elle sera prise tiède ou froide et en petite quantité à la fois, afin de ne pas fatiguer l'estomac du malade.

4° Si, par suite de la fièvre, le malade a trop chaud, on ne le couvrira que modérément ; s'il se refroidissait, on rappellerait la chaleur à l'aide de bonnes couvertures. On entourerait le malade de briques chaudes ou de bouteilles remplies d'eau bouillante. Mais, je le répète encore ici, rien ne rappelle davantage la chaleur que la saignée, qui donne plus de jeu à la circulation.

5° Lorsque le malade passe à l'état froid, que sa peau est glacée, que son visage est décomposé, que les artères ont presque cessé de battre, que l'œil est immobile, et que la voix est éteinte, alors on devra avoir recours, quoique sans trop grande espérance de succès, à l'usage des moyens excitans. On couvrira fortement le malade, on appliquera des sinapismes sur presque toutes les parties du corps, afin d'y réveiller la vie. De quinze en quinze minutes, on lui donnera une cuillerée à bouche de la potion suivante. Prenez : *Eau de menthe, trois onces ; acétate d'amoniaque, une once ; sirop d'œillet, une once.* Cette potion a pour but de ranimer la vie, de provoquer la fièvre. On a conseillé, pour appeler une réaction favorable, de jeter le malade, pendant quelques minutes, dans de l'eau froide. J'ai obtenu du succès de la brûlure ; je procède ainsi : dans de l'eau bouillante, je laisse, dix minutes environ, un fer à repasser ; sa surface large est portée sur la peau pendant une demi-minute, et je frictionne cette brûlure avec de l'eau de Cologne pour lui donner plus d'activité. La poitrine, le ventre, sont les endroits que je choisis de préférence. Lorsqu'on est assez heureux pour ranimer la circulation par l'emploi des moyens dont je viens de parler, il faut s'empresser d'avoir recours à la saignée du bras, moyen en quelque sorte *spécifique* du choléra, quand on peut y avoir recours.

6° Lorsque le malade est assez heureux pour entrer en convalescence, la diète à laquelle il était soumis doit être moins sévère. On doit lui permettre des potages légers avec l'orge ; le riz, le pain, la semouille, et très insensiblement on arrive au régime habituel. Il devra faire un exercice modéré, respirer un air pur, se tenir chaudement, et se priver long-temps de vin.

Moyens de prévenir le choléra-morbus.

On devra se tenir chaudement, porter une ceinture de flanelle sur le ventre, se couvrir en raison des variations de l'atmosphère, se bassiner le lit, préserver ses pieds du froid et de l'humide, boire le vin coupé avec beaucoup d'eau, et se priver de café si une longue habitude ne l'a pas rendu nécessaire. On se privera de fruits verts et de salaisons ; et si le dévoiement se manifestait, il faudrait promptement y mettre un terme, en prenant, dans la journée, cinq à six cuillerées de la potion que j'ai indiquée plus haut, et qui contient de l'*a-*

cétate de morphine. On devra aussi respirer un air pur ; et, pour atteindre ce but, habiter la campagne, ou bien renouveler très fréquemment l'air des appartemens.

Comme l'expérience nous a appris que toutes les personnes qui portent dans le sang une acrimonie dartreuse, vénérienne ou rhumatismale, sont plus susceptibles d'être attaquées du choléra, elles devront sentir la nécessité de se soumettre à un traitement dépuratif, afin d'éviter la contagion. Aucun médicament ne peut mieux remplir le but qu'on se propose que la *poudre végétale dépurative et rafraîchissante.* Tout en dépurant le sang, elle rafraîchit les voies digestives, et s'oppose efficacement à tous les ravages d'une influence délétère. Les succès qu'elle a obtenus sont nombreux ; car il est de notoriété publique que toutes les personnes qui, pendant l'épidémie du choléra, ont eu recours à son emploi, n'en ont pas été atteintes. D'où je conclus que cette poudre dépurative sera toujours un préservatif efficace contre toutes les maladies épidémiques qui menacent de nous atteindre.

DES MALADIES HÉRÉDITAIRES.

Les maladies héréditaires sont celles que l'on apporte en naissant ; elles nous sont transmises avec le sang, et, passant ainsi de famille en famille, elles deviennent un des plus grands fléaux de l'humanité.

De même que les parens communiquent à leurs enfans leurs traits extérieurs, leurs facultés intellectuelles et morales, de même aussi ils leur transmettent les maladies auxquelles ils sont en proie. C'est ainsi qu'avec la vie, on reçoit un sang impur, imprégné d'un vice vénérien, dartreux, écrouelleux, galeux, rhumatismal ou calculeux. C'est ainsi qu'avec la vie on reçoit des organes atteints d'une disposition maladive, qui ne demande qu'une circonstance pour éclater. Le poumon est-il affecté, il ne faut qu'un rhume pour dévélopper la pulmonie; le cœur a-t-il une disposition à l'anévrisme, le moindre excès peut le faire naître; l'estomac porte-t-il une disposition cancéreuse, sous l'influence d'un régime excitant, on voit se développer une maladie du pylore; le foie a-t-il dans sa contexture un vice radical, on est tourmenté par des obstructions; le cerveau pêche-t-il dans son organisation, on est en proie à la folie, à un penchant au suicide, on est tourmenté par des maladies nerveuses, et assiégé par des idées tristes et mélancoliques. C'est ainsi que, tour à tour, nous souffrons des mêmes maux dont nos parens étaient affligés, et que nous ressentons les tristes effets d'un funeste héritage. Pourquoi faut-il qu'à nos sentimens de reconnaissance envers les auteurs de nos jours, puissent venir trop souvent se mêler des reproches amers? Ce n'est point un bienfait qu'une vie accablée de souffrances; elle n'est, au contraire, qu'une longue agonie. C'est un devoir à remplir pour des parens que de sacrifier le besoin de se voir renaître, plutôt que de transmettre à leur postérité une *tache* souvent ineffaçable. Et ne sont-ils pas coupables les hommes qui, négligeant les secours d'un art salutaire, lèguent souvent à leurs descendans un germe de mort ou de douleur?

Comme les dartres, les écrouelles, la goutte, la pulmonie et d'autres affections se manifestent souvent chez des enfans, quoique leurs parens n'aient point été affectés de ces maladies : il n'en faut pas moins reconnaître qu'elles tiennent souvent à la mauvaise santé de ces derniers ; aussi, le professeur *Portal* a-t-il raison de dire qu'il existe des *maladies de famille*.

Souvent les maladies héréditaires sautent, comme on le dit, une génération, et passent aux petit-fils. Cela tient sans doute à ce qu'il y a eu éloignement des circonstances qui auraient pu développer le germe de cet état maladif. Si on ne peut s'empêcher de reconnaître que c'est le plus souvent vers certaines époques de la vie, que les maladies héréditaires font leur explosion, puisqu'on voit presque toujours le rachitis se manifester de deux à trois ans, la pulmonie à la puberté, la goutte dans l'âge adulte, et l'apoplexie plus tard encore, on ne peut nier aussi que dans quelques familles, c'est constamment au même âge que ces maladies se développent et se terminent. *Montaigne*, dont les ancêtres avaient été affectés de gravelle, en fut atteint au même âge que son père.

Les maladies héréditaires peuvent se présenter chez tous les enfans d'une même famille, et, d'autrefois, chez quelques-uns seulement. Quelquefois elles se modifient par l'effet de beaucoup de circonstances, souvent inappréciables ; c'est ainsi qu'un enfant qui a hérité d'un vice écrouelleux ou vénérien peut avoir des dartres ou une affection de poitrine, et ne pas avoir les traces visibles du mal que portait son père ou sa mère.

Enfin, un dernier trait que j'ai déjà signalé, et qui doit compléter ce que j'avais à dire sur les maladies héréditaires, c'est que les enfans sont plus exposés à celles de leur père ou de leur mère, selon qu'ils ressemblent davantage à l'un ou à l'autre.

Traitement. Ceux qui ont hérité d'une maladie de leurs parens doivent être singulièrement circonspects dans leur manière de vivre. Il faut qu'ils connaissent parfaitement la maladie dont ils sont attaqués, et qu'ils suivent le traitement et le régime propres à la combattre. Sans doute que les médicamens à employer seront les mêmes, que le mal soit ou non héréditaire ; mais, dans le premier cas, on ne peut obtenir de succès que de leur continuation très prolongée. Sous leur influence, les organes sécrétoires acquièrent plus d'activité; le mouvement de composition et de décomposition, dont j'ai parlé page 72 et suiv., 1re part., devenant plus rapide, il s'ensuit que le corps se recompose en quelque sorte dans un *nouveau moule* et d'une manière plus prompte, chose nécessaire pour mettre un terme aux maladies héréditaires, qui ne sont qu'une modification vicieuse de notre organisation. Et, comme il est certain que souvent elles n'ont pas été au-delà de la première génération, quand on y a apporté un soin convenable, on est fondé à croire (et d'ailleurs l'expérience me le confirme tous les jours) qu'en continuant très long-temps l'emploi des moyens régénérateurs que je mets en usage, on peut finir par déraciner de telles maladies. Mais, je le répète, le traitement doit être de longue durée pour être efficace; car il est impossible de ramener, en peu de jours, notre économie à son état normal ou habituel. Pour réussir, le médecin doit agir avec lenteur, et imiter cet agriculteur habile qui, à l'aide d'un tuteur sagement dirigé, ramène insensiblement à son état primitif un arbre qui avait affecté une direction vicieuse. Oui, les *constitutions* des familles sont aussi susceptibles d'être améliorées que les fortunes; et je trouve qu'un libertin qui altère sa santé est plus coupable envers sa postérité que le prodigue qui dissipe son bien et celui d'autrui. Avouons, à la gloire de notre siècle, qui marche et s'éclaire, que l'homme, aujourd'hui, a davantage la conscience de ses devoirs; que, plus avide d'instruction, il se montre moins étranger à l'art de guérir, qui lui apprend *à se connaître*, et que, par cela même, appréciant mieux les funestes résultats d'un mal qu'il peut léguer à ses descendans, il a recours aux conseils d'un art salutaire, qui, seul, peut effacer à jamais des infirmités graves et repoussantes, qui affligent et dégradent l'espèce humaine.

DES MALADIES PÉRIODIQUES.

On appelle maladies périodiques celles qui reviennent à des jours et à des heures fixes. Toutes les maladies, sans exception, peuvent prendre le caractère d'intermittence ; mais les plus fréquentes sont des maux de tête violens, des maux de dents excessifs, des vomissemens, des oppressions de poitrine, des coliques cruelles, des palpitations de cœur, des défaillances, des hémorrhagies, des maux d'estomac, des flux de sang par l'anus ou la verge, des douleurs dans les membres jusque dans les os, des affections d'oreilles, des douleurs inouïes sur un œil, sur la paupière, le sourcil et la tempe du même côté, avec rougeur et larmoiement, etc.

On voit ces maladies commencer très régulièrement à certaines heures, durer à peu près le temps d'un accès de fièvre intermittente, et finir, pour revenir précisément à pareille heure, le lendemain ou le surlendemain, ou bien à des époques plus éloignées, tous les huit jours, tous les quinze jours, ou tous les mois, ou seulement plusieurs fois dans l'année, ou tous les ans à époque fixe.

La plupart des maladies périodiques ont leur cause dans le bas-ventre, surtout dans l'estomac et dans le canal intestinal. C'est une proposition fondée sur l'expérience. Tantôt elles doivent leur origine à la trop grande irritabilité de ces organes ; d'autres fois à une trop grande abondance de bile ou de pituite. D'autres fois, elles sont la conséquence de mauvaises digestions, dont les impuretés obstruent le tube digestif. Si les vers sont encore une source très fréquente des maladies périodiques, elles sont encore produites par un transport de matières morbifiques ou acrimonieuses sur certaines parties.

C'est de la correspondance de l'estomac et des intestins avec les autres parties du corps, que dérivent les maladies périodiques. La pratique et l'ouverture des cadavres m'ont prouvé que c'est le plus souvent dans ces organes, et non dans la partie affectée de la douleur ou du désordre, que réside la cause visible de la maladie. En effet, l'estomac et les intestins ont une très grande correspondance avec toutes les autres parties du corps ; cela tient aux vaisseaux et aux nerfs qui, comme un immense réseau, s'étendent de ces organes vers les parties les plus éloignées et cachées de l'organisation. C'est cette *correspondance sympathique*, dont l'appréciation est d'une si grande importance, qui explique facilement des maux de tête, des affections du cœur, et souvent des douleurs des os qui sont le résultat d'un trouble des voies digestives. Mais cette influence de l'estomac et des intestins sur toutes les autres parties du corps se manifeste encore par nombre d'autres faits. L'estomac est-il vivement affecté, on voit le philosophe cesser de penser; l'homme le plus spirituel devient stupide, le plus courageux un lâche, le plus joyeux, sombre et taciturne ; la vue la plus perçante s'obscurcit; l'homme le plus éloquent a la langue comme glacée; l'ouïe la plus fine devient dure ; la beauté la plus attrayante est flétrie. Je pourrais rassembler ici nombre d'autres preuves de *cette sympathie* que l'estomac et les intestins ont avec le reste du corps, mais il me suffit d'avoir prouvé que toutes les causes qui agissent dans les organes digestifs peuvent devenir une source de maladies périodiques, pour avoir fait pressentir la marche qui doit être suivie dans le traitement qu'il convient d'employer.

Pourquoi les causes dont j'ai parlé peuvent-elles produire des maladies si différentes? pourquoi peuvent-elles résider si long-temps dans le corps sans se faire sentir? pourquoi manifestent-elles leur action à tout autre partie qu'à celle où elles résident? pourquoi enfin, diverses maladies viennent-elles à des jours et à des heures fixes? Aucun médecin n'a pu encore répondre à ces questions. La nature s'enveloppe ici d'un voile impénétrable: et j'aime mieux avouer mon ignorance que de donner une chimère pour une solution.

Traitement. Il se réduit à trois points capitaux: 1° Diminuer la trop grande irritabilité du canal digestif: 2° expulser les impuretés nuisibles qui y résident; 3° purifier le sang en favorisant la transpiration insensible et en excitant l'écoulement des urines; 4° briser la tendance à la périodicité, en fortifiant le système nerveux digestif. On remplit la première indication en se soumettant, pendant un mois environ, à l'usage de la *poudre végétale dépurative*. Si le creux de l'estomac est douloureux, on devra y appliquer dix, quinze, vingt-cinq, trente sangsues selon la force du sujet. On devra prendre quelques bains entiers, et se priver de toute alimentation excitante. Une fois ce préalable rempli, on se purgera trois fois, à six ou huit jours d'intervalle, et on n'en continuera pas moins l'emploi de la *poudre végétale*. Si on a lieu de supposer que des vers soient la cause du mal, on les expulsera ainsi que je l'ai indiqué page 216. Enfin, c'est après avoir bien nettoyé les premières voies qu'on devra avoir recours au sulfate de quinine. Voici la manière d'en user : *Sulfate de quinine, quinze grains ; conserve de roses, quantité suffisante pour former trois bols.* La veille du jour où le mal périodique doit paraître, on avale, de trois heures en trois heures, un bol chaque fois. On a soin de ne le prendre qu'une heure avant de manger et quatre heures après. Afin d'éviter le retour de la maladie, ce qui a lieu très fréquemment, on devra pendant quelques mois, et cela pendant les huit jours qui précèdent l'époque où l'affection avait l'habitude de se manifester, on devra, dis-je, prendre tous les jours une pilule avec *deux grains de sulfate de quinine.* Le régime à suivre est celui que j'ai tracé pour le traitement des *fièvres d'accès.* Il est utile d'ajouter que les doses de sulfate de quinine doivent être moindres lorsque le sujet est jeune.

Observations. Une jeune personne éprouvait, tous les onze de chaque mois, des mouvemens nerveux tellement forts qu'elle perdait l'usage de ses sens, et ne revenait à elle qu'au bout de deux heures. La périodicité de son mal avait été méconnue ; aussi souffrait-elle depuis cinq ans. Le traitement que je viens d'indiquer l'a guérie radicalement.

Un monsieur éprouvait des douleurs atroces dans le genou droit, à chaque renouvellement de la lune ; elles duraient de quatre à cinq heures, et disparaissaient sans laisser la moindre trace de son existence. Il a également obtenu une solide guérison.

Je possède un très grand nombre de faits curieux qui

attestent l'efficacité de ma méthode dépurative, secondée par le sulfate de quinine, ce produit si précieux du quinquina, dont la chimie a enrichi la médecine.

DES TEMPÉRAMENS.

On appelle tempéramens le mode d'existence propre à chaque individu, qui donne à son caractère et à son esprit une empreinte particulière, qui règle le mouvement et l'ordre de ses fonctions, et le dispose à diverses maladies. Plusieurs circonstances d'organisation concourent, par leur combinaison, à constituer la différence des tempéramens. Il serait difficile et même impossible de caractériser toutes les nuances de tempéramens que l'on observe; car entre les tempéramens qui ont un caractère bien tranché, et dont les auteurs ont donné des descriptions chacun à leur manière, il existe une infinité de nuances intermédiaires, qui font qu'un même individu n'en a aucun bien déterminé, et que sa constitution participe plus ou moins de plusieurs tempéramens à la fois. Il ne faut donc pas prendre dans un sens trop rigoureux les diverses expressions dont on se sert pour désigner les tempéramens; car quand on dit, par exemple, d'un individu qu'il est sanguin, cette désignation ne doit pas porter à croire qu'il n'est pas nerveux ou lymphatique; car tout le monde a des nerfs, tout le monde a un système lymphatique; mais cette expression indique que le système circulatoire sanguin est plus développé que les autres systèmes, et qu'il prédomine sur eux. Peu d'hommes ont un tempérament nettement caractérisé, et qui ne soit propre qu'à eux seuls. Il ne faut point s'étonner qu'il en soit ainsi; la plupart des individus de notre espèce sont moulés sur une règle commune d'organisation. La majorité des hommes a donc un tempérament commun à tous; d'où il s'ensuit que les masses d'individus sont communes tant au physique qu'au moral; que ceux qui ont un tempérament décidément sanguin, bilieux, nerveux, sont rares, et que les hommes *à caractère* sont autant d'exceptions qui s'écartent plus ou moins de la règle ordinaire. Ce n'est qu'à grands traits, ainsi que je le ferai bientôt connaître, que l'on peut essayer de tracer les tempéramens principaux auxquels se rattachent toutes les autres variétés de notre organisation. Je ne reconnais que quatre espèces de tempéramens, le sanguin, le lymphatique, le bilieux et le nerveux, auxquels on peut ajouter le tempérament athlétique, qui n'est qu'une exagération du sanguin, et le tempérament mélancolique, qui est une exagération ou une dégénérescence du nerveux.

L'étude des tempéramens est de la plus haute importance pour l'art de guérir. Aussi Vallésius prétendait avec raison qu'une connaissance parfaite des tempéramens rendrait le médecin égal à un dieu. En effet, c'est dans cette connaissance que réside toute la difficulté de l'art. Aussi, est-il de la plus haute importance d'étudier avec un grand soin ce que le tempérament offre de plus remarquable dans chaque individu. Qui peut ignorer la susceptibilité particulière de certains organes pour certaines substances médicamenteuses ? Il existe, il est vrai, chez les malades, certaines différences qu'on ne peut reconnaître par des signes extérieurs ; et c'est là, sans doute, ce qui rend la pratique de notre art si difficile. Le célèbre Frédéric Hoffmann dit expressément que c'est moins la diversité de nos maladies que la diversité des sujets qui réclame les méditations les plus profondes de la part du praticien. Il est, par exemple, des tempéramens auxquels l'abstinence est constamment nuisible dans les fièvres, et qu'il faut nourrir au milieu même des plus violens redoublemens. Il en est d'autres qu'il faut soumettre aux plus sévères lois du régime. Combien n'est-il pas d'individus qui, forts et doués de l'embonpoint le plus vigoureux, supportent difficilement la saignée, tandis que des personnes d'une constitution faible, du moins en apparence, se trouvent merveilleusement soulagées par une semblable évacuation ? On ne saurait donc obtenir du succès d'une méthode, si elle ne subissait des modifications par le concours des médicamens généraux qu'emploie la médecine, et si elle n'était ainsi, par ce moyen, adaptée au tempérament de chaque individu.

DU TEMPÉRAMENT SANGUIN.

Ce tempérament se manifeste par une physionomie animée, par une coloration vermeille, des cheveux blonds ou châtains, par l'agilité et la flexibilité des membres, par des veines de médiocre grandeur, par un pouls grand, vif, mais régulier, par une peau chaude et douce au toucher, et par des chairs fermes et compactes. Les individus qui en sont doués supportent facilement la faim et la soif; ils sont sujets aux hémorrhagies, surtout du nez; leur transpiration est abondante; la digestion se fait bien, les évacuations sont régulières; ils dorment profondément et font souvent des rêves agréables. Quant au moral, ces individus sont naturellement courageux, vifs, gais; ils ont une mémoire heureuse, une imagination vive et brillante; ils ont des goûts plutôt que des passions, se mettant facilement en colère et se calmant de même manière; ils sont étourdis, légers, inconstans, spirituels, aimant les plaisirs et les arts d'agrément, mais incapables de méditations profondes et sérieuses.

S'il nous était possible de nous donner une

constitution, c'est à produire celle dont nous parlons qu'il faudrait mettre tous nos soins. Cependant, lorsqu'elle se prononce à un certain degré, elle peut amener des résultats fâcheux, l'apoplexie, par exemple. Les personnes douées d'un tempérament sanguin ont des fièvres de courte durée, des inflammations locales, vives ou légères, des gastrites aiguës, des hémorrhagies, des maux de tête. Toutes ces maladies marchent et se terminent en général promptement.

Il suit de là que les hommes d'un tempérament sanguin doivent faire un grand usage de végétaux frais, et choisir de préférence ceux qui sont doux, mucilagineux et acides, comme l'oseille, l'épinard, le pourpier, la laitue, les haricots, les pois verts, les salades, les fruits aqueux, tels que les cerises, le raisin, les poires, les pommes, etc. Ils mangeront peu de viandes fortes à leurs repas, et useront particulièrement de viandes blanches, gélatineuses, de veau, de poisson, d'agneau et de poulet, etc. Ils devront être extrêmement réservés dans l'usage des boissons stimulantes et spiritueuses; et, s'ils sont très sanguins, très chargés d'embonpoint, ils ont tout à craindre d'un excès de vin quelconque : ils ne feront donc usage que de vin étendu de beaucoup d'eau; les vins acidulés, petits, sont ceux qui leur conviennent; ceux qui sont très colorés, très spiritueux, chauds et amers, ne sauraient leur convenir; on doit en dire autant des liqueurs fortes et du café. En un mot, il faut calmer, par une alimentation rafraîchissante et par des boissons aqueuses, l'excès d'activité du système sanguin qui prédomine dans le tempérament qui nous occupe. Comme c'est plus particulièrement au printemps que le sang tourmente les personnes sanguines, elles retireraient, à cette époque, un grand avantage de la poudre végétale rafraîchissante prise pendant quelque temps : tout en favorisant la transpiration insensible et l'écoulement des urines, elle produit un effet calmant essentiellement salutaire.

Comme tout ce qui est capable d'exalter le mouvement circulatoire peut être nuisible à l'individu sanguin, il devra soigneusement éviter et l'action d'un froid et l'action d'une chaleur trop intenses. L'été et l'hiver, et le printemps même, exagéreront ce tempérament auquel l'automne seul sera favorable; bien entendu que nous ne parlons ici que de celui chez qui cette disposition est fortement prononcée. Le matin et le soir, les climats tempérés lui conviendront parfaitement; et, si la chaleur des régions méridionales ne l'exposait à quelques congestions funestes, elle serait très propre à diminuer, à affaiblir l'énergie du système circulatoire. Dans ces pays, il est peu de gens doués de la constitution où cet appareil domine. Les pays humides et peu riches en lumière et en électricité leur seront aussi très favorables. Ils retireront un grand avantage des bains tièdes fréquemment réitérés. Il faudra faciliter chez eux les exaltations et les excrétions de toute espèce. J'ai cependant remarqué qu'il fallait être avare d'évacuations sanguines ; car, le sang se réparant avec une facilité extrême, les mêmes accidens se renouvellent bientôt, et exigent l'emploi du même moyen, qu'on peut considérer comme une maladie, et dont l'abus est loin d'être parfaitement innocent.

Il n'y a aucun inconvénient à ce que les individus dont il s'agit ici exercent l'organe de la pensée, pourvu toutefois que ce soit avec modération ; mais les passions auxquelles ils se laissent facilement emporter devant être soigneusement réprimées, ils se livreront avec avantage à un exercice en plein air, en ayant attention néanmoins de ne le porter que jusqu'à une fatigue médiocre, l'excès du mouvement et le repos absolu leur étant essentiellement contraires. Les pertes que nécessite le rapprochement des sexes ne leur seraient pas interdites sans danger, mais ils doivent prendre garde de s'abandonner entièrement à leurs penchans érotiques.

Nous avons dit que le tempérament athlétique ou musculaire n'était qu'une exagération du sanguin. Les individus qui en sont doués ont, en général, la tête petite, le cou large, les membres gros et les muscles fortement dessinés, tel les sculpteurs anciens nous ont transmis le portrait d'Hercule. La force est le seul mérite des individus doués de ce tempérament. Ils sont disposés aux mêmes maladies que ceux qui jouissent d'un tempérament sanguin, et leur genre de vie doit être le même, quant aux alimens et aux boissons.

Mais ici il faudrait exercer principalement la partie du cerveau qui préside à l'intelligence. A l'exemple de Platon, il faudrait que l'homme athlétique s'adonnât aux travaux de l'esprit d'une manière opiniâtre; le sommeil devrait être de courte durée, et tout exercice actif devrait être proscrit.

Quoique cette espèce de tempérament soit rare dans les siècles modernes, où les divers exercices de la gymnastique ne constituent plus des professions, cependant on le rencontre quelquefois. Dans l'intérêt de développer, au détriment d'une prédominance toute naturelle, le moral des individus qui en sont doués, et de *faire ainsi descendre l'athlète du point extrême où il est parvenu*, le père de la médecine a conseillé l'emploi de quelques doses purgatives minimes qui provoqueraient de légères évacuations, ainsi que quelques émissions sanguines, qui pourraient parvenir à *guérir les individus de leur trop de santé.*

DU TEMPÉRAMENT BILIEUX.

Ce tempérament se reconnaît aux caractères suivans. L'individu qui en est doué a des formes rudes et peu arrondies ; mais il est généralement fort, sec, nerveux, musculeux ; il a les os gros, les chairs fermes et compactes, la peau d'une couleur pâle et jaunâtre ; les cheveux sont très noirs, la physionomie hardie, les yeux étincelans et réfléchis ; les digestions sont généralement actives ; le pouls est vif, élastique, mais raide ; les veines qui rampent sous la peau sont gonflées et saillantes. Le caractère moral des hommes doués de ce tempérament consiste en une grande facilité de conception, une imagination vive, une force de caractère extrêmement prononcée, une ambition excessive qui les rend capables de travaux longs et suivis, et de méditations profondes pour atteindre leur but. Ils ont du génie plutôt que de l'esprit ; ils sont prudens jusqu'à la finesse, constans jusqu'à l'opiniâtreté, enclins à la colère, esclaves de l'ambition, dormant peu et d'un sommeil léger. Ces personnes vieillissent de bonne heure et sont sujettes aux fièvres bilieuses, aux gastrites, aux inflammations du foie, à la jaunisse, au choléra-morbus, etc.

Le régime le plus convenable aux personnes douées du tempérament bilieux consiste dans l'association d'une nourriture animale et végétale ;

car il ne serait point convenable à leur santé d'user presque exclusivement de substances animales, ou de s'astreindre à une diète végétale. Elles devront faire usage, le moins possible, de substances grasses et caseuses, telles que le lait, le fromage, la crème, le beurre, les graisses de porc, de mouton, etc. Elles feront, au contraire, un usage fréquent de boissons rafraîchissantes, légèrement acidulées, ainsi que de végétaux frais, doux, mucilagineux et aqueux ; et, quoique le vin pur ne leur soit pas interdit pendant les repas, elles n'en useront qu'avec modération, et s'abstiendront de vins chauds, amers, fortement colorés, à cause de la trop grande excitation qu'ils développeraient sur le canal intestinal. Pour la même raison, elles exclueront les assaisonnemens de haut goût, et n'useront que rarement et avec mesure de café, de thé et de toute espèce de liqueurs spiritueuses. L'exercice est favorable aux bilieux, parce qu'il facilite le cours des humeurs vers la peau. Les excès de table sont nuisibles aux hommes doués de ce tempérament, et, comme il existe une liaison étroite entre les organes de la digestion et ceux qui président aux fonctions intellectuelles, plus que tout autre, le bilieux qui se livre à l'intempérance est sujet à l'hypocondrie. Les évacuations de toute espèce devront être entretenues avec la plus grande attention, mais surtout les selles. Ne savons-nous pas qu'une irritation générale est le résultat ordinaire d'une constipation opiniâtre ? (*Voyez* le mot constipation.)

Les travaux intellectuels, trop long-temps soutenus, seront nuisibles à l'homme d'une constitution bilieuse. Il évitera les causes qui peuvent exciter les passions. Le séjour des champs conviendra aux bilieux ; les exercices, pris avec modération, leur seront salutaires. La chasse, l'équitation, les travaux de l'agriculture devront partager leurs momens. La continence absolue ne saurait être conseillée à ces hommes ardens ; mais ils doivent se garder des excès contraires.

DU TEMPÉRAMENT NERVEUX.

Les individus de ce tempérament, auquel on donne aussi le nom de tempérament *mélancolique*, présentent un corps grêle, élancé ; une peau sèche, pâle, décolorée ; un regard timide, des yeux le plus souvent bleus, des cheveux ordinairement blonds, des chairs molles ; une respiration variant avec les qualités de l'atmosphère ; un pouls faible, concentré, prenant de l'accélération par la plus légère impression extérieure ; une digestion lente, pénible, un défaut d'appétit ; des selles dures et rares, où les matières alimentaires conservent encore leurs qualités premières ; des urines pâles, ternes et fréquentes ; un sommeil tourmenté par des chimères, qui ne sont que la continuation de l'état de la veille ; une fatigue excessive au moindre exercice ; une inquiétude continuelle, causée par cette exaltation de sensibilité, qui fait que ces individus sont fortement émus de ce qui effleure à peine les autres hommes, et poussent des plaintes continuelles sur leur sort ; une mobilité excessive, autre conséquence du même principe, qui les force sans cesse à changer de position, pour en trouver une où ils puissent être bien : aveuglement bien singulier qui les empêche de voir que le principe de leurs peines est dans eux et non dans les objets qui les entourent. Enfin, tristesse, morosité, bien pardonnables, puisque, sur cette terre, la somme des maux dépassant de beaucoup celle des biens, ils sont en proie à des tourmens sans cesse renaissans. Ils éprouvent des désirs violens qu'ils ne peuvent satisfaire, et des impressions douloureuses qu'ils ne peuvent éviter. Cet état venant à persister, une sombre mélancolie se manifeste, des fantômes poursuivent leur imagination égarée ; ils prennent en haine tous les hommes, et même leurs parens et leurs amis. Ces individus sont doués de beaucoup d'intelligence et de pénétration ; ils sont satiriques, réussissent dans la littérature, dans les arts et même dans les sciences. Ils aiment tendrement, et leur amour est pour eux une affaire importante. Jaloux à l'excès, les apparences les plus légères les tourmentent, et les forcent à devenir quelquefois les tyrans des personnes qu'ils chérissent; soupçonneux, rusés, défians, ils se font peu de scrupule de manquer à leurs promesses. Malheureux, ils font le malheur des personnes qui les entourent.

La classe entière des maladies nerveuses paraît leur être dévolue. La folie, la mélancolie, l'épilepsie, les convulsions sont leur triste partage; leurs maladies aiguës se compliquent fréquemment de délire et d'autres symptômes nerveux; les soubresauts dans les tendons, le rire sardonique ou convulsif, viennent porter la crainte dans l'âme des personnes qui leur prodiguent leurs soins; et cette terreur n'est, hélas! que trop souvent justifiée par une terminaison fatale. Tels sont les principaux traits qui caractérisent ces êtres plus à plaindre qu'à blâmer.

Cette constitution, qui peut s'associer avec la plupart des autres, se rencontre fréquemment avec le tempérament bilieux; alors, les passions, l'intelligence, revêtent un caractère remarquable d'énergie et d'opiniâtreté. Il naît, de cette alliance, des hommes sublimes, tels que Pascal, Rousseau et tant d'autres, ou des tyrans, tels que Tibère et Louis XI.

Le tempérament nerveux n'étant qu'une exagération du bilieux, le régime indiqué lui est applicable. Mais comme les organes digestifs sont plus irritables que chez ce dernier, et que les substances alimentaires éprouvent généralement beaucoup de difficulté pour traverser le canal intestinal, on doit être sévère sur la nature des alimens, et s'abstenir de tous ceux dont la digestion n'est pas facile, ou dont l'action est trop stimulante. Ainsi, on évitera de manger des viandes noires, salées, faisandées, épicées ou rélevées par d'autres assaisonnemens trop forts, des fromages vieux, des fruits acides, astringens ou peu mûrs. Les boissons seront les mêmes que celles indiquées pour le tempérament bilieux. Une atmosphère tempérée leur sera fort avantageuse. On doit attendre les plus grands résultats de l'usage des bains tièdes. Si la personne qui réclame les avis de la médecine est extrêmement affaiblie, on pourra rendre les bains toniques par l'addition de certaines substances, et même en diminuant, par degré, la température de l'eau. Rien ne leur sera plus convenable que les bains froids à l'eau courante, si ce n'est, peut-être, les bains de mer et leur précieux accessoires. On insistera principalement sur les exercices, le séjour à la campagne, la chasse, les travaux rustiques, afin de le distraire de cet excès d'irritabilité nerveuse, de sensibilité qui le tourmente. Nous poserons pour premier principe qu'il est indispensable de soustraire la personne chez laquelle prédomine l'irritabilité nerveuse aux causes qui ont pu développer cette prédominance. Si c'est la peinture, la musique, la poésie, il faut lui en interdire impitoyablement l'usage; si c'est la culture des sciences naturelles ou exactes, il ne faut pas se montrer plus indulgent. Mais ce sont le plus souvent les passions qui enfantent cette susceptibilité nerveuse; et, parmi elles, c'est l'amour qui fait le plus de victimes. L'absence est, dans ce cas, le remède le plus efficace; et si le malheureux que l'amour tyrannise ne succombe pas à sa douleur dans les premiers jours de l'absence, on pourra tout espérer de ce puissant moyen. Lorsque c'est à un dérangement dans l'écoulement menstruel qu'on peut rapporter l'origine de cette constitution, toutes les ressources de l'art doivent être dirigées pour la rétablir dans son état habituel.

Si les excès dans tous les genres sont terribles pour quelqu'un, c'est bien pour l'être faible dont nous parlons; et si les excès dans les plaisirs de l'amour ont souvent abrégé l'existence, s'ils l'ont semée de mille maux, c'est encore chez les personnes de ce tempérament.

L'heureux emploi de la poudre végétale rafraîchissante, dans le traitement des maladies nerveuses, explique tous les avantages que peuvent retirer de ce moyen les personnes douées de ce tempérament, qui ne réclame que des substances qui donnent plus de liberté aux selles et calment la trop vive irritabilité du système nerveux.

DU TEMPÉRAMENT LYMPHATIQUE.

Ce tempérament, qu'on nomme aussi *phlegmatique*, est caractérisé par une grande faiblesse dans tous les organes. Voyez cet homme, grand, pâle et bouffi; ses yeux sont ternes et sans expression, ses lèvres volumineuses, ses cheveux blonds ou châtains et plats; un embonpoint difforme et sans consistance couvre tout son corps; sa peau blême est lisse, sans duvet et sans poil. Son sang est pâle; sa respiration est gênée; le moindre exercice le fatigue, l'essouffle; il mange peu, digère lentement; son pouls est lent, mou; il dort sans cesse et d'un profond sommeil; ses mouvemens sont tardifs et pénibles. Il est tout à fait impropre aux plaisirs de l'amour. Son intelligence est émoussée; il est sans mémoire, sans pénétration. Il est paresseux, insensible aux charmes des arts et des sciences; inaccessible à l'aiguillon de l'ambition et de l'amour de la gloire, il croupit dans une éternelle médiocrité; il ne manque cependant pas d'un certain jugement. Il est sans passions; il s'emporte difficilement et se calme avec facilité; il oublie aisément les injures, qui, d'ailleurs, le touchent peu. Il est bon, doux, indifférent; il ne faut pas compter sur lui pour de grands sacrifices; les actions sublimes, les crimes, les sentimens élevés ou vils, lui sont également étrangers. S'il ignore les peines du cœur, ses plaisirs ne lui sont pas plus connus : il jouit d'une existence végétative ; il est heureux, si c'est l'être que de vivre sans sentir. Telle est la peinture du tempérament lymphatique, tracée d'après des modèles que j'ai connus.

Les maladies particulières à ce tempérament sont : les engorgemens des glandes, les dartres, les écrouelles, le rachitisme, le carreau, les hydropisies, les catarrhes, les maladies des yeux, les écoulemens, et chez les femmes, les cancers du sein et de la matrice.

Voici une constitution qui réclame un régime opposé à celui que j'ai tracé pour les constitutions précédentes. Ici les alimens excitans et fortement réparateurs sont parfaitement indiqués. Ce ne sont plus des légumes herbacés ou des fruits qui conviennent à ces individus si mous, si pâles, si faibles, ce sont des assaisonnemens stimulans qui doivent relever les forces de ces estomacs paresseux; c'est un vin chaud et généreux, c'est un punch léger, ce sont des liqueurs alcooliques prises modérément, c'est un café parfumé, qui doivent réveiller l'action endormie du principal organe de la circulation, le cœur, et par son intermède aller solliciter l'action d'un cerveau paresseux. Que ces individus s'exposent sans cesse aux rayons vivifians du soleil; qu'ils respirent un air chaud ou très froid, qu'ils prennent des bains élevés à une très haute température, ou seulement à quinze degrés. Ces extrêmes fortifieront leurs tissus sans énergie.

Qu'ils se roulent sur un sable brûlant ; qu'ils se plongent dans la mer, mais surtout qu'ils évitent les évacuations trop abondantes. Par ces moyens, long-temps continués, ils parviendront à modifier la plus fâcheuse constitution dont on puisse être pourvu.

Les exercices du corps conviendront parfaitemena à ces individus ; ils ne devront pas s'adonner à des travaux trop pénibles, et qui exigent trop d'efforts.

On ne craindra pas pour eux le danger des passions ; il est difficile qu'elles agitent le moins du monde leur pacifique existence. Enclins au sommeil, on ne leur permettra pas de s'y livrer trop long-temps.

CONSEILS SUR L'ÉDUCATION PHYSIQUE ET MORALE DE L'ENFANCE.

Les deux époques de la vie nous touchent par leur faiblesse ; nous portons à l'une l'intérêt qu'inspire l'espérance ; la reconnaissance nous unit à l'autre. L'enfant entre dans la carrière qu'il promet d'embellir de ses vertus et de ses talents ; le vieillard va bientôt en sortir après avoir payé son tribut d'utilité par son savoir et ses vertus. La vie, à peine ébauchée dans la première enfance, réclame les soins les plus assidus. Les impressions reçues dans un âge aussi tendre décident du sort de l'homme pour le reste de ses jours. Cette importante vérité n'est pas assez connue des parens, qui voient avec une indifférence coupable leurs enfans contracter une multitude d'habitudes vicieuses, morales et physiques, dont, par la suite, ils ne pourront plus les corriger. Ils abandonnent leurs enfans à une nourrice mercenaire, qui, ne portant à son jeune élève qu'un intérêt sordide, l'expose sans cesse à l'action des causes qui doivent empoisonner son existence, soit qu'elle détériore sa santé en le torturant dans un maillot, soit en le nourrissant de la manière la plus *économique*, soit en développant dans son cœur, si facile à impressionner, des passions funestes qui l'exposent par la suite à des dangers sans nombre.

La nourriture que la nature destine à l'enfant qui vient de naître est, sans contredit, le lait de sa mère. Il n'y a que dans l'espèce humaine que les mères cherchent à s'affranchir de ce devoir sacré. Les espèces les plus féroces nourrissent elles-mêmes les êtres auxquels elles ont donné le jour. L'état de société enfante cependant un si grand nombre de maux, inconnus des animaux sauvages, qu'il devient souvent impossible à une mère d'allaiter elle-même son enfant. Si elle est affectée de quelque maladie chronique, susceptible de se transmettre par l'hérédité, telle que la pulmonie, le scorbut, les dartres, la gale, les écrouelles, le rachitisme, etc. ; si elle est d'une santé faible, languissante ; si la sécrétion du lait n'a pas lieu ; si elle est soumise à une mauvaise alimentation ; si elle exerce quelque profession insalubre ; si elle respire un air malsain, etc., il est évident qu'il faudra qu'elle s'en dispense. Mais ces circonstances ne sont que des exceptions ; et, dans tous les autres cas, la nature lui impose la rigoureuse obligation de nourrir son enfant. Si elle remplissait ce devoir sacré, il en résulterait les plus grands avantages, et pour la société, et pour les individus. On ne verrait plus les femmes pauvres, entraînées par l'appât du gain, abandonner leurs propres enfans pour allaiter ceux des riches. Cette barbarie fait perdre à la société un nombre considérable de ses membres utiles ; elle rend ces mères les bourreaux de leurs propres enfans.

Mais supposé que l'allaitement ne fût pas au pouvoir de toutes les mères, elles peuvent cependant être d'une grande utilité à leurs enfans. Le devoir des nourrices ne consiste pas seulement à donner à téter ; les enfans exigent mille autres soins nécessaires, sur lesquels une mère doit au moins veiller.

Si les mères réfléchissaient à l'influence qu'elles ont dans la société ; si elles voulaient y être sensibles, elles saisiraient toutes les occasions de s'instruire des devoirs qu'exigent d'elles leurs enfans ; car elles sont en possession, non seulement de donner au corps la forme et les grâces, mais encore de diriger les passions de l'âme. Par elles, les hommes sont ou bien portans, ou malades; par elles, les hommes ou sont utiles dans le monde, ou deviennent des fléaux dans la société.

« Du soin des femmes, dit le citoyen de Genève, « dépend la première éducation des hommes; des « femmes, dépendent encore les mœurs de « l'homme, ses passions, ses goûts, ses plaisirs, « son bonheur même..... Ainsi, élever les hom- « mes et les soigner tandis qu'ils sont jeunes; « quand ils sont grands, les conseiller, les conso- « ler, leur rendre la vie agréable et douce, voilà « les devoirs des femmes dans tous les temps. » (Émile, tome IV.)

Que les mères donnent donc tous leurs soins à l'éducation de leurs enfans, qu'elles les nourrissent de leur propre lait. Il n'est pas d'ailleurs sans danger pour elles de se soustraire à cette loi, et l'on sait que leur santé en est profondément altérée. On a fréquemment observé que la folie, la perte de la vue, la surdité, des apoplexies, des inflammations de tous les organes, leur désorganisation lente et chronique, des cancers, des écoulemens intarissables, etc., vengeaient la nature outragée. Mais ce n'est pas seulement à ces maux physiques que s'expose la mère qui repousse son enfant de son sein; les peines du cœur, plus cuisantes, ne tarderont pas à l'assaillir; elle sera continuellement tourmentée par des remords trop tardifs ; et, plus tard, elle ne recevra, de la part de son fils, que des témoignages d'une froide et déchirante indifférence.

Le lait de la mère est tellement la nourriture par excellence qu'on puisse offrir au nouveau-né, qu'on voit fréquemment des femmes, dont le lait est d'une qualité médiocre, avoir cependant des nourrissons d'une santé florissante ; tandis que, si on leur confie des enfans étrangers, ils ne tardent pas à dépérir dans leurs mains. Ce sont de faibles plantes qui peuvent vivre aux lieux ingrats qui les vit naître, et qui vont mourir sur un sol plus fertile.

Le nouveau-né doit être présenté au sein maternel peu d'heures après sa naissance. C'est une erreur populaire, qui n'est pas sans danger, de croire qu'il soit nécessaire que la fièvre de lait se déclare. Les cris, les vagissemens de l'enfant, les mouvemens de succion qu'il exécute avec force font connaître le besoin qu'il éprouve. Dans les premières semaines qui suivent la naissance, l'enfant tète peu et souvent. A mesure qu'il se fortifie, et que le lait devient plus riche en matériaux nutritifs, l'enfant demande plus rarement le mamelon. Est-il prudent de régler les heures auxquelles on doit donner à téter ? Les constitutions des enfans sont trop variables, celles des mères elles-mêmes trop diverses, pour qu'il soit possible de répondre par l'affirmative. Est-il nécessaire d'ajouter de bonne heure au lait de la mère quelques substances plus nourrissantes? Je me déclarerais volontiers pour la négative, si toutes les nourrices étaient d'une forte constitution, si leur lait était assez abondant, assez nutritif; c'est dire assez qu'on ne doit pas se permettre de nourriture quelconque, que lorsque la faiblesse de la mère ou quelque influence débilitante l'exige. Tant que l'enfant augmentera de vigueur et d'embonpoint, on devra se garder d'augmenter la nourriture. Ce n'est tout au plus que lorsqu'on approchera du sevrage qu'on pourra accoutumer l'enfant à une nourriture nouvelle. Qu'on se persuade bien qu'il n'y a que ce qu'on digère parfaitement qui puisse donner de la force et de la vigueur.

A quelle époque faut-il cesser l'allaitement? Cette question ne peut être résolue d'une manière absolue. Il n'existe pas d'âge pour sevrer les enfans. Le développement du nourrisson, la rareté, le peu d'abondance du lait de la mère, devront fournir des données importantes pour cette détermination. Les premiers alimens qu'on devra leur donner seront quelques fécules mêlées avec du lait ou du bouillon gras.

Lorsque la mère ne pourra remplir le devoir qui lui est imposé par son titre de mère, et qu'elle sera réduite à la triste nécessité de confier à des mains étrangères le fruit de ses entrailles, il faudra s'efforcer d'obtenir un lait qui, par ses qualités, se rapproche le plus possible de celui qu'elle aurait dû lui donner. Il faudra donc que le lait de la nourrice soit le moins ancien possible ; car, s'il est déjà vieux, il a acquis une consistance disproportionnée à la faiblesse des organes du nourrisson ; il agit en produisant de continuelles indigestions ; et, au lieu de croître et de profiter, l'enfant languit, dépérit et meurt. On doit se montrer toujours sévère dans le choix d'une nourrice ; il faut qu'elle ait la bouche saine, qu'elle soit d'une bonne santé, qu'elle ait des mœurs douces, et que, jouissant de tout le calme d'un bon ménage, son lait ne soit pas fâcheusement influencé par des passions violentes ou des chagrins domestiques.

Enfin, il est des circonstances où l'on est forcé d'avoir recours à un allaitement artificiel, au moyen d'un animal. C'est ordinairement une chèvre que l'on choisit pour cet usage.

Lorsque l'enfant est parvenu au moment du sevrage, s'il est sain et bien développé, il s'accoutumera volontiers à des alimens nouveaux. La nature des substances alimentaires sera à peu près indifférente ; cependant elles devront être à demi-liquides dans le principe, et données à petites quantités à chaque repas. Plus tard, des plantes potagères, des fruits bien mûrs, de la chair bouillie et rôtie, mais peu abondante, devront composer son régime alimentaire. L'eau pure, ou teinte de vin, sera sa boisson habituelle.

Les alimens doivent être donnés en petite quantité, mais fréquemment dans la journée. Il ne faut pas lui donner une nourriture trop copieuse, qui, en fatiguant le canal digestif, y produirait de dangereuses inflammations. Quant à l'heure des repas, il faut attendre que l'appétit se manifeste.

Le nouveau-né sera tenu dans une douce température; peu à peu on l'abaissera; et, prenant toutes les précautions convenables, on l'habituera à passer d'une température à l'autre, du chaud au froid et du sec à l'humide; variations auxquelles il doit être exposé pendant le reste de ses jours.

On ne saurait mettre une importance trop grande dans le choix de l'air qu'on destine à l'enfant. Le plus dangereux est, sans contredit, celui des villes, des rues basses et étroites; celui des bords des marais, des étangs, des eaux croupissantes, des vallées profondes. Le plus salutaire sera celui des campagnes et surtout celui des coteaux exposés au sud ou à l'est. Lorsque les enfans ne peuvent jouir de ce bienfait, et que leur destinée est de vivre au sein des villes, souvent au milieu d'un air impur, il faut les sortir tous les jours et les laisser en plein air un temps convenable. Que sa mère l'accompagne, elle a autant besoin d'*air pur* que son enfant. Et à quoi peut-elle mieux employer son temps qu'à être utile à son fils? C'est une mauvaise habitude que de mettre coucher les enfans dans des chambres étroites et d'y assembler plusieurs lits. L'habitude de les enfermer dans des berceaux bien couverts n'est pas moins pernicieuse, puisqu'ils respirent un air qui, ne se renouvelant pas, devient impur.

Les enfans doivent être entretenus dans un état complet de propreté. Les bains tiennent le premier rang parmi les moyens qu'on peut mettre en usage pour l'entretenir. Mais ici s'élève une grande question. Le bain froid convient-il aux enfans ? On sait avec quelle éloquence J.-J. Rousseau a préconisé ce moyen ; nous en laisserons-nous imposer par l'autorité de ce grand homme ? Si nous réfléchissons à l'organisation de l'enfant, à son extrême sensibilité, à sa faiblesse, si grande à cet âge, à son habitude de vivre dans le sein maternel, dans une température élevée, il nous sera facile d'en déduire les nombreux accidens qui peuvent suivre cette pratique inconsidérée. En effet, la prédominance de la sensibilité fait redouter les convulsions, si fatales à cet âge, que pourrait déterminer l'impression douloureuse du froid. Il pourrait encore, en refoulant le sang à l'intérieur, produire des engorgemens intérieurs très funestes. Mais des nations entières plongent dans une eau glaciale les enfans nouveaux-nés, et ces peuples sont sains et robustes. Certes, ceux qui résistent à ces rudes épreuves doivent être fortement constitués. Mais, pour quelques-uns qui résistent, combien d'autres ne sont-ils pas victimes de cette coutume barbare? Les êtres faibles succombent; et ne sait-on pas qu'un enfant faible peut devenir un homme robuste; et pense-t-on, d'ailleurs, qu'un individu d'un corps débile ne puisse être d'aucun secours à sa patrie. C'est donc un usage inhumain que d'exposer ainsi les jours des enfans. Pour que le bain froid soit utile, il faut attendre que les forces soient assez grandes. Si le bain froid paraissait indiqué pour rafraîchir les chairs de l'enfant, lui donner une constitution robuste, il faudrait commencer par lui donner des bains tempérés, lui faire des lotions avec de l'eau fraîche, le plonger graduellement dans cette eau, ne l'y laisser que peu de temps d'abord, en augmenter peu à peu la durée, et en baisser par degrés la température. Par ces précautions, on peut parvenir à habituer les enfans à l'immersion dans l'eau froide, sans avoir à redouter les inconvéniens que nous avons signalés. Les bains tempérés et les bains chauds sont, en général, très utiles aux enfans; ils favorisent les fonctions de la peau, qui, à cet âge, est le siége d'un travail actif.

A mesure que l'enfant grandit et se développe, qu'il acquiert plus de force et d'énergie, le bain froid perd ses inconvéniens et gagne de nombreux avantages. C'est surtout dans l'adolescence et dans la virilité qu'il jouit de toutes les propriétés salutaires que nous lui avons attribuées. Les frictions, les onctions, le massage, pourront être avantageux au premier âge. Les premières seront sèches et humides ; elles se feront au moyen d'une brosse, d'une flanelle, ou simplement avec la paume de la main; elles pourront être rendues humides et aromatiques de diverses manières.

La manière dont on habille aujourd'hui les enfans est enfin, grâce à l'ascendant de l'éloquence de Rousseau, bien moins absurde qu'elle ne l'était jadis. Un des inconvéniens les plus funestes de l'allaitement mercenaire, c'est que les nourrices continuent à garotter leurs nourrissons dans un maillot. Aujourd'hui, les mères couvrent leurs enfans avec des vêtemens doux et amples, assez chauds pour les préserver de l'intempérie de l'air, assez vastes pour n'exercer aucune compression, et même pour permettre les mouvemens qu'ils veulent exécuter.

La tête des enfans ne doit être recouverte qu'autant qu'elle est dépourvue de cheveux. Les vêtemens dont on l'entoure ne doivent pas être trop chauds, car ils favorisent les congestions sanguines vers le cerveau, et les éruptions qui se manifestent sur le cuir chevelu. Dans tous les cas, on ne doit pas tarder à laisser, jour et nuit, la tête des enfans libre de toute enveloppe; on la couvrira seulement d'un chapeau de paille blanche, à larges bords, pour la soustraire à l'action d'une chaleur solaire trop intense.

L'usage de fixer les vètemens avec des épingles

peut avoir des résultats fâcheux. On a vu des enfans avoir des convulsions, parce qu'une épingle pénétrait de plusieurs lignes dans leur corps.

Pendant combien de temps un enfant doit-il dormir? Dans les premiers jours de son existence, sa vie n'est qu'un long sommeil, interrompu seulement par le besoin de se nourrir. On devra le laisser dormir autant qu'il le désirera; plus tard, neuf ou dix heures de sommeil lui seront nécessaires.

Le lit mérite aussi de fixer notre attention. Comme celui des adultes, il ne doit être ni trop chaud, ni trop mou : la laine, le crin, la balle d'avoine devront le composer. Il ne faut pas habituer les enfans à se servir d'un oreiller; la position qu'il imprime au corps les expose à devenir bossus ou du moins voûtés.

Qu'il me soit permis d'ajouter ici les préceptes du fameux citoyen de Genève, sur la nature des lits des enfans. « Il importe d'accoutumer les « enfans à être mal couchés: c'est le moyen « qu'ils ne trouvent plus de mauvais lits. Les gens « élevés trop délicatement ne goûtent le sommeil « que sur le duvet; les gens accoutumés à dormir « sur les planches le trouvent partout. Un lit mol- « let, où l'on s'ensevelit dans la plume ou l'édre- « don, fond et dissout pour ainsi dire le corps; « les *reins*, enveloppés trop chaudement, s'échauf- « fent; de là, résultent souvent la pierre ou d'au- « tres incommodités, et infailliblement une com-

« plexion délicate qui les nourrit toutes. Le meil-
« leur lit est celui qui procure le meilleur sommeil:
« il n'y a pas de lit dur pour celui qui s'endort en
« se couchant. » (ÉMILE, tome Ier, page 250.)

On aura soin que le berceau ne reçoive la lumière, ni par la tête, ni par les côtés: pour cela, on dérobera la fenêtre ou tout autre foyer de lumière aux regards de l'enfant, au moyen des rideaux du berceau; sans cette précaution, ses yeux, recherchant continuellement la lumière, pourraient prendre quelque direction vicieuse.

C'est une dangereuse habitude que de bercer les enfans. Ce mouvement leur est essentiellement nuisible, en troublant leur digestion : c'est un sommeil factice et nullement réparateur que celui que l'on n'obtient que par ce moyen.

Une erreur commune à presque tous les pères et mères, et qui détériore la constitution de leurs enfans, c'est de les envoyer trop jeunes aux écoles; on ne le fait le plus souvent que pour s'en débarrasser. Le pauvre enfant reste fixé sur un siége, six ou huit heures chaque jour, tandis qu'il devrait employer ce temps à l'exercice et aux amusemens. Rester ainsi en repos pendant un si long temps ne peut manquer de produire les plus mauvais effets sur le corps ; l'esprit lui-même en est affecté. L'application prématurée affaiblit les facultés de l'esprit, et souvent lui inspire une aversion pour l'étude, qu'il conserve toute sa vie.

L'avantage que les parens trouvent à avoir des petits prodiges ne saurait compenser les inconvéniens sans nombre attachés au développement trop précoce des facultés mentales. N'est-ce point pitié que de faire apprendre des fables à des enfans qui savent à peine prononcer, et de les leur faire réciter toutes les fois qu'on reçoit des visites! Cet usage est on ne peut plus pernicieux ; l'enfant s'épuise pour retenir ces fables, il s'épuise à les réciter, parce que la crainte de manquer lui fait précipiter son récit, quelquefois au point de perdre haleine. Qu'aura-t-on fait par ce bel exercice ? On aura travaillé à rendre son enfant *asthmatique* ou *pulmonique*, en ennuyant tout le monde. Et qu'on se persuade bien que l'intention de la nature est que le corps se fortifie avant que l'esprit ne s'exerce.

Il ne faut pas se hâter de faire marcher les enfans ; il faut attendre que les hanches, les cuisses et les jambes, qui doivent soutenir tout le poids du corps, soient assez fortes. En général ce n'est que vers le neuvième mois, au plus tôt, qu'on doit leur apprendre à marcher. Leurs jambes sont alors assez fortes pour qu'on n'ait pas à craindre qu'ils restent faibles et rachitiques toute leur vie, ou qu'ils aient une difformité dans le dos, que leur jambes soient tordues ou que leurs pieds n'aient affecté des directions vicieuses.

Dès le moment où l'enfant pourra faire usage

de ses membres, on devra lui apprendre quelque exercice, quelque jeu propre à hâter le développement des forces musculaires et l'énergie des organes intérieurs ; c'est une heureuse et philanthropique pensée que de faire entrer la *gymnastique* dans l'éducation des enfans. A l'aide de machines plus ou moins ingénieuses, appelées à exercer telle ou telle partie de l'organisation, on les fortifie en même temps qu'on les amuse. Déjà dans plusieurs colléges on a ressenti tous les avantages de cette partie de *l'hygiène* qui, en honneur chez les anciens, avait été trop négligée de nos jours : mais pas à pas on s'éclaire, et on appelle à son aide tout ce qui peut tendre au perfectionnement de l'espèce humaine.

Les enfans qui ont le malheur d'être nés de parens malades, ayant quelque affection organique, demandent à être élevés avec beaucoup plus de soin que les autres ; cette attention est le seul moyen d'améliorer leur mauvaise constitution. Il faut qu'ils respirent un air salubre, qu'ils fassent un exercice convenable, et qu'ils soient de bonne heure soumis au traitement dépuratif. Il agit d'autant mieux qu'on est plus jeune, parce que le corps se renouvelant alors entièrement dans un temps plus court et plus limité, il est plus facile en régénérant le sang de le ramener à son état normal. Si on obtient les mêmes résultats chez les personnes adultes, plus avancées en âge, on ne peut s'empêcher de reconnaître qu'il faut un temps incontestablement plus long pour y arriver. (*Voy.* page 255, le chapitre relatif aux maladies héréditaires.)

C'est vers l'âge de deux ou trois mois qu'on doit faire vacciner les enfans. Par une opération simple, facile et nullement douloureuse, on les préserve de mille infirmités. La vaccine occupe la première place parmi les salutaires ressources de l'art de guérir ; et si elle a été quelquefois repoussée par de funestes préjugés, aujourd'hui elle est en honneur dans toutes les classes de la société. L'affreuse maladie qui naguère moissonnait tant de victimes, et qui laissait souvent les plus hideuses traces chez ceux dont elle avait épargné les jours, a disparu à la voix de Jenner. Dorénavant il ne tient qu'à nous de garantir nos enfans et de délivrer à jamais le genre humain de la funeste influence de la petite vérole. Et ce qui ajoute encore à la grandeur du bienfait, c'est qu'il s'étend à tout le globe, et que nul inconvénient n'en diminue le prix. La vaccination, depuis un tiers de siècle seulement, a déjà arraché à une mort inévitable des millions de nos semblables; le nombre de milliards de ceux qu'elle doit sauver dans les âges futurs est incalculable ! Le nom de Jenner, impérissable comme son bienfait, doit devenir en même temps pour les observateurs de tous les pays la source de nouvelles découvertes; car ils verront, par son exemple, à quels immenses résultats peut conduire l'étude attentive et soutenue de la nature, et l'application des moyens les plus simples, connus souvent du vulgaire, et par cela même dédaignés des savans.

A peine l'homme est-il entré dans la carrière qu'il est déjà susceptible d'éprouver des passions. La colère, la jalousie, la crainte, l'agitent avant qu'il puisse les exprimer par la parole. Trop de dangers les acompagnent pour ne pas chercher à en arrêter les progrès. Il est plus important qu'on ne pense de ne pas gâter les enfans, et de ne pas leur laisser prendre un empire trop puissant. On en voit les fâcheux résultats lorsqu'ils tombent malades : habitués à suivre leurs caprices, ils refusent le médicament salutaire qui eût pu leur rendre la vie; et les mères paient alors trop cher leurs lâches complaisances.

On évitera qu'ils ne deviennent jaloux, en distribuant avec équité les éloges et les reproches, les peines et les récompenses. Un sentiment de justice exquis anime le jeune âge; l'injustice l'irrite au dernier point; j'ai vu de jeunes cœurs, ulcérés par une préférence inique, en conserver pendant toute leur vie une impression douloureuse contre les auteurs de leurs jours, impression que les forces de la raison n'avaient jamais pu détruire. Beaucoup d'enfans dépérissent et succombent par l'effet de cette passion.

Il est plus facile encore de soustraire les enfans à la crainte et aux maux sans nombre qu'elle traîne à sa suite. Il s'agit alors de ne jamais les effrayer volontairement, de les aguerrir avec prudence contre les objets de leur effroi, et de défendre sévèrement toutes espèces de contes ou de chansons qui, par les images terribles de voleurs ou de revenans, sont propres à porter la frayeur dans leur âme.

Les parens doivent exercer une surveillance bien attentive sur les personnes à qui ils confient leurs enfans. On n'a vu que trop souvent ces jeunes êtres devenir les victimes d'habitudes pernicieuses, que des serviteurs corrompus leur communiquaient avec une criminelle complaisance.

CONSEILS A LA VIEILLESSE.

Il est peu de nations, si sauvages qu'elles soient, qui n'entourent la vieillesse de quelque respect. L'absence de ce sentiment serait aussi maladroit que blâmable d'après les lois inévitables de la nature. Nous devons tous sortir de la vie en perdant graduellement quelques-uns des attributs dont nous sommes doués; nous devons tous vieillir, et, si un front chauve ou couvert de cheveux blancs, en attestant ses longs services, ne se rendait pas lui-même justement respectable, nous devrions encore lui payer un tribut de vénération propre à adoucir les amertumes de la vieillesse, dans l'espoir qu'un jour nous devrons être nous-mêmes les objets d'un sentiment semblable. Mais ce retour sur soi-même n'est pas nécessaire au cœur humain pour être touché par la faiblesse, par l'image d'une destruction prochaine, et pour être reconnaissant de l'existence qu'il doit à ceux qui l'ont fait naître, et des soins qu'il en reçut dans son enfance. Chercher à exempter la vieillesse des maux qui l'accablent, à prolonger la durée de la vie à l'abri de la douleur et des chagrins qui la suivent, doit donc être pour nous un devoir aussi bien qu'un plaisir.

L'organisation du vieillard est trop différente de celle des autres âges pour que personne puisse s'imaginer qu'elle doive être soumise aux mêmes règles hygiéniques, puisque, dans la vieillesse, beaucoup d'organes cessent leurs fonctions, et que la plupart des autres perdent leur activité, leur énergie : il est évident que la conduite doit changer. Mais hélas ! malgré ces avertissemens si positifs de la nature, combien peu de vieillards sont-ils assez sages pour se résoudre à quitter leur manière de vivre ! combien, au contraire, sourds à ces conseils, ne persistent-ils pas dans leurs anciennes habitudes !

Parmi les organes qui survivent aux autres, on doit compter ceux de la digestion, dont l'action ne cesse qu'avec la vie; mais ces organes eux-mêmes sont loin de conserver la vigueur des premiers âges, et rien n'entraînerait des résultats plus fâcheux que l'obstination à les soumettre aux mêmes influences. Le vieillard, faisant peu d'exercice, perdant peu par la transpiration, qui n'est guère active, ainsi que les autres sécrétions, a beaucoup moins de pertes à réparer : une alimentation trop riche et trop abondante ne saurait lui convenir; c'est surtout pour lui que la tempérance est une loi impérieuse. Les excès dans les alimens causent chez les vieillards les maux les plus multipliés et les plus funestes; ils en précipitent un grand nombre dans la tombe. Une abstinence trop sévère occasionnerait des accidens non moins graves. Des mets simplement préparés, qui exigent peu de travail de la part des organes digestifs, et qui fournissent une assez grande quantité de matériaux nourrissans, leur seront parfaitement convenables.

Des viandes bouillies ou rôties, des légumes, des potages, des fruits bien mûrs, composeront leur régime alimentaire. Ils devront peu multiplier leurs mets à chaque repas; la piquante variété des alimens invitant à dépasser les bornes du besoin, ils introduiraient dans l'estomac plus de substances qu'il n'en pourrait digérer. Tissot rapporte l'histoire d'un vieillard qui s'était imposé la loi, dès l'âge de quarante ans, de ne prendre qu'un seul aliment à chaque repas, et qui avait atteint l'âge de quatre-vingt dix ans. Il jouissait alors de toute la plénitude de ses facultés physiques et morales. Les organes de la mastication (les dents) étant très détériorés dans la vieillesse, il est deux conseils sur lesquels on doit insister : 1° ne prendre que des alimens faciles à mâcher, à demi consistans ; 2° les soumettre à une longue mastication, afin qu'ils aient le temps de s'imprégner de salive, fluide qui favorise la digestion à un si haut degré. Si les dents et les mâchoires refusent leur usage, il sera convenable de faire subir aux substances alimentaires une division préalable avec un instrument approprié. Les vieillards devront manger peu et souvent ; trois repas au moins leur seront nécessaires, mais il sera fort important pour eux que celui du soir ne soit pas copieux.

Les vieillards doivent éviter les alimens âcres et échauffans, les pâtisseries et les chairs salées, ne prendre qu'une nourriture douce et humectante. Les liqueurs spiritueuses leur sont extrêmement contraires ; ils peuvent faire usage d'un vin généreux, mais jamais pur, quoique le vulgaire pense que le vin pur est le lait des vieillards. Ils doivent respirer un air pur, et, comme leur respiration, plus animalisée à cet âge, corrompt davantage l'air, ce que prouve l'odeur infecte qu'on ressent le matin dans leur chambre, il leur est dangereux de rester trop long-temps dans un appartement bien clos, surtout s'il est peu spacieux. Il convien- dra d'en ouvrir fréquemment les fenêtres; et c'est, cependant, ce que les personnes avancées en âge font avec la plus grande difficulté, soit par incu- rie, soit pour éviter l'impression froide de l'air ex- térieur; mais ne savent-elles pas qu'elles abrè- gent, par ce défaut de soin, la durée de leur exis- tence ?

L'air humide et froid, nuisible pour tous les hommes, l'est davantage encore pour ceux que la vieillesse accable ; des rhumatismes, des catar- rhes de la poitrine et de la vessie et autres affec- tions chroniques, inflammatoires, en sont les fâ- cheux effets. Mais la plus redoutable de toutes les constitutions atmosphériques est, pour eux, le froid intense. Le froid violent est mortel pour les vieillards. Les fluxions de poitrine moissonnent alors ces malheureux par centaines. On voit donc combien il est important de faire respirer aux in- dividus d'un âge avancé un air pur, sec et chaud. La chaleur animale se reproduit à cette époque avec la plus grande difficulté; on ne saurait mettre trop de soin à l'entretenir. Le feu de cheminée est préférable à celui des poêles. La chaleur et la lu- mière solaires semblent ranimer la vie prête à s'é- teindre; c'est le stimulant le plus doux et le plus favorable que les vieillards puissent chercher. Heureux celui auquel la fortune permet d'aban- donner le ciel embrumé qui le vit naître, pour aller jouir du ciel toujours pur et serein des climats méridionaux ! il prolongera, par ce moyen, son existence, et retrouvera une jeunesse nouvelle. Les variations atmosphériques seront plus redoutables pour le vieillard que pour l'adulte ou l'adolescent; il ne devra pas s'y exposer imprudemment. Enfin, pour lui, comme pour tous les âges, l'air bienfaisant de la campagne lui procurera une vie longue et exempte d'infirmités.

Les maladies des vieillards partent toutes de la sécheresse de leur sang, de l'âcreté de leurs humeurs, ou de la raideur de leurs fibres; c'est pourquoi le pouls des vieillards est ordinairement dur et serré; ils sont sujets à des démangeaisons, à des dartres et à des cuissons insupportables, parce que la transpiration étant sujette à se supprimer par la sécheresse de la peau, les humeurs deviennent âcres et mordicantes, et la peau est dans une démangeaison, un picotement continuels. Ces mêmes humeurs attaquent aussi la vessie et les parties qui y ont rapport, comme les reins et les uretères; de là vient que les vieillards sont si sujets aux affections pierreuses, graveleuses, néphrétiques, et aux suppressions d'urine plus ou moins complètes.

Les vieillards sont encore exposés aux fluxions de poitrine; la transpiration étant supprimée, il se fait un amas considérable d'humeurs, qui se font jour ensuite par les yeux, la bouche, les narines;

c'est pour cela qu'ils mouchent, toussent, urinent et crachent continuellement.

Les vieillards sont également exposés aux dessèchemens, les fibres ayant acquis une raideur considérable ne peuvent plus se prêter aux mouvemens de la circulation; ils s'obstruent et se dessèchent, de façon que tout le corps devient insensiblement d'une maigreur épouvantable; c'est ce qu'on appelle la phthisie et la consomption des vieillards, qui périssent enfin, parce que les sucs ne peuvent plus circuler; c'est ce qui rend la mort inévitable. Les vieillards sont encore sujets aux enflures des jambes et des cuisses, aux hydropisies, parce que l'humeur de la transpiration s'accumulant tous les jours, et la lymphe augmentant de volume, il faut nécessairement qu'elles s'épanchent dans quelques parties du corps. L'âcreté qui domine dans le sang des vieillards les expose aussi aux affections scorbutiques, aux ulcères, surtout aux jambes, et à des boutons, à des échauboulures sur tout le corps, mais particulièrement au visage.

Toutes ces maladies, auxquelles les vieillards sont exposés, se guérissent et se préviennent par l'emploi de la *poudre végétale*, qui, en favorisant la transpiration insensible et poussant aux urines, débarrasse le sang et tous les organes des impuretés qui l'assiégent. L'emploi fréquent des lavemens à la graine de lin ou à la guimauve seconde parfaitement l'emploi du dépuratif interne, en s'opposant à une trop longue constipation, source de beaucoup de maux chez les personnes d'un âge avancé. Tous les médicamens échauffans sont nuisibles aux vieillards. Dans des maladies graves, on pourra les purger ; mais dans le cas contraire, on devra s'abstenir de l'usage habituel des purgatifs, parce qu'ils appauvrissent le sang et irritent la fibre. Les saignées ne doivent être employées que dans des cas urgens, tels qu'une aploplexie, une fluxion de poitrine grave; mais dans des cas plus simples, je préfère l'application des sangsues. On ne peut nier que les évacuations sanguines ne soient souvent utiles chez le vieillard ; mais ce n'est qu'avec beaucoup de prudence qu'on doit y recourir; car le sang est la vie, et la vie, chez l'homme accablé d'années, n'est qu'une faible lueur. La poudre végétale, prise habituellement une à deux fois par jour, dans une tisane de chiendent, ou dans de l'eau pure ou sucrée, fait couler les urines, débarrasse la vessie, s'oppose à la formation de la pierre ou de la gravelle, évite la sécheresse de la peau et corrige l'âcreté du sang.

Un moyen puissant de restituer ses facultés à la peau sèche et aride, de lui rendre sa souplesse et sa perméabilité, c'est, sans contredit, de l'humecter fréquemment par les bains tièdes ; mais le bain a l'inconvénient assez grave, à cet âge, de produire une trop grande faiblesse, ce qui empêche de le donner aussi souvent qu'il serait nécessaire. On aura soin de ne pas le prolonger long-temps : vingt minutes, une demi-heure suffiront pour obtenir l'avantage que l'on désire, et pour éviter le danger que l'on redoute. Cependant lorsqu'un vieillard est atteint d'une affection dartreuse grave, l'usage des bains devient indispensable, surtout si son mal a de l'étendue ; il faudrait une grande faiblesse et des circonstanees particulières pour renoncer à ce moyen si salutaire. A défaut de bains chauds, car on n'en trouve pas dans toutes les localités, et souvent on ne peut les supporter, je dois recommander de se laver souvent avec de l'eau chaude, à l'aide d'une éponge. Il est malheureux que les vieillards enclins à l'inaction se refusent à ces pratiques salutaires ; ils ignorent combien de maux ils éviteraient par ces sages précautions. Les frictions sèches, à l'aide d'une brosse anglaise ou d'un morceau de flanelle, pratiquées matin et soir, ainsi que le massage, leur seraient fort utiles. Les bains froids ne leur présentent que des dangers, rien ne leur étant plus funeste que la concentration du sang, de la peau à l'intérieur, la réaction étant chez eux très difficile.

La fétidité des exhalations qui ont lieu sur différentes parties du corps leur commande, aussi impérieusement que leur santé, d'avoir recours aux moyens que je viens d'indiquer.

Les vêtemens doivent avoir pour but de préserver les personnes vers leur déclin, des intempéries des saisons; mais, pour remplir cette indication, tous les moyens ne sont pas indifférens. Les tissus doux, moëlleux et flexibles, les vêtemens bien chauds, n'exerçant aucune compression, rempliront la plupart des conditions exigées. Les tissus de laine, tel que la flanelle, offriront les plus grands avantages aux vieillards. Protégé par ces vêtemens, leur corps ne redoutera ni le froid, ni l'humide, ni les vents, ni leurs variations continuelles. La seule contre-indication qui pourrait s'opposer à leur usage serait l'existence d'une affection dartreuse; sans doute qu'alors la flanelle accroîtrait l'irritation de la peau; mais on obvierait à cet inconvénient en ne la portant que sur la chemise. Les personnes âgées ne doivent pas quitter trop tôt ou reprendre trop tard les habits d'hiver; il serait même prudent qu'ils les gardassent toujours.

Il est bon qu'à cet âge la tête soit tenue chaudement, principalement lorsqu'elle est dégarnie de cheveux; mais il ne faut cependant pas la surcharger d'une énorme quantité de bonnets; cette habitude vicieuse favorise les maladies cérébrales auxquelles la vieillesse est déjà si disposée. Par la même raison, il est alors plus nécessaire que jamais de ne pas serrer le cou par une étroite cravate.

L'exercice des sens ne réclame aucun conseil spécial; il devra être seulement plus modéré que dans les autres périodes de la vie. En affaiblissant ces instrumens de nos sensations, la nature ne semble-t-elle pas nous avertir qu'il serait dangereux de les multiplier ou de les rendre trop fortes? L'action cérébrale, dans ce qui concerne les travaux intellectuels, devra être rare et de peu de durée; et, bien que nous ne manquions pas d'exemples de vieillards qui ont brillé jusqu'à leur couchant par les travaux de la pensée, sans qu'il en soit résulté d'accidens, il est plus sage, sinon de s'en abstenir tout à fait, du moins de ne pas les prolonger trop long-temps et de ne pas s'y adonner avec trop d'opiniâtreté. Si Gorgias de Leontium parvint à l'âge de cent huit ans, sans discontinuer ses études; si Théophraste publia ses *Caractères* à quatre-vingt-dix-neuf ans; et si Voltaire fit *Tancrède* à soixante-six ans, etc., combien d'hommes de lettres n'ont-ils pas abrégé leur existence par l'excès de ces travaux?

Les passions de l'âme sont encore plus funestes que les travaux intellectuels; et la plupart des personnes qui ont péri subitement par leur impression violente étaient déjà avancées dans leur carrière. Une gaîté douce, un contentement habituel sont les mouvemens de l'âme qu'on cherchera à produire chez les vieillards dont on voudra prolonger l'existence.

Le sommeil fuit ordinairement la vieillesse; rien ne lui est cependant plus salutaire. Il convient surtout au dernier âge de se coucher et de se lever de bonne heure.

Un exercice modéré concourra puissamment avec les autres moyens que nous avons conseillés à reculer le terme fatal et à conserver jusqu'alors une santé inaltérable. Tant que le vieillard pourra faire usage de ses membres, il devra se livrer à quelque exercice actif, proportionné à ses forces. Lorsque enfin il aura perdu toute faculté de se mouvoir, ce qui n'arrive que dans la décrépitude, il devra encore prendre quelques exercices passifs, tels que la voiture et quelque mouvement analogue. La vie des champs, l'agriculture devront remplir ses derniers loisirs. Tant qu'il lui restera quelque force, il ne devra pas dédaigner la culture de la terre. Combien de héros, de sages, de philosophes n'en ont-ils pas donné le mémorable exemple!

Mais on ne saurait interdire avec trop de sévérité les jouissances de l'amour. Malheur au vieillard imprudent qui ose ceindre le myrthe!

TABLE DES MATIÈRES.

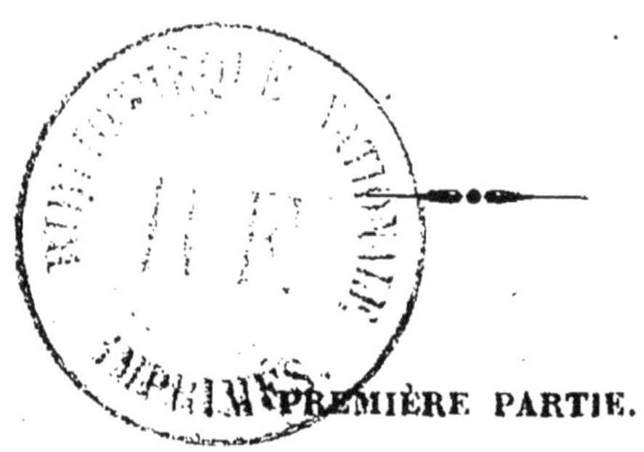

PREMIÈRE PARTIE.

DEUXIÈME PARTIE.

FIN DE LA TABLE.

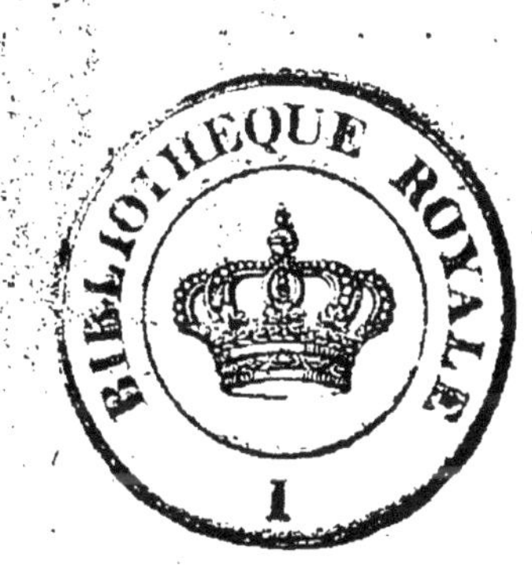
BIBLIOTHEQUE ROYALE
I

www.ingramcontent.com/pod-product-compliance
Ingram Content Group UK Ltd.
Pitfield, Milton Keynes, MK11 3LW, UK
UKHW011958240726
13965UKWH00001B/21

9 782012 963856